COMPENDIUM

DER

ARZNEIMITTELLEHRE

FÜR

TIERAERZTE

VON

Dr. OTTO REGENBOGEN,
GEH. REGIERUNGSRAT,
O. PROFESSOR AN DER TIERÄRZTLICHEN HOCHSCHULE IN BERLIN.

VIERTE, NEUBEARBEITETE AUFLAGE.

1920
Springer-Verlag Berlin Heidelberg GmbH

Alle Rechte vorbehalten.

ISBN 978-3-662-34384-5   ISBN 978-3-662-34655-6 (eBook)
DOI 10.1007/978-3-662-34655-6

Vorwort zur vierten Auflage.

Seit dem Erscheinen der dritten Auflage hat der Krieg seinen Einfluss auf die Arzneimittel und die Arzneimittellehre in sehr auffälliger Weise geltend gemacht. Schon im zweiten und ganz besonders im dritten Kriegsjahre war eine Knappheit an ausländischen Drogen, an Fetten, Oelen, Seifen, Säuren und anderen Chemikalien bemerkbar, die sich immer mehr steigerte und die Herstellung zahlreicher Arzneizubereitungen erschwerte, wenn nicht unmöglich machte. In diesen Erschwernissen lag aber auch der Ansporn zur Herstellung von Ersatzpräparaten und zur Einführung neuer Arzneimittel und Behandlungsmethoden. Es konnten deshalb etwa 100 neue Arzneimittel in die vorliegende Auflage aufgenommen werden, von denen eine Anzahl als Bereicherungen des Arzneischatzes anzusehen sind.

Aber auch schwere Schäden für die Arzneiversorgung sind während des Krieges und noch mehr nach dem Kriege hervorgetreten. Mit der Knappheit von Arzneimitteln haben der Wucher mit Arzneimitteln und die Verfälschungen derselben eingesetzt. Damit sind die Preise für viele Arzneimittel, die bei Tieren oft und gern angewendet werden, schwindelhaft angestiegen und noch immer ansteigend. So kosten nach der Deutschen Arzneitaxe jetzt 0,1 g Morphinum hydrochl. 2 M. 45 Pf., 1 g 19 M. 50 Pf., 1 g Cocaïn. hydrochl. 24 M. 60 Pf., 1 g Kalium jodat. 2 M. 25 Pf., 10 g Ungt. Cantharid. p. u. v. 2 M. 80 Pf. Während früher die Deutsche

Arzneitaxe im Jahre nur einmal herausgegeben wurde, erscheinen jetzt neue Taxen und Nachträge derselben fast jeden Monat und meistens mit höheren Preisen.

Die Lehren, die der Tierarzt aus diesen misslichen Verhältnissen in der Arzneimittelversorgung zu ziehen hat, sind zusammenzufassen in der Forderung, von dem Dispensierrecht der Tierärzte weitgehenden Gebrauch zu machen, bei dem Bezuge von Arzneimitteln stets die Forderung zu stellen, dass es reine, nicht verfälschte Arzneimittel sind, die den Prüfungsvorschriften des Deutschen Arzneibuches entsprechen, und drittens, dass der Tierarzt bei der Auswahl der Arzneimittel für die Behandlung stets, soweit es angängig ist, den Preis des Arzneimittels berücksichtigt.

Die Anordnung und Einteilung des Stoffes ist in der vorliegenden Auflage dieselbe geblieben, sie hat sich bewährt. Für die Aufnahme neuer Mittel war der frühere Grundsatz bestimmend.

Herrn Kollegen Dr. Hinz danke ich für die tatkräftige Unterstützung bei der Korrektur.

Berlin, im Juni 1920.

Otto Regenbogen.

Vorwort zur ersten Auflage.

Das vorliegende Compendium der Arzneimittellehre ist in erster Linie für die Studierenden der Tierheilkunde zur Vorbereitung auf die Prüfung in der Arzneimittellehre bestimmt.

Es soll dazu dienen, das in der Vorlesung vorgetragene und in den Lehrbüchern enthaltene Material in Erinnerung zu bringen und nur das wissenschaftlich und praktisch Wichtigste vor Augen zu führen. Ich musste mich deshalb für eine kurze, compendiöse Darstellung entscheiden, trotzdem aber darauf bedacht sein, alle für die Tierheilkunde in Frage kommenden Arzneimittel in das Compendium aufzunehmen und kurz zu besprechen. Durch die schematische Anordnung des Stoffes soll das Compendium an Uebersicht gewinnen.

Das Compendium dürfte auch den vielbeschäftigten **praktischen Tierärzten** zur leichten und schnellen Information willkommen sein.

Die weitere Anregung zur Abfassung dieses Compendiums gab mir die Neuausgabe des **Arzneibuches für das Deutsche Reich**, die an Stelle der 3. Ausgabe am 1. Januar 1901 als „**Arzneibuch für das Deutsche Reich, vierte Ausgabe**" in Kraft tritt. Diese weist zahlreiche Verbesserungen, Aenderungen und Neuerungen auf, die in dem vorliegenden Compendium, soweit sie dessen Inhalt betreffen, sämtlich enthalten sind, indem die Neuausgabe des Deutschen Arzneibuches der Bearbeitung zu Grunde gelegt wurde.

Ausser den in dem Arzneibuche enthaltenen Arzneimitteln, die in der Tierheilkunde Verwendung finden, wurden auch andere Arzneimittel berücksichtigt, die sich seit langer Zeit einen gewissen Ruf erworben haben.

Von den neueren und neuesten Arzneimitteln, namentlich den Antiseptica und Antipyretica, sind diejenigen Präparate besprochen, die Aussicht haben, eine bleibende Stätte in dem Arzneischatze zu behaupten und über die Mitteilungen bezüglich ihrer Wirkung in der Literatur vorliegen. Zahlreiche Präparate, für die diese Voraussetzung nicht zutrifft, sind nur dem Namen nach erwähnt worden.

Bei der Bearbeitung dieses Compendiums wurden ausser den Arzneimittellehren von Hertwig, Vogel, Fröhner, Müller, Arnold und Tereg die medizinischen Werke von Binz, Cloetta-Filehne, Husemann, Liebreich und Langaard, Nothnagel und Rossbach, Rabow und Bourget, Schmiedeberg, die Pharmakognosie von Wiegand, die Medizinalpflanzen von Köhler und das Handbuch der praktischen Pharmazie von Beckurts und Hirsch berücksichtigt. Von Zitaten musste ich wegen Raummangels absehen.

Bei der Einteilung des Stoffes waren vor allem die therapeutischen Gesichtspunkte massgebend. Dass eine derartige Einteilung auch ihre Mängel besitzt, kann ihren Wert und ihre Vorzüge für den Praktiker nicht verkleinern.

Ein ausführliches Sach- und therapeutisches Register erleichtern das Nachschlagen.

Als Anhang ist eine Löslichkeitstabelle sowie die Tabelle B und C des Deutschen Arzneibuches, enthaltend die Gifte und die als Separanda bezeichneten Arzneistoffe, beigegeben.

Von Rezeptformeln habe ich einmal wegen des knapp zugemessenen Raumes, dann aber aus der Erfahrung heraus abgesehen, dass solche nur von Nutzen sind, die beim Rezeptschreiben jederzeit zur Hand sein können. Im Uebrigen werden die tierärztlichen Taschenkalender dieser Forderung gerecht.

Berlin, im November 1900.

Otto Regenbogen.

Inhaltsverzeichnis.

Die Arzneimittel nach ihrer physiologischen und therapeutischen Zusammengehörigkeit geordnet.

Oertlich wirkende Mittel.

a) Gummi-, schleim- und leimhaltige Arzneistoffe:

	Seite
Gummi arabicum	2
Tragacantha	3
Radix Althaeae	4
Folia Althaeae	5
Folia und Flores Malvae	5
Folia Farfarae	5
Flores Verbasci	6
Semen Cydoniae	6
Semen Foenugraeci	6
Semen Lini	7
Tubera Salep	8
Carrageen	8
Gelatina alba	9

b) Oele, Fette und wachsartige Substanzen:

	Seite
Oleum Amygdalarum	10
Oleum Arachidis	10
Oleum Lini	11
Oleum Rapae	11
Oleum Papaveris	11
Oleum Olivarum	11
Oleum Sesami	12
Adeps suillus	13
Adeps benzoatus	13
Adeps Lanae anhydricus	13
Lanolin	14
Paraffinum liquidum	14
Paraffinum solidum	15
Vaselinum flavum	16
Vaselinum album	16
Vasogene	17
Cera flava	17
Cera alba	18
Sebum ovile	18
Cetaceum	18
Oleum Cacao	18

c) Pulverförmige Deckmittel:

	Seite
Amylum Tritici und Oryzae	19
Lycopodium	20
Talcum	20

d) Seifen:

	Seite
Sapo kalinus und Sapo kalinus venalis	21
Sapo medicatus	23
Sapo oleaceus	23

e) Süssstoffe:

	Seite
Radix Liquiritiae	23
Saccharum	25
Saccharum Lactis	26
Saccharinum	26
Mel	27
Glycerinum	27

f) Deckmittel, Verbandschutzmittel und einsaugende Mittel:

	Seite
Collodium	28
Collodium elasticum	29
Mastisol	29
Calcium sulfuricum ustum	29
Liquor Natrii silicici	30
Gutta Percha	30
Cautschuc	31

Inhaltsverzeichnis.

	Seite
Gossypium depuratum	32
Tela depurata	32

g) Erweiternde Mittel:

Laminaria	32
Tupelostifte	33

Anhang:

Aqua destillata	33

Abführmittel.

Manna	34
Pulpa Tamarindorum	35
Tartarus depuratus	36
Kalium tartaricum	36
Tartarus natronatus	37
Natrium sulfuricum	37
Sal Carolinum factitium	40
Natrium phosphoricum	40
Kalium sulfuricum	41
Magnesium sulfuricum	41
Magnesium carbonicum	42
Magnesia usta	43
Sulfur sublimatum	44
Sulfur depuratum	45
Sulfur praecipitatum	45
Kalium sulfuratum	47
Cortex Frangulae	48
Cortex Rhamni Purshianae	49
Fructus Rhamni catharticae	50
Oleum Ricini	50
Rhizoma Rhei	51
Folia Sennae	54
Aloë	55
Istizin	58
Hydrargyrum chloratum	59
Gutti	61
Oleum Crotonis	62
Tubera Jalapae	63
Fructus Colocynthidis	65
Podophyllinum	66
Semen Physostigmatis	66
Physostigminum sulfuricum	67
Arecolinum hydrobromicum	69
Cesol	71
Baryum chloratum	71

Wurmmittel.

Flores Cinae	73
Santoninum	74
Herba Tanaceti	75

	Seite
Rhizoma Filicis	76
Filmaron	78
Cortex Granati	78
Flores Koso	79
Kamala	80
Semen Arecae	81

Brechmittel.

Apomorphinum hydrochloricum	83
Tartarus stibiatus	85
Radix Ipecacuanhae	88

Auswurfbefördernde Mittel.

Ammonium chloratum	91
Ammonium carbonicum	93
Liquor Ammonii acetici	94
Liquor Ammonii caustici	94
Stibium sulfuratum nigrum	97
Stibium sulfuratum aurantiacum	98
Radix Senegae	99
Cortex Quillaiae	100

Schweiss- und speicheltreibende Mittel.

Folia Jaborandi	101
Pilocarpinum hydrochloricum	102
Flores Sambuci	104
Flores Tiliae	105
Herba Violae tricoloris	105
Lignum Guajaci	105
Lignum Sassafras	105
Radix Sarsaparillae	105

Harntreibende Mittel und Harnantiseptica.

Oleum Terebinthinae	106
Terebinthina	109
Terpinum hydratum	110
Fructus Juniperi	111
Balsamum Copaïvae	113
Cubebae	114
Liquor Kalii acetici	114
Natrium aceticum	115
Radix Ononidis	115
Radix Levistici	115
Species diureticae	115
Folia Uvae Ursi	115
Hexamethylentetraminum	116

Erregende Mittel.

	Seite
Camphora	119
Acidum camphoricum	122
Spiritus	122
Flores Arnicae	126
Radix Valerianae	127
Radix Angelicae	129
Asa foetida	129
Fructus Anisi	130
Fructus Foeniculi	131
Fructus Carvi	132
Flores Chamomillae	133
Folia Melissae	134
Folia Menthae piperitae	134
Flores Lavandulae	135
Herba Thymi	135
Herba Serpylli	136
Caryophylli	137
Fructus Cardamomi	137
Fructus Lauri	137
Cortex Cinnamomi	138
Fructus Capsici	140
Rhizoma Zingiberis	140
Rhizoma Zedoariae	141
Rhizoma Galangae	141
Semen Myristicae	141
Oleum Rosmarini	141
Crocus	142
Myrrha	142
Ammoniacum	143
Galbanum	143
Benzoë	143

Milbentötende Mittel.

Styrax crudus	144
Styrax depuratus	145
Balsamum peruvianum	145
Balsamum tolutanum	146
Peruscabin	146
Peruol	147
Perugen	147
Rohöl	147
Leuchtpetroleum	148

Bittermittel.

Radix Gentianae	149
Folia Trifolii fibrini	150
Herba Cardui benedicti	150
Herba Centaurii	150
Radix Taraxaci cum herba	151
Lignum Quassiae	151
Herba Absinthii	151
Herba Millefolii	151
Cortex Condurango	152
Rhizoma Calami	153
Cortex Cascarillae	154
Fructus Aurantii immaturi	155
Cortex Aurantii Fructus	155
Cortex Citri Fructus	156
Radix Colombo	156
Lichen islandicus	157

Verdauungsfermente und Nährmittel.

Pepsinum	158
Pankreatin	158
Pankreon	158
Papain	159
Fermentum Cerevisiae	159
Fleischextrakt	160
Oleum Jecoris Aselli	160

Adstringentien.
Pflanzliche.

Acidum tannicum	162
Tannalbin	165
Tannopin	165
Tanocol	166
Tannigen	166
Tannoform	166
Gallae	167
Cortex Quercus	168
Catechu	169
Radix Ratanhiae	169
Folia Juglandis	169
Folia Salviae	170

Metallische.

Argentum nitricum	170
Argentum nitricum cum Kalio nitrico	172
Ferrum sulfuricum	173
Liquor Ferri sesquichlorati	175
Ferrum pulveratum	176
Ferrum reductum	176
Extractum Ferri pomatum	179
Tinctura Ferri pomati	179
Andere Eisenpräparate	179
Ferrum oxydat. hydric. in aqua	180
Plumbum aceticum	181
Liquor Plumbi subacetici	183

	Seite		Seite
Cerussa	184	Natrium carbonicum	226
Lithargyrum	185	Natrium bicarbonicum	227
Minium	185	Lithium carbonicum	229
Cuprum sulfuricum	186	Lithium salicylicum	229
Cuprum aluminatum	187	Natrium chloratum	230
Zincum sulfuricum	188	Calcium carbonicum	233
Zincum aceticum	189	Calcium phosphoricum	233
Zincum oxydatum	189	Kalium nitricum	235
Zincum chloratum	191	Natrium nitricum	236
Bismutum subnitricum	192		
Bismutum subsalicylicum	193	**Arzneimittel, die den Stoffwechsel beeinflussen.**	
Alumen	193		
Alumen ustum	195	Acidum arsenicosum	237
Aluminium sulfuricum	195	Natrium arsanilicum	241
Liquor Aluminii acetici	196	Natrium acetylarsanilicum	242
Liquor Aluminii acetico-tartarici	196	Salvarsan	242
		Neosalvarsan	243
Bolus alba	197	Natrium kakodylicum	243
Bolus rubra	197	Phosphorus	244
Kalium dichromicum	198	Hydrargyrum	246
		Hydrargyrum oxydatum	248
Hautreizmittel.		Hydrarg. oxydat. via humida paratum	249
Semen Sinapis	200	Hydrargyrum bijodatum	249
Oleum Sinapis	201	Hydrargyrum jodatum flavum	250
Acidum formicicum	202	Hydrargyrum praecipitatum album	250
Cantharides	203		
Euphorbium	207	Hydrargyrum cyanatum	251
		Hydrargyrum salicylicum	251
Säuren.		Hydrarg. sulfuratum rubrum	251
Acidum sulfuricum	209	Jodum	252
Acidum nitricum	210	Kalium jodatum	255
Acidum nitricum fumans	211	Natrium jodatum	255
Acidum hydrochloricum	212	Jodipin	258
Acidum phosphoricum	214	Thiosinamin	258
Acidum aceticum	215	Fibrolysin	258
Acetum	215		
Acetum aromaticum	217	**Herzmittel.**	
Acidum lacticum	217	Folia Digitalis	259
Acidum trichloraceticum	217	Semen Strophanthi	263
Acidum chromicum	218	Bulbus Scillae	265
Acidum citricum	218	Coffeïnum	266
Acidum tartaricum	219	Theobromino-natrium-salicylicum	268
Alkalien und Erdalkalien.		Theophyllin	268
Kali causticum fusum	220		
Liquor Kali caustici	220	**Antiseptica.**	
Liquor Natri caustici	220	Hydrargyrum bichloratum	272
Calcaria usta	222	Sublamin	276
Kalium carbonicum	224		
Liquor Kalii carbonici	225	Pix liquida	276
Kalium bicarbonicum	225	Ichthyol	280

Inhaltsverzeichnis.

	Seite
Kreosotum	281
Acetum pyrolignosum	283
Acidum carbolicum	284
Cresolum crudum	288
Liquor Cresoli saponatus	289
Lysol	289
Bacillol	290
Kreolin	290
Resorcinum	294
Pyrogallolum	295
Naphthalinum	296
Naphtholum	297
Epicarin	298
Chrysarobinum	299
Acidum benzoicum	299
Acidum salicylicum	300
Natrium salicylicum	301
Acidum acetylosalicylicum	305
Phenylum salicylicum	306
Chinosol	307
Pyoctanin	308
Carbo Ligni pulv.	309
Acidum boricum	310
Borax	312
Aqua chlorata	313
Calcaria chlorata	313
Fumigatio Chlori	314
Dakinsche Lösung	315
Jodoformium	316
Bismutum subgallicum (Dermatol)	319
Airol	319
Bismutum dithiosalicylicum (Thioform)	320
Bismutum tribromphenylicum	320
Argentum colloidale	320
Protargol	321
Kalium chloricum	323
Kalium permanganicum	324
Hydrogenium peroxydatum	326
Formaldehyd solutus	328
Glutol, Amyloform	330
Formamint	331
Lysoform	331
Septoform	331
Nafalan und Naftalan	331

Fiebermittel.

Cortex Chinae	332
Chininum hydrochloricum	335
Chininum sulfuricum	335

	Seite
Chininum ferro-citricum und tannicum	336
Acetanilidum	339
Phenacetin	340
Lactylphenetedin, Lactophenin	341
Pyrazolonum phenyldimethylicum	342
Pyrazolonum phenyldimethylicum salicylicum	343
Pyramidon	344

Nervenmittel.

Opium	345
Morphinum hydrochloricum	349
Codeïnum phosphoricum	354
Aethylmorphinum hydrochloricum	354
Diacethylmorphinum hydrochloricum	355
Peronin	355
Pantopon	355
Chloralum hydratum	356
Chloralum formamidatum	359
Sulfonalum	359
Acidum diaethylbarbituricum	361
Medinal, Hypnon	361
Paraldehyd	362
Amylenum hydratum	363
Kalium bromatum	363
Natrium bromatum	364
Ammonium bromatum	364
Bromipin	366
Bromalin	367
Amylium nitrosum	367
Suprarenin und Adrenalin	368
Herba Lobeliae	369
Amygdalae amarae	370
Aqua Amygdalarum amararum	370
Acidum hydrocyanicum	371
Chloroformium	373
Aether	378
Aether chloratus	381
Bromoformium	382
Folia Cocae	383
Cocaïnum hydrochloricum	383
Eucaïnum	387
Novocain	388
Stovaïne	388
Tropacocaïnum	389
Alypin	389
Orthoform, Nirvanin, Aneson	390

	Seite		Seite
Folia Belladonnae	390	Rhizoma Veratri	415
Atropinum sulfuricum	391	Semen Sabadillae	415
Folia Hyoscyami	395	Veratrinum	416
Scopolaminum hydrobromic.	395	Herba Conii	419
Homatropinum hydrobromic.	396	Curare	420
Folia Stramonii	397		
Secale cornutum	398	Anhang:	
Rhizoma Hydrastis	401	Serum antitetanicum	420
Yohimbinum	403	**Diagnostische Mittel.**	
Semen Strychni	404		
Strychninum nitricum	406	Tuberculinum Koch	422
Folia Nicotianae	408	Mallein	426
Tubera Aconiti	411		
Semen Colchici	413	Sachregister	429

Oertlich wirkende Mittel.

Die Arzneimittel dieser Gruppe wirken hauptsächlich mechanisch und nur an der Körperstelle, mit der sie direkt in Berührung kommen. Eine resorptive Wirkung besitzen sie nicht.

Nach dem Zwecke, den die lokal wirkenden Mittel erfüllen sollen, teilt man sie ein in 1. einhüllende, erweichende und deckende Mittel (Emollientia, Protectiva), 2. Verbandschutzmittel und einsaugende Mittel (Contentiva, Rophetica), 3. erweiternde Mittel (Dilatantia).

Die einhüllenden Mittel sind Geschmackskorrigentien für unangenehm-, sauer- oder scharfschmeckende Arzneistoffe; sie schwächen die Reizwirkung örtlich reizender Medikamente ab und werden auch bei Vergiftungen mit scharfen und ätzenden Stoffen wie Metallsalzen, Säuren, Alkalien und scharfen Pflanzenstoffen gegeben. Auf die Schleimhäute wirken sie schützend, reizmildernd und schlüpfrig machend, zugleich auch schmerzstillend. Sie dämpfen die starke reflektorische Peristaltik bei Darmkatarrhen und mildern den tenreiz bei Katarrhen der oberen Luftwege.

Die einhüllenden Mittel dienen als Vehikel für Arzneistoffe, die möglichst unverändert den Magen passieren und en Darm übertreten sollen und deren Wirkung sich auch lie hinteren Darmabschnitte erstrecken soll (Gerbsäure, m).

Die erweichenden Mittel erweichen die Haut, machen die Haut und die Gewebe geschmeidig und locker, mildern die Spannung und den Schmerz in entzündeten Geweben und befördern die Reifung von Abszessen.

Die **Deckmittel** und die **Verbandmittel** versehen die Haut, Wunden und Geschwüre mit einem schützenden Ueberzuge und wirken reizmildernd und schmerzstillend.

Die **erweiternden Mittel** dienen zur unblutigen Erweiterung von Fistelkanälen und der Zitzenkanäle der Milchdrüs

Zahlreiche Arzneistoffe der lokal wirkenden Mittel werde zur Herstellung pharmazeutischer Präparate — Pillen, Latwergen, Kapseln, Pastillen und Emulsionen — sowie als Grundlage (Constituens) für Pulver und Salben verwandt.

a) Gummi-, schleim- und leimhaltige Arzneistoffe.

Gummi arabicum. Arabisches Gummi.

Stammpflanze: Acacia senegal; Mimosae und einige andere afrikanische Acacia-Arten. Oberes Nilgebiet, Senegambien.

Eigenschaften: Das aus den Stämmen und Zweigen ausgeflossene, an der Luft erhärtete Gummi, stellt mehr oder weniger rundliche, weissliche oder wenig gelbliche Stücke von verschiedener Grösse dar, die aussen matt und rissig sind und leicht in eckige, glasglänzende, zuweilen leicht irisierende Stücke mit kleinmuscheligen Bruchflächen zerbrechen.

Arabisches Gummi löst sich langsam, aber vollständig in dem doppelten Gewichte Wasser zu einem klebenden, hellgelblichen, geruchlosen Schleim von fadem Geschmack.

Arabisches Gummi darf beim Verbrennen höchstens 5% Rückstand hinterlassen. 1 g = 5 Pf., 10 g = 50 Pf.

Bestandteile: Arabinsaurer Kalk; kleine Mengen arabinsaures Kalium und Magnesium.

Präparate: 1. **Mucilago Gummi arabici. Gummischleim.** 1 Teil arabisches Gummi wird in 2 Teilen Wasser gelöst. Die Lösung wird durchgeseiht.

Gummischleim ist gelblich, schwach opalisierend und schmeckt fade. Er darf Lackmuspapier nur schwach röten.

Gummischleim ist in kleinen, ganz gefüllten Flaschen kühl aufzubewahren. 10 g = 25 Pf., 100 g = 200 Pf. Bestandteil von Vinum camphoratum.

2. **Pulvis gummosus. Zusammengesetztes Gummipulver.** Zu bereiten aus 5 Teilen fein gepulvertem Gummi, 3 Teilen fein gepulvertem Süssholz, 2 Teilen mittelfein gepulvertem Zucker. Zusammengesetztes Gummipulver ist gelbweiss. 1 g = 5 Pf., 10 g = 40 Pf.

Wirkung und Anwendung: Innerlich dient arabisches Gummi als reizmilderndes und einhüllendes Mittel bei **Pharynx-** und **Larynxkatarrhen,** bei **Magendarmentzündungen, Durchfällen, Vergiftungen.** Der Zusatz von Gummi zu anderen Arzneimitteln schwächt ihre Reizwirkung ab, verlangsamt ihre Resorption und lässt sie an dem Orte der Applikation länger einwirken.

Aeusserlich hat man Gummipulver bei Flächenblutungen zur Blutstillung benutzt. Bei Proctitis dient Gummischleim zu reizmildernden Klystieren. Früher bestrich man die **Kastrierkluppen** mit einer Mischung von Gummischleim und Sublimat oder Cupr. sulfuricum. Gummipulver und Gummischleim werden zur Bereitung zahlreicher **pharmazeutischer Präparate: Emulsionen, Pillen, Pastillen, Wundstäbchen** und dergl. mehr verwendet. **Pulv. gummosus** dient als Pulvergrundlage an Stelle von Zuckerpulver bei abgeteilten Pulvern für kleine Tiere.

Dosis: Grosse Tiere . . . 20—50,0,
   Mittelgrosse Tiere . 10—15,0,
   Kleine Tiere . . . 1— 5,0.

Bleiessig, Eisensalze, Sulfate, Oxalate, Weingeist (Tinkturen), Aether, Säuren sollen mit Gummischleim nicht zusammen verordnet werden.

Tragacantha. Traganth. Der aus den Stammorganen zahlreicher Astragalus-Arten Kleinasiens oder Vorderindiens ausgetretene, an der Luft erhärtete Schleim.

Traganth bildet blattartige, bandartige oder sichelförmige, flache, weisse, durchscheinende, nur ungefähr 1—3 mm dicke und mindestens 0,5 cm breite, oft gestreifte Stücke. Er ist von hornartiger Beschaffenheit, schwer zu pulvern, kurz brechend, geruchlos und schmeckt fade und schleimig. Mit 50 Teilen Wasser übergossen quillt Traganth allmählich zu einer etwas trüben, gallertigen Masse auf, die mit Natronlauge beim Erwärmen auf dem Wasserbade gelb wird. 1 g = 15 Pf., 10 g = 100 Pf.

Bestandteile: Gummi, Schleim (Bassorin), geringe Mengen Stärke.

Wirkung und Anwendung: Traganth wird seltener, aber zu den gleichen Zwecken wie arabisches Gummi verwendet.

Radix Althaeae. Eibischwurzel.

Stammpflanze: Althaea officinalis; Malvaceae. Krautartige Pflanze im mittleren Europa. In Deutschland angebaut.

Eigenschaften: Die im frischen Zustande fleischigen, durch Schälen von der Korkschicht und einem Teil der Rinde befreiten, getrockneten Hauptwurzelzweige und Nebenwurzeln sind gelblichweiss, einfach, ziemlich gerade, bis 30 cm lang und bis 2 cm dick, gewöhnlich längsfurchig, oft etwas gedreht und zeigen zahlreiche, bräunliche Narben von Wurzelfasern sowie stellenweise von der Oberfläche sich ablösende Fäserchen. Sie stäuben beim Zerbrechen, das Holz bricht kurz und körnig, die Rinde zähe und langfaserig. Eibischwurzel riecht schwach, eigenartig und schmeckt schleimig.

Der Querschnitt zeigt die weissliche, schmale Rinde von dem grossen, ebenfalls weisslichen Holzkörper durch die wellig verlaufende, hellbräunliche Kambiumzone getrennt. 10 g = 50 Pf., 100 g = 405 Pf., 200 g = 710 Pf.

Bestandteile: 35 % Schleim, Stärke, Zucker, Asparagin.

Präparate: 1. Sirupus Althaeae. Eibischsirup. 2 T. Eibischwurzel werden mit 1 T. Weingeist und 50 T. Wasser

3 Stunden ausgezogen. 37 T. der Kolatur und 63 T. Zucker ergeben 100 T. etwas gelblichen Sirup. 10 g = 10 Pf.

2. **Species pectorales.** Brusttee. 8 T. Eibischwurzel, 3 T. Süssholz, 1 T. Veilchenwurzel, 4 T. Huflattigblätter und 2 T. Wollblumen werden grob zerschnitten und mit 2 T. zerquetschtem Anis gemengt. 100 g = 495 Pf.

Wirkung und Anwendung: Die Eibischwurzel wirkt reizmildernd und einhüllend. Bei entzündlichen Zuständen des Magendarmkanals und der Respirationsschleimhaut wird sie gern angewendet. Für scharfe Arzneistoffe dient Eibischwurzel als Vehikel. Althaeschleim wird zu Klystieren bei Proctitis verwendet. Das Pulver bildet eine gute Grundlage und ein Bindemittel bei der Bereitung von Pillen, Latwergen und Schüttelmixturen.

Zur Bereitung von Decoctum Althaeae wird die grob zerschnittene Wurzel mit kaltem Wasser übergossen und eine halbe Stunde lang ohne Umrühren stehen gelassen. Der schleimige Auszug wird ohne Pressung von dem Rückstande getrennt.

Dosis: Pferd . . . . 25—100,0,
Rind . . . . 100—150,0,
Mittelgrosse Tiere 25— 50,0,
Kleine Tiere . . 2— 10,0.

Folia Althaeae. Eibischblätter von Althaea officinalis enthalten Schleim. 10 g = 15 Pf., 100 g = 110 Pf.

Anwendung zu Kataplasmen. Bestandteil der Species emollientes (Fol. Althaeae, Fol. Malv., Herba Meliloti, Flor. Chamomillae, Sem. Lini aa 1 Teil.) 100 g = 230 Pf.

Folia und Flores Malvae. Malvenblätter und Malvenblüten von Malva silvestris und neglecta; Malvaceae. Einheimische Kräuter mit hohem Schleimgehalt. Malvenblüten 10 g = 45 P., 100 g = 335 Pf. Malvenblätter 10 g = 15 Pf., 100 g = 95 Pf.

Folia Farfarae. Huflattigblätter von Tussilago farfara; Compositae. Einheimisches Kraut. Die grundständigen, an einem langen Stiel sitzenden, handgrossen Blätter sind rundlich-herzförmig, oberseits dunkelgrün, unterseits durch lange Haare weissfilzig. Sie enthalten Schleim, Bitterstoff, Gerbstoff. 10 g = 20 Pf., 100 g = 175 Pf.

Bestandteil von Species pectorales.

Flores Verbasci. Wollblumen von Verbascum phlomoïdes und thapsiforme; Scrophularineae. Einheimische Kräuter mit goldgelben Blumenkronen. Wollblumen sollen gelb sein und kräftig riechen. Sie enthalten Schleim, Zucker, Gummi. 10 g = 95 Pf.
  Bestandteil von Species pectorales.

† **Semen Cydoniae*).** Quittensamen von Pirus cydonia; Pomaceae; angebaut. Die kantigen oder keilförmigen, rotbraunen Samen enthalten etwa 20 % Schleim. Durch Ausziehen mit 15 T. Wasser erhält man Mucilago Cydoniae. Quittenschleim wird bei Bindehautkatarrhen als reizmilderndes Mittel angewendet. 10 g = 40 Pf.

Semen Foenugraeci. Bockshornsamen.

Stammpflanze: Trigonella foenum graecum; Papilionaceae. Südeuropa; in Thüringen angebaut.

Eigenschaften: Der Samen ist sehr hart, in der Gestalt wechselnd, gewöhnlich flach rautenförmig bis unregelmässig gerundet, 3—5 mm lang, 2—3 mm breit und dick, von hellbrauner, gelblichgrauer bis graurötlicher Farbe, mit der Lupe betrachtet sehr feinkörnig punktiert. Bockshornsamen riecht stark, eigenartig, wird beim Kauen rasch schleimig und schmeckt bitter. 100 g = 165 Pf.

Bestandteile: Pflanzenschleim, fettes Oel, ätherisches Oel, Bitterstoff, Cholin und Trigonellin (ungiftige Alkaloide).

Wirkung und Anwendung: Innerlich in Form des Pulvers oder der Latwerge meist in Verbindung mit anderen wirksameren Mitteln als Expectorans. Bestandteil der Drusepulver. Aeusserlich zu Kataplasmen.

  Dosis: Pferd . . . . . 10—30,0,
         Rind . . . . . 25—50,0,
         Schaf und Ziege . 5—15,0,
         Schwein . . . . 5—10,0.

---

*) † soll diejenigen Arzneistoffe kenntlich machen, die im Arzneibuche nicht enthalten sind.

Semen Lini. Leinsamen.

Stammpflanze: Linum usitatissimum; Lineae. Orient; bei uns angebaut.

Eigenschaften: Leinsamen ist länglich-eiförmig, seltener oval, flachgedrückt, am Rande scharfkantig, 4—6 mm lang, 2—3 mm breit, 1 mm dick, an dem einen Ende abgerundet, am anderen etwas zugespitzt und fein genabelt, von hellbrauner Farbe, glänzend, bei Betrachtung mit der Lupe feinwarzig. Die Samenschale ist spröde. In Wasser gelegt umgibt sich Leinsamen mit einer Schleimschicht. Leinsamen ist geruchlos, wird beim Kauen schleimig und schmeckt mild ölig. 100 g = 120 Pf., 200 g = 210 Pf.

Bestandteile: Schleim (6%) in der Samenschale, fettes Oel (20—30%) im Samenkern.

Wirkung und Anwendung: 1. Einhüllendes und entzündungsmilderndes Mittel bei Krankheiten des Verdauungstractus namentlich der Wiederkäuer; 2. bei Krankheiten der Harnwege; 3. Vehikel für scharfe Arzneistoffe. Das Pulver (Farina Seminis Lini) dient zur Bereitung von Kataplasmen, Pillen und Latwergen. 100 g = 130 Pf.

An Stelle des Dekoktes wird ein kalt bereiteter Auszug verwendet. Der unzerkleinerte Samen wird mit kaltem Wasser übergossen und ½ Stunde lang ohne Umrühren stehen gelassen. Der schleimige Auszug wird ohne Pressung von dem Rückstande getrennt.

Dosis: Wie Radix Althaeae.

Placenta Seminis Lini. Leinkuchen. Die Pressrückstände, die bei der Gewinnung des Oeles aus gepulvertem Leinsamen erhalten werden. Leinkuchen ist bräunlichgrau. Der mit siedendem Wasser hergestellte Auszug schmeckt fade, nicht ranzig und liefert ein schleimiges Filtrat. 100 g = 150 Pf.

Das Pulver wird, mit heissem Wasser zu einem dicken Brei angerührt, äusserlich zu Kataplasmen verwendet.

Tubera Salep. Salep.

Abstammung: Die zur Blütezeit gesammelten, in siedendem Wasser gebrühten, getrockneten Tochterknollen verschiedener Arten der Orchidaceae aus der Gruppe der Ophrydinae. Einheimisch.

Eigenschaften: Die Knollen sind fast kugelig oder eiförmig bis länglich, hart und schwer, 2—4 cm lang und 0,5—3 cm dick, glatt oder rauh, graubräunlich oder gelblich, schwach durchscheinend. An der Spitze tragen sie ein verschrumpftes Endknöspchen oder die von dessen Entfernung herrührende Narbe. Die Bruchfläche ist von derselben Farbe wie die Oberfläche, fast hornartig. Salep ist geruchlos und schmeckt fade, schleimig.

Saleppulver gibt beim Kochen mit 50 Teilen Wasser einen nach dem Erkalten ziemlich steifen Schleim, der sich mit Jodlösung blau färbt. Beim Verbrennen darf es nicht mehr als 3% Rückstand hinterlassen. 10 g = 70 Pf.

Bestandteile: Schleim, Stärke.

Präparat: Mucilago Salep. Salepschleim. 1 T. mittelfein gepulverter Salep, 9 T. Wasser, 90 T. siedendes Wasser.

Der Salep wird in eine Flasche geschüttet, die 9 Teile Wasser enthält, und durch Umschütteln gleichmässig verteilt; das Gemisch wird nach dem Hinzufügen des siedenden Wassers bis zum Erkalten weiter geschüttelt. Salepschleim ist im Bedarfsfalle frisch zu bereiten.

Anwendung: Tee- bis esslöffelweise gegen Darmkatarrhe der kleineren Tiere, bisweilen mit Zusatz von Opiumtinktur oder Tannin.

Carrageen. Irländisches Moos.

Stammpflanze: Chondrus crispus und Gigartina mammillosa; Algae. An den Küsten der alten Welt und an der atlantischen Küste von Nordamerika vorkommend.

Der Thallus beider Arten ist höchstens handgross, gelblich, knorpelig, durchscheinend, wiederholt gabelig verzweigt.

Mit 30 Teilen Wasser übergossen wird Irländisches Moos schlüpfrig weich und gibt damit beim Kochen einen nach dem Erkalten ziemlich dicken Schleim. 10 g = 60 Pf., 100 g = 475 Pf.

Bestandteile: Schleim (Carragin) und 16% Mineralstoffe.

Wirkung und Anwendung: Wie Radix Althaeae. In Form des Dekoktes 5—10 T. mit 500—1000 T. Wasser.

Gelatina alba. Weisser Leim wird fabrikmässig mit besonderer Sorgfalt aus den Knochen von Rindern und Kälbern bereitet. Er kommt als farblose oder nahezu farblose, durchsichtige, geruch- und geschmacklose, dünne Tafeln von glasartigem Glanze in den Handel. Weisser Leim quillt in kaltem Wasser stark auf, ohne sich zu lösen. In heissem Wasser ist er leicht löslich zu einer klebrigen, neutral reagierenden, klaren oder opalisierenden Flüssigkeit, die beim Erkalten noch in der Verdünnung 1 + 99 gallertartig erstarrt. In Weingeist und Aether ist er unlöslich. 10 g = 45 Pf.

Weisser Leim wird innerlich als deckendes und einhüllendes Mittel bei Reizzuständen des Darmes, chronischen Diarrhöen, Darmblutungen, Vergiftungen angewendet. Weisser Leim wird neuerdings als „Gelatina sterilisata pro injectione" zur subkutanen Injektion als Hämostatikum empfohlen (2 bis 10 proz. Lösung in physiologischer Kochsalzlösung). Konglutination der roten Blutkörperchen und Förderung der Blutgerinnung soll die Blutstillung bewirken. Gelatina alba dient zur Bereitung von Glycerinleim, Stuhlzäpfchen, Gelatinekapseln, Wundstäbchen und zum Ueberziehen der Pillen.

b) Fette, fett- und wachsartige Substanzen.

Die Fette sind Gemenge von Triglyceriden der Oleïnsäure $C_{18}H_{34}O_2$, Palmitinsäure $C_{16}H_{32}O_2$ und der Stearinsäure $C_{18}H_{36}O_2$.

Nach ihrer Konsistenz teilt man die Fette ein in 1. flüssige Fette oder Oele, 2. halbweiche Fette (Schmalzund Butterarten), 3. feste Fette (Talgarten).

Die fetten Oele werden eingeteilt in nicht trocknende, vorwiegend aus den Glyceriden der Oelsäure bestehend (Mandel-, Oliven-, Rüböl) und in die trocknenden, die Glyceride der Leinölsäure (Linolsäure) enthaltend (Leinöl, Mohnöl). Die nicht trocknenden Oele erstarren auf Zusatz von rauchender Salpetersäure, indem die Oelsäure in Elaïdinsäure übergeführt wird (Elaïdinprobe). Die trocknenden Oele erstarren bei Zusatz von rauchender Salpetersäure nicht.

Bei Licht- und Luftzutritt werden die Fette allmählich ranzig durch Freiwerden von Fettsäuren und unter Bildung von Aldehyden.

Oleum Amygdalarum. Mandelöl. Wird durch Auspressen der gröblich zerstossenen bitteren und süssen Mandeln gewonnen. Mandelöl ist hellgelb, geruchlos, schmeckt milde und scheidet selbst bei — 10° noch keine festen Bestandteile aus. Spez. Gewicht 0,915—0,920. Elaïdinprobe wie bei Oleum Olivarum. Es besteht fast nur aus Triolein, dem Triglycerid der Oleïnsäure. 10 g = 30 Pf.
Präparate: Unguentum leniens. Cold Cream. Zu bereiten aus 7 T. weissem Wachs, 8 T. Walrat, 60 T. Mandelöl und 25 T. Wasser. Zu je 50 g dieser schaumig gerührten Salbe wird 1 Tropfen Rosenöl zugemischt. Cold Cream ist weiss. 10 g = 45 Pf.

Oleum Arachidis. Erdnussöl.

Stammpflanze: Arachis hypogaea; Papilionaceae. Im tropischen Amerika heimische, in anderen tropischen Ländern kultivierte, krautartige Pflanze.

Gewinnung: Erdnussöl wird aus den geschälten Samen durch kalte Pressung erhalten.

Eigenschaften: Erdnussöl ist hellgelb, geruchlos und schmeckt milde. Spez. Gewicht 0,916—0,921. Ein nicht trocknendes Oel. 10 g = 30 Pf.

Bestandteile: Das Glycerid der Arachis-, Hypogaea- und Palmitinsäure.

Anwendung: An Stelle des Olivenöls zu den verschiedenen pharmazeutischen Präparaten, mit Ausnahme des Seifenspiritus und des Kampferöles. Es zeichnete sich durch seinen niedrigen Preis vorteilhaft vor dem Olivenöl aus.

Ein Bestandteil von Ungt. cereum.

Oleum Lini. Leinöl.

Abstammung: Linum usitatissimum; Lineae.

Gewinnung: Durch kaltes Auspressen der zerkleinerten Leinsamen.

Eigenschaften: Leinöl ist ein klares, gelbes, eigenartig riechendes, bei — 16° noch flüssiges, in dünner Schicht leicht trocknendes Oel. Spez. Gewicht 0,930—0,940. 100 g = 240 Pf.

Bestandteile: 80% Linolen- und Isolinolensäureglycerid, 20% Linolsäureglycerid.

Präparat: Stahlsches Brandliniment. Es wird durch Mischen von gleichen Teilen Leinöl und Kalkwasser bereitet. Als Verbandmittel für Brandwunden.

† **Oleum Rapae.** Rüböl von Brassica napus, Rübsen und Brassica rapa, Raps; Cruciferae. Das durch Auspressen erhaltene Oel ist gelb oder gelbbräunlich, etwas dicklich, von nicht angenehmem Geruch und Geschmack, einige Grade unter 0° erstarrend, in dünner Schicht nicht austrocknend. Spez. Gewicht 0,913—0,915. 100 g = 240 Pf. Es besteht aus einem Gemenge verschiedener Triglyceride, namentlich der Erucasäure und Rapinsäure.

† **Oleum Papaveris.** Mohnöl von Papaver somniferum; Papaveraceae. Angebaut. Mohnöl ist von blassgelber Farbe, angenehmem Geruche und mildem Geschmack. Mohnöl bleibt bei 0° klar und verdickt sich bald, wenn es in dünner Schicht der Luft ausgesetzt wird. 2 ccm Mohnöl sollen, mit 1 ccm rauchender Salpetersäure und 1 ccm Wasser kräftig durchgeschüttelt, auch nach längerer Zeit nicht erstarren. 100 g = 240 Pf.

Bestandteile: Linolsäure, Oleïnsäure, Palmitinsäure und Stearinsäuretriglycerid.

Oleum Olivarum. Olivenöl.

Abstammung: Olea europaea; Oleaceae. Südeuropa.

Gewinnung. Durch Auspressen der reifen Oliven ohne Anwendung von Wärme.

Bestandteile: Trioleïn 75%, Tripalmitin.

Eigenschaften: Olivenöl ist gelb oder grünlich-gelb, riecht und schmeckt schwach und eigenartig. Spez. Gewicht 0,915—0,918. Bei ungefähr 10° beginnt das Oel sich durch krystallinische Ausscheidungen zu trüben, bei 0° bildet es eine salbenartige Masse.

Beim kräftigen Durchschütteln von 1 ccm rauchender Salpetersäure, 1 ccm Wasser und 2 ccm Olivenöl bei 10° soll ein grünlich-weissliches, nicht rotes oder braunes Gemenge entstehen, das sich nach 2 bis höchstens 6 Stunden in eine feste, weisse Masse und eine kaum gefärbte Flüssigkeit scheidet (fremde Oele). 10 g = 30 Pf., 100 g = 240 Pf.

Oleum Sesami. Sesamöl.

Stammpflanze: Sesamum indicum; Pedaliaceae. Indien.

Gewinnung: Durch kaltes Auspressen der Samen.

Eigenschaften: Sesamöl ist hellgelb, fast geruchlos und schmeckt milde. Spez. Gewicht 0,921—0,924. Es gehört zu den nicht trocknenden Oelen. 100 g = 240 Pf.

Bestandteile: Glyceride der Linol-, Palmitin- und Stearinsäure.

Wirkung und Anwendung der fetten Oele:

Die fetten Oele wirken, innerlich gegeben, reizmildernd, einhüllend und schlüpfrigmachend auf die Magen- und Darmschleimhaut. Grössere Mengen wirken abführend. Unter öfteren Gaben leidet die Fresslust.

Aeusserlich wirken die fetten Oele deckend, erweichend und entzündungsmildernd auf die Haut. Fette Oele dienen als Zusatz zu erweichenden Klystieren. Mit Kalkwasser gemischt werden sie bei Verbrennungen angewandt (s. S. 11 Oleum Lini).

Innerlich wendet man die fetten Oele bei Vergiftungen, mit Ausnahme von Cantharidin-, Filix- und Phosphorvergiftung, bei Magen-Darmentzündungen — auch in Form der Oelemulsion für kleine Tiere — und bei Verstopfungen an. An Stelle des Mandelöls verwendet man für Tiere Erdnussöl, Sesamöl, Leinöl und Rüböl.

Die fetten Oele bilden die Grundlage für viele Linimente, arzneiliche Oele, Salben und Pflaster. Sie dienen zur Bereitung einer Anzahl pharmazeutischer Präparate.

Adeps suillus. Schweineschmalz.

Abstammung: Das aus dem frischen, ungesalzenen, gewaschenen Zellgewebe des Netzes und der Nierenumhüllung gesunder Schweine ausgeschmolzene und von Wasser befreite Fett.

Eigenschaften: Schweineschmalz ist weiss, streichbar weich, gleichmässig und riecht schwach eigenartig, nicht ranzig; es schmilzt bei 36^0—42^0 zu einer Flüssigkeit, die bei einer bis zu 1 cm dicken Schicht farblos und vollständig klar ist.

Bestandteile: Trioleïn (60%), Tripalmitin und Tristearin (40%).

Anwendung: Schweineschmalz ist eine sehr resorptionsfähige, relativ gut mit Wasser mischbare Salbengrundlage. Ein Nachteil bei der Verwendung des Schweineschmalzes als Salbengrundlage ist die leichte Zersetzlichkeit (das Ranzigwerden). Ungt. Hydrargyr. ciner., Kalii jodati, Plumbi tannic. und Zinci werden mit Adeps suillus bereitet.

Zur Zeit ist die Verwendung von Schweineschmalz als Salbengrundlage verboten.

Adeps benzoatus. Benzoëschmalz. 50 T. Schweineschmalz und 1 T. gepulverte Benzoë werden unter öfterem Umrühren im Wasserbade eine Stunde lang erwärmt, alsdann wird die Mischung filtriert. Wegen seiner besseren Haltbarkeit an Stelle von Schweineschmalz als Salbengrundlage.

Bestandteil von Ungt. Argenti colloïdalis.

Adeps Lanae anhydricus. Wollfett.

Abstammung: Das gereinigte, wasserfreie Fett der Schafwolle.

Eigenschaften: Die hellgelbe, salbenartige Masse riecht nur sehr schwach, schmilzt bei ungefähr 40^0 und ist in

Aether, Petroleumbenzin, Chloroform und siedendem absolutem Alkohol löslich, in Weingeist wenig löslich und in Wasser unlöslich. Wollfett lässt sich, ohne seine salbenartige Beschaffenheit zu verlieren, mit dem doppelten Gewicht Wasser mischen. 10 g = 25 Pf., 100 g = 205 Pf.

Zusammensetzung: Wollfett ist ein Cholesterinfett. Die Fettsäuren sind nicht an Glycerin, sondern an Cholesterin gebunden.

Präparate: 1. Lanolinum. Lanolin. Wasserhaltiges Wollfett. 15 T. Wollfett, 5 T. Wasser, 3 T. flüssiges Paraffin werden bei gelinder Wärme gemischt. Gelbliche, fast geruchlose, salbenartige Masse. 10 g = 30 Pf.

2. Ungt. molle. Weiche Salbe. Zu bereiten aus 1 T. Vaselin und 1 T. Lanolin. Weiche Salbe ist gelblich. 10 g = 50 Pf.

Wirkung und Anwendung: Das Wollfett für sich allein ist wegen seiner zähen Konsistenz als Salbengrundlage wenig geeignet. Meistens wird es als Lanolin und mit anderen Fetten und Vaselin gemischt angewendet. Das Wollfett, Lanolin und Ungt. molle werden nicht ranzig. Infolge ihrer Wasseraufnahmefähigkeit ist es leichter, Wasser und Salzlösungen einer Salbe mit Wollfett, als anderen Salben beizumischen. Wollfett haftet gut auf der Haut und wird als Deckmittel für wunde Hautstellen benutzt. Lanolin und Ungt. molle dienen als Salbengrundlage, besonders auch für leicht zersetzliche Arzneimittel. Zur Bereitung von Kühlsalben ist Lanolin sehr geeignet.

Bestandteil von Ungt. Hydrarg. cinerum, Ungt. Paraffini und Ungt. neutrale.

Paraffinum liquidum. Flüssiges Paraffin.

Gewinnung: Aus den Rückständen der Petroleumdestillation.

Eigenschaften: Klare, farblose, nicht fluoreszierende, geruch- und geschmacklose, ölartige Flüssigkeit. Spezifisches Gewicht mindestens 0,885. Siedepunkt nicht unter 360°.

Flüssiges Paraffin ist in Wasser unlöslich, in Weingeist fast unlöslich, in Aether und Chloroform in jedem Verhältnisse löslich. 10 g = 40 Pf.

Bestandteile: Indifferente Kohlenwasserstoffe der Methanreihe.

Anwendung: Zur Bereitung von Ungt. Paraffini. Lösungsmittel für in Wasser schwer lösliche oder unlösliche Substanzen (Menthol, Thymol, Jodoform, Calomel usw.), die subkutan oder intramuskulär injiziert werden.

Paraffinum solidum. Ceresin. Festes Paraffin.

Vorkommen und Gewinnung: Festes Paraffin wird durch einen Reinigungsprozess aus dem frei in der Natur (Galizien und Siebenbürgen) vorkommenden Ceresinum naturale, Ozokerit, Erdwachs gewonnen. Paraffinum molle ist ein Destillationsprodukt aus Petroleum oder aus Braunkohlenteer.

Eigenschaften: Feste, weisse, mikrokrystallinische, geruchlose Masse. Schmelzpunkt 68°—72°. Unlöslich in Wasser, wenig löslich in Alkohol, leicht löslich in Aether, Benzol und Chloroform. 100 g = 675 Pf.

Bestandteile: Die höchstsiedenden, festen Kohlenwasserstoffe der Methan- und Aethylenreihe.

Anwendung: 1. Zur Bereitung von Charta paraffinata seu ceresinata (an Stelle von Wachspapier); 2. zur Herstellung fester Verbände (Tränken der Binden mit geschmolzenem Paraffin); 3. zur Bereitung von Paraffinsalbe und Ungt. neutrale.

Präparat: Unguentum Paraffini. Paraffinsalbe. Zu bereiten aus 4 T. Ceresin, 5 T. flüssigem Paraffin, 1 T. Wollfett. Paraffinsalbe ist gelblichweiss und hart. 10 g = 70 Pf.

Paraffinsalbe wird nicht ranzig und vermag wegen des Gehaltes an Wollfett etwa 10—20% Wasser oder wässerige Salzlösungen aufzunehmen. Sie ist als Grundlage für die Bleisalbe vorgeschrieben. Als Salbenconstituens werden die billigeren Vaseline, Lanolin und Ungt. molle bevorzugt.

† **Unguentum neutrale** D. A. V. besteht aus Ceresin, Wollfett und Vaselinöl. Eine gelbe, weiche, geschmeidige Masse, die alle Arzneistoffe und beträchtliche Mengen Wasser leicht aufnimmt. Als Salbengrundlage. 10 g = 35 Pf.

Vaselinum flavum. Vaselin. Gelbes Vaselin.

Gewinnung: Aus den Rückständen der Petroleumdestillation.

Eigenschaften: Vaselin ist eine gelbe, durchscheinende, zähe Masse von gleichmässiger, weicher Salbenkonsistenz. Es schmilzt beim Erwärmen zu einer klaren, gelben, blau fluoreszierenden, geruchlosen Flüssigkeit. Es ist unlöslich in Wasser, wenig löslich in Weingeist, leicht löslich in Chloroform und in Aether. Schmelzpunkt 35°—40°. 10 g = 50 Pf., 100 g = 375 Pf.

Vaselinum album. Weisses Vaselin. Ein aus den Rückständen der Petroleumdestillation gewonnenes, gebleichtes Mineralfett.

Weisses Vaselin ist eine weisse, höchstens grünlich durchscheinende, zähe Masse von gleichmässiger, weicher Salbenkonsistenz. Es schmilzt beim Erwärmen zu einer klaren, farblosen, blau fluoreszierenden, geruchlosen Flüssigkeit. Es ist unlöslich in Wasser, wenig löslich in Weingeist, leicht löslich in Chloroform und in Aether. Schmelzpunkt 35°—40°. 10 g = 50 Pf., 100 g = 375 Pf.

Zusammensetzung: Ein Gemisch verschiedener Kohlenwasserstoffe.

Anwendung: Gelbes und weisses Vaselin sind billige, gute Salbengrundlagen für Decksalben. Weisses Vaselin ist als Salbengrundlage für Bor-, Bleiweiss-, Quecksilberpräzipitat-, Quecksilberoxyd- und Brechweinsteinsalbe, gelbes Vaselin als Grundlage für Bleipflastersalbe, Zinkpaste und

Zinksalicylsäurepaste vorgeschrieben. Vaselin ist ein Deckmittel für wunde Hautstellen. Bestandteil von Ungt. molle.

Neuere Salbengrundlagen sind: Eucerin, Euvaseline, Fetron, Resorbin, Vasenol, Ungt. neutrale, Laneps, Lovan u. a.

† Vasogen. Vaselinum oxygenatum.

Angeblich ein Sauerstoffderivat des Vaselins. Die Vasogene werden mit Jod, Jodoform, Kreosot, Kreolin, Ichthyol, Kampfer und anderen Arzneistoffen gemischt in den Handel gebracht. Mit Wasser lassen sich die Vasogene emulgieren. Sie befördern die Resorption von Arzneisubstanzen durch die Haut und besitzen nur geringe Reizwirkung. Seit 1900 werden ähnliche Arzneikörper durch Verseifen von Oelsäure und Ammoniak und durch Auflösen von Paraffinöl in dieser Ammoniakölseife hergestellt (G. Roch und Bedall), unter dem Namen „Vasolimente" und „Ozonimente" in den Handel gebracht.

Vasolimente dienen als billige Ersatzmittel der Vasogene und werden gleichfalls als Kreolin-, Ichthyol-, Jodoform-, Jodvasolimente angewendet.

Cera flava. Gelbes Wachs.

Gewinnung: Gelbes Wachs wird durch sorgfältiges Ausschmelzen der entleerten, von der Honigbiene, Apis mellifica, hergestellten Waben gewonnen. Aus Ceresin bestehende Kunstwaben dürfen nicht verwendet werden.

Eigenschaften: Gelbe bis graugelbe, körnig brechende, in geschmolzenem Zustande schwach nach Honig riechende Stücke. Schmelzpunkt $63,5^0$—$64,5^0$. 10 g = 90 Pf.

Bestandteile: Cerin (Cerotinsäure) und Myricin (palmitinsaures Melissyl) Farbstoff.

Präparat: Ungt. cereum, Wachssalbe. Zu bereiten aus 7 T. Erdnussöl und 3 T. gelbem Wachs. Wachssalbe ist gelb. Ein reizmilderndes Deckmittel für wunde Hautstellen und als Salbengrundlage verwendbar. 10 g = 55 Pf.

Anwendung: Zur Herstellung von Salben, Pflastern, Ceraten, Suppositorien, Charta cerata und als Grundlage für Pillen aus Balsamen und ätherischen Oelen.

Cera alba. Weisses Wachs. Das an der Sonne gebleichte Bienenwachs stellt weisse oder weissliche, durchscheinende, harte, gewöhnlich in Tafeln oder Scheiben vorkommende Stücke dar, die bei 64° zu einer farblosen Flüssigkeit schmelzen. Spez. Gewicht 0,968—0,973. Schmelzpunkt 64°—65°. 10 g = 95 Pf.

Sebum ovile. Hammeltalg.

Abstammung: Das durch Ausschmelzen des fetthaltigen Zellgewebes gesunder Schafe gewonnene Fett.

Eigenschaften: Weisse, feste Massen von nur schwachem, nicht ranzigem, widerlichem oder brenzlichem Geruche. Schmelzpunkt 45°—50°.

Bestandteile: 75 % Tristearin und Tripalmitin, 25 % Trioleïn.

Präparat: Sebum salicylatum. Salicyltalg. 2 T. Salicylsäure, 1 T. Benzoesäure, 97 T. Hammeltalg. Die Säuren werden in dem auf dem Wasserbade geschmolzenen Hammeltalg gelöst. Salicyltalg ist weiss und darf nicht ranzig riechen.

Anwendung: Als Grundlage für festere Salben. Bestandteil von Ungt. Hydrargyr. cinereum.

Cetaceum. Walrat wird aus dem flüssigen Fette der Kopfhöhlen der Potwale, haupsächlich des Physeter macrocephalus (Südsee), beim Erkalten des Fettes gewonnen, Weisse, im Bruche grossblättrige, glänzende, leicht zerreibliche, schlüpfrig anzufühlende Massen, die bei 45° bis 54° zu einer farblosen, klaren Flüssigkeit von schwachem, nicht ranzigem Geruche schmelzen. Walrat besteht aus palmitinsaurem Cetyl (Palmitinsäure-Cethylester). Es wird zu reizmildernden Salben angewendet. Bestandteil von Ungt. leniens.

Oleum Cacao. Kakaobutter.

Stammpflanze: Theobroma cacao; Buttneriaceae. Mexiko, Tropen.

Eigenschaften: Das aus den gerösteten und enthülsten Samen gepresste Fett ist bei 15° spröde, blassgelblich, riecht kakaoähnlich, nicht ranzig und schmeckt milde. Schmelzpunkt 30—34°. 10 g = 95 Pf.

Bestandteile: Stearin, Oleïn, Palmitin, Laurin.

Anwendung: Als Grundlage für Pillen (Arekasamen), Stäbchen, Suppositorien und Vaginalkugeln.

c) Pulverförmige Deckmittel.

Amylum Tritici. Weizenstärke.

Abstammung: Das Stärkemehl der Früchte von Triticum sativum; Gramineae.

Eigenschaften: Weizenstärke ist ein weisses, feines, geruch- und geschmackloses, beim Reiben zwischen den Fingern knirschendes Pulver.

1 T. Weizenstärke gibt, mit 50 T. Wasser gekocht, einen nach dem Erkalten dünnflüssigen, geruchlosen, trüben Kleister, der Lackmuspapier nicht verändert und durch einen Tropfen Jodlösung blau gefärbt wird.

Amylum Oryzae. Reisstärke. Das Stärkemehl der Früchte von Oryza sativa; Gramineae. Reisstärke ist ein matt aussehendes, weisses, feines, geruch- und geschmackloses Pulver. 1 T. Reisstärke gibt, mit 50 T. Wasser gekocht, einen nach dem Erkalten trüben, dünnflüssigen, geruchlosen Kleister, der Lackmuspapier nicht verändert und durch einen Tropfen Jodlösung blau gefärbt wird.

Wirkung und Anwendung: Stärke wird 1. innerlich gegeben in Form von Stärkeabkochung als reizmilderndes, deckendes und auch ernährendes Mittel bei Gastroenteritis; 2. als Antidot bei akuter Jod- und Bromvergiftung!

Aeusserlich: 1. Rein oder mit 10 % Zinkoxyd als reizmilderndes, deckendes und austrocknendes Streupulver bei nässenden Ekzemen, Intertrigo, Otorrhoe; 2. zu Kleisterverbänden, als Bindemittel für Pillen und Latwergen; 3. als stopfende, reizmildernde Stärkeklystiere für sich allein oder mit Opiumtinktur bei Dickdarmerkrankungen. — Statt der Weizenstärke wird das billigere Weizen- oder Roggenmehl für die Bereitung von Pillen oder Latwergen verwendet.

Bestandteil von Pasta Zinci, Pasta Zinci salicylata, Ungt. Glycerini, Pulv. salicylic. c. Talco.

Lycopodium. Bärlappsporen.

Stammpflanze: Lycopodium clavatum; Lycopodiaceae. Moosähnliches Kraut in Mittel- und Norddeutschland. Die Sporen werden durch Ausklopfen und Absieben aus den getrockneten Aehren gewonnen.

Eigenschaften: Bärlappsporen stellen ein feines, blassgelbes, zart anzufühlendes, leicht haftendes, sehr bewegliches, geruch- und geschmackloses Pulver dar. Es schwimmt auf Wasser, ohne sich zu benetzen, sinkt aber nach dem Kochen darin unter. In eine Flamme geblasen verpufft es. Bärlappsporen dürfen beim Verbrennen höchstens 3% Rückstand hinterlassen. Bruchstücke vom Stengel und von den Blättern dürfen nur in sehr geringer Menge vorhanden sein. 10 g = 65 Pf.

Bestandteile: Fettes Oel, mineralische Bestandteile, kleine Mengen Zucker.

Wirkung und Anwendung: 1. Nur äusserlich als austrocknendes Streupulver bei nässenden Ekzemen, Intertrigo und wunden Hautstellen für sich allein oder mit Zinc. oxydat.; 2. zum Bestreuen der Pillen. — Früher innerlich gegen Cystitis.

Talcum. Talk.

Vorkommen: In der Natur als Magnesiumsilicat (Talkstein, Speckstein, Meerschaum).

Eigenschaften: Fettig anzufühlendes, weisses Pulver ohne Geruch und Geschmack, das sich beim Glühen im Probierrohre nicht verändert und in Wasser und Säuren fast unlöslich ist. 100 g = 45 Pf.

Zusammensetzung: $Si_4O_{12}Mg_3H_2$.

Präparate: Pulvis salicylicus cum Talco. Salicylstreupulver. 3 T. Acid. salicyl., 10 T. Amylum Tritici, 87 T. Talcum werden gemischt. 10 g = 10 Pf.

Anwendung: Nur äusserlich für sich allein oder mit Zusätzen als austrocknendes Streupulver bei Intertrigo, Otorrhoe, Ekzemen.

d) Sapones, Seifen.

Erhitzt man Fette mit Lösungen von Aetzkali oder Aetznatron (Kali- oder Natronlauge), so werden die Glycerinester (Fette) gespalten, und es entstehen einerseits die Alkalisalze der Fettsäuren, Seifen, andererseits Glycerin.

Die Konsistenz der Seifen ist abhängig von der Art der Base, die zur Verseifung verwendet wird: Kaliseifen sind weich, Natronseifen sind hart.

Sapo kalinus. Kaliseife.

Darstellung: Kaliseife wird aus 43 T. Leinöl, 58 T. Kalilauge und 5 T. Weingeist nach dem im Deutschen Arzneibuch angegebenen Verfahren erhalten.

Eigenschaften: Gelbbraune, durchsichtige, weiche, schlüpfrige Masse, die in 2 T. Wasser und in Weingeist klar löslich ist. 10 g = 30 Pf., 100 g = 250 Pf.

Sapo kalinus venalis. Schmierseife. Grüne oder schwarze Seife, wird aus minderwertigen Fetten, Tran, Hanföl, Harz und dergl. bereitet. Sie ist ein Produkt von sehr wechselnder Beschaffenheit und enthält in der Regel einen grossen Ueberschuss von Alkali. Gehalt mindestens etwa 40% Fettsäuren. Gelbbraune oder grünliche, durchsichtige, weiche, schlüpfrige Masse, die in 2 T. Wasser und in Weingeist klar oder fast klar löslich ist. 100 g = 215 Pf., 500 g = 750 Pf.

Wirkung und Anwendung: 1. Kaliseife besitzt stark desinfizierende Eigenschaften durch den Gehalt an Alkali. Eine 10 proz. Lösung von 85° tötet innerhalb 10 Minuten

Milzbrandsporen. Leicht zerstörbare Infektionsstoffe werden durch heisses Seifenwasser leicht und sicher zerstört; 2. Seife wirkt epidermis-, borken- und krustenlösend, sie tötet Räudemilben durch Auflösung ihrer Chitinhülle. Bei fortdauernder Einwirkung auf die Haut (namentlich bei feinhäutigen Tieren) kann Entzündung der Haut eintreten; in Form von Salben, Linimenten, Bädern und Waschungen wird Kaliseife für sich oder mit anderen Arzneistoffen bei chronischen Hautentzündungen, Ekzemen angewendet; 3. als resorbierendes Mittel bei Sehnen-, Sehnenscheiden- und Gelenkverdickungen, Schwellungen, Gallen, Lymphdrüsenanschwellungen und zur Resorption von Exsudaten in Gelenken und Sehnenscheiden; 4. Konstituens für Salben, Linimente, Saponimente und zur Herstellung der Aloepillen; 5. Seifenwasser dient zu eröffnenden Klystieren (Seifenzäpfchen für Schweine und kleine Haustiere); 6. innerlich als Antidot bei Vergiftungen mit Säuren, Karbolsäure und Metallsalzen sowie bei akutem Aufblähen der Rinder.

Sapo kalinus venalis, Schmierseife, verwendet man nur zur Reinigung und Desinfektion.

Dosis: 50,0 für grosse, 15,0 für mittelgrosse und 5,0 für kleine Tiere in Wasser.

Spiritus saponatus. Seifenspiritus. Zur Bereitung von Seifenspiritus werden 6 T. Olivenöl, 7 T. Kalilauge, 30 T. Weingeist und 17 T. Wasser in einer verschlossenen Flasche unter wiederholtem Umschütteln stehen gelassen, bis vollständige Verseifung eingetreten ist. Die Mischung wird filtriert. Seifenspiritus ist klar, gelb, bläut Lackmuspapier und schäumt stark beim Schütteln mit Wasser. Spez. Gewicht 0,925—0,935. 10 g = 40 Pf., 100 g = 330 Pf.

Bestandteil von Spiritus saponato-camphoratus (Opodeldok).

Spiritus Saponis kalini. Kaliseifenspiritus. 1 T. Kaliseife wird in 1 T. Weingeist gelöst und die Lösung filtriert.

Kaliseifenspiritus ist klar, gelbbraun, bläut Lackmuspapier und schäumt stark beim Schütteln mit Wasser. 100 g = 425 Pf.

Seifenspiritus und Kaliseifenspiritus wird äusserlich wie Sapo kalinus venalis angewendet. Zur Desinfektion des Operationsfeldes und zur Händedesinfektion.

Sapo medicatus. Medizinische Seife. Wird durch Verseifen von 120 T. Natronlauge, 50 T. Schweineschmalz, 50 T. Olivenöl, 12 T. Weingeist, 25 T. Natriumchlorid, 3 T. Soda, 280 T. Wasser erhalten. Medizinische Seife ist weiss, nicht ranzig und in Wasser und Weingeist löslich. Medizinische Seife ist zum Gebrauche fein zu pulvern. 10 g = 95 Pf.

Bestandteil von Empl. saponatum, Linimentum saponato-camphoratum und Sapo jalapinus.

Sapones medicati. Arzneiliche Seifen. Sind Arzneizubereitungen, deren Grundmasse aus Seife besteht. Sie können von fester, salbenartiger, halbflüssiger oder flüssiger Beschaffenheit sein.

† **Sapo oleaceus.** Venetianische Seife. Eine Natronseife, die aus Olivenöl im südlichen Frankreich in grossen Massen erzeugt wird.

† **Sapo domesticus.** Hausseife. Wird durch Verseifen von Talg mit Natronlauge und Aussalzen hergestellt.

† **Zentrifugierte Seifen** sind neutrale oder überfettete durch Zentrifugieren erhaltene Seifen. Sie dienen zur Herstellung von medizinischen Seifen mit Ausnahme der Sublimatseife, die aus Seifen mit 3% freien Fettsäuren bereitet wird.

e) Süssstoffe.

Radix Liquiritiae. Süssholz.

Stammpflanze: Glycyrrhiza glabra; Papilionaceae. Russland. Die getrockneten, geschälten Wurzeln und Wurzelausläufer werden verwendet.

Eigenschaften: Die Wurzel ist meist unverzweigt, bis über 1 m lang, bis 4 cm dick, spindelförmig, am oberen

Ende oft keulig verdickt. Die Ausläufer sind den Wurzeln ähnlich, jedoch walzenförmig. Beide sind hellgelb, mit feinen, von der Oberfläche sich ablösenden Fasern versehen, zähe, auf dem Bruche langfaserig und grobsplitterig. Der Querschnitt zeigt eine hellgelbe, bis 4 mm dicke Rinde und ein gelbes Holz. Süssholz riecht schwach, eigenartig und schmeckt süss.

Bestandteile: Glycyrrhizin, Asparagin, Zucker, Mannit, Farbstoffe.

Präparate: 1. Succus Liquiritiae. Süssholzsaft. Das aus den unterirdischen Teilen von Glycyrrhiza glabra durch Auskochen erhaltene Extrakt bildet glänzende, schwarze, in der Wärme etwas erweichende Stangen, die in scharfkantige Stücke brechen und süss schmecken. 10 g = 120 Pf.

2. Succus Liquiritiae depuratus. Gereinigter Süssholzsaft. Durch Ausziehen von Süssholzsaft mit Wasser bei Zimmertemperatur und Eindampfen der filtrierten, klaren Flüssigkeit bereitetes dickes Extrakt. Gereinigter Süssholzsaft ist ein braunes, in Wasser klar lösliches, dickes Extrakt und schmeckt süss. 1 g = 25 Pf., 10 g = 210 Pf.

3. Pulvis Liquiritiae compositus. Brustpulver. Zu bereiten aus 10 T. mittelfein gepulvertem Zucker, 3 T. fein gepulverten Sennesblättern, 3 T. fein gepulvertem Süssholz, 2 T. mittelfein gepulvertem Fenchel, 2 T. gereinigtem Schwefel. Brustpulver ist grünlich gelb. 10 g = 30 Pf.

4. Sirupus Liquiritiae. Süssholzsirup. Der wässrige, ammoniakalische Auszug aus grob zerschnittenem Süssholz wird mit Weingeist und weissem Sirup gemischt. Süssholzsirup ist braun. 10 g = 30 Pf.

5. Elixir e Succo Liquiritiae. Brustelixir wird aus 30 T. gereinigtem Süssholzsaft, 90 T. Fenchelwasser, 5 T. Ammoniakflüssigkeit, 1 T. Anisöl und 24 T. Weingeist bereitet. Brustelixir ist braun und frei von Bodensatz. 10 g = 70 Pf.

Radix Liquiritiae bildet einen Bestandteil von Species pectorales, Species lignorum und Pulvis gummosus.

Wirkung und Anwendung: Das Süssholz und die daraus hergestellten Präparate werden als **expektorierende Mittel** bei katarrhalischen Leiden der Luftwege und als **geschmackverbessernde Mittel** namentlich für Salmiak verwendet. Das Pulver dient als **Bindemittel** für Pillenmassen und Latwergen.

Dosis des Süssholzwurzelpulvers:

    Grosse Tiere . . . 25—50,0,
    Mittelgrosse Tiere . 5—15,0,
    Kleine Tiere . . . 0,5— 2,0.

Saccharum. Zucker.

Stammpflanze: Saccharum officinarum (Zuckerrohr); Gramineae. Ost- und Westindien, und Beta vulgaris (Zuckerrübe); Chenopodiaceae. Europa.

Eigenschaften: Weisse, krystallinische Stücke oder weisses, krystallinisches Pulver. Mit der Hälfte seines Gewichtes Wasser gibt Zucker einen farb- und geruchlosen Sirup, der sich in jedem Verhältnis mit Weingeist klar mischt. 10 g = 5 Pf., 100 g = 50 Pf.

Zusammensetzung: $C_{12}H_{22}O_{11}$.

Präparate: 1. Sirupus simplex. Zuckersirup. Aus 3 T. Zucker und 2 T. Wasser werden 5 T. Sirup bereitet. Weisser Sirup ist farblos. Zuckersirup darf sich beim Versetzen mit einer gleichen Raummenge Weingeist nicht trüben (Stärkesirup). 10 g = 5 Pf., 100 g = 45 Pf.

2. Elaeosacchara. Oelzucker. 1 T. ätherisches Oel und 50 T. Zuckerpulver werden gemischt. Oelzucker sind jedesmal frisch zu bereiten.

Wirkung und Anwendung: 1. Als **Geschmackskorrigens** für schlechtschmeckende Arzneien und als Pulvergrundlage; 2. Zucker vermehrt die Sekretion der Schleimhäute und dient deshalb als **Expektorans** bei Pharynx- und Larynxkatarrhen. Grössere Gaben veranlassen Verdauungsstörungen sowie Diarrhoe; 3. zur Bereitung von Sirup, Oelzucker und Pastillen; 4. äusserlich als leicht reizendes Mittel bei Hornhautflecken und Caro luxurians.

† **Calcaria saccharata.** Zuckerkalk. 100 g Kalkhydrat, 300 g Zucker und 1200 g Wasser werden in eine gut zu verkorkende Flasche gebracht und unter öfterem Umschütteln mehrere Tage stehen gelassen. Das Filtrat wird zur Sirupkonsistenz eingedampft und auf Glasplatten eingetrocknet. Namentlich als Antidot bei Vergiftungen durch Säuren benutzt.

Saccharum Lactis. Milchzucker.

Vorkommen und Darstellung: Milchzucker ist in der Milch der Säugetiere zu 3—7% enthalten. Er wird durch Verdampfen der süssen Molken und Auskrystallisieren erhalten.

Eigenschaften: Weisse, krystallinische, geruchlose Stücke in Trauben oder Platten oder ein weisses, geruchloses, krystallinisches, zwischen den Zähnen knirschendes Pulver. In 7 T. kaltem und 1 T. siedendem Wasser zu einer schwach süssen, nicht sirupösen Flüssigkeit löslich. Milchzucker darf beim Verbrennen höchstens 0,25% Rückstand hinterlassen. 10 g = 45 Pf.

Zusammensetzung: $C_{12}H_{22}O_{11} \cdot H_2O$.

Wirkung und Anwendung: 1. Als Pulvergrundlage für schwer- oder nichtlösliche Pulver, als Vehikel für flüssige oder hygroskopische Arzneimittel; 2. als Diuretikum bei kardialen Hydropsien; 3. leichtes Abführmittel für kleine Tiere.

† **Saccharinum.** Saccharin wird aus dem Toluol $C_6H_5(CH_3)$ dargestellt. Ein weisses, sehr leichtes, schwach nach Bittermandelöl riechendes, in Wasser schwer lösliches Pulver. Ungefähr 300 mal süsser als Rohrzucker. Saccharin ist Orthosulfaminbenzoesäureanhydrit oder Benzoesäuresulfinid $C_6H_4COSO_2NH$. Saccharin wird an Stelle des Zuckers für Diabetiker und als Geschmackskorrigens verwendet. Einen Nährwert besitzt es nicht; es wird unverändert aus dem Körper ausgeschieden. 1 g = 20 Pf.

Mel. Honig.

Abstammung: Der von den Bienen erzeugte und in den Waben abgelagerte, süsse Stoff.

Eigenschaften: Honig bildet in frischem Zustand eine dickflüssige, durchscheinende Masse, die allmählich mehr oder weniger fest und krystallinisch wird. Honig ist meist weissgelb bis braungelb; er riecht eigenartig und schmeckt süss. 100 g = 505 Pf.

Bestandteile: 70—80% Invertzucker (Dextrose und Lävulose), Rohrzucker, Dextrin, Mineralstoffe, Ameisensäure (0,2%), Riech- und Farbstoffe.

Wirkung und Anwendung: Innerlich als Konstituens für Pillen, Latwergen und Schlecken; äusserlich zu Pinselsäften und Maulwässern, zu Kataplasmen als maturierendes und resorbierendes Mittel.

Mel depuratum, Gereinigter Honig, Mel rosatum, Rosenhonig und Oxymel Scillae, Meerzwiebelhonig sind entbehrlich.

Glycerinum. Glycerin.

Darstellung: Früher bei der Seifen- und Pflasterbereitung als Nebenprodukt erhalten. Jetzt wird Glycerin durch Einwirkung von überhitztem Wasserdampf auf Fette unter Druck namentlich in Stearinfabriken gewonnen. Die Fette werden dabei in Glycerin und freie Fettsäuren gespalten.

Eigenschaften: Klare, farb- und geruchlose, süsse, sirupartige Flüssigkeit, die in jedem Verhältnis in Wasser, Weingeist und Aetherweingeist, nicht aber in Aether, Chloroform und fetten Oelen löslich ist und Lackmuspapier nicht verändert. Spez. Gewicht 1,225—1,235. 10 g = 50 Pf.

Zusammensetzung: $CH_2(OH) \cdot CH(OH) \cdot CH_2(OH)$.

Präparate: Unguentum Glycerini. Glycerinsalbe. Zu bereiten aus: 1 T. Weizenstärke, 1 T. Wasser und 9 T. Glycerin. Die Stoffe werden sorgfältig gemischt; die Mischung wird im Wasserbade unter Umrühren so lange erhitzt, bis 10 T. hinterbleiben. Glycerinsalbe ist eine durchscheinende Gallerte. 10 g = 60 Pf.

Wirkung: Unverdünntes Glycerin entzieht den Geweben Wasser und wirkt auf die Haut, die Schleimhäute, Wundflächen und in das Unterhautgewebe gebracht reizend. Mit Wasser verdünnt wirkt Glycerin **reizmildernd, erweichend und deckend**; es erhält die Haut weich und feucht. Glycerin besitzt **gärungs- und fäulniswidrige** Eigenschaften, es löst Fermente und konserviert deren Wirkung.

Darmtrichinen und Gregarinen werden durch Glycerin abgetötet. Unverdünntes Glycerin ruft innerlich gegeben eine Magen-Darmentzündung hervor; verdünntes Glycerin wirkt abführend. Bei subkutaner Anwendung löst es die roten Blutkörperchen auf und ruft Hämoglobinurie hervor.

Anwendung: 1. Zur **Erweichung und Lösung** von Hautschuppen, Borken und Krusten; 2. **Lösungsmittel** für Alkaloide, Extrakte, Metallsalze, Jod, Borsäure, Tannin; 3. zur Darstellung von Präparaten für die äussere und innere Anwendung, die nicht eintrocknen und nicht ranzig werden sollen (Pillen, Latwergen, Pasten); 4. als **Abführmittel** in Form von Klystieren. Pferden 3—5,0, Rindern 10—15,0, Hunden 0,5—1,0 in den Mastdarm. (Nur für leichtere Fälle geeignet und wirksam.) In gleicher Weise in den Uterus gebracht als wehenanregendes Mittel zur Einleitung künstlicher Geburt beim Menschen; 5. **Geschmackskorrigens** für Mixturen mit leicht zersetzlichen Arzneimitteln (Apomorphin. und Argent. nitr.). Konservierungsmittel für Pockenlymphe und wässerige Gerbsäurelösungen. Der Nährwert ist unbedeutend.

Bestandteil von Vinum Pepsini.

f) **Deckmittel, Verbandschutzmittel und einsaugende Mittel.**

Collodium. Kollodium.

Darstellung: Die Bereitung des Kollodiums zerfällt in 2 Abschnitte: 1. in die Herstellung der **Kollodiumbaumwolle**, 2. in die **Auflösung der Kollodiumbaumwolle in Aether-Weingeist**.

11 T. gereinigte Baumwolle werden in ein Gemisch von 80 T. roher Salpetersäure und 200 T. roher Schwefelsäure eingedrückt. Nach 24 Stunden wird die Kollodiumwolle herausgenommen, ausgewaschen und getrocknet. 1 T. Kollodiumwolle wird mit 3 T. Weingeist durchfeuchtet und mit 21 T. Aether versetzt. Die Lösung wird nach dem Absetzen klar abgegossen. 10 g = 25 Pf.

Eigenschaften: Kollodium ist eine farblose oder nur schwach gelblich gefärbte, neutral reagierende, sirupdicke Flüssigkeit, die nach dem Verdunsten des Aetherweingeistes in dünner Schicht ein farbloses, fest zusammenhängendes Häutchen hinterlässt.

Wirkung und Anwendung: Kollodium wirkt deckend und übt gleichzeitig eine zusammenziehende Wirkung auf die Unterlage aus. Man benutzt es als Deckmittel für Wunden, Ohr- und Schweifgeschwüre, zur Vereinigung von Wundrändern, gegen Blutungen, bei Verletzungen und Wundsein der Striche des Euters, als Konstringens bei Orchitis und als Vehikel für Jod, Jodoform, Sublimat, Tannin, Eisenchlorid, Ichthyol. Es hat den Vorzug, der Unterlage fest anzuhaften. Bestandteil von Collodium cantharidatum.

Collodium elasticum. Elastisches Kollodium. 3 T. Ricinusöl und 97 T. Kollodium werden gemischt. Die fast farblose oder schwach gelbliche Flüssigkeit dient wie Kollodium als Deckmittel. Es bildet sich ein nicht zusammenziehendes Häutchen. 10 g = 25 Pf.

† **Mastisol** ist eine Lösung von Mastix in Benzol. Mastix ist das Harz von Pistacia Lentiscus (Anacardiaceae), einem auf der Insel Chios kultivierten Baum. Mastisol wird zu Klebeverbänden verwendet. Die Umgebung der Wunde wird ohne irgend welches Waschen und ohne Rücksicht auf Verunreinigung sowie ohne Desinfektion bis an den Wundrand mit der Lösung gepinselt. Alle Bakterien werden hierdurch fixiert, unschädlich gemacht und wahrscheinlich zum grössten Teil abgetötet. Nach etwa $1/2$ Minute wird ein steriler Wattebausch oder ein Tupfer auf die Wunde und deren Ränder aufgedrückt, der bald fest haftet.

Calcium sulfuricum ustum. Gebrannter Gips.

Darstellung: Durch Erhitzen des in der Natur vorkommenden wasserhaltigen Gipses ($CaSO_4 \cdot 2H_2O$) auf 160°.

Eigenschaften: Weisses Pulver. 2 T. gebrannter Gips sollen nach dem Mischen mit 1 T. Wasser innerhalb 5 Minuten erhärten. In gut verschlossenen Gefässen aufzubewahren. Feuchter oder totgebrannter (bei 200° und darüber gebrannter) Gips erhärtet nicht. 100 g = 20 Pf., 500 g = 70 Pf.

Zusammensetzung: Calciumsulfat $CaSO_4 \cdot 1/2\,H_2O$.

Anwendung: Zu Gipsverbänden, als Streupulver auf Wunden mit $1/5 - 1/10$ T. Teer. Ein Zusatz von Leim oder Eibischwurzelpulver verzögert das Erhärten.

Liquor Natrii silicici. Natronwasserglaslösung.

Darstellung: Durch Zusammenschmelzen von Quarz (Siliciumdioxyd, Kieselerde SiO_2) mit wasserfreier Soda und Kohle, Ausziehen der Schmelze mit Wasser und Abdampfen bis zum spez. Gewicht 1,300—1,400.

Eigenschaften: Klare, farblose oder schwach gelblich gefärbte, sirupartige, klebrige Flüssigkeit, die Lackmuspapier bläut, auf Zusatz von Säuren einen gallertartigen Niederschlag abscheidet und, mit Salzsäure übersättigt und zur Trockne verdampft, einen Rückstand hinterlässt, der am Platindrahte die Flamme stark gelb färbt. 100 g = 40 Pf., 500 g = 140 Pf.

Zusammensetzung: Eine wässerige, etwa 35 proz. Lösung von wechselnden Mengen Natriumtrisilikat und Natriumtetrasilikat.

Anwendung: Zur Herstellung fester, wasserdichter Verbände. Wasserglasverbände sind leichter als Gipsverbände. Sie erhärten jedoch erst in 12—24 Stunden infolge Abscheidung von Kieselsäure durch Aufnahme der Kohlensäure der Luft.

Gutta Percha. Guttapercha.

Abstammung: Der eingetrocknete Milchsaft von Bäumen aus der Familie der Sapotaceae. Hinterindien, südostasiatischer Archipel.

Eigenschaften: Guttapercha stellt bräunliche, graubraune, rötlichgelbe oder fast weissliche, in heissem Wasser erweichende und dann knetbare, beim Erkalten wieder erhärtende Stücke dar.

In siedendem Chloroform muss Guttapercha bis auf einen geringen Rückstand löslich sein.

Das aus gereinigter Guttapercha sehr dünn ausgewalzte Guttaperchapapier, Percha lamellata, ist gelbbraun, durchscheinend; es darf nicht kleben.

Guttaperchastäbchen, Percha in bacillis, sind aus gereinigter Guttapercha hergestellte, weisse bis grauweisse Stäbchen, die unter Wasser aufzubewahren sind.

Präparate: Traumaticinum. Guttaperchalösung. 1 T. Guttapercha und 9 T. Chloroform werden in einer verschlossenen Flasche wiederholt geschüttelt, bis die Guttapercha gelöst ist. Nach dem Absetzen wird die Lösung abgegossen. Guttaperchalösung ist bräunlich und hinterlässt beim Verdunsten des Chloroforms eine elastische Haut. Anwendung wie Collodium elasticum. 10 g = 90 Pf.

Anwendung: Guttapercha dient zur Bereitung des Defayschen Hufkittes.

2 T. Guttapercha und 1 T. Ammoniakgummi werden bei gelinder Wärme zusammengeschmolzen. Hufkitt dient zur Füllung von Hufdefekten und zur Ausbesserung oder Erhöhung des Tragerandes. Die Hufränder werden zuvor geglättet, mit Aether entfettet oder mit einem warmen Eisen ausgebrannt; alsdann wird der Hufkitt mit einem warmen Eisen oder nach dem Schmelzen aufgetragen.

Cautschuc. Kautschuk. Gereinigter Parakautschuk wird gewonnen durch Reinigung des zum Gerinnen gebrachten Milchsaftes von Hevea- und Sapiumarten des tropischen Südamerikas, besonders von Hevea brasiliensis. Der Kautschuk bildet dünne, braune, durchscheinende, elastische Platten, die in heissem Wasser weder stark erweichen, noch knetbar werden. In Petroleumbenzin, Chloroform und Schwefelkohlenstoff ist Kautschuk löslich.

Anwendung: Zur Bereitung von Huflederkitt, der Vorzüge gegenüber dem Hufkitt besitzen soll. Durch Mischen von Schwefel und Kautschuk entsteht der vulkanisierte Kautschuk sowie das Hartgummi oder Ebonit, die zu Schalen und Instrumenten verarbeitet werden.

Kautschuk ist ein Bestandteil von Kautschukheftpflaster und Zinkkautschukpflaster.

Gossypium depuratum. Gereinigte Baumwolle.

Abstammung: Die weissen, entfetteten Haare der Samen von Gossypiumarten (G. herbaceum, arboreum, hirsutum); Malvaceae. Tropenländer. Die rohe Baumwolle wird durch Kochen mit Sodalösung, Waschen und Pressen in die offizinelle gereinigte Baumwolle übergeführt.

Eigenschaften: Gereinigte Baumwolle ist weiss, frei von Beimengungen und Fett, nicht mehr als. 0,3 % Asche hinterlassend. Feuchtes Lackmuspapier darf sie nicht verändern, und in Wasser soll sie sofort untersinken.

Anwendung: Für sich allein und imprägniert mit Salicylsäure, Jodoform, Karbolsäure, Sublimat als Verbandmittel. Mit 25 % Eisenchlorid imprägniert als blutstillende Watte.

Tela depurata. Verbandmull. Aus Baumwolle hergestelltes Gewebe (Mull), das hinsichtlich seiner Reinheit den an gereinigte Baumwolle gestellten Anforderungen entsprechen muss.

g) Erweiternde Mittel.

† Laminaria. Laminariastiele.

Stammpflanze: Laminaria Cloustoni; Algae. Eine in allen Meeren an Felsen wachsende Alge, deren 1—2 m lange Blattstiele getrocknet als 1 cm dicke, 5—10 cm lange Stücke in den Handel kommen.

Anwendung: Die durch Abdrechseln und Feilen erhaltenen zylindrischen und kegelförmigen Stifte quellen in

Wasser und Wundsekret nach mehreren Stunden um das 4—6 fache auf und dienen in der Gynäkologie und Chirurgie zur unblutigen Erweiterung von Fisteln, Milchkanälen usw. Die Quellung ist innerhalb 24 Stunden beendigt.

† **Tupelostifte** aus dem Holze des amerikanischen Baumes Nyssa aquatica dienen den gleichen Zwecken.

Anhang: **Aqua destillata. Destilliertes Wasser.**

Klare, farb-, geruch- und geschmacklose Flüssigkeit, die Lackmuspapier nicht verändert. 20 ccm destilliertes Wasser dürfen durch Silbernitratlösung (Salzsäure), Baryumnitratlösung (Schwefelsäure), Ammoniumoxalatlösung (Calciumsalze), Quecksilberchloridlösung (Ammoniumsalze), Schwefelwasserstoffwasser, auch nach Zusatz von Ammoniakflüssigkeit, (Schwermetallsalze) nicht verändert werden.

Destilliertes Wasser soll frei sein von Kohlensäure und organischen Stoffen. 100 g = 10 Pf.

Anwendung: Als Lösungsmittel für Arzneistoffe. Für Bereitung von Salvarsanlösungen soll frisch destilliertes Wasser verwendet werden.

Abführmittel.

Die Abführmittel dienen zur Entleerung des Darmes.

Man unterscheidet milde Abführmittel, Lenitiva — kräftiger wirkende, Laxantia, Purgantia, — sehr heftig wirkende, Drastica.

Die Wirkungsweise der Abführmittel ist eine verschiedene. Entweder wirken sie unmittelbar auf die Darmperistaltik, die sie anregen und beschleunigen, oder sie bewirken eine vermehrte Sekretion der Darmschleimhaut. Viele Abführmittel wirken nach beiden Richtungen.

Andere Abführmittel, namentlich die schwer diffundierenden Salze (Glaubersalz u. a.), beschränken oder verhindern die Resorption der flüssigen Bestandteile des Darminhalts. Der Darminhalt bleibt flüssig, er dickt nicht ein, dadurch wird reflektorisch auch die Peristaltik gesteigert.

Man unterscheidet Abführmittel, die vorwiegend die **Bewegung des Dünndarms** anregen und deshalb schon in kurzer Zeit wirken, und solche mit einer Wirkung auf den **Dickdarm**, die erst nach 12—18 Stunden und noch später ihre Wirkung äussern. Es sind namentlich die Drogen mit Anthrachinonderivaten: Aloë, Rheum, Senna, Frangula. Die Dickdarmmittel können auch reflektorisch kongestive Zustände und Kontraktionen des trächtigen Uterus hervorrufen und Abortus herbeiführen.

Abführmittel wendet man an:

1. Zur Entfernung stagnierenden oder schädlichen Darminhaltes: Kotmassen, Gifte, Fremdkörper, Parasiten, Infektionsstoffe, Gärungserreger.

2. Um ableitend auf andere und entfernte Organe zu wirken (Gehirn, Rückenmark).

3. Bei Fettsucht, Icterus catarrhalis, Gicht, Plethora, abnormem Geschlechtstrieb.

Nicht angezeigt ist die Anwendung bei akuten Magen-Darmentzündungen (Ausnahme: Ricinusöl und Kalomel), Bauchfellentzündung, bei hoher Trächtigkeit, bei schwachen Tieren. Weitere beachtenswerte Regeln sind bei den einzelnen Mitteln angegeben.

Manna. Manna.

Stammpflanze: Fraxinus ornus; Oleaceae. Ein kleiner Baum im südlichen Europa. Die Manna ist der durch Einschnitte in die Rinde gewonnene, an der Luft eingetrocknete Saft.

Eigenschaften: Manna bildet gerundete, flache oder rinnenförmige, kristallinische, trockene Stücke, ist blassgelblich, innen weiss und löst sich leicht in Wasser. Manna riecht schwach honigartig und schmeckt süss. 10 g = 70 Pf.

Bestandteile: Mindestens 75% Mannit, $C_6H_{14}O_8$, etwa 11% Zucker.

Bestandteil von Inf. Sennae comp.

Präparat: Sirupus Mannae. Mannasirup wird aus 10 T. Manna, 2 T. Weingeist, 33 T. Wasser, 55 T. Zucker bereitet. Mannasirup ist gelblich. 10 g = 15 Pf.

Wirkung und Anwendung: Manna wirkt bei kleinen Tieren schwach abführend, weil sie ein geringes Diffusionsvermögen besitzt, und weil die durch Zersetzung im Darme entstandene Buttersäure und Milchsäure die Darmschleimhaut reizen. Man gibt Manna bei kleineren Tieren für sich allein oder mit anderen Abführmitteln als Adjuvans und Geschmackskorrigens in Form der Mixtur oder Latwerge. Schweine 50—100,0, Hunde 30—50,0, Katzen 5—20,0.

Pulpa Tamarindorum cruda. Tamarindenmus.

Stammpflanze: Tamarindus indica; Caesalpiniaceae. Ein hoher Baum in Ost- und Westindien, Brasilien, Aegypten, Arabien; in den Tropen angebaut.

Eigenschaften: Das schwarzbraune Fruchtfleisch bildet eine etwas zähe, weiche Masse, der in geringer Menge Samen, die pergamentartige Hartschicht der Fruchtfächer und Trümmer der äusseren Hüllschicht beigemischt sind. Tamarindenmus schmeckt rein und stark sauer. 100 g = 75 Pf.

Bestandteile: 18% Zucker, Weinstein, Weinsäure, Citronen- und Apfelsäure, Schleim.

Pulpa Tamarindorum depurata. Gereinigtes Tamarindenmus. Tamarindenmus wird mit heissem Wasser erweicht, durch ein Sieb getrieben und bis zur Konsistenz eines dicken Extraktes eingedampft. 5 T. Mus werden mit 1 T. gepulvertem Zucker gemischt.

Tamarindenmus ist ein leichtes Abführmittel. In der Tierheilkunde entbehrlich. 10 g = 20 Pf.

Bestandteil von Electuarium e Senna.

Tartarus depuratus. Weinstein. Saures weinsaures Kali.

Darstellung: Der rohe Weinstein, der ausser Weinstein Calciumtartrat und Farbstoffe enthält, wird gereinigt.

Eigenschaften: Weisses, kristallinisches, zwischen den Zähnen knirschendes, säuerlich schmeckendes Pulver. Weinstein löst sich in 220 T. Wasser von 15° und in 20 T. siedendem Wasser, leicht in Natronlauge; in Natriumkarbonatlösung löst er sich unter Aufbrausen, in Weingeist ist er unlöslich. Beim Erhitzen verkohlt Weinstein unter Verbreitung von Karamelgeruch zu einer grauschwarzen Masse, die beim Auslaugen mit Wasser eine Lackmuspapier bläuende Flüssigkeit liefert; diese gibt nach dem Filtrieren auf Zusatz von überschüssiger Weinsäurelösung unter Aufbrausen einen kristallinischen, in Natronlauge leicht löslichen Niederschlag. 10 g = 95 Pf.

Zusammensetzung: $KHC_4H_4O_6$.

Wirkung und Anwendung: Weinstein wirkt in kleinen Mengen durstlöschend und kühlend, er steigert die Harnsekretion, wird im Körper zu Karbonat bzw. Bikarbonat umgewandelt und macht den sauren Fleischfresserharn alkalisch. Grössere Mengen wirken abführend und stören bei längerem Gebrauch die Verdauung. In Weingegenden gibt man den rohen Weinstein Rindern als Abführmittel.

	als Diureticum	als Laxans
Dosis: Grossen Tieren	25—100,0,	
Schafen u. Ziegen	10— 25,0,	50—100,0,
Schweinen	5— 10,0,	10— 20,0,
Hunden	1— 2,0,	2— 10,0.

Kalium tartaricum. Kaliumtartrat oder neutrales, weinsaures Kali ($K_2C_4H_4O_6 \cdot {}^1/_2H_2O$) wird durch Neutralisieren von reinem, kohlensaurem Kali mit Weinstein dargestellt. Ein kristallinisches Pulver oder farblose, durchscheinende, luftbeständige Kristalle, die in 0,7 T. Wasser, in Weingeist jedoch nur wenig löslich sind. Kaliumtartrat verkohlt beim Erhitzen unter Entwickelung von Karamelgeruch und hinterlässt einen alkalisch reagierenden, die Flamme violett färbenden Rückstand. 10 g = 105 Pf.

Anwendung wie Weinstein. Entbehrlich.

Bestandteil der Species laxantes.

Tartarus natronatus. Kaliumnatriumtartrat oder Seignettesalz ($KNaC_4H_4O_6 \cdot 4H_2O$) wird durch Neutralisieren einer Sodalösung mit Weinstein und Auskristallisieren erhalten. Farblose, durchsichtige Säulen von mildsalzigem Geschmacke. Kaliumnatriumtartrat löst sich in 1,4 T. Wasser zu einer neutralen Flüssigkeit. 10 g = 95 Pf.

Anwendung wie Weinstein.

Bestandteil des abführenden Brausepulvers und des Infusum Sennae compositum.

Natrium sulfuricum. Natriumsulfat. Glaubersalz.

Vorkommen: In vielen Mineralwässern (Pülna, Karlsbad, Marienbad, Kissingen, Hunyadi-Janos), in Salzsolen und im Meerwasser. In Spanien in mächtigen Ablagerungen mit Ton und Gips vermischt.

Darstellung: 1. Fabrikmässig durch Erhitzen von Kochsalz mit Schwefelsäure bei der Sodafabrikation nach Leblanc ($2NaCl + H_2SO_4 = Na_2SO_4 + 2HCl$). 2. In Stassfurt durch Zersetzen von Magnesiumsulfat mit Kochsalz im Winter ($MgSO_4 \cdot 7H_2O + 2NaCl + 3H_2O = MgCl_2 + Na_2SO_4 \cdot 10H_2O$).

Eigenschaften: Farblose, verwitternde, beim Erwärmen leicht im Kristallwasser schmelzende Kristalle. Natriumsulfat löst sich in etwa 3 T. Wasser, in Weingeist ist es unlöslich. Beim Erhitzen am Platindrahte färbt es die Flamme gelb. Die wässrige Lösung gibt mit Baryumnitratlösung einen weissen, in verdünnten Säuren unlöslichen Niederschlag. 100 g = 40 Pf., 500 g = 140 Pf.

Zusammensetzung: $Na_2SO_4 \cdot 10H_2O$.

Wenn Natriumsulfat zu Pulvermischungen verordnet wird, so ist dafür getrocknetes Natriumsulfat abzugeben.

Natrium sulfuricum siccum. Getrocknetes Natriumsulfat, $Na_2SO_4 \cdot H_2O$. Natriumsulfat wird gröblich zerrieben und einer 25° nicht übersteigenden Temperatur bis zur vollständigen Verwitterung ausgesetzt, dann bei 40°—50° getrocknet, bis es die Hälfte seines Gewichtes verloren hat, und hierauf durch ein Sieb geschlagen. Ein weisses, mittelfeines, lockeres Pulver, das beim Drücken nicht zusammenballt. Gehalt mindestens 88,6 % wasserfreies Natriumsulfat. In gut verschlossenen Gefässen aufzubewahren. 10 g = 15 Pf., 100 g = 105 Pf.

An Stelle des Natrium sulfuric. wendet man in der Tierheilkunde das billigere Natr. sulfuric. crud. an. 100 g = 20 Pf., 200 g = 35 Pf., 500 g = 70 Pf.

Wirkung: 1. Innerlich gegeben regen kleine Mengen die Sekretion der Verdauungsdrüsen an und befördern die Verdauung. Grössere Mengen wirken abführend, weil es langsam resorbiert wird, das Wasser in Form einer Natriumsulfatlösung gebunden hält und dessen Aufsaugung verhindert. Der Darminhalt dickt deshalb nicht ein und passiert in flüssiger Form den Dünn- und selbst den Dickdarm. Das Glaubersalz reizt auch in geringem Grade die Darmschleimhaut, vermehrt die Absonderung der Darmdrüsen und steigert die Peristaltik.

2. Der Gesamtstoffwechsel wird durch fortgesetzte Gaben erhöht, der Sauerstoffkonsum gesteigert, die Harnstoffausscheidung vermehrt.

3. Die Sekretion sämtlicher Schleimhäute wird angeregt, zäher Schleim verflüssigt.

4. Die Gallenabsonderung soll gesteigert werden. Nach neueren Versuchen auch bestritten. Mit Indol, Scatol, Phenol und anderen Exkretionsstoffen bildet es ungiftige, lösliche Verbindungen, die durch die Nieren leicht ausgeschieden werden. Es übt deshalb eine entgiftende Wirkung aus.

5. Feste und geronnene Exsudate, namentlich der serösen Häute, werden resorptionsfähig gemacht, die Aufsaugung flüssiger Exsudate befördert.

Ein Teil des Glaubersalzes wird im Darme unter Bildung von Schwefelwasserstoff zerlegt. Die abgehenden Darmgase riechen deshalb nach Schwefelwasserstoff.

Anwendung: 1. Als Abführmittel bei Verstopfung, Kolik und Ueberfütterung. Bei Entzündungen der Lungen, des Brustfelles, des Gehirns und bei der Hufrehe der Pferde als ableitendes und entzündungswidriges Mittel.

2. Als Diäteticum zur Anregung der Verdauung bei starker Fütterung und geringer Bewegung, bei Verdauungsschwäche und chronischen Magendarmkatarrhen.

3. Zur Beförderung des Stoffwechsels bei Fettsucht, Gicht, Diabetes mellitus.

4. Als schleimlösendes Mittel bei allen chronischen Katarrhen, namentlich auch der Atmungsorgane.

5. Zur Beförderung der Gallenabsonderung bei Icterus, Leberkrankheiten, Gallensteinen.

6. Zur Resorption bei exsudativen Entzündungen der serösen Häute.

7. Als Antidot bei Phenol-, Blei- und Barytvergiftungen; es bildet sich ungiftiges phenolschwefelsaures Natrium und unlösliches Blei- und Baryumsulfat.

Dosis und Form: Als Abführmittel gibt man Natriumsulfat

Pferden . . . . 250,0— 500,0 in Form der Latwerge für sich allein oder mit Aloë oder Extract. Aloës,
Rindern . . . . 500,0—1000,0 als Einschütte,
Schafen u. Ziegen 50,0— 100,0 als Einschütte,
Hunden . . . . 10,0— 50,0 in wässriger Lösung.

Als Diäteticum, Stomachicum und Resolvens gibt man kleinere Dosen ein- oder mehrmal am Tage, zweckmässig mit Kochsalz oder Natr. bicarbonic. oder in Form des Karlsbader Salzes. Pferden und Rindern 25—50,0, Schafen 10—25,0, Hunden 2—5,0,

Kontraindiziert ist die Anwendung bei akuten Entzündungen des Magens und Darmes, bei Schwächezuständen und bei hoher Trächtigkeit.

Natrium sulfuricum siccum wird in der halben Menge wie Natrium sulfuricum gegeben. In der Tierheilkunde wird es, weil zu teuer, selten angewendet.

Sal Carolinum factitium. Künstliches Karlsbader Salz. Zu bereiten aus 22 T. mittelfein gepulvertem Natriumsulfat, 1 T. mittelfein gepulvertem Kaliumsulfat, 9 T. mittelfein gepulvertem Natriumchlorid, 18 T. mittelfein gepulvertem Natriumcarbonat. Künstliches Karlsbader Salz ist ein weisses, trockenes Pulver. 6 g des Salzes geben mit 1 Liter Wasser eine dem Karlsbader Wasser ähnliche Lösung. 100 g = 95 Pf.

Sal Carolinum factitium crystallisatum wird durch Zusammenkristallisieren von Natriumsulfat, Kaliumsulfat, Natriumchlorid und Natriumcarbonat gewonnen. Es ist wegen der verschiedenen Löslichkeit der genannten vier Salze von recht wechselnder Zusammensetzung. 100 g = 45 Pf., 500 g = 160 Pf.

Künstliches Karlsbader Salz wird bei grossen Tieren als Stomachicum und bei Ikterus, bei kleinen Tieren als Stomachicum und als Laxans, bei Katarrhen der Luftwege, bei Ikterus und bei der Gicht des Geflügels in 1 proz. Lösung angewendet. Die Dosis für grosse und kleine Tiere ist die des Glaubersalzes.

Natrium phosphoricum. Natriumphosphat ($Na_2HPO_4 \cdot 12H_2O$) wird durch Neutralisation der Phosphorsäure mit Soda, Abdampfen und Kristallisation erhalten. Farblose, durchscheinende, an trockener Luft verwitternde Kristalle von schwach salzigem Geschmacke und alkalischer Reaktion. Natriumphosphat verflüssigt sich bei 40° und löst sich in 6 T. Wasser. Beim Erhitzen am Platindrahte färbt Natriumphosphat die Flamme gelb. Die wässrige Lösung gibt mit Silbernitratlösung einen gelben, beim

Erwärmen sich nicht bräunenden, in Salpetersäure und in Ammoniakflüssigkeit löslichen Niederschlag. 10 g = 30 Pf.

Wirkung und Anwendung wie Natrium sulfuricum. Entbehrlich.

Kalium sulfuricum. Kaliumsulfat, Doppelsalz (K_2SO_4) wird 1. aus Chlorkalium und Schwefelsäure, 2. durch Zusammenbringen von Chlorkalium mit Magnesiumsulfat, 3. aus Pottasche und Schwefelsäure dargestellt. Es bildet weisse, harte Kristalle oder Kristallkrusten, welche in 10 T. kaltem und 4 T. siedendem Wasser löslich, in Weingeist aber unlöslich sind. Die wässrige Lösung gibt mit Weinsäurelösung nach einiger Zeit einen weissen, kristallinischen, mit Baryumnitratlösung einen weissen, in Säuren unlöslichen Niederschlag. Kaliumsulfat soll die Flamme violett färben; eine Gelbfärbung darf höchstens vorübergehend eintreten. Kaliumsulfat wird wie Natrium sulfuricum, in der halben Dosis des letzteren angewendet. Entbehrlich. Die Kaliumwirkung auf das Herz ist zu beachten. 100 = 95 Pf.

Magnesium sulfuricum. Magnesiumsulfat.

Vorkommen: Im Meerwasser, in Mineralwässern, in dem Stassfurter Steinsalzlager als Kieserit.

Darstellung: 1. Als Nebenprodukt in den Mineralwasserfabriken bei Entwickelung der Kohlensäure aus Magnesit ($MgCO_3$) und Dolomit ($MgCO_3 + CaCO_3$) mit Schwefelsäure; 2. durch Eindampfen der Bitterwässer und Kristallisieren; 3. durch Kochen von Kieserit ($MgSO_4 \cdot H_2O$) mit Wasser oder Liegenlassen desselben an feuchter Luft; 4. durch Zersetzen des Chlormagnesiums der Salzsolen mit Glaubersalz bei Siedehitze ($MgCl_2 + Na_2SO_4 = MgSO_4 + 2 NaCl$).

Eigenschaften: Farblose, an trockner Luft kaum verwitternde und an feuchter Luft unverändert bleibende, prismatische Kristalle, die bitter und salzig schmecken und in 1 T. Wasser löslich sind. Die wässerige Lösung gibt mit Baryumnitratlösung einen weissen, in verdünnten Säuren unlöslichen Niederschlag und nach Zusatz von Ammoniumchloridlösung und Ammoniakflüssigkeit im Ueberschuss mit Natriumphosphatlösung einen weissen, kristallinischen Niederschlag. 100 g = 35 Pf., 500 g = 120 Pf.

Zusammensetzung: $MgSO_4 \cdot 7H_2O$, Bittersalz.

Wirkung und Anwendung: Wie Natrium sulfuricum. Es wirkt etwas milder und soll die Absonderung der Galle nicht vermehren.

Magnesiumsalze, namentlich Magnesiumsulfat, bewirken bei intravenöser und intramuskulärer Anwendung motorische Muskellähmungen und Lähmung des Zentralnervensystems. Sie sind bei Eklampsie und Tetanus des Menschen versucht worden.

Bei Tieren konnte bisher ein Erfolg durch eine derartige Anwendung nicht erreicht werden.

Zur schmerzlosen Tötung von Hunden und Katzen sind von Jakob Injektionen von Magnesiumsulfatlösungen in das Herz vorgenommen.

Magnesium sulfuricum siccum. Getrocknetes Magnesiumsulfat ($MgSO_4 \cdot 2H_2O$). Magnesiumsulfat wird in einer Porzellanschale im Wasserbade unter wiederholtem Umrühren erhitzt, bis es 35—37 % an Gewicht verloren hat. Hierauf wird es durch ein Sieb geschlagen. Weisses, mittelfeines, lockeres Pulver. Gehalt mindestens 70 % wasserfreies Magnesiumsulfat. In gut schliessenden Gefässen aufzubewahren. 10 g = 10 Pf.

Anwendung wie Natr. sulfuricum siccum. Entbehrlich.

Magnesium carbonicum. Basisches Magnesiumcarbonat.

Vorkommen: In der Natur als Magnesit (neutrales Magnesiumcarbonat) und Dolomit (Calcium-Magnesiumcarbonat).

Darstellung: Durch Fällung beim Zusammenbringen einer Magnesiumsulfatlösung mit einer Natriumcarbonatlösung bei 50—70°.

Eigenschaften: Weisse, leichte, lose zusammenhängende, leicht zerreibliche Massen oder ein weisses, lockeres Pulver.

Basisches Magnesiumcarbonat ist in kohlensäurefreiem Wasser nur sehr wenig löslich. Diese Lösung bläut Lackmuspapier schwach. In kohlensäurehaltigem Wasser und in wässerigen Ammoniumsalzlösungen ist es leichter löslich.

In verdünnter Schwefelsäure löst sich das basische kohlensaure Magnesium unter reichlicher Kohlensäureentwicklung zu einer Flüssigkeit, die nach Zusatz von Ammoniumchloridlösung und Ammoniakflüssigkeit im Ueberschuss mit Natriumphosphatlösung einen weissen, kristallinischen Niederschlag gibt. 10 g = 20 Pf.

Zusammensetzung: $(MgCO_3)_3 \cdot Mg(OH)_2 \cdot 3H_2O$.

Präparat: Pulvis Magnesiae cum Rheo, Kinderpulver. 10 T. Magnesiumcarbonat, 7 T. Fenchelölzucker, 3 T. Rhabarberpulver werden gemischt. Trockenes, anfangs gelbliches, später rötlich weisses Pulver, nach Fenchelöl riechend. Hunden und Katzen 0,1—0,5, Ferkeln und Lämmern 1—5,0 als Antacidum und Stypticum bei Diarrhöen. 10 g = 30 Pf.

Wirkung und Anwendung: 1. Magnesiumcarbonat bindet freie Säuren und dient als Antacidum bei abnormer Säuerung im Magen und Darmkanale bei Durchfällen der jungen Tiere. 2. Grössere Mengen gelangen unzersetzt in den Darm, werden in Bicarbonat übergeführt und wirken schwach abführend. 3. Als Antidot bei Metallsalzvergiftungen durch Fällung der weniger giftigen Metalloxyde und bei Arsenikvergiftung durch Bildung einer fast unlöslichen Verbindung; bei Säurevergiftungen ist Magnesia usta vorzuziehen.

Dosis: Grosse Tiere . . 10—20,0,
Mittelgrosse Tiere . 5—10,0,
Schweine . . . 2— 5,0,
Hunde . . . . 0,2— 1,0.

Magnesia usta. Gebrannte Magnesia. Magnesiumoxyd.

Darstellung: Durch Glühen von Magnesiumcarbonat.

Eigenschaften: Weisses, leichtes, feines, in Wasser fast unlösliches Pulver. Gebrannte Magnesia löst sich in verdünnter Schwefelsäure zu einer Flüssigkeit, die nach Zusatz von Ammoniumchloridlösung und überschüssiger Ammoniakflüssigkeit, mit Natriumphosphatlösung einen weissen, kristallinischen Niederschlag gibt. 10 g = 60 Pf.

Zusammensetzung: MgO, Magnesiumoxyd. Bittererde.

Wirkung und Anwendung: 1. Magnesia usta absorbiert grössere Mengen Kohlensäure und wird deshalb bei akuter Tympanitis angewendet. Im Verdauungskanal wird Magnesia usta in Bicarbonat umgesetzt, das durch Anregung der Peristaltik schwach abführend wirkt. 2. Magnesia usta wirkt neutralisierend bei abnormer Säuerung im Magen-Darmkanale und ist ein Antidot bei Säurevergiftungen sowie bei Vergiftungen durch Metallsalze und Arsenik; aus Metallsalzen fällt sie die unschädlichen Oxyde und Hydrooxyde, mit Arsenik verbindet sie sich zu schwerlöslichem arsenigsaurem Magnesium. 3. Aeusserlich als austrocknendes Streupulver bei Intertrigo, nässenden Ekzemen für sich allein oder mit Talk, Lycopodium.

Dosis: Pferd, Rind . . . 10—25,0,
       Mittelgrossen Tieren . 2—10,0,
       Hunden . . . . 0,2— 1,0.

Die offizinelle Brausemagnesia — Magnesium citricum effervescens — findet in der Tierheilkunde keine Anwendung.

Sulfur sublimatum. Sublimierter Schwefel. Schwefelblüte.

Vorkommen: 1. Frei, zuweilen kristallisiert, meist mit Kalk, Gips, Ton, Mergel gemengt, in der Nähe erloschener oder noch tätiger Vulkane (Sizilien, Romagna, Island). An Sauerstoff bzw. an Wasserstoff gebunden kommt er als Schwefligsäureanhydrid (SO_2) und als Schwefelwasserstoff (H_2S) in den vulkanischen Gasen vor; durch Wechselwirkung entsteht Schwefel: $SO_2 + 2H_2S = 3S + 2H_2O$. In Verbindung mit Metallen findet sich der Schwefel in vielen Kiesen und Blenden, als Sulfat im Gips.

Gewinnung: Der durch Ausschmelzen der Schwefelerze erhaltene Rohschwefel — Blockschwefel — enthält noch wechselnde Mengen erdiger Beimengungen und wird deshalb einer

Reinigung durch Destillation in gusseisernen Retorten unterworfen. Der in Dampf verwandelte Schwefel wird in gemauerte Kammern geleitet, in denen sich der Schwefeldampf bei niederer Temperatur zu einem feinen kristallinischen Pulver — Schwefelblumen — verdichtet. Erhöht sich allmählich die Temperatur der Kammer bis auf den Schmelzpunkt des Schwefels, so schmilzt der Schwefel, er wird in Formen gegossen und als Stangenschwefel — Sulfur citrinum — in den Handel gebracht.

Eigenschaften: Feines, gelbes, kristallinisches Pulver, häufig feucht und zusammenballend, beim Reiben eigentümlich knirschend. Schwefel besitzt einen sehr schwach säuerlichen Geschmack, ist geruchlos, in Wasser, Alkohol und Aether unlöslich. In kochender Kali- und Natronlauge ist Schwefel löslich. Sublimierter Schwefel soll nach dem Verbrennen höchstens 1% Rückstand hinterlassen. Sublimierter Schwefel enthält stets kleine Mengen von schwefliger bzw. Schwefelsäure, in der Regel auch Schwefelarsen. Schwefel verbrennt mit blauer Flamme und stechendem Geruche zu Schwefligsäureanhydrid (SO_2). 100 g = 55 Pf., 200 g = 95 Pf.

Sulfur depuratum. Gereinigter Schwefel. 10 T. sublimierter Schwefel werden gesiebt, mit 7 T. Wasser und 1 T. Ammoniakflüssigkeit angerührt, unter wiederholtem Durchmischen einen Tag lang stehen gelassen, alsdann mit Wasser vollständig ausgewaschen, bei einer 30° nicht übersteigenden Temperatur getrocknet und zerrieben.

Feines, gelbes, trockenes Pulver, ohne Geruch und Geschmack, das beim Erhitzen an der Luft mit wenig leuchtender, blauer Flamme unter Entwicklung eines stechend riechenden Gases verbrennt. Gereinigter Schwefel darf angefeuchtetes Lackmuspapier nicht röten (freie Säure), von Arsenverbindungen soll er frei sein. Gereinigter Schwefel darf beim Verbrennen höchstens 1% Rückstand hinterlassen. 10 g = 20 Pf.

Sulfur praecipitatum. Gefällter Schwefel wird durch Zerlegen einer Schwefelcalciumlösung mit Salzsäure und Auswaschen des erhaltenen Niederschlages dargestellt. Feines,

Sulfur praecipitatum.

gelblichweisses, in Schwefelkohlenstoff leicht lösliches, nicht kristallinisches Pulver, das beim Erhitzen an der Luft mit wenig leuchtender, blauer Flamme unter Entwicklung eines stechend riechenden Gases verbrennt. Gefällter Schwefel darf angefeuchtetes Lackmuspapier nicht röten. Es soll frei von Arsenverbindungen sein. 10 g = 45 Pf.

In der Tierheilkunde findet nur Sulfur sublimatum Anwendung, die anderen Schwefelarten sind entbehrlich.

Wirkung: Im Magen wird der Schwefel nicht verändert, im Darme durch die Einwirkung des alkalischen Darmsaftes zum Teil in Natriumsulfhydrat übergeführt. Dieses wirkt reizend auf die Darmschleimhaut, regt die Peristaltik an und ruft breiige Ausleerungen hervor. Der grössere Teil des Schwefels geht unverändert wieder ab. Ein Teil des Natriumsulfhydrates wird unter Freiwerden von Schwefelwasserstoff im Darme zerlegt, in geringer Menge als Schwefelnatrium resorbiert, im Blute oxydiert und durch den Harn als schwefelsaures Alkali ausgeschieden. Ein anderer Teil wird durch die Lungen und die Haut ausgeschieden. Die Exspirationsluft, die Darmgase und die Hautausdünstung riechen daher häufig nach Schwefelwasserstoff. Die drüsigen Organe werden durch Schwefel zu vermehrter Absonderung angeregt. Der Stoffwechsel wird gesteigert.

Bei äusserlicher Anwendung wirkt Schwefel für sich allein nicht reizend auf die Haut. Wird er dagegen in Form der Salben auf die Haut eingerieben, so bildet sich durch die Einwirkung des Hautsekretes Schwefelalkali, das reizend und epidermislösend wirkt. Dieselbe Wirkung beobachtet man bei der Anwendung von Schwefelsalben mit Alkalien und Kaliseifen. Es bildet sich hierbei auch Schwefelwasserstoff mit milbentötender Wirkung.

Anwendung: Innerlich 1. Als mildes Abführmittel für Hunde und Schweine.

2. Bei chronischen Katarrhen der Bronchialschleimhaut als Expectorans.

3. Bei chronischen Blei- und Quecksilbervergiftungen.

4. Als Plasticum bei Anämie, Leukämie, Chlorose und chronischen Ernährungsstörungen. Der Schwefel dient hier zum Aufbau des Organeiweisses und wirkt anregend auf den Stoffwechsel; auch wird die Darmbewegung angeregt.

5. Zur Anregung der Milchsekretion.

6. Bei chronischen Hautleiden und Rheumatismus.

Aeusserlich: 1. In Form von Salben bei parasitären und chronischen Hautkrankheiten. Die Helmerichsche Räudesalbe wird bei Katzenräude angewendet (Sulfur subl. 10 T., Kal. carb. 5 T., Ungt. neutr. 40 T.).

Das Fleisch und die Milch nehmen nach Schwefelkuren leicht einen Schwefelwasserstoffgeruch an.

Dosis und Form:
Pferd . . . . 5—10,0 als Latwerge,
Rind . . . . 10—20,0 als Einschütte oder dem Futter beigemischt,
Mittelgrosse Tiere 1—5,0,
Hund . . . . 0,1—1,0; als Abführmittel 2—10,0.

Bestandteil von Pulv. Liquiritiae comp.

Anhang: **Kalium sulfuratum. Schwefelleber.**

Darstellung: 1 T. Schwefel und 2 T. Pottasche werden gemischt und erhitzt, bis eine Probe sich ohne Abscheidung von Schwefel in Wasser löst.

Eigenschaften: Leberbraune, später gelbgrüne Bruchstücke, die schwach nach Schwefelwasserstoff riechen, an feuchter Luft zerfliessen und sich in 2 T. Wasser bis auf einen geringen Rückstand zu einer alkalisch reagierenden, gelbgrünen, etwas trüben Flüssigkeit lösen. In gut verschlossenen Gefässen aufzubewahren. 10 g = 20 Pf., ad baln., 100 g = 140 Pf.

Bestandteile: Ein Gemenge von Kaliumtrisulfid K_2S_3 und Kaliumthiosulfat $K_2S_2O_3$.

Wirkung: Innerlich gegeben bewirken kleine Mengen eine vermehrte Sekretion der Schleimhäute. Grosse Gaben rufen eine Gastroenteritis hervor. Die entfernte Wirkung ist die des Schwefelwasserstoffes, sie erstreckt sich auf das Blut und das Nervensystem: Verlust des Bewusstseins, der Sensibilität und der Bewegung, Lähmung des Herzens und der Atmung.

Bei der äusserlichen Anwendung wirkt Schwefelleber in Substanz oder in konzentrierter Lösung reizend auf die Haut und die Schleimhäute, in verdünnter Lösung oder in Form aer Salbe epidermislösend und antiparasitär.

Anwendung: Innerlich als Antidot bei akuten Metallvergiftungen. Früher bei Koliken, Darmgärungen, Tympanitis und chronischen Bronchialkatarrhen angewandt.

Aeusserlich bei parasitären Hautkrankheiten. Gegen Acarusräude der Hunde zu Bädern (0,5—2%) oder Waschungen (5—10%) oder in Form einer Salbe (5%). Gegen Verdickungen der Haut und Unterhaut sowie bei chronischen, namentlich schuppenden Ekzemen. Bestandteil der sog. Aachener Thermensalbe.

Bei Schlachttieren soll Schwefelleber aus den beim Schwefel angegebenen Gründen nicht angewendet werden. Weisse Haare werden bei Berührung mit Schwefelleberpräparaten grünlich-gelb gefärbt.

Dosis und Form:
  Grosse Tiere . .   5—15,0,
  Mittelgrosse Tiere. 0,5— 2,0,
  Hund . . . . .   0,05— 0,2.
Als Pille, Latwerge oder Einguss (Rind).

Cortex Frangulae. Faulbaumrinde.

Stammpflanze: Rhamnus frangula; Rhamnaceae. Einheimischer Strauch, von dessen stärkeren Zweigen im Frühjahre die Rinde gesammelt wird, die vor dem Gebrauche mindestens ein Jahr lang gelagert haben muss, weil sie im ersten Jahre brechenerregend wirkt.

Eigenschaften: Faulbaumrinde ist auf der Aussenseite graubraun, nach dem Abschaben der äussersten Korkschicht rot und trägt zahlreiche, weissliche, quergestellte Lenticellen; die Innenseite ist rotgelb bis bräunlich und nimmt eine rote Farbe an, wenn man die Rinde in Kalkwasser einweicht. Faulbaumrinde schmeckt schleimig, süsslich und etwas bitter. Ein mit siedendem Wasser bereiteter Auszug (1 + 100) färbt sich durch gleich viel Ammoniakflüssigkeit sofort kirschrot, mit wenig Eisenchloridlösung sofort braun. 10 g = 30 Pf.

Bestandteile: Frangulasäure und das Glykosid Frangulin, das durch Säuren in das Emodin und eine Glykose gespalten wird. Dies sind Anthrachinonderivate mit Abführwirkung. Frische Rinde enthält eine brechenerregende Substanz, die beim Lagern verloren geht.

Präparat: Extract. Frangulae fluidum. Faulbaum-Fluidextrakt. Ein durch das Perkolationsverfahren erhaltenes, flüssiges, dunkelbraunrotes, bitter schmeckendes Extrakt. Als Abführmittel für Hunde 5—10,0. 10 g = 95 Pf.

Wirkung und Anwendung: Die Faulbaumrinde kann Hunden als sicher wirkendes Abführmittel an Stelle des teuren Rhabarbers oder der Folia Sennae in Gaben von 15—30,0 als Abkochung gegeben werden.

Cortex Rhamni Purshianae. Amerikanische Faulbaumrinde. Cascara sagrada. Die getrocknete Rinde der Stämme und Zweige von Rhamnus Purshiana, Rhamnaceae, Westküste von Nordamerika, die vor dem Gebrauch mindestens ein Jahr lang gelagert haben muss.

Amerikanische Faulbaumrinde bildet rinnen- oder röhrenförmige, oft verbogene, 2—3, selten bis 5 mm dicke Stücke, die auf der Aussenseite grau bis graubraun, auf der Innenseite zimmtbraun bis schwarzbraun sind. Die ziemlich glatte, meist schwach glänzende Oberfläche zeigt spärliche, quergestreckte Lenticellen und ist oft von Flechten besetzt; die Innenseite ist fein längsstreifig. Der Bruch ist kurzfaserig. Amerikanische Faulbaumrinde riecht schwach, eigenartig, etwas an Gerberlohe erinnernd und schmeckt etwas bitter und schwach schleimig. 10 g = 45 Pf.

Bestandteile im wesentlichen dieselben wie bei Cortex Frangulae.

Präparat: Extractum Cascarae sagradae fluidum. Sagradafluidextrakt. Wird durch das Perkolationsverfahren gewonnen. Es ist dunkelrotbraun und schmeckt stark bitter. 10 g = 95 Pf.

Wirkung und Anwendung: Wie Cortex und Extractum Frangulae.

† **Fructus Rhamni catharticae.** Kreuzdornbeeren. Von Rhamnus cathartica; Rhamneae. Einheimischer, wildwachsender Strauch. Erbsengrosse, runde, fast schwarze, etwas glänzende Steinbeeren, die beim Trocknen runzelig werden. Ihr Stiel trägt oben eine etwa 3 mm breite, runde, flache Kelchscheibe. Eine grünliche Fleischschicht und 4 holzige Fächer mit je einem Samen bilden das Innere der Steinfrucht. Kreuzdornbeeren schmecken süsslich, hinterher bitter. Kreuzdornbeeren enthalten das purgierend wirkende Rhamnocathartin, Farbstoff, Zucker, organische Säuren. Sowohl die Beeren wie der daraus gewonnene Saft wirken bei kleinen Tieren abführend. Grössere Mengen machen Uebelkeit, Erbrechen und wirken drastisch. 100 g = 115 Pf. Bei Hunden wendet man die Kreuzdornbeeren in Form des Sirupus Rhamni catharticae, Kreuzdornbeerensirup, an, der offizinell ist, aus 7 T. Kreuzdornbeerensaft und 13 T. Zucker bereitet wird. Hunden 1—2 Esslöffel, Katzen 1—2 Teelöffel. 10 g = 15 Pf.

Oleum Ricini. Ricinusöl.

Stammpflanze: Ricinus communis; Euphorbiaceae. Ein mannshoher Strauch Ost- und Westindiens, jetzt in Südeuropa und Californien angebaut.

Eigenschaften: Das aus den geschälten Samen ohne Anwendung von Wärme gepresste und mit Wasser ausgekochte Oel ist klar, dickflüssig, farblos oder höchstens blassgelblich und von kaum wahrnehmbarem Geruch und Geschmack. Spez. Gewicht 0,950—0,970. Bei 0° wird Ricinusöl durch Abscheidung kristallinischer Flocken trübe, bei niedrigerer Temperatur butterartig. In Essigsäure und absolutem Alkohol löst sich Ricinusöl in jedem Verhältnisse klar, ebenso löst es sich in 3 T. Weingeist. 10 g = 30 Pf., 100 g = 240 Pf., 500 g = 840 Pf.

Bestandteile: Ein Gemenge von Ricinoleïn (Triglycerid der Ricinolsäure), Stearin und Palmitin. Das in den Samenschalen enthaltene, sehr giftige Toxalbumin Ricin ist in dem Ricinusöl nicht enthalten.

Wirkung und Anwendung: Das Ricinoleïn wird im Dünndarme durch den Darmsaft zerlegt. Die frei werdende Ricinolsäure und das sich bildende ricinolsaure Natrium wirken abführend. Ricinusöl gilt als mildes, nicht reizendes Abführmittel und kann selbst bei Darmentzündung und Ruhr gegeben werden, da die Schleimhaut durch die Anwesenheit von unzersetztem fettem Oel eingehüllt und schlüpfrig gemacht wird. Man gibt Ricinusöl meist nur in einmaliger Dosis, da öftere Gaben Uebelkeit und Erbrechen verursachen. Bei grösseren Tieren ist die Wirkung unsicher.

Dosis und Form:

Pferden . . . . 250— 500,0,
Rindern . . . . 500—1000,0,
Schafen und Ziegen 50— 200,0,
Schweinen . . . 30— 100,0,
Hunden . . . . 15— 60,0 in Form der Emulsion, in Gelatinekapseln oder mit schwarzem Kaffee,
Katzen . . . . 5— 20,0.

Rhizoma Rhei. Rhabarber.

Stammpflanze: Rheum palmatum und Rheum officinale; Polygoneae. Perennierende Kräuter Hochasiens, Nord- und Nordwest-Chinas, Tibets.

Eigenschaften: Der bis in die Nähe des Kambiums von der Rinde befreite, getrocknete Wurzelstock bildet kleinere, ungeteilte Stücke von spindelförmiger bis zylindrischer Gestalt oder grössere Spaltstücke mit meist gewölbter Aussenseite und fast flacher Innenseite; bisweilen auch durchbohrte Stücke. Die harten, schweren, gelben, meist etwas bestäubten Stücke zeigen einen körnigen, bröckelnden, rötlichen Querbruch. Auf dem geglätteten Querschnitt erkennt man in einer weisslichen Grundmasse eine deutliche, orangerote Marmorierung. Rhabarber riecht milde, eigenartig und schmeckt schwach würzig bitter, nicht schleimig; er knirscht beim Kauen stark zwischen den Zähnen. 1 g = 10 Pf., 10 g = 70 Pf.

Bestandteile: Zwei **abführend** wirkende Anthrachinonderivate, die **Cathartinsäure** und das **Rheumemodin**; die **stopfende Rheumgerbsäure**, Chrysophan (glykosidischer Farbstoff), Bitterstoffe, Stärke und Calciumoxalat.

Präparate: 1. **Extractum Rhei. Rhabarberextrakt** ist trocken, braun, in Wasser trübe löslich und schmeckt eigenartig und bitter. 1 g = 50 Pf.

2. **Extractum Rhei compositum. Zusammengesetztes Rhabarberextrakt.** Eine Mischung von 6 T. Rhabarberextrakt mit 2 T. Aloëextrakt, 1 T. Jalapenharz und 4 T. medizinischer Seife. Zusammengesetztes Rhabarberextrakt ist trocken, grau bis graubraun, in Wasser trübe löslich und schmeckt bitter. 1 g = 35 Pf.

3. **Pulvis Magnesiae cum Rheo. Kinderpulver.** 10 T. Magnesiumcarbonat, 7 T. Fenchelölzucker und 3 T. Rhabarberpulver werden gemischt. Kinderpulver ist anfangs gelblich, später rötlichweiss und riecht nach Fenchelöl. Jungen Hunden und Katzen als Antacidum, Stypticum und Stomachicum bei Magen-Darmkatarrhen. 10 g = 30 Pf.

4. **Sirupus Rhei. Rhabarbersirup** ist ein braunroter Zuckersaft, der den wässerigen Rhabarberauszug mit Pottasche, Borax und Zimt enthält. 10 g = 15 Pf.

5. **Tinctura Rhei aquosa. Wässerige Rhabarbertinktur.** 10 T. Rhabarber, 1 T. Kaliumcarbonat, 90 T. Wasser, 15 T. Zimtwasser, 9. T. Weingeist. Wässerige Rhabarbertinktur ist dunkelbraun, mit Wasser ohne Trübung mischbar. 10 g = 30 Pf.

6. **Tinctura Rhei vinosa. Weinige Rhabarbertinktur.** 8 T. Rhabarber, 2 T. Pommeranzenschalen, 1 T. Cardamomen, 100 T. Xereswein. In dem klaren Filtrate wird der siebente Teil seines Gewichtes Zucker aufgelöst. Gelbbraune, gewürzig riechende und schmeckende Flüssigkeit. 10 g = 110 Pf.

Von den beiden Tinkturen gibt man kleinen Tieren $^1/_2$—1 Teelöffel als Stomachicum.

Wirkung und Anwendung: 1. Kleine Dosen Rhabarber regen die Sekretion der Magenschleimhaut und den Appetit an. Man gibt Pferden und Rindern 10—25,0, mittelgrossen Tieren 2—5,0, Hunden 0,5—1,0 als Stomachicum aromaticum. 2. Bei grösseren Dosen macht sich die Wirkung der Rheumgerbsäure bemerkbar. Rhabarber wirkt deshalb stopfend und wird mit Vorteil gegeben bei Magen- und Darmkatarrhen, die mit Durchfall verbunden sind, bei jungen Tieren namentlich in Verbindung mit Kreide, Magnesiumcarbonat, gebrannter Magnesia oder Natr. bicarbonicum. Als Antidiarrhoicum gibt man Pferden 25—50,0, mittelgrossen Tieren 5—10,0, Hunden 1,0—2,0, Lämmern 0,5—1,0. 3. In grossen Dosen ist Rhabarber wegen des Gehaltes an Cathartinsäure und Emodin ein mildes Laxans für kleine Tiere. Bei Rindern wird die Wirkung vermisst, bei Pferden ist sie unsicher; für grosse Tiere ist das Mittel als Stopf- und Abführmittel zu·teuer. Hunde laxieren auf 5—15,0. 4. Rhabarber regt die Gallensekretion an und wird bei Icterus und Hepatitis in mittleren Dosen gegeben.

Die Farbstoffe des Rhabarbers gehen in den Harn und die Milch über. Saurer Harn erscheint gelbbraun-grünlich, alkalischer Harn rot gefärbt.

Folia Sennae. Sennesblätter.

Stammpflanze: Cassia angustifolia; Caesalpiniaceae. Strauchartige Pflanzen. Heimisch zu beiden Seiten des Roten Meeres, angebaut in der Provinz Tinnevelly, an der Spitze von Vorderindien. Die Droge besteht aus den getrockneten Blättchen des paarig gefiederten Laubblattes angebauter Pflanzen.

Eigenschaften: Das Blättchen ist grün, 2,5—5 cm lang, bis 2 cm breit, kurz gestielt, lanzettlich, schwach behaart, am oberen Ende zugespitzt und mit einem kurzen Stachelspitzchen versehen, am Grunde etwas ungleichhälftig. Sennesblätterpulver darf beim Verbrennen höchstens 12 % Rückstand hinterlassen. 10 g = 75 Pf.

Bestandteile: Die Cathartinsäure, ein abführendes Anthrachinonderivat, Cathartomannit (Zuckerart), Sennakrol und Sennapikrin (Harze), Chrysophansäure, ein gelber Farbstoff, Schleim, pflanzensaure Salze.

Präparate: 1. Infusum Sennae compositum. Wiener Trank. 50 T. Sennesblätter werden mit 450 T. heissem Wasser ausgezogen, 50 T. Kaliumnatriumtartrat, 1 T. Natriumcarbonat, 100 T. Manna, 25 T. Weingeist zugesetzt. Wiener Trank ist braun und klar. Hunden als Abführmittel tee- bis esslöffelweise. 10 g = 30 Pf., 100 g = 220 Pf.

2. Sirupus Sennae. Sennasirup. 10 T. Sennesblätter, 1 T. Fenchel, 5 T. Weingeist, 60 T. Wasser, 65 T. Zucker. Sennasirup ist braun. Abführmittel für kleine Hunde; teelöffelweise. 10 g = 20 Pf.

3. Electuarium e Senna. Sennalatwerge. 1 T. fein gepulverte Sennesblätter, 4 T. Zuckersirup, 5 T. gereinigtes Tamarindenmus werden innig gemischt. Das Gemisch wird 1 Stunde lang im Wasserbade erwärmt. Sennalatwerge ist grünlich-braun. Abführmittel für Hunde. Entbehrlich. 10 g = 25 Pf.

4. Species laxantes. Abführender Tee. 160 T. mittelfein zerschnittene Sennesblätter, 100 T. Holunderblüten,

50 T. gequetschter Fenchel, 50 T. gequetschter Anis, 25 T. Kaliumtartrat, 15 T. Weinsäure und 65 T. Wasser. 10 g = 65 Pf.

Wirkung und Anwendung: Sennesblätter sind ein sicher wirkendes Abführmittel für kleine Tiere. Man gibt Schweinen 10—25,0 als Latwerge, Hunden 5—15,0 als Aufguss. Sennesblätter färben bei innerlicher Anwendung den sauren Harn grünlich-gelb durch den Gehalt an Chrysophansäure; auf Zusatz von Alkali geht die Farbe in Rot über.

Aloë. Aloe.

Abstammung: Der eingekochte Saft der Blätter von afrikanischen Arten der Gattung Aloë. Aloë africana, Aloë ferox; Asphodeleae.

Eigenschaften: Aloe bildet glänzende, dunkelbraune Massen, die eigenartig riechen und bitter schmecken. Aloe zerbricht leicht in glasglänzende Stücke mit muschligen Bruchflächen und in scharfkantige, rötliche bis hellbraune Splitter, die bei mikroskopischer Untersuchung keine Kristalle aufweisen.

5 T. Aloe geben mit 60 T. siedendem Wasser eine etwas trübe Lösung, aus der sich beim Erkalten ungefähr 3 T. wieder ausscheiden. Die durch Erwärmen hergestellte Lösung von Aloe in 5 T. Weingeist bleibt auch nach dem Erkalten klar.

Aloe darf beim Verbrennen höchstens 1,5 % Rückstand hinterlassen. Zur Herstellung des Pulvers wird Aloe über gebranntem Kalk völlig ausgetrocknet und dann zerrieben. 10 g = 65 Pf., 100 g = 510 Pf.

Die nicht offizinellen undurchscheinenden Aloesorten werden Aloës hepaticae genannt. Leberaloe ist dunkelleberbraun bis schwarz, auf dem Bruche undurchsichtig, matt. Unter dem Mikroskope mit Wasser befeuchtet zeigt das Pulver zahlreiche Kriställchen.

Bestandteile: 1. Zwei Anthrachinonderivate, das Aloebitter, bis zu 60%, in den durchsichtigen Aloesorten amorph (Aloetin), in den Leberaloesorten kristallinisch (Aloin) und Emodin; 2. Aloeharz bis 35%; Spuren eines ätherischen Oeles.

Präparate: 1. Extractum Aloës. Aloeextrakt. 1 T. Aloe wird in 5 T. siedendem Wasser gelöst. Die Flüssigkeit wird mit 5 T. Wasser gemischt, nach 2 Tagen von dem ausgeschiedenen Harz abgegossen, filtriert und zu einem trockenen Extrakte eingedampft. Aloeextrakt ist gelbbraun und schmeckt bitter. Es enthält nur das Aloebitter und Emodin. In 5 T. Wasser löst es sich zu einer fast klaren Flüssigkeit, die bei weiterem Zusatz von Wasser trübe wird. 1 g = 25 Pf., 10 g = 185 Pf.

2. Tinctura Aloës. Aloetinktur. 1 T. grob gepulverte Aloe, 5 T. Weingeist. Aloetinktur ist dunkelgrünlich-braun und schmeckt bitter. 10 g = 90 Pf.

3. Tinctura Aloës composita. Zusammengesetzte Aloetinktur. 6 T. Aloe, je 1 T. Rhabarber, Enzianwurzel, Zitwerwurzel und Safran mit 200 T. verdünntem Weingeist. Sie ist gelblich rotbraun, riecht aromatisch und schmeckt würzig, bitter. 10 g = 75 Pf.

4. Pilulae aloëticae ferratae. Eisenhaltige Aloepillen. Aus 5 g getrocknetem Ferrosulfat und 5 g gepulverter Aloe werden mit Hilfe von Seifenspiritus 100 Pillen hergestellt. Entbehrlich. 10 St. = 20 Pf.

Wirkung und Anwendung: 1. Aloe wirkt in kleinen Dosen als Stomachicum amarum. 2. Grössere Dosen wirken abführend. Für Pferde gilt die Aloe als das bewährteste, innerlich anzuwendende Abführmittel bei Verstopfungen, Ueberfüllung des Darmkanales und als Ableitungsmittel bei inneren Organerkrankungen sowie bei der Hufrehe. Die abführende Wirkung erfolgt nach Verabreichung von Aloepillen kaum vor 16 Stunden, meist nach 18—36 Stunden und hält 6—24 Stunden an. Die Ausleerungen sind breiig, seltener dünnflüssig. Pferde zeigen oft während der Aloewirkung Kolikerscheinungen. Vor und während der Anwendung der Aloe als Laxans bei Pferden ist die Entziehung des Futters, Verabreichung von reichlichem Trinkwasser oder von Kleientränke anzuraten. Mässige Bewegung beschleunigt die Wirkung; eine angestrengte Dienstleistung und die Einwirkung von nasskalter Witterung können schwere und zuweilen unstillbare Durchfälle hervorrufen.

Die Aloe vermehrt die Gallenabsonderung.

Bei Wiederkäuern wendet man die Aloe seltener als Abführmittel an. Es sind viel grössere Dosen notwendig, die abführende Wirkung ist unsicher und erfolgt noch später als beim Pferde; die Milch nimmt nach der Verabreichung von Aloe einen bitteren Geschmack an. Die abführenden Mittelsalze werden als Laxans für Wiederkäuer vorgezogen.

Bei Hunden haben sich als Abführmittel Kalomel, Ricinusöl, Jalapenwurzel und Sennesblätter wirksamer erwiesen.

Bei hochträchtigen Tieren soll man die Aloe mit Vorsicht anwenden, da sie eine Hyperämie des Uterus bewirkt und Abortus hervorrufen kann. Kontraindiziert ist die Anwendung bei entzündlichen Zuständen der Bauch- und Beckenorgane.

Aeusserlich wendet man das Aloepulver und die Aloetinktur zur Anregung der Granulation bei schlaffen Wunden und Geschwüren an, die Tinktur als bitter schmeckendes Abschreckmittel zum Bepinseln der Verbände bei Hunden, Katzen und Geflügel.

Dosis und Form:

Als bitteres Magenmittel gibt man

Pferden . . . . 2— 5,0,
Rindern . . . . 4—10,0,
Schafen, Ziegen, Schweinen 1— 2,0,
Hunden . . . . 0,1— 0,5.

Als Abführmittel:
- Pferd . . . 25,0—50,0 als Pille oder Latwerge,
- Rind . . . 30,0—60,0 mit Seifenwasser als Einschütte,
- Schaf, Ziege . 15,0—20,0 mit Seifenwasser als Einschütte,
- Schwein . . 5,0—10,0 als Latwerge,
- Hund . . . 2,0— 5,0 in Pillen.

An Stelle der Aloe wendet man die halbe Gewichtsmenge von Extractum Aloës an. Der hohe Preis des Aloeextraktes ist zu beachten.

Aloepillen für Pferde werden mit Sapo kalinus bereitet. Aloelatwergen werden aus Aloë und Natrium sulfuricum unter Zusatz von Pulv. Rad. Althaeae und Wasser hergestellt.

† **Istizin** ist ein synthetisch dargestelltes Abführmittel der Farbenfabriken vorm. Bayer & Co. in Leverkusen b. Köln. Istizin gehört chemisch zu den Anthrachinonderivaten und demnach als Abführmittel in die Gruppe von Aloë, Senna, Frangula und Rheum. Istizin besteht aus goldbis orangegelben glänzenden Blättchen oder es bildet ein orangegelbes Pulver. Schmelzpunkt 190—192°. In Wasser und anderen Lösungsmitteln ist es fast unlöslich. Für den tierärztlichen Gebrauch ist ein besonderes Präparat hergestellt „Istizinum veterinarium". Es bildet ein dem Aloeextrakt im Aussehen ähnliches, braunschwarzes, mit glänzenden Kristallen untermischtes Pulver. Istizin ist geschmack- und geruchlos.

Istizin wirkt ähnlich der Aloë abführend und zwar vom Dickdarm aus nach 18—24 und mehr Stunden. Für Pferde wird die Dosis mit 15—30,0, für Rinder 20—30,0 angegeben. Pansenbewegungen setzten schon nach 3 Stunden ein. In der Milch konnte Istizin nicht nachgewiesen werden. Bei Pferden und Rindern wurden Kolikerscheinungen nach der Verabreichung nur vereinzelt beobachtet. Das diätetische Verhalten ist wie bei der Behandlung mit Aloë zu regeln. Bei Hunden wurde durch Gaben von 0,06—0,07 pro kg K. G. eine gute abführende Wirkung beobachtet. Kaninchen laxierten auf 0,15—0,17 g Istizin. Fabrikpreis etwa 40 M. pro kg.

Hydrargyrum chloratum. Quecksilberchlorür. Kalomel.

Darstellung: Ein inniges Gemenge von 4 T. Sublimat und 3 T. Quecksilber wird der Sublimation unterworfen. $HgCl_2 + Hg = Hg_2Cl_2$.

Eigenschaften: Feinst geschlämmtes, bei hundertfacher Vergrösserung deutlich kristallinisches, gelblichweisses Pulver, das sich am Licht zersetzt und beim Erhitzen im Probierrohre, ohne vorher zu schmelzen, flüchtig ist. Uebergiesst man Quecksilberchlorür mit Ammoniakflüssigkeit, so zersetzt es sich unter Schwärzung. Vorsichtig und vor Licht geschützt aufzubewahren. 1 g = 30 Pf., 10 g = 255 Pf.

Hydrargyrum chloratum vapore paratum. Durch Dampf bereitetes Quecksilberchlorür. Ein durch schnelles Erkalten des Quecksilberchlorürdampfes gewonnenes, weisses, nach starkem Reiben gelbliches Pulver, das bei hundertfacher Vergrösserung nur vereinzelte Kriställchen zeigt. Vorsichtig und vor Licht geschützt aufzubewahren. 1 g = 30 Pf., 10 g = 255 Pf.

Zusammensetzung: Hg_2Cl_2.

Wirkung: 1. Quecksilberchlorür wirkt auf Schleimhäute und Geschwüre reizend, selbst leicht ätzend. Hunde erbrechen oft nach der Verabreichung.

2. Im Darme beschränkt oder verhindert es die Fäulnisvorgänge, in kleinen Dosen wirkt es styptisch. Der Fleischfresserkot erscheint nach Kalomelgaben grün gefärbt, da das sonst der Darmfäulnis anheimfallende Biliverdin der Galle erhalten bleibt und unverändert mit dem Kote ausgeschieden wird.

3. Kalomel wirkt abführend. Wegen der Gefahr einer Quecksilbervergiftung wendet man Kalomel bei Rindern nicht an. Beim Pferde ist Vorsicht geboten, weil grosse Dosen oder mittlere Dosen wiederholt gegeben, eine Gastroenteritis mit flüssigen, stinkenden, oft auch blutigen Durchfällen hervorrufen können. Deshalb soll vor Ablauf von 18—24 Stunden die Abführdosis nicht wiederholt werden. Aloe soll mit Kalomel nicht zusammen gegeben werden.

4. Kalomel wirkt antiphlogistisch bei Entzündung der serösen Häute sowie der drüsigen Organe und befördert die Aufsaugung von flüssigen und plastischen Entzündungsprodukten wegen der grösseren Wasserausscheidung aus dem Körper und durch die Beeinflussung des Stoffwechsels.

5. Infolge Reizung der Nierenepithelien wirkt Kalomel harntreibend. Die Gallenabsonderung wird nicht vermehrt.

Anwendung: Innerlich: 1. Als Abführmittel für Hunde und Schweine. Bei Pferden ist Kalomel vorsichtig zu dosieren, bei Rindern unterbleibt die Anwendung am besten. Man wendet Kalomel ausser bei Verstopfung auch bei Darmentzündung und Icterus sowie als ableitendes Mittel bei Gehirn-, Leber-, Lungen- und Brustfellentzündungen an. 2. Zur Desinfektion des Darmkanals und als Stypticum bei infektiösen Darmkatarrhen, Staupediarrhoen, Rotlauf, Geflügelcholera, Ruhr, Säuglingsdiarrhoen. 3. Hunden als Diureticum bei Wassersucht infolge Erkrankung des Herzens, namentlich in Fällen, in denen Digitalis versagt (Hunden 0,1 täglich 2—3 mal). 4. Als Antiphlogisticum bei Leber-, Lungen- und Gehirnentzündungen.

Aeusserlich wird Kalomel als ein leicht reizendes und die Rückbildung beförderndes Mittel bei alten Bindehautkatarrhen, Trübungen der Hornhaut (Leucoma) in Form des Pulvers für sich allein oder mit Zucker gemischt, seltener als Salbe angewendet. In der Augenheilkunde benutzt man wegen der grösseren Feinheit des Pulvers Hydrarg. chlorat. vapore paratum.

Dosis und Form zum Abführen:
Pferde . . 2—8,0 als Pille oder Latwerge,
Schafe . . 0,25—0,5 in Schleim,
Schweine . 1—4,0 mit Ricinusöl oder als Latwerge,
Hunde . . 0,03—0,2 als abgeteilte Pulver.

Eine Wiederholung der Dosis soll erst nach 24 Stunden stattfinden. Zur Desinfektion des Darmkanales wendet man kleinere Dosen an.

Gutti. Gummigutt stammt von Garcinia Hanburyi, Garcinia morella; Clusiaceae. Ein in Hinterindien einheimischer Baum. Der aus Rindeneinschnitten ausfliessende Milchsaft wird in Bambusröhren aufgefangen und getrocknet.

Gummigutt besteht aus 3—7 cm dicken, walzenförmigen Stücken, seltener aus zusammengeflossenen Klumpen von rotgelber Farbe, die leicht in dunkelcitronengelbe, flachmuschelige, undurchsichtige Splitter zerbrechen. Gummigutt ist geruchlos. Beim Verreiben von 1 T. Gummigutt mit 2 T. Wasser entsteht eine gelbe, brennend schmeckende Emulsion, die sich mit 1 T. Salmiakgeist klärt und eine feurigrote, dann braune Farbe annimmt. Gummigutt darf beim Verbrennen höchstens 1% Rückstand hinterlassen. **Vorsichtig aufzubewahren.** 1 g = 5 Pf.

Bestandteile: 80 % Harz (Cambogiasäure) und Gummi.

Wirkung und Anwendung: Nach der Einwirkung des Darmfettes und der Galle wirkt Gutti im Darme heftig reizend, drastisch abführend. Die Laxierwirkung tritt bei allen Tieren auf. Grosse Dosen rufen eine toxische Gastroenteritis hervor. Man wendet Gutti selten und nur noch bei Schweinen (2—4,0) und Hunden (0,2—1,0) in Form der Latwerge und in Pillen an. Früher galt Gutti als ein Spezificum bei wassersüchtigen Zuständen.

Oleum Crotonis. Krotonöl.

Stammpflanze: Croton tiglium; Eaphorbiaceae. Ein Bäumchen Ostindiens. Krotonöl wird durch Auspressen aus den geschälten Samen erhalten.

Eigenschaften: Krotonöl ist braungelb, dickflüssig, riecht unangenehm und rötet angefeuchtetes Lackmuspapier. Spez. Gewicht 0,940—0,960. In 2 T. absolutem Alkohol ist Krotonöl beim Erwärmen löslich. Ein Gemisch aus 1 ccm rauchender Salpetersäure, 1 ccm Wasser und 2 ccm Krotonöl soll, kräftig geschüttelt, nach 1—2 Tagen weder ganz noch teilweise erstarren. (Fremde Oele.) Vorsichtig aufzubewahren. 1 g = 10 Pf.

Bestandteile: Das Glycerid der Krotonolsäure, freie Krotonolsäure, ein scharfes Harz, indifferente Fette und freie Fettsäuren.

Wirkung und Anwendung: Krotonöl gehört zu den drastisch wirkenden Abführmitteln. Die freie Krotonolsäure des Oeles oder die durch den alkalischen Darmsaft aus dem Glycerid abgespaltene Krotonolsäure und das sich bildende krotonolsaure Natrium bewirken eine heftige Reizung der Darmschleimhaut, beschleunigte Peristaltik, nach 18—24 Stunden dünnflüssige Entleerungen. Altes Oel enthält mehr freie Krotonolsäure und wirkt heftiger; die Wirkung fällt deshalb je nach dem Alter des Präparates verschieden aus. 30—50 Tropfen rufen bei grossen Tieren eine heftige Gastroenteritis hervor und wirken tödlich. Hunde vertragen dagegen 10—20 Tropfen, ohne der Vergiftung zu erliegen.

Wegen der heftigen Wirkung wendet man Krotonöl nur beim Rinde und bei nicht edlen, weniger empfindlichen Pferden an. Man greift zu diesem in seiner Wirkung unsicheren und deshalb gefährlichen Präparate nur dann, wenn eine intensive, möglichst schnelle Wirkung erzielt werden soll, namentlich bei hartnäckigen Verstopfungen, Ueberfütterungen, lähmungsartigen Zuständen des Darmrohres, wenn andere Mittel keine Wirkung äusserten und wenn durch heftige Erregung des Darmes ableitend auf andere Organe gewirkt werden soll (Gehirnkrankheiten). Kontraindiziert ist die Anwendung bei entzündlichen Zuständen des Magen-Darmkanals. Bei Schlachttieren soll Krotonöl wegen der Beeinträchtigung der Geniessbarkeit des Fleisches nicht gegeben werden.

Auf die Haut gebracht ruft Krotonöl eine pustulöse und eiterige Hautentzündung, bei konzentrierter Anwendung Hautnekrose hervor. Nach der Anwendung hinterbleiben leicht haarlose Stellen.

Als hautreizendes Mittel verwendet man das Krotonöl im allgemeinen selten. Es wird dann in Verdünnungen mit fetten Oelen oder mit Terpentinöl, mit Weingeist und Aether in Form von Bepinselungen oder Einreibungen bei Gehirn- und Rückenmarksentzündungen, Pleuritis, um ableitend zu wirken, bei Rheumatismus, Paresen sowie bei Sehnen-, Gelenk- und Knochenleiden als heftiges Reizmittel angewendet. Bei Pferden Verdünnungen von 1:30—60, bei Rindern 1:5—10, beim Hunde 1:50—100. Krotonöl wird auch zur Verstärkung der scharfen Salben, 1 T. zu 40 T. Salbe, in der Rindviehpraxis verwendet.

Dosis und Form:

Pferden . . 10—20 Tropfen mit Ricinusöl, Schleim oder zur Verstärkung einer Aloepille 5—10 Tropfen,
Rindern . 20—30 Tropfen mit Schleim oder Oel,
Schafen . . 8—12 „
Schweinen . 6—10 „ mit Ricinusöl,
Hunden . . 1— 5 „ „ „

Tubera Jalapae. Jalapenwurzel.

Stammpflanze: Exogonium purga; Convolvulaceae. Schlingpflanze der ostmexikanischen Kordilleren, deren Knollen bei starker Wärme getrocknet, in Jalapa aufgekauft und in Vera Cruz ausgeschifft werden.

Eigenschaften: Jalapenwurzel ist sehr hart und schwer, von mehr oder weniger kugeliger, birnförmiger, eiförmiger oder länglich-spindelförmiger Gestalt, oft bis über hühnereigross, zuweilen eingeschnitten, selten in Stücke geschnitten, aussen dunkelbraun, tief längsfurchig und mehr oder weniger stark netzförmig gerunzelt, durch kurze, hellere, quer gestreckte Lenticellen gezeichnet, in den Vertiefungen harzglänzend. Am oberen Ende trägt sie Narben von abgeschnittenen Stengelteilen, am unteren solche von Wurzelzweigen und der schlanken Wurzelspitze. Der Bruch ist glatt, fast muschelig, weder faserig noch holzig. Jalapenwurzel riecht schwach und schmeckt fade und kratzend. 10 g = 25 Pf.

Bestandteile: 9% Jalapenharz, bestehend aus Convolvulin und ein wenig Jalapin, Stärke, Zucker, Farbstoff.

Präparate: 1. Resina Jalapae. Jalapenharz wird durch Ausziehen der Jalapenwurzel mit Weingeist erhalten. Jalapenharz ist braun, an den glänzenden Bruchrändern durchscheinend, leicht zerreiblich, in Weingeist leicht löslich. Vorsichtig aufzubewahren. Jalapenharz wird wie Tubera Jalapae, aber in $1/10$ Dosis angewendet. 1 g = 50 Pf.

2. Sapo jalapinus. Jalapenseife. Gleiche Teile gepulvertes Jalapenharz und medizinische Seife werden gemischt. Trockenes, gelblich-graues Pulver. Wie Resina Jalapae. 1 g = 5 Pf.

3. Pilulae Jalapae. Jalapenpillen. 7,5 g Jalapenseife und 2,5 g Jalapenwurzelpulver werden mit Hilfe von Weingeist zur Pillenmasse verarbeitet und daraus 100 Pillen geformt. Hunden 3—10 Pillen als Abführmittel. 10 Stück = 20 Pf.

Wirkung und Anwendung der Tubera Jalapae: Die Jalapenwurzel wirkt innerlich angewendet bei Carnivoren und Omnivoren stark abführend, nachdem das Harz durch den Darmsaft und die Galle in eine lösliche Form übergeführt worden ist. Bei Pferden und Rindern entsteht leicht eine Gastroenteritis, dagegen bleibt die Abführwirkung aus.

Schweinen, Hunden und Katzen gibt man Jalapenwurzel als drastisches Abführmittel, namentlich bei

Wassersucht, und zur Anregung der Gallenabsonderung bei Icterus.

Dosis und Form:

Schweinen . . 5—15,0 des Pulvers mit Fett oder Honig als Latwerge,
Hunden . . . 0,5— 4,0 mit Seife als Pille,
Katzen . . . 0,2— 0,5 oder 2—5 Pilul. Jalapae.

Fructus Colocynthidis. Koloquinthen.

Stammpflanze: Citrullus colocynthis; Cucurbitaceae. Ein rankendes, gurkenähnliches Gewächs Nordafrikas, Syriens und Cyperns. Die goldgelben Früchte werden geschält und getrocknet.

Eigenschaften: Die Frucht ist kugelig, 6—8 cm im Durchmesser gross, schneeweiss bis gelblichweiss und sehr leicht; sie besteht nur aus dem weichen, schwammigen Gewebe der inneren Fruchtwandung und enthält zahlreiche, flach eiförmige, graugelbe bis gelbbraune Samen. Koloquinthen sind geruchlos und schmecken sehr bitter. Vor der Verwendung sind aus der Frucht die Samen zu entfernen. Vorsichtig aufzubewahren. 10 g = 30 Pf.

Bestandteile: Colocynthin, ein glykosidischer, in Wasser löslicher Bitterstoff; Harz.

Präparate: 1. Extractum Colocynthidis. Koloquinthenextrakt. Koloquinthenextrakt ist trocken, gelbbraun, in Wasser trübe löslich und schmeckt sehr bitter. Vorsichtig aufzubewahren. 0,1 g = 45 Pf.

2. Tinctura Colocynthidis. Koloquinthentinktur. 1 T. Koloquinthen, 10 T. Weingeist. Koloquinthentinktur ist gelb und schmeckt sehr bitter. Vorsichtig aufzubewahren. 10 g = 90 Pf.

Wirkung und Anwendung: Die Koloquinthen eignen sich als drastisches Abführmittel für Schweine, Hunde und Katzen, nicht aber für Pferde, Rinder und Schafe; sie wirken auch galletreibend. Man hat die Koloquinthen bei

Wassersucht und bei Leberkrankheiten der Schweine, Hunde und Katzen angewendet. Grössere Dosen rufen eine hämorrhagische Gastroenteritis hervor. Kontraindiziert ist die Anwendung bei entzündlichen Zuständen des Magens und Darmes.

Dosis und Form:

Schweine . . 4—8,0 als Latwerge,
Hunde . . 0,5—2,0 als Pulver, Pillen oder als Infusum.

Die Tinktur gibt man Hunden mehrmals am Tage zu 5—15 Tropfen.

Podophyllinum. Podophyllin. Das aus dem weingeistigen Extrakte des Rhizoms von Podophyllum peltatum, einer nordamerikanischen Berberidee, mit Wasser abgeschiedene Podophyllin ist ein gelbes, amorphes Pulver oder eine lockere, zerreibliche, amorphe Masse von gelblich- oder bräunlichgrauer Farbe. In Wasser ist es nahezu unlöslich. Es löst sich in 10 T. Weingeist sowie in Ammoniakflüssigkeit. Vorsichtig aufzubewahren. Podophyllin ist ein variables Gemenge verschiedener harzartiger Körper, von denen Podophyllotoxin und Pikropodophyllin sicher abführend wirken. 0,1 g = 5 Pf.

Podophyllin wirkt nach Art der Jalape unter Kolikerscheinungen heftig abführend. Schon mittlere Dosen rufen leicht eine lebensgefährliche Gastroenteritis hervor. Die Gallensekretion wird durch Podophyllin angeregt. Man gibt Rindern 8—15,0 als Einguss, Pferden 5—10,0 als Pille oder Latwerge, Hunden 0,1—0,25 als Pulver mit Zucker. Wegen der überaus heftigen Wirkung wird es kaum angewendet.

† Semen Physostigmatis. Kalabarbohne.

Stammpflanze: Physostigma venenosum; Papilionaceae. Eine der Gartenbohne ähnliche Kletterpflanze in Westafrika, vom Kap Palmas bis Kamerun. Die Samen dieser Pflanze, Fabae Calabaricae oder Semina Physostigmatis, sind bis 35 mm lang, etwa 20 mm breit, nierenförmig, flachgedrückt. Sie enthalten die Alkaloide: Physostigmin oder Eserin ($C_{15}H_{21}N_3O_2$), Eseridin, Isophysostigmin und Calabarin. Das Arzneibuch hat das Physostigminum sulfuricum und salicylicum aufgenommen.

Physostigminum sulfuricum. Physostigminsulfat.

Eigenschaften: Weisses, kristallinisches, an feuchter Luft zerfliessendes Pulver, das sehr leicht in Wasser löslich ist. Die Lösungen verändern Lackmuspapier nicht. Baryumnitratlösung ruft in der wässerigen Lösung des Physostigminsulfats eine Fällung hervor; Eisenchloridlösung färbt die Lösung nicht violett. Hinsichtlich seines sonstigen Verhaltens muss Physostigminsulfat dem Physostigminsalicylat entsprechen. Vor Licht und Feuchtigkeit geschützt sehr vorsichtig aufzubewahren. 0,01 g = 45 Pf., 0,1 g = 345 Pf.

Zusammensetzung: $(C_{15}H_{21}O_2N_3)_2 \cdot H_2SO_4$.

Physostigminum salicylicum. Physostigminsalicylat bildet farblose oder schwach gelbliche, glänzende Kristalle, die langsam in 85 T. Wasser und schnell in 12 T. Weingeist löslich sind. Die wässerige Lösung (1 + 99) des Physostigminsalicylats rötet Lackmuspapier nicht sofort, gibt mit Eisenchloridlösung eine violette Färbung und wird durch Jodlösung getrübt. Die Lösung in Schwefelsäure ist zunächst farblos, allmählich färbt sie sich jedoch gelb. Wegen seiner Schwerlöslichkeit lassen sich wässerige Lösungen ex tempore schwieriger herstellen. 0,01 g = 35 Pf., 0,1 g = 265 Pf.

Wirkung: 1. Wird eine wässerige Physostigminlösung in das Auge gebracht, so entstehen durch Kontraktionen des Sphincter Iridis und des Tensor Chorioideae Pupillenverengerung und Akkommodationskrampf. Der intraokulare Druck wird herabgesetzt.

2. Bei subkutaner oder innerlicher Anwendung wird die Sekretion sämtlicher Drüsen, namentlich der Drüsen der Bronchialschleimhaut und der Darmschleimhaut, der Speichel-, Tränen- und Schweissdrüsen gesteigert. Die vermehrte Sekretion kommt durch eine Erregung der kontraktilen Drüsenzellen zu Stande.

3. Die glatte Muskulatur besonders des Darmes, sowie des Magens, der Milz, des Uterus und der Blase wird zu kräftigen Kontraktionen angeregt. Infolge der

Kontraktionen des Darmrohres wird der Darminhalt in breiiger und flüssiger Form entleert. Die Wirkung auf die Blasenmuskulatur äussert sich in Harnabsatz, und bei trächtigen Tieren kann durch Kontraktion der Uterusmuskulatur Abortus erfolgen. Eine Erregung der quergestreiften Muskulatur äussert sich zuweilen in Form von Zittern und Zuckungen, namentlich nach der Anwendung grösserer Dosen. Kleinere Dosen bewirken eine Verstärkung und Verlangsamung der Herzkontraktionen, der Blutdruck wird gesteigert. In grossen Dosen wirkt Physostigmin sehr bald lähmend auf den gesamten Zentralnervenapparat. Der Tod erfolgt durch Atmungslähmung.

Anwendung: 1. Auf die Empfehlung von Dieckerhoff ist das Physostigminsulfat im Jahre 1882 zur Anwendung gekommen als Abführmittel bei der Verstopfungskolik der Pferde und bei Verstopfung und Pansenparese der Rinder in Form der subkutanen Injektion. In der Regel wirkt es rasch und sicher. Die Pferde speicheln nach 10 bis 15 Minuten, lecken, gähnen und zeigen Unruhe. Die Darmgeräusche werden lebhaft und sind in der Nähe der Tiere hörbar. Alsdann erfolgt Abgang von Gasen und festen, breiigen und dünnbreiigen Kotmassen in grösseren Mengen. Die Wirkung erstreckt sich über 1—2 Stunden und ist mit Zittern, Muskelschwäche und Schweissausbruch, zuweilen auch mit Atembeschleunigung und erschwertem Atmen verbunden. Rinder stöhnen oft laut nach der Anwendung des Physostigmins.

2. Als Tonicum bei Verdauungsschwäche der Rinder und bei chronischen Magen- und Darmkatarrhen der Pferde in kleinen Dosen.

3. Beim Kalbefieber versucht. Das Fleisch der mit Eserin behandelten Tiere ist unschädlich.

4. Aeusserlich zur Verengerung der Pupille bei Iritis adhaesiva in $^1/_2$—1 proz. Lösung zur Einträufelung in den Konjunktivalsack, auch abwechselnd mit einer Atropin-

lösung. Zur Verminderung des intraokularen Druckes beim Glaucom und anderen inneren Augenerkrankungen. Die Myose erfolgt nach 10 Minuten und hält bis 24 Stunden an. Eserin hebt die Atropinmydriasis am Auge nicht auf, wohl aber Atropin die Eserinmyosis.

Infolge der Eserinwirkung sollen bei Pferden Lageveränderungen des Darmes und Zerreissungen des Magens und Darmes begünstigt und hervorgerufen werden können. Bei trächtigen Tieren ist es mit Vorsicht anzuwenden. Bei Herzschwäche und chronischen Lungenkrankheiten kann durch das Auftreten von Lungenödem Erstickung eintreten.

Das Isophysostigmin wirkt stärker. Esiridin wirkt erheblich schwächer wie Eserin. Calabarin besitzt eine strychninartig tetanisierende Wirkung.

Dosis und Form:

Pferden . . . . 0,05 —0,1,
Rindern . . . . 0,1 —0,2 subkutan,
Schafen u. Ziegen 0,01 —0,02,
Schweinen . . . 0,005 —0,02,
Hunden . . . . 0,0005—0,003.

Subkutan in wässeriger, frisch bereiteter Lösung. Neben der Physostigmininjektion werden in der Regel noch andere Abführmittel innerlich gegeben.

Arecolinum hydrobromicum. Arekolinhydrobromid.

Abstammung: Ein Alkaloid der Arecasamen von Areca catechu; Palmae. Ostindien, Philippinen.

Eigenschaften: Feine, weisse, luftbeständige Nadeln, die sich leicht in Wasser und in Weingeist, schwer in Aether und Chloroform lösen. Die wässerige Lösung (1 + 9) rötet Lackmuspapier kaum. Platinchlorid- und Gerbsäurelösung, sowie Kalilauge rufen in ihr keine Fällung hervor. Jodlösung bewirkt eine braune, Bromwasser eine gelbe, Silbernitratlösung eine blassgelbe Fällung, Quecksilberchlorid eine weisse Ausscheidung, die im Ueberschusse des

Fällungsmittels löslich ist. Bei Luftzutritt erhitzt, hinterlässt Arekolinhydrobromid einen Rückstand von höchstens 0,1%. Sehr vorsichtig aufzubewahren. 0,01 g = 20 Pf.

Zusammensetzung: $C_8H_{13}O_2N \cdot HBr$.

Wirkung und Anwendung: Das Arekolin zeigt eine Doppelwirkung. Aehnlich dem Pilokarpin ruft es eine erhebliche Speichel- und Schweisssekretion hervor und steigert die Absonderung der Bronchialschleimhaut und der Darmdrüsen. Aehnlich dem Physostigmin bewirkt es kräftige Kontraktionen des Darmrohres und Verengerung der Pupille. Grosse Dosen rufen Krampfanfälle, Herzlähmung und allgemeine Lähmung hervor.

Das Arekolin ist 1894 von Fröhner als Abführmittel bei der Kolik der Pferde eingeführt worden. Wegen seiner Doppelwirkung ist das Arekolin ein vorzügliches Abführmittel bei der Verstopfungskolik der Pferde und der Pansenparese der Rinder. Als ableitendes und resorbierendes Mittel wird es bei der Hufrehe, Gehirnentzündung und beim Dummkoller angewendet. Bei wassersüchtigen Zuständen ist es versucht / worden. Auch bei der Gebärparese und zur Entfernung von fremden Körpern im Schlund hat man das Arecolin benutzt. Man beachte, dass durch vermehrte Absonderung der Bronchialschleimhaut Lungenödem begünstigt und hervorgerufen werden kann, deshalb Vorsicht bei Herzschwäche und chronischem Lungenleiden.

Aeusserlich wird das Arekolinhydrobromid in Form einer $1/2$—1 proz. wässerigen Lösung als Myoticum in der Augenheilkunde angewendet. Die Verengerung der Pupille hält mehrere Stunden an.

Dosis: Pferd . . . 0,05—0,08 g subkutan,
Rind . . . 0,04—0,06 g „

† **Arecovetrol.** Rote Gelatinekapseln mit 0,1 g Arecolin. hydrobr. und Semen Strychn. pulv. und graue Gelatinekapseln mit 0,1 g Veratrinsulfat und Semen Strychn. pulv. Bei der Pansenparese und als Diagnostikum bei der trau-

matischen Magen-Zwerchfellentzündung des Rindes hat man 2 stündlich abwechselnd 1 Kapsel gegeben.

† **Cesol** ist das Chlormethylat des Pyridin-β-karbonsäuremethylesters und wird fabrikmässig nach patentiertem Verfahren von E. Merck in Darmstadt dargestellt. Es ist ein weisses kristallinisches Pulver, das in Wasser und Weingeist leicht löslich ist. Die wässerige Lösung reagiert auf Kongopapier neutral. Schmelzpunkt 102°. Es wird für tierärztliche Zwecke in 50 proz. wässerigen Lösungen in Ampullen von 7,5 ccm Inhalt in den Handel gebracht und von der Fabrik als ein vollkommener Ersatz für das Arecolinum hydrobromicum bezeichnet. Bei subkutaner und intramuskulärer Anwendung sind örtliche Reizerscheinungen an der Injektionsstelle beobachtet. Die allgemeine Wirkung äussert es nach 3—15 Minuten in Speichelfluss, Kotabsatz, Schweissausbruch selten allgemein, oft an der Injektionsstelle; nur selten Schmerzäusserung in Form von Kolikerscheinungen. Herz, Atmung und Temperatur wurden nicht beeinflusst. Die Dosis von 7,5 ccm soll zu gering sein, die Normaldosis wird mit $1^1/_2$ Ampullen = 11 ccm angegeben. Beim Menschen 0,1—0,2 Cesol in Geloduratkapseln mehrmals täglich gegen quälende Durstzustände. Der Preis für 1 Ampulle mit 7,5 ccm beträgt 550 Pf.

Ueber Neucesol liegen z. Z. nähere Mitteilungen nicht vor.

Baryum chloratum. Baryumchlorid.

Darstellung: Durch Auflösen von kohlensaurem Baryt in Salzsäure, Abdampfen, Auskristallisieren.

Eigenschaften: Farblose, tafelförmige, an der Luft beständige Kristalle, die sich in 2,5 T. kaltem und 1,5 T. siedendem Wasser lösen, in Weingeist unlöslich sind. Die wässerige Lösung gibt mit verdünnter Schwefelsäure einen weissen, in Säuren unlöslichen, mit Silbernitratlösung einen weissen, käsigen, in Säuren unlöslichen, dagegen in Ammoniak leicht löslichen Niederschlag. Baryumchlorid färbt die nichtleuchtende Flamme grünlich. Vorsichtig aufzubewahren. 10 g = 10 Pf.

Zusammensetzung: $BaCl_2 \cdot 2H_2O$.

Wirkung: 1. Chlorbaryum wirkt sowohl bei innerlicher Verabreichung als auch in Form der intravenösen Injektion heftig erregend auf die glatte Muskulatur des Darmes und der Blase sowie auf die in der Darmwand gelegenen nervösen Apparate. Diese Wirkung ist an den äusserst lebhaften peristaltischen Darmbewegungen erkennbar, es tritt Durchfall ein.

2. Chlorbaryum ist ein Herzgift. Sowohl der Herzmuskel als auch die Herznerven werden hochgradig erregt. Grössere Dosen bewirken oft plötzlichen Herzstillstand in Systole. Infolge einer starken Gefässverengerung und der Erregung des Herzens wird der Blutdruck erhöht.

3. Eine Giftwirkung auf die Zentralnervenapparate äussert sich bei sehr grossen Dosen in Form von tetanischen Krämpfen.

Anwendung: Baryumchlorid ist im Jahre 1895 von Dieckerhoff gegen die Kolik der Pferde empfohlen worden. Bei der intravenösen Anwendung tritt die Wirkung unmittelbar, spätestens nach 3—5 Minuten ein und hält 2—6 Stunden an. Die peristaltischen Bewegungen werden sehr lebhaft, es erfolgt Abgang von Gasen, dann von geballten, später von breiigen Kotmassen. Die Darmwirkung ist eine prompte, energische und zuverlässige. Die nach der Injektion beobachteten plötzlichen Todesfälle infolge Herzlähmung ereignen sich seltener, wenn an Stelle einer grösseren Dosis mehrere kleinere Gaben in $1/2$ stündigen Zwischenräumen injiziert werden. Kontraindiziert ist die Anwendung bei Herzschwäche und chronischen Lungenkrankheiten.

Dosis und Form: Je nach der Grösse des Pferdes 0,25 in 10 g Wasser intravenös, wenn erforderlich in mehrmaliger

Wiederholung. Per os 3—6—12,0 als Pille oder Latwerge; die Wirkung erfolgt bei dieser Applikationsform erst nach 1—2 Stunden.

Wurmmittel.

Die Wurmmittel, Anthelminthica, werden angewendet zur Vertreibung der Darmparasiten. Als solche kommen in Frage Bandwürmer und Spulwürmer, seltener Oxyuren. Da diese Eingeweidewürmer nicht gleichmässig durch dieselben Arzneimittel geschädigt und abgetrieben werden, so unterscheidet man 1. Mittel gegen Spulwürmer: Flores Cinae und Santonin für Hunde und Katzen einschl. Geflügel; Tartarus stibiatus, Acid. arsenicosum, Oleum Terebinthinae, Oleum animale foetidum für grosse Tiere, Herba Tanaceti für Schafe, und 2. Mittel gegen Bandwürmer: Kamala, Semen Arecae, Cortex Granati, Rhizoma und Extractum Filicis und Flores Koso. Einige dieser Mittel töten die Darmparasiten, andere betäuben sie nur und treiben sie in die hinteren Darmabschnitte. Die Verabreichung eines Abführmittels bald oder kurze Zeit nach der Applikation des Wurmmittels ist deshalb bei den meisten Mitteln erforderlich. Vor Beginn der Wurmkur lässt man den Tieren meist das Futter entziehen (Hungerkur).

Auf die Giftigkeit einiger Wurmmittel ist Rücksicht zu nehmen.

Flores Cinae. Zitwerblüten.

Stammpflanze: Artemisia cina; Compositae. Turkestan, Kirgisensteppe.

Eigenschaften: Die getrockneten, noch geschlossenen Blütenköpfchen sind oval oder länglich, ungefähr 2—4 mm lang und 1—1,5 mm dick, gerundet-kantig, etwas höckerig, fast kahl, gelbgrün oder bräunlichgrün. Der Hüllkelch besteht aus 12—20 ovalen bis länglichen, sich dachziegelartig deckenden Blättchen. Der Blütenboden ist schlank, walzenförmig und kahl. Der Hüllkelch umschliesst 3—5 Knöspchen von zwitterigen Röhrenblüten. Zitwerblüten riechen eigenartig, würzig und schmecken widerlich bitter und kühlend. Weingeistige Kalilauge färbt das Pulver gelb.

Zitwerblütenpulver darf beim Verbrennen höchstens 10% Rückstand hinterlassen.

Bestandteile: 1—2% Santonin, ätherisches Oel, Harz, Bitterstoff.

Wirkung und Anwendung: Zitwerblüten sind das Hauptmittel gegen Spulwürmer der kleinen Tiere. Bei Bandwürmern ist die Wirkung unsicher. Die wurmwidrigen Eigenschaften sind auf das Santonin und zum Teil auch auf das ätherische Oel zu beziehen. An Stelle der Zitwerblüten wendet man jetzt meist das Santonin an.

Dosis der Zitwerblüten:
Pferd und Rind . . 100—200,0,
Schaf und Ziege . . 50—100,0,
Schwein . . . . 10— 25,0,
Hund . . . . . 2— 10,0.

Santoninum. Santonin.

Darstellung: Fabrikmässig aus den Zitwerblüten durch Extraktion mit Wasser, Weingeist und Aetzkalk, Ausfällen mit Säuren, Kristallisation.

Eigenschaften: Farblose, glänzende, bitter schmeckende, in Wasser sehr schwer lösliche Kristallblättchen, die am Lichte eine gelbe Farbe annehmen. Schmelzpunkt 170°. Santonin löst sich in 44 T. Weingeist, in 4 T. Chloroform sowie in fetten Oelen. Santonin soll nach dem Verbrennen höchstens 0,1% Rückstand hinterlassen. **Vorsichtig und vor Licht geschützt aufzubewahren.** 1 g = 90 Pf.

Zusammensetzung: $C_{15}H_{18}O_3$. Santonin ist das Anhydrid der Santoninsäure.

Wirkung und Anwendung: Santonin ist ein starkes Gift für Spulwürmer und wird an Stelle der Flores Cinae angewendet. Nach Lo Monaco tötet es die Askariden, nach W. von Schröder betäubt es nur die Würmer oder treibt sie in den Dickdarm. Ein Abführmittel in Gestalt von Kalomel oder Ricinusöl muss gleichzeitig oder bald nachher verabreicht werden.

Bei jungen Hunden entsteht nach der Verabreichung von Santonin in grösseren Dosen leicht eine Santoninvergiftung. Klonisch-tonische und tetanische Krämpfe abwechselnd mit Benommenheit und Schlafsucht, Uebelkeit, Erbrechen, Durchfälle, zuweilen auch Hämaturie wurden beobachtet. Der Tod erfolgt durch Atmungslähmung. Aeltere Hunde und grosse Tiere vertragen verhältnismässig sehr grosse Mengen.

Beim Menschen werden bei der Santoninvergiftung Gelb- und Violettsehen, Geruchs-, Geschmacks- und Sprachstörungen, Konvulsionen in den Gesichts-, Augen- und Kaumuskeln, Benommenheit und Uebelkeit beobachtet.

Der saure Harn der Fleischfresser erscheint nach Santoninanwendung gelb bis grünlich gefärbt und wird auf Zusatz von Alkali rot.

Dosis und Form:

Pferd und Rind	10—25,0	mit Ricinusöl oder als Latwerge,
Schaf und Ziege	2— 5,0	
Schwein . . .	0,5 — 1,0	
Hund	0,03— 0,2	mit Oleum Ricini oder mit Kalomel in Pulverform.
Katze . . .	0,02— 0,05	

In der Regel wendet man Santonin nur bei kleineren Tieren an. Die offizinellen Pastilli Santonini enthalten 0,025 Santonin.

† **Herba Tanaceti.** Rainfarnkraut von Tanacetum vulgare, Compositae, enthält bis 1,2% ätherisches Oel, Bitterstoff und Gerbsäure. Das ätherische Oel ist ein starkes Gift für Spulwürmer und Oxyuren. In grossen Dosen wirkt es als Krampf-

gift und ruft Erregungszustände hervor. Man gibt Pferden und Rindern 50—100,0, Schafen und Ziegen 10—25,0 als Infusum, Latwerge oder Pulver. Schafen mengt man das Pulver unter das Futter. **Bestandteil der Spinolaschen Wurmkuchen für Lämmer: Kochsalz 500,0, Teer, Wermut und Rainfarnen ā̄ 1000,0, Mehl und Wasser.** Mit Haferschrot zur Lecke. 10 g = 20 Pf.

Das früher als Anthelminthicum gebräuchliche **Oleum animale foetidum, stinkendes Tieröl** (Pferden 10—20,0 mit Aloe als Pille, Schafen 10—20 Tropfen in Wermuttee 2—3 mal täglich) ist **obsolet**.

Rhizoma Filicis. Farnwurzel.

Stammpflanze: Aspidium filix mas; Filices. In ganz Europa wildwachsend.

Eigenschaften: Der im Herbst gesammelte, von den Wurzeln und möglichst auch von den Spreuschuppen befreite, ungeschälte und unzerschnittene, bei gelinder Wärme getrocknete Wurzelstock mit den daransitzenden Blattbasen ist gewöhnlich etwa 10 cm, manchmal aber bis 30 cm lang und 1—2 cm dick. Der Wurzelstock wird allseitig von dicht gestellten, bogenförmig aufsteigenden, kantigen, bis 3 cm langen und 1 cm dicken, schwarzbraunen Blattbasen umhüllt und ist, wie diese, meist noch spärlich mit braunen bis gelbbraunen, dünnhäutigen Spreuschuppen bekleidet. Farnwurzel riecht schwach und schmeckt süsslich, etwas herb und kratzend. **Farnwurzel und Farnwurzelpulver sind über Kalk zu trocknen und in dicht schliessenden Gefässen, vor Licht geschützt nicht länger als ein Jahr vorsichtig aufzubewahren.** 100 g = 75 Pf.

Bestandteile: Filixsäure oder Filicin, ätherisches Oel, Filixgerbsäure, fettes Oel, Harz, Zucker, Stärkemehl. Die Filixsäure ist unlöslich in Wasser, schwer in Weingeist, leichter in Aether und fetten Oelen löslich.

Präparat: **Extractum Filicis. Farnextrakt.** Der mit Aether hergestellte Auszug des gepulverten Rhizoms wird zu einem dünnen, von Aether vollständig befreiten Extrakte eingedampft. Farnextrakt ist grün bis braungrün, in

Wasser unlöslich und schmeckt widerlich und kratzend. Vor der Abgabe ist es umzuschütteln. **Vorsichtig aufzubewahren.** 1 g = 20 Pf.

Wirkung und Anwendung: Man schätzt die Farnwurzel und das Farnextrakt als die zuverlässigsten Wurmmittel bei Taenien und Bothriocephalen. Bei grossen Tieren wendet man die gepulverte Wurzel, bei kleinen Tieren das Extrakt an. 3—6 Stunden später verabreicht man ein Abführmittel, jedoch kein Ricinusöl.

Gegen die Leberegelseuche der Rinder, Schafe und Ziegen, hervorgerufen durch Distomum hepaticum, sind die wirksamen Bestandteile des Filixextraktes (Distol) mit gutem Erfolge gegeben worden. Den Rindern hat man 10—15,0, Schafen und Ziegen 2,0 gegeben. Am übernächsten Tage wurde die Gabe wiederholt.

Das Filixextrakt ruft leicht eine Vergiftung hervor. Unter verringerter Fresslust, Erbrechen, Durchfall entsteht eine Gastroenteritis. Die Tiere zeigen Benommenheit, Schlafsucht, Bewusstlosigkeit, abwechselnd mit Zuckungen und Krämpfen. Es entwickelt sich im weiteren Verlauf der Vergiftung eine grosse Herzschwäche und eine Nierenentzündung. Manche Tiere erblinden und zeigen allgemeine Lähmungserscheinungen. Der Tod erfolgt durch Herz- und Atmungslähmung. Wegen der Gefahr einer Vergiftung unterlässt man hier die vorbereitende Hungerkur.

Dosis und Form des Rhizoms:
Pferden und Rindern . 100—250,0. Pferden als Latwerge
            oder Pille,
Schafen und Ziegen . 50—100,0. Wiederkäuern als Einguss, Schüttelmixtur,
Schweinen . . . . 20— 50,0 als Latwerge.

Bei Hunden und Katzen wendet man Extractum Filicis an.

Grosse Hunde . 2—5,0
Kleine Hunde. . 0,5—1,0 } in Pillen
Katzen . . . . 0,2—0,5 oder in Gelatinekapseln.

† **Filmaron.** Aspidinolfilicin. Ein aus Filixextrakt dargestelltes gelbes, amorphes Pulver, das in Wasser unlöslich, in fetten Oelen leicht löslich ist. In den Handel kommt es in Form einer 10 proz. Lösung in Ricinusöl als Filmaronöl. An Stelle des Filixextraktes als wirksames Bandwurmmittel. Die Vergiftungssymptome sind dieselben wie bei Extractum Filicis. Eine Vergiftung wird nach Gmeiner vermieden, wenn von einer vorbereitenden Hungerkur abgesehen wird und eine Stunde nach der Verabreichung des Filmaronöls als Laxans Ricinusöl (15—80 g) gegeben wird. Dosis des Filmarons für Hunde 0,2—1,0, Filmaronöl 2—10,0 in Kapseln.

Cortex Granati. Granatrinde.

Stammpflanze: Punica granatum; Myrtaceae. Strauch- und baumartige Pflanze am Mittelmeer. Die Stamm- und Wurzelrinde sind offizinell.

Eigenschaften: Die getrocknete Rinde der oberirdischen Achsen und der Wurzeln ist 1—3 mm dick, ihr Bruch glatt und gleichmässig gelblich, nur in einer dünnen Aussenschicht manchmal etwas braun oder grau. Granatrinde schmeckt herbe, nicht bitter.

Wird 1 T. zerkleinerte Granatrinde 1 Stunde lang mit 100 T. schwach angesäuertem Wasser bei Zimmertemperatur ausgezogen, so liefert sie einen gelben Auszug, der sich mit wenigen Tropfen Eisenchloridlösung schwarzblau färbt; wird der Auszug mit der fünffachen Menge Kalkwasser versetzt, so färbt er sich gelbrot und trübt sich, wird aber später unter Abscheidung orangeroter Flocken farblos. 10 g = 10 Pf.

Bestandteile: Mindestens 0,4 % Granatrindenalkaloide; Pelletierin oder Punicin, Methylpelletierin, Pseudo- und Isopelletierin, 20—28 % Gerbsäure und Mannit.

Präparat: Extractum Granati fluidum. Granatrindenfluidextrakt wird durch das Perkolationsverfahren aus der grob gepulverten Granatrinde gewonnen. Es ist braunrot, schmeckt herbe und löst sich trübe in Weingeist und in Wasser. Gehalt mindestens 0,2 % Granatrindenalkaloide. Hunden 4—12,0 täglich 2—3 mal. 10 g = 100 Pf.

Wirkung und Anwendung: Die Granatrinde wird in Form eines Mazerationsdekoktes als Bandwurmmittel bei Hunden und Katzen angewendet. Wegen des hohen Gerbsäuregehaltes verursacht das Dekokt leicht Erbrechen; es wird daher selten angewendet.

Dosis: Grosse Hunde . . 20—50,0,
Kleine Hunde . . 5—20,0,
Katzen . . . . 5—10,0.

Flores Koso. Kosoblüten stammen von Hagenia abyssinica; Rosaceae. Ein hoher Baum in Abessinien und Deutsch-Südwestafrika. Die getrockneten, nach dem Verblühen gesammelten, rötlichen, weiblichen Blüten sind gestielt und durch zwei rundliche, häutige, netzadrige Vorblätter gestützt. Sie besitzt einen behaarten, fast kreiselförmigen, krugförmig vertieften, oben durch einen Ring verengten Blütenbecher. Im Grunde des Blütenbechers stehen zwei Stempel, von denen sich oft einer zu einem Nüsschen entwickelt hat. Kosoblüten riechen schwach, eigenartig und schmecken etwas bitter, kratzend und zusammenziehend. 10 g = 25 Pf.

Kosoblüten enthalten das amorphe Kosotoxin, aus dem durch Kochen mit Barythydratlösung das Kosinum Merck entsteht, Protokosin, Kosidin und Kosoin.

Kosoblüten sind, wenn die Droge frisch und gut ist, ein zuverlässiges Bandwurmmittel. Doch ruft das Mittel leicht Erbrechen hervor. 2—3 Stunden nach der Verabreichung von Kosoblüten muss ein Abführmittel gegeben werden. Schafen 20—50,0, Lämmern 5—10,0 als Schüttelmixtur, Hunden 10—25,0 als Latwerge oder in gepressten Tabletten.

Von dem Kosinum Merck gibt man Hunden 1—2,0, Lämmern 0,1—0,2. 0,1 g = 130 Pf.

Kamala. Kamala.

Stammpflanze: Mallotus philippinensis; Euphorbiaceae. Ostindien, Malabar, Ceylon. Die Droge besteht aus den Drüsen und Büschelhaaren der Epidermis der erbsengrossen Früchte, die durch Abbürsten, Schütteln und Reiben gewonnen werden.

Eigenschaften: Kamala stellt ein leichtes und weiches, nicht klebriges, geruch- und geschmackloses, braunrotes, mit wenigen graugelben Teilchen durchsetztes Pulver dar, das an Weingeist, Aether, Chloroform und Laugen einen rotgelben Farbstoff abgibt. Kamala darf beim Verbrennen höchstens 6% Rückstand hinterlassen. 10 g = 55 Pf.

Bestandteile: Rottlerin oder Mallotoxin, das nahe verwandte Isorottlerin, ein gelber Farbstoff, Harz. Nach Thoms sind das Rottlerin, das Kosotoxin und die Filixsäure Phloroglucinderivate.

Wirkung und Anwendung: Kamala tötet die Bandwürmer und wirkt gleichzeitig abführend; auch gegen die Spulwürmer hat man Kamala mit Erfolg gegeben. Kamala ist frei von unangenehmen Nebenwirkungen und wird weniger leicht erbrochen als die anderen Bandwurmmittel. Kamala ist auch mit Erfolg bei der Leberegelseuche der Schafe angewendet worden, sofern sie durch Distomum hepaticum verursacht war. Marek empfiehlt zwei Gaben von je 7,5 g.

Dosis und Form:

Grossen Hunden . . .	5—15,0,
Kleinen Hunden . . .	2— 5,0,
Katzen	1— 2,0,
Geflügel	0,5— 2,0.

In Form der Schüttelmixtur, Latwerge, in Kapseln, Tabletten, mit gehacktem Fleisch oder Fett als Bissen.

Semen Arecae. Arekasamen. Betelnuss.

Stammpflanze: Areca catechu; Palmae. Ostindien, Philippinen.

Eigenschaften: Die reifen, möglichst vollständig von den Resten der Fruchtwand befreiten Samen sind stumpf kegelförmig oder seltener mehr oder weniger abgeflacht kugelig, stets mit einer etwas verbreiterten Grundfläche versehen. Auf dieser liegt, etwas abseits von der Mitte, der hellere, halbkreisförmige Nabel, dem häufig noch Faserreste anhängen. Neben dem Nabel, über der Mitte der Grundfläche, findet sich eine kleine Höhlung, in der mitunter noch der winzige Keimling angetroffen wird. Die Samen können eine Höhe von 3 cm und eine Dicke von 2,5 cm erreichen, sind aber meist kleiner. Die Oberfläche ist hell- bis zimtbraun und von einem unregelmässigen, helleren Netz vertiefter Adern durchzogen. Arekasamen ist geruchlos und schmeckt schwach zusammenziehend. 10 g = 65 Pf.

Bestandteile: Die Alkaloide Arecolin $C_8H_{13}NO_2$, Arekaïn, Arekaïdin, Guvacin; ferner Cholin, 14—18% Fett, Spuren ätherischen Oeles, 14% Gerbsäure.

Wirkung und Anwendung: Die wurmabtreibende Wirkung der Arekasamen erstreckt sich sowohl auf **Bandwürmer** als auf **Spulwürmer**. Hunde erbrechen häufig nach der Verabreichung. Ein Abführmittel ist meist nicht zu entbehren und wird nach 3 Stunden gegeben.

Die Arekasamen sind bislang ohne Nachteil bei Tieren als ein sehr wirksames Wurmmittel angewendet worden.

Bei Hunden hat sich die Verabreichung in Gelatinekapseln, enthaltend je 1 g Pulv. Sem. Arecae, Kamala und Ol. Ricini, sehr bewährt. 3—6 Kapseln, je nach der Grösse der Hunde, waren ausreichend. Die Wirkung äusserte sich schon nach wenigen Stunden.

Dosis und Form:

Pferd, Rind	100—250,0,	
Fohlen	10— 50,0	als Pulver mit nassem Kleienfutter,
Lämmern	5— 10,0	als Schüttelmixtur,
Hunden	10— 20,0	in Gelatinekapseln
Katzen	2— 5,0	oder als Pillen,
Grossem Geflügel	1— 3,0,	
Tauben und Papageien	0,1— 1,0	mit Butter zu Bissen.

Brechmittel.

Das Erbrechen erfolgt durch Reizung des Brechzentrums in der Medulla oblongata. Diese Reizung kann durch Arzneimittel direkt vom Blute aus (Apomorphin) oder indirekt, reflektorisch, durch Reizung der Vagusendigungen der Magenschleimhaut erfolgen. In dieser Art wirken: Tartarus stibiatus, Rhizoma Veratri, Cuprum sulfuricum, Zincum sulfuricum, Natrium chloratum. Radix Ipecacuanhae wirkt sowohl direkt als auch reflektorisch erregend auf das Brechzentrum.

Man wendet die Brechmittel an:
1. Bei Ueberladung des Magens mit unverdaulichen Stoffen, die eine Reizung der Magen-Darmschleimhaut veranlassen und unterhalten.
2. Zur Entfernung von Fremdkörpern im Schlunde und im Magen.
3. Bei Vergiftungen und Infektionskrankheiten (Staupe der Hunde, Rotlauf der Schweine).
4. Bei Erkrankungen der Schleimhaut des Larynx, Pharynx, der Trachea und der Bronchien.

Durch den Brechakt werden Schleim und Kruppmembranen herausbefördert; bei trockenen Katarrhen wird die Sekretion der Schleimhäute angeregt, zäher Schleim verflüssigt und die Entleerung des Sekretes begünstigt. Die Brechmittel sollen kontrastimulistisch eine Umstimmung des Körpers bedingen und dadurch akute Krankheiten kupieren.

Mechanisch beseitigt die Bauchpresse während des Brechaktes eine Blutfülle der Bauch- und Beckenorgane sowie eine Gallenstauung durch Konkremente und durch Schleimpfröpfe in den Gallenwegen.

Die Brechmittel dienen beim Pferd nur als Expectorantien und Diaphoretica, bei den Wiederkäuern als Ruminatoria. Bei kleinen Tieren werden die Brechmittel in kleinen, nicht brechenerregenden Dosen, als Expektorantien angewendet.

Bei schweren Herzfehlern und Gefässkrankheiten (Aneurysmen und Angiomen), bei Blutungen, Hernien, hoher Trächtigkeit und bei sehr schwachen Tieren sollen Brechmittel nicht angewendet werden.

Apomorphinum hydrochloricum. Apomorphinhydrochlorid.

Darstellung: Durch Erhitzen von Morphin mit Salzsäure in einem zugeschmolzenen Glasrohr auf 140°; unter Wasserabspaltung entsteht Apomorphin:

$$C_{17}H_{19}O_3N - H_2O = C_{17}H_{17}O_2N$$
Morphin   Apomorphin.

Eigenschaften: Weisse oder grauweisse, in Aether und Chloroform fast unlösliche Kriställchen. Apomorphinhydrochlorid löst sich in etwa 50 T. Wasser und in etwa 40 T. Weingeist. Die Lösungen nehmen beim Stehen an der Luft und am Licht allmählich eine grüne Färbung an; werden die Lösungen jedoch unter Zusatz von wenig Salzsäure bereitet, so bleiben sie längere Zeit unverändert. Ein grösserer Zusatz von Salzsäure bewirkt die Abscheidung von weissen Apomorphinhydrochloridkriställchen. An feuchter Luft, besonders unter Mitwirkung des Lichtes, färbt sich Apomorphinhydrochlorid bald grün. Salpetersäure löst Apomorphinhydrochlorid mit blutroter Farbe. Ein Tropfen verdünnte Eisenchloridlösung (1 + 9) färbt 10 ccm der wässerigen Lösung (1 + 9999) blau. Silbernitratlösung erzeugt in der wässerigen, mit einem Tropfen Salpetersäure versetzten Lösung (1 + 99) einen weissen, käsigen Niederschlag; setzt man Ammoniakflüssigkeit hinzu, so tritt sofort Schwärzung ein. Die frisch bereitete wässerige Lösung (1 + 99) muss farblos oder darf doch nur sehr wenig gefärbt sein. Apomorphinhydrochlorid darf beim Verbrennen höchstens 0,1% Rückstand hinterlassen. 0,01 g = 20 Pf., 0,1 g = 165 Pf. Vorsichtig und vor Licht geschützt aufzubewahren.

Wirkung: 1. Apomorphin wirkt brechenerregend durch Reizung des Brechzentrums in der Medulla oblongata und zwar bei subkutaner Anwendung schneller (nach einigen Minuten) als vom Magen aus; bei innerlicher Anwendung sind grössere Dosen erforderlich, das Erbrechen erfolgt später und unsicherer. Durch grosse Dosen wird das Brechzentrum gelähmt, es erfolgt kein Erbrechen. Bei Schweinen wirkt Apomorphin nicht brechenerregend.

Die Vorzüge des Apomorphins als Brechmittel bestehen in der bequemen Anwendung (subkutan), in der sicheren und schnellen Wirkung und in dem Fernbleiben von unangenehmen Nebenwirkungen.

2. Apomorphin erhöht die Speichel- und Magensaftsekretion, namentlich aber die Absonderung der Drüsen der Respirationsschleimhaut, zäher Schleim wird verflüssigt, das Aushusten wird erleichtert.

3. Grössere Apomorphingaben rufen zunächst eine hochgradige Erregung der Bewegungs- und Empfindungszentren des Grosshirnes und der Zentren in der Medulla oblongata hervor. Die Tiere zeigen Angst, Unruhe, sie drängen oder springen vorwärts, namentlich bei plötzlichen Geräuschen, sind sehr schreckhaft, laufen hin und her und zeigen Leck- und Nagesucht. Schafe fressen an ihrer Wolle, das Geflügel zupft an dem Gefieder und pickt oft unausgesetzt mit dem Schnabel auf die Erde. Puls und Atmung

sind beschleunigt, der Blutdruck steigt. Zuweilen treten Krämpfe auf.

Nach grossen Dosen folgt auf das Erregungsstadium eine allgemeine Erschlaffung und Betäubung, Erlöschen der Reflexe und unter Konvulsionen Tod durch Atmungslähmung.

Anwendung: 1. Subkutan als Brechmittel für Hunde und Katzen. Katzen bedürfen einer zehnfach grösseren Dosis als Hunde.

2. Per os als Expectorans bei Katarrhen der Luftwege und bei der Katarrhalpneumonie der Hunde.

3. Gegen die Lecksucht der Rinder 0,1—0,2 und das Wollefressen der Schafe 0,1—0,2 subkutan täglich einmal während 3 Tagen. Beim Rinde treten zuweilen schon nach 0,15 g Vergiftungserscheinungen hervor. Alte, geschwächte, hochgradig an der Lecksucht erkrankte Kühe sind deshalb von der Behandlung mit Apomorphin auszuschliessen.

4. Bei chronischem Magenkatarrh der Pferde ist Apomorphin (0,1) empfohlen worden. Der Erfolg ist unsicher.

Dosis und Form als Brechmittel:
Hunden . . . . . 0,002— 0,01 }
Katzen . . . . . 0,02 — 0,05 } subkutan.

Als Expectorans:
Grossen Tieren . . 0,02 — 0,05,
Mittelgrossen Tieren 0,005— 0,01,
Hunden . . . . . 0,001—0,003 in wässeriger Lösung.

Ein Zusatz von Salzsäure erhöht die Haltbarkeit einer Apomorphinlösung.

Tartarus stibiatus. Brechweinstein.

Darstellung: Durch Kochen von Weinstein mit Antimonoxyd und Wasser, Auskristallisieren.

Eigenschaften: Weisse, allmählich verwitternde Kristalle oder ein weisses kristallinisches Pulver. Brechweinstein verkohlt beim Erhitzen, löst sich in 17 T. Wasser und ist in Weingeist unlöslich. Die wässerige, Lackmuspapier schwach rötende, süsslich und widerlich schmeckende Lösung gibt mit Kalkwasser einen weissen, in Essigsäure leicht löslichen und nach dem Ansäuern mit Salzsäure mit Schwefelwasserstoffwasser einen orangeroten Niederschlag. Eine Mischung von 1 g gepulvertem Brechweinstein und 3 ccm Zinnchlorürlösung darf innerhalb einer Stunde keine dunklere Färbung annehmen (Arsenverbindungen). 1 g = 15 Pf., 10 g = 100 Pf. Vorsichtig aufzubewahren.

Zusammensetzung: $C_4H_4O_6(SbO)K \cdot {}^1/_2 H_2O$.

Präparate: 1. Unguentum Tartari stibiati. Brechweinsteinsalbe. Zu bereiten aus 1 T. fein gepulvertem Brechweinstein, 4 T. weissem Vaselin. Brechweinsteinsalbe ist weiss. 10 g = 45 Pf.

2. Vinum stibiatum. Brechwein. 1 T. Brechweinstein wird in 249 T. Xereswein gelöst und die Lösung filtriert. Brechwein ist braungelb. Vorsichtig aufzubewahren. 10 g = 70 Pf.

Wirkung: In Substanz oder in konzentrierter Lösung wirkt Brechweinstein auf die Haut und die Schleimhäute entzündungserregend. Als Salbe eingerieben ruft Brechweinstein eine pustulöse Hautentzündung hervor, weil das saure Sekret der Hautdrüsen den Brechweinstein in ein ätzendes Antimonsalz verwandelt. In höheren Graden kann eine eitrige Entzündung und selbst Nekrose der Haut eintreten.

Bei innerlicher Anwendung wird durch kleine Dosen die Absonderung der Schleimhäute des Digestions- und des Respirationsapparates, der Schweiss- und Speicheldrüsen sowie der Nieren angeregt.

Brechweinstein reizt die Magenschleimhaut und ruft auf reflektorischem Wege Erbrechen hervor. Durch Reizung der Darmschleimhaut entsteht Durchfall. Darmparasiten, besonders die Spulwürmer des Pferdes, werden durch Brechweinstein abgetötet und abgetrieben. Gegen Trypanosomen soll Brechweinstein wirksam sein.

Grössere Dosen auf einmal gegeben rufen eine heftige Magen-Darmentzündung und eine akute Brechweinsteinvergiftung hervor. Alle parenchymatösen Organe erleiden eine **fettige Entartung**, die Gefässe werden gelähmt, die Erscheinungen einer grossen **Herzschwäche** treten hervor, der Blutdruck und die Innentemperatur fallen. Unter Kollapserscheinungen erfolgt der Tod durch Herzlähmung.

Der Brechweinstein wird vom Magen und Darm aus langsam resorbiert und auch langsam durch die Nieren, die Leber und die Milchdrüse ausgeschieden.

Die Tiere sind gegen Brechweinstein verschieden empfindlich, zeigen sich aber meist schon nach mittleren Gaben geschwächt und angegriffen. 15—20,0 Brechweinstein sind imstande, ein leichtes Arbeitspferd zu töten.

Anwendung: 1. Als **Brechmittel** für Schweine, Hunde und Katzen. Man verordnet für Schweine 0,5—1,0 Brechweinstein mit derselben Menge Pulvis Rhizom. Veratri, für Hunde 0,1—0,3 mit 0,5—2,0 Brechwurzelpulver, für Katzen 0,05—0,1 mit Sirup oder Honig gut gemischt. Für Hunde und Katzen kann auch der Brechwein tee- bis esslöffelweise gegeben werden, man wendet aber bei diesen Tieren besser Apomorphinhydrochlorid subkutan als Brechmittel an.

2. Als **Ruminatorium** für Wiederkäuer bei Indigestion, unterdrücktem Wiederkauen, Verdauungsschwäche; in der Regel mit Mittelsalzen und bitteren oder aromatischen Mitteln. Rindern 3—5,0, Schafen und Ziegen 0,3—1,0.

3. Als **Laxans** bei Kolik und Verdauungsleiden sowie als Ableitungsmittel bei inneren Krankheiten ist Brechweinstein nur selten und mit Vorsicht anzuwenden. Pferd 5—10,0, Rind 10—20,0, Ziegen und Schafen 0,5—2,0.

4. Zum Abtreiben der **Spulwürmer** beim Pferde 8—15,0 aufgelöst in dem Trinkwasser auf 2—3 mal am Tage.

5. Als **Expectorans** bei Katarrhen der Respirationsschleimhaut, namentlich bei chronischer Bronchitis und Pneumonie. Pferden 0,5—2,0, Rindern 3—5,0, Schafen und

Ziegen 0,2—0,5, Hunden 0,01—0,05 oder in Form von Brechwein 5—15 Tropfen mehrmals am Tage oder als Mixtura solvens stibiata.

6. Als **Antipyreticum** und als **entzündungswidriges Mittel** bei Lungenentzündung und Entzündung der serösen Häute selten und mit Vorsicht.

7. **Aeusserlich** in Form von Ungt. Tartari stibiati zur Hervorrufung einer pustulösen Dermatitis, um **ableitend** bei Gehirn- und Lungenentzündung der Rinder und Schweine zu wirken.

Kontraindiziert ist die Anwendung des Tartarus stibiatus bei Magen- und Darmentzündung, Herzschwäche, anämischen, sehr jungen oder alten, schwächlichen Tieren.

Mit Gerbsäure und gerbsäurehaltigen Arzneistoffen, Säuren, kohlensauren und Aetzalkalien, Metallsalzen und Alkaloiden soll Brechweinstein nicht zusammen gegeben werden.

Wird der Brechweinstein in Form von Latwergen oder Pillen verordnet, so gilt als Regel, den Brechweinstein vor der Beimischung in destilliertem Wasser zu lösen.

Radix Ipecacuanhae. Brechwurzel.

Stammpflanze: Uragoga ipecacuanha; Rubiaceae. Brasilien.

Eigenschaften: Die Wurzel ist hin und her gebogen, an den Enden verjüngt, gewöhnlich unverzweigt, bis 20 cm lang, aber meist in 5—7 cm lange Stücke zerbrochen, nicht über 5 mm dick, durch Wülste der Rinde, die sie mehr oder weniger umfassen, geringelt, fein längsgefurcht, graubraun. Die innen weissliche bis hellgraubraune Rinde ist ebenso dick oder dicker, als der hellgelbe, harte, zähe, marklose Holzkörper. Sie löst sich leicht vom Holzkörper ab und bricht glatt. Brechwurzel riecht schwach, eigenartig und schmeckt widerlich und schwach bitter.

Brechwurzel darf die schlanken, glatten, mit Mark versehenen Wurzelstöcke nicht enthalten. **Vorsichtig aufzubewahren.** 1 g = 110 Pf.

Bestandteile: Die Alkaloide Emetin und Cephaëlin (zu etwa 2%) sowie die gerbstoffartige Ipecacuanhasäure, Stärkemehl.

Präparate: 1. Pulvis Ipecacuanhae opiatus. Doversches Pulver. Gehalt 10% Opiumpulver, entsprechend 1% Morphin. Zu bereiten aus 1 T. Opiumpulver, 1 T. fein gepulverter Brechwurzel, 8 T. fein gepulvertem Milchzucker. Doversches Pulver ist hellbraun und riecht kräftig nach Opium. Vorsichtig aufzubewahren. 1 g = 15 Pf., 10 g = 130 Pf.

Das Doversche Pulver wird Hunden bei ruhrartigen Durchfällen und als Expectorans bei Katarrhen der Luftwege sowie zur Verminderung des Hustenreizes gegeben. 0,25—0,5 g täglich 2—3 mal.

2. Sirupus Ipecacuanhae. Brechwurzelsirup. 1 T. Brechwurzeltinktur, 9 T. Zuckersirup werden gemischt. Brechwurzelsirup ist gelblich. Als Expectorans und als Brechmittel für Hunde. 1 Tee- bis 1 Esslöffel. 10 g = 25 Pf.

3. Tinctura Ipecacuanhae. Brechwurzeltinktur. Gehalt mindestens 0,194% Alkaloide. Zu bereiten aus 1 T. grob gepulverter Brechwurzel, 10 T. verdünntem Weingeist. Brechwurzeltinktur ist hellbraun. Vorsichtig aufzubewahren. 10 g = 160 Pf.

Wenn Vinum Ipecacuanhae verordnet wird, so ist dafür Tinctura Ipecacuanhae abzugeben.

Als Brechmittel für Hunde und Katzen tee- bis esslöffelweise bis zur Wirkung. Als Expectorans mehrmals täglich 10—20 Tropfen.

Wirkung: Das Brechwurzelpulver reizt die Haut und die Schleimhäute, es verursacht Niesen, Husten, Tränenfluss und Erstickungsanfälle.

Kleinere Gaben bewirken vermehrte Speichel- und Schweisssekretion, durch Reizung der Schleimhäute des

Respirationsapparates vermehrte Schleimabsonderung. Die Expektoration wird erleichtert, der Appetit vermehrt, die Gallenabsonderung angeregt.

Grössere Dosen rufen Erbrechen hervor. Das Erbrechen kommt sowohl durch Reizung der Magenschleimhaut als durch Erregung des Brechzentrums zustande. Nicht selten treten auch Durchfälle ein. Sehr grosse Dosen bewirken eine heftige Darmentzündung.

Das Emetin verursacht bei subkutaner oder intravenöser Applikation Gefässlähmung, Sinken des Blutdruckes, Herzlähmung.

Anwendung: 1. Als Brechmittel für Schweine, Hunde und Katzen. Für Hunde und Katzen ist Apomorphin in subkutaner Form geeigneter.

2. Als Expectorans bei Katarrhen der Respirationsschleimhäute, namentlich bei der Bronchitis und der Katarrhalpneumonie der Hunde.

3. Zur Anregung der Pansentätigkeit und zur Beförderung des Wiederkauens beim Rinde 5—10,0 als Schüttelmixtur. 1 g = 110 Pf.

4. Als Stypticum mit Opium zusammen bei Darmkatarrhen der kleinen Tiere sowie zur Anregung der Gallensekretion bei Leberkrankheiten und Ikterus.

Dosis und Form als Brechmittel:
Schweinen 1—4,0 für sich allein oder mit Tartarus stibiatus als Latwerge,
Hunden . 0,5 —3,0 als Schüttelmixtur,
Katzen . 0,25—0,5 des Pulvers, Sirupus oder der Tinctura Ipecacuanhae.

Als Expectorans verordnet man für kleine Tiere die Brechwurzel in Form des Infus, 0,5—1,0 : 100—150,0, mit Sirupus Althaeae oder Succus Liquiritiae oder das Pulvis Ipecacuanhae opiatus, ferner Sirupus und Tinctura Ipecacuanhae.

Auswurfbefördernde Mittel.

Diese, auch Expektorantien und Brustmittel genannten Arzneistoffe werden bei Krankheiten der Luftwege und der Lunge angewendet, um spärliches oder um zwar reichliches, jedoch zähes Sekret aus den Luftwegen, namentlich aus den Bronchien herauszubefördern.

Ihre Wirkung besteht entweder in einer Vermehrung der Sekretion und damit verbundener Verflüssigung des zähen Sekretes, wodurch das Abhusten erleichtert wird (Apomorphin, Brechwurzel, die ätherisch-öligen Mittel, Ammonium- und Antimonpräparate), oder auch darin, dass das Flimmerepithel zu vermehrter Tätigkeit angeregt wird (Ammoniak und Ammoniumsalze). Bei alten Katarrhen mit stockender Expektoration wendet man vorzugsweise die stärker reizenden und hustenerregenden Mittel an (Senegawurzel, Seifenrinde, Kampfer, Terpentinöl, Benzoesäure, Teer, Kreosot).

Ammonium chloratum. Ammoniumchlorid.

Darstellung: Die Hauptquelle der Gewinnung des Salmiaks ist das bei der Leuchtgasfabrikation oder Koksbereitung abfallende sogenannte Ammoniakwasser. Das aus diesem gewonnene Ammoniakgas wird in verdünnte Salzsäure geleitet. Die so erhaltene Salmiaklösung enthält etwa 25% NH_4Cl, sie wird durch Absetzenlassen und Filtrieren von den unlöslichen und teerartigen Verunreinigungen befreit, eingedampft und durch Umkristallisieren gereinigt.

Eigenschaften: Farblose, durchscheinende, harte, faserig kristallinische, geruchlose Stücke oder ein weisses kristallinisches Pulver. Der Geschmack ist salzig und kratzend. Ammoniumchlorid verflüchtigt sich beim Erhitzen. Es löst sich in 3 T. Wasser sowie in ungefähr 50 T. Weingeist. Die wässerige Lösung gibt mit Silbernitratlösung einen weissen, käsigen, in Ammoniakflüssigkeit löslichen Niederschlag und entwickelt beim Erwärmen mit Natronlauge Ammoniak. 10 g = 20 Pf., 100 g = 145 Pf.

Zusammensetzung: NH_4Cl, Salmiak.

Wirkung: Salmiak wirkt reizend auf die Schleimhäute. Kleinere Mengen, wiederholt innerlich gegeben, regen die Sekretion der Schleimhäute der Luftwege an. Der Schleim wird verflüssigt, die Expektoration durch lebhaftere Flimmerbewegung des Epithels unterstützt.

Kleine Dosen regen die Fresslust an. Wird Salmiak zu oft in kleinen Dosen oder eine einmalige grosse Dosis verabreicht, so entsteht leicht eine Magen-Darmentzündung.

Die Harnabsonderung wird durch Reizung des Nierenepithels vermehrt.

Sehr grosse Dosen wirken nach der Resorption heftig erregend auf die Zentren in der Medulla oblongata und auf das Rückenmark. Unter Konvulsionen, tetanischen Krämpfen und Atemstillstand kann der Tod durch Lähmung dieser Zentren eintreten.

Anwendung: 1. Als auswurfbeförderndes Mittel bei Katarrhen der Luftwege.

2. Als schleimlösendes und die Magenschleimhaut anregendes Mittel bei Magenkatarrhen.

3. Seltener wird Salmiak als Diureticum und Antiplasticum (Resolvens) zur Lösung von festen Exsudaten angewendet.

Bei Fieber und akuter Magendarmentzündung soll Salmiak nicht gegeben werden.

4. Aeusserlich wird Salmiak in 1 proz. Lösung zu Inhalationen bei Katarrhen der oberen Luftwege, seltener zu resorbierenden Umschlägen bei geschwollenen und verhärteten Drüsen sowie zu Kältemischungen benutzt.

Die Schmuckerschen Fomentationen bestehen aus je 1 T. Salmiak und Salpeter, 12 T. Essig, 40 T. Wasser. — Oxycratum simplex: 1 T. Salmiak, Essig und Wasser ã 16 T. — Oxycratum compositum: 1 T. Spirit. camphorat. und 33 T. Oxycrat. simpl.

Dosis und Form:
Pferden . . . . . 5—10,0,
Rindern . . . . . 10—25,0,
Schafen und Ziegen . 2— 5,0,
Hunden . . . . . 0,2— 1,0.

Grossen Tieren in Form der Pillen, Latwergen und Lösungen. Als Geschmackskorrigens dient Radix Liquiritiae. Hunden in Form der Mixtura solvens (Salmiak 5,0, ger. Süssholzsaft 2,0, Wasser 150—200,0).

Ammonium carbonicum. Ammoniumkarbonat.

Darstellung: Durch Erhitzen eines Gemenges von Ammoniumchlorid oder Ammoniumsulfat mit Calciumkarbonat und Holzkohlenpulver in eisernen Retorten, die mit Kammern in Verbindung stehen, in denen sich das Ammoniumkarbonat verdichtet.

Eigenschaften: Farblose, dichte, harte, durchscheinende, kristallinische Stücke von stark ammoniakalischem Geruch. Ammoniumkarbonat ist in 5 T. Wasser langsam aber vollständig löslich. Ammoniumkarbonat zersetzt sich an der Luft und ist an der Oberfläche häufig mit einem weissen Pulver bedeckt. Es braust mit Säuren auf und verflüchtigt sich beim Erhitzen. 10 g = 25 Pf.

Zusammensetzung: Das Ammoniumkarbonat des Handels entspricht ungefähr einer Zusammensetzung von 1 Mol. Ammonium bicarbonat., NH_4HCO_3, und 1 Mol. Ammonium carbaminat., NH_2COONH_4. Früher wurde es durch trockene Destillation von Horn, Knochen und Klauen erhalten; es war stark mit brenzlichen Oelen verunreinigt und führte den Namen Sal Cornu cervi volatile, Hirschhornsalz oder Ammonium carbonicum pyro-oleosum.

Wirkung und Anwendung: Ammoniumkarbonat besitzt eine dem Salmiakgeist ähnliche, jedoch mildere Wirkung. Es wird innerlich nur selten angewandt: Als Excitans für das Gehirn und Herz bei Schwächezuständen, im Verlaufe von

Infektionskrankheiten und bei Schlangenbissen; als **Expectorans** bei torpiden, alten Katarrhen des Respirationstractus; als **Diureticum** und **Diaphoreticum**.

Dosis und Form:
    Pferd . . . . 10—25,0 als Pille oder Latwerge,
    Rind . . . . 20—50,0 in wässeriger Lösung,
    Schaf und Ziege 2— 5,0,
    Hund . . . . 0,2— 1,0 in wässeriger Lösung.

† **Liquor Ammonii acetici.** Ammoniumacetatlösung ($CH_3 \cdot COONH_4$) wird durch Neutralisieren von 5 T. Ammoniakflüssigkeit mit 6 T. verdünnter Essigsäure erhalten. Die Flüssigkeit wird filtriert und mit der erforderlichen Menge Wasser auf das spez. Gewicht 1,032—1,034 verdünnt. Klare, farblose, vollkommen flüchtige, neutrale oder kaum saure Flüssigkeit. 100 T. enthalten 15 T. Ammoniumacetat. 10 g = 10 Pf.

Ammoniumacetatlösung wirkt wie Salmiak schleimlösend und auswurfbefördernd. Die Schweisssekretion wird angeregt. Im Körper verbrennt das Ammoniumacetat zu Ammoniumkarbonat. Es wird nur in der Hundepraxis als leichtes **Expectorans** und **Diaphoreticum**, 5—10,0 mit warmem Wasser, Flieder- oder Lindenblütentee gegeben.

Liquor Ammonii caustici. Ammoniakflüssigkeit. Salmiakgeist.

Darstellung: Durch Erhitzen von Chlorammonium, Aetzkalk und Wasser in eisernen Retorten. Das sich entwickelnde Ammoniakgas wird durch Waschflaschen in destilliertes Wasser geleitet.

Eigenschaften: Klare, farblose, flüchtige Flüssigkeit mit einem Gehalt von 10% Ammoniak (NH_3). Ammoniakflüssigkeit riecht durchdringend stechend, bläut Lackmuspapier stark und bildet bei Annäherung von Salzsäure dichte, weisse Nebel. Spez. Gewicht 0,959—0,960. 10 g = 5 Pf., 100 g = 50 Pf.

Präparate: 1. Liquor Ammonii anisatus. Anisölhaltige Ammoniakflüssigkeit, besteht aus 1 T. Anisöl, 24 T. Weingeist, 5 T. Ammoniakflüssigkeit. Anisölhaltige Ammoniakflüssigkeit ist klar, farblos, höchstens blassgelb, riecht stark nach Anis und Ammoniak. Hunden 5—10 Tropfen, Katzen 2—5 Tropfen in Verdünnung als Expectorans. 10 g = 70 Pf.

2. Elixir e Succo Liquiritiae. Brustelixir. 30 T. gereinigter Süssholzsaft, 5 T. Salmiakgeist, 90 T. Fenchelwasser, 1 T. Anisöl, 24 T. Weingeist. Eine klare, braune Flüssigkeit. Hunden als Expectorans in Form der Mixtur mit Fenchelwasser, als Zusatz zu anderen Mixturen oder 10—30 Tropfen mehrmals am Tage mit Zuckerwasser. 10 g = 70 Pf.

3. Linimentum ammoniatum. Flüchtiges Liniment. 4 T. Erdnussöl, 1 T. Ammoniakflüssigkeit werden durch Schütteln zu einem Liniment vereinigt. Flüchtiges Liniment ist weiss, dickflüssig, riecht stark nach Ammoniak und darf sich selbst bei längerem Stehen nicht in Schichten sondern. 10 g = 20 Pf., 100 g = 150 Pf.

4. Linimentum ammoniato-camphoratum. Flüchtiges Kampferliniment. 3 T. starkes Kampferöl, 5 T. Erdnussöl, 2 T. Ammoniakflüssigkeit werden durch Schütteln zu einem Liniment vereinigt. Flüchtiges Kampferliniment ist weiss, dickflüssig und riecht stark nach Ammoniak und Kampfer. Es darf sich selbst bei längerem Stehen nicht in Schichten sondern. 10 g = 30 Pf., 100 g = 230 Pf.

5. Linimentum saponato-camphoratum. Opodeldok. 40 T. medizinische Seife, 10 T. Kampfer, 420 T. Weingeist, 2 T. Thymianöl, 3 T. Rosmarinöl und 25 T. Ammoniakflüssigkeit. Opodeldok ist fast farblos, wenig opalisierend und schmilzt leicht durch die Wärme der Haut. 10 g = 75 Pf., 100 g = 600 Pf.

Wirkung: 1. Unverdünnter Salmiakgeist wirkt auf die Haut und die Schleimhäute ätzend. Schon nach kurzer

Einwirkung wird die Haut gerötet, es entsteht Schmerzgefühl, später kommt es zur Blasenbildung, Haarausfall, Abstossung der Oberhaut. Per os aufgenommen rufen konzentrierte Ammoniaklösungen eine schwere Verätzung der Maul- und Schlundschleimhaut sowie eine korrosive Gastritis hervor.

Wird Ammoniakgas unvermischt eingeatmet, so treten heftige Husten- und Erstickungsanfälle mit Glottiskrampf und Glottisödem auf, und es entsteht eine kruppöse Laryngitis, Tracheïtis, kapilläre Bronchitis und Pneumonie.

2. In kleinen Dosen und in starker Verdünnung innerlich gegeben, wirkt Salmiakgeist erregend auf die Zentralnervenapparate und auf das Herz. Der Puls und die Atmung werden frequenter. Der Blutdruck wird erhöht. Die Wirkung geht jedoch schnell vorüber. Die Absonderung der Respirationsschleimhaut wird vermehrt, das Flimmerepithel zu lebhafterer Bewegung angeregt.

3. Nach der Aufnahme grösserer Mengen von Salmiakgeist oder von Ammoniumsalzen, namentlich in die Blutbahn gebracht, entsteht eine Reflexübererregbarkeit des Rückenmarkes und des verlängerten Markes, es treten tetanische Krämpfe auf. Der Tod erfolgt durch Atmungs- und Herzlähmung.

Die Ammoniumsalze werden in der Leber in Harnstoff umgewandelt und mit dem Harne bald ausgeschieden.

Anwendung: Innerlich: 1. Als Expectorans für kleine Tiere in Form des Liquor Ammonii anisatus und als Elixir e Succo Liquiritiae.

2. Als Gas absorbierendes Mittel bei akuter Trommelsucht der Rinder 15—25,0 gemischt mit $1/2$—$3/4$ Liter kaltem Wasser als Einschütte. Das Ammoniakgas bindet aber nur die Kohlensäure; Nutzen deshalb meist gering.

3. Als Excitans bei Kollaps und Schwächezuständen per os und eingeatmet. Wirkung unsicher und schnell vorübergehend.

Aeusserlich: 1. Unverdünnt als Aetzmittel für kleine Neubildungen und Strahlkrebs. Bei Schlangenbissen und Insektenstichen rein oder mit Wasser verdünnt auf die Biss- bzw. Stichstelle. Die subkutane und intravenöse Anwendung ist gefährlich.

2. In Verdünnung 1 : 10—20 als hautreizendes Mittel, um ableitend, zerteilend und resorbierend zu wirken bei Anschwellungen der Extremitäten, bei Rheumatismus, Kontusionen, Sehnen- und Gelenkleiden, Drüsenanschwellungen, in Form von Linimenten und Mischungen mit Seifen- und Kampferspiritus, spanisch Pfeffertinktur und dergl.

Dosis und Form:

Pferd . . . . . 8—15,0,
Rind . . . . . 15—25,0,
Schaf und Ziege . 1— 5,0,
Hund . . . . . 2—5 Tropfen,

mit viel Wasser oder schleimiger Flüssigkeit.

† **Restitutionsfluid.** 100 T. Kochsalz, 800 T. Wasser, 200 T. Spiritus, 100 T. Salmiakgeist, 100 T. Kampferspiritus, 100 T. Aetherweingeist. Das Kochsalz wird in Wasser gelöst, die übrigen Bestandteile hinzugefügt. Unverdünnt oder mit Wasser verdünnt zu hautreizenden Einreibungen.

Stibium sulfuratum nigrum. Spiessglanz.

Vorkommen: Als Grauspiessglanzerz in Gängen der Ur- oder Uebergangsgebirge in England, Frankreich, Deutschland (Harz, Oberfranken, Schwarzwald), Böhmen, Ungarn, Siebenbürgen. Es wird durch gelindes Ausschmelzen (sogen. Aussaigern) gereinigt.

Eigenschaften: Grauschwarze, strahlig kristallinische Stücke oder ein daraus bereitetes graues, geruch- und geschmackloses, in Wasser unlösliches Pulver. In heisser Salzsäure ist es fast vollständig löslich. 100 g = 75 Pf.

Zusammensetzung: Sb_2S_3, Antimontrisulfid.

Wirkung und Anwendung: Durch die Salzsäure des Magensaftes gelangen nur kleinste Mengen zur Lösung und

Resorption. Die Wirkung des Präparates ist als eine Antimon- und Schwefelwirkung aufzufassen, zu der noch eine Arsenwirkung hinzukommen kann, da der Spiessglanz in der Regel kleine Arsenikmengen enthält. Die Sekretion der Schleimdrüsen und der Milchdrüsen wird vermehrt. Das Präparat wird angewandt: 1. Als **Expectorans** bei Katarrhen der Respirationsorgane; 2. als **milchtreibendes Mittel** bei Milchfehlern und verringerter Milchabsonderung sowie bei Euterkrankheiten; 3. als die **Ernährung besserndes Mittel** (Plasticum) an Stelle von Arsenik oder Schwefel.

Dosis und Form:

Pferd und Rind . . 10—25,0,
Schaf und Schwein . 5—10,0,
Hund . . . . . . 0,05— 0,5.

Mit Natr. chlorat., Natr. sulf., Sal. Carolin. fact., Fructus Juniperi, Fructus Carvi und Anisi. Pferden und Rindern dem Futter beigemischt oder als Latwerge, Schafen als Lecke, Schweinen mit Honig zur Latwerge.

Mit **Kalium chloricum** zusammengerieben erfolgt **Explosion!**

Stibium sulfuratum aurantiacum. Goldschwefel.

Darstellung: Aetzkalk, Soda, Schwefel und Schwefelantimon werden mit Wasser gekocht, die geklärte Lauge bis zum Kristallisationspunkte abgedampft. Es scheidet sich **Natriumsulfantimoniat** (Schlippesches Salz) $Na_3SbS_4 \cdot 9H_2O$ ab. Dieses Salz, in Wasser aufgelöst und mit verdünnter Schwefelsäure behandelt, zerfällt in Natriumsulfat, Schwefelwasserstoff und **Goldschwefel**.

Eigenschaften: Feines, orangerotes, fast geruchloses, geschmackloses, in Wasser unlösliches Pulver. Beim Erhitzen in einem engen Probierrohre sublimiert Schwefel, während schwarzes Schwefelantimon zurückbleibt. **Vor Licht geschützt aufzubewahren.** 1 g = 10 Pf., 10 g = 60 Pf.

Zusammensetzung: Sb_2S_5. Antimonpentasulfid.
Wirkung und Anwendung: Wie Spiessglanz.

Radix Senegae. Senegawurzel.

Stammpflanze: Polygala senega; Polygaleae. Perennierendes Kraut Nordostamerikas.

Eigenschaften: Der kurze Wurzelstock trägt zahlreiche Reste oberirdischer Stengel und mit rötlichen Niederblättern versehene Knöspchen. Die bis 20 cm lange, selten über 8 mm dicke, graugelbe Hauptwurzel ist unverzweigt oder bildet wenige kräftige Wurzeläste. Sowohl die Wurzeln, als auch ihre Aeste sind gewöhnlich stark und unregelmässig gedreht und gekrümmt. Auf der Innenseite der Krümmungen zeigen sie oft einen mehr oder weniger scharf ausgeprägten Kiel, auf der Aussenseite Querwülste und hier nach dem Entfernen der Rinde eine Abflachung oder einen Einschnitt in dem gelblich-weissen Holze. Der Querbruch des Holzes ist uneben, der der Rinde hornartig, etwas durchscheinend. Senegawurzel riecht schwach, eigenartig und schmeckt scharf kratzend. Die wässerige Abkochung schäumt beim Schütteln stark. 1 g = 90 Pf., 10 g = 705 Pf.

Bestandteile: Zwei zu den Saponinen gehörende Glykoside, das Senegin und die Polygalasäure; sie sind mit dem Sapotoxin bzw. der Quillaiasäure fast identisch. Fettes Oel, Harz, Zucker, Farbstoff.

Präparat: Sirupus Senegae. Senegasirup ist gelblich. Er kann Hunden als Expectorans teelöffelweise oder als Zusatz zu Mixturen gegeben werden. 10 g = 45 Pf.

Wirkung und Anwendung: Die Senegasaponine bewirken schon in geringen Dosen Reizung der Schleimhäute, Hustenreiz und regen die Sekretion der Schleimhäute, besonders der Bronchialschleimhaut, an. Die Wurzel findet hauptsächlich Anwendung als Expectorans bei chronischen Bronchialkatarrhen und bei Pneumonie im zweiten, fieberfreien Stadium. Länger fortgesetzte Gaben reizen die Magen-Darmschleimhaut.

Dosis und Form:

Pferden . . . . . . 5—10,0 ⎱ als Pille, Einguss,
Schafen und Schweinen . 1— 5,0 ⎰   Latwerge.
Hunden . . . . . . 0,5— 1,5 in der Regel als Abkochung (5—10,0 : 150,0) mehrmals am Tage tee- bis esslöffelweise.

Cortex Quillaiae. Seifenrinde.

Stammpflanze: Quillaia saponaria; Rosaceae. Chile, Peru, Bolivia.

Eigenschaften: Die von der braunen Borke befreite Innenrinde stellt flache oder nur wenig rinnenförmige, oft über 10 cm breite, gegen 1 m lange, bis 1 cm dicke, gelblichweisse Stücke dar, die auf der Aussenseite grob längsgestreift, auf der Innenseite ziemlich glatt sind. Die leicht in dünne Platten spaltbare Rinde bricht mit Ausnahme der innersten Schicht zäh und grobsplitterig, dabei einen niesenerregenden Staub abgebend. Die Bruchflächen lassen schon bei Betrachtung mit der Lupe Prismen von Calciumoxalat erkennen. Die wässerige Abkochung der Rinde schäumt beim Schütteln sehr stark. Seifenrinde ist geruchlos und schmeckt schleimig und kratzend. 10 g = 70 Pf.

Bestandteile: Die Glykoside Sapotoxin und Quillaiasäure.

Wirkung und Anwendung: Seifenrinde gilt als ein kräftiges Expectorans. Sie wirkt als Reizmittel zum Abhusten, regt die Absonderung der Schleimhäute an und verflüssigt das Sekret.

Dosis und Form: Die Seifenrinde wird bei Hunden als Abkochung (5,0 : 150,0) mehrmals am Tage tee- bis esslöffelweise gegeben.

Schweiss- und speicheltreibende Mittel.

Die schweiss- und speicheltreibenden Arzneimittel steigern die Absonderung der Speichel- und Schweissdrüsen und erhöhen die Hautatmung. Diese Wirkung kann durch Erregung der Zentren in der Medulla oblongata und durch Erregung der peripheren Schweiss- und Speicheldrüsennerven zustandekommen.

Als Diapnoica bezeichnet man Mittel, die nur eine Blutfülle und eine starkere Verdunstung der Haut herbeiführen, die Diaphoretica dagegen rufen Schweissausbruch hervor.

Anwendung finden diese Arzneimittel bei Erkältungskrankheiten, Katarrhen, Infektions- und Intoxikationskrankheiten, bei der Hufrehe, bei rheumatischen und gichtischen Leiden.

Durch die vermehrte Schweiss- und Speichelabsonderung wird, wie durch die harntreibenden und Abführmittel, eine Entwässerung des Organismus herbeigeführt. Transsudate und Exsudate werden leichter resorbiert, die Nieren werden entlastet.

† Folia Jaborandi. Jaborandiblätter.

Abstammung: Pilocarpus pennatifolius; Rutaceae. Brasilien.

Eigenschaften: Die getrockneten Blättchen des unpaarig gefiederten Laubblattes sind dick, kurz gestielt, bis auf das Endblättchen des Blattes, das einen 2—3 cm langen Stiel besitzt. Die Blättchen sind oval bis lanzettlich, vorn stumpf oder ausgerandet, bis 16 cm lang und 4—7 cm breit. Die zwischen den Fingern geriebenen Jaborandiblätter riechen aromatisch und erinnern deutlich an den Geruch getrockneter

Pomeranzenschalen. Kaut man Jaborandiblätter längere Zeit, so schmecken sie scharf.

Bestandteile: Die Alkaloide Pilocarpin und Pilocarpidin.

Pilocarpinum hydrochloricum. Pilocarpinhydrochlorid.

Eigenschaften: Weisse, an der Luft Feuchtigkeit anziehende, schwach bitter schmeckende Kristalle, die sich leicht in Wasser und Weingeist, schwer in Aether und Chloroform lösen. Schmelzpunkt annähernd 200°. Pilocarpinhydrochlorid löst sich in Schwefelsaure ohne Färbung, in rauchender Salpetersäure mit schwach grünlicher Farbe. Durch Jodlösung, Bromwasser, Quecksilberchlorid- und Silbernitratlösung entstehen in der wässerigen Lösung (1 + 99) reichliche Fällungen. Ein aus gleichen Teilen Pilocarpinhydrochlorid und Quecksilberchlorür bereitetes Gemisch schwärzt sich beim Befeuchten mit verdünntem Weingeist. Pilocarpinhydrochlorid darf beim Verbrennen höchstens 0,1% Rückstand hinterlassen. **Vorsichtig aufzubewahren.** 0,01 g = 5 Pf., 0,1 g = 40 Pf., 1 g = 335 Pf.

Zusammensetzung: $C_{11}H_{16}O_2N_2 \cdot HCl$.

Wirkung: **Innerlich oder subkutan angewendet, bewirkt Pilocarpin eine gesteigerte Sekretion aller drüsigen Organe, namentlich der Speicheldrüsen und der Schweissdrüsen.** Der Speichelfluss beginnt schon nach wenigen Minuten und hält 1—2 Stunden an. Gleichzeitig wird die Absonderung der Drüsen der Schleimhaut der Luftwege, der Tränendrüse, der Bauchspeicheldrüse und der Magen-Darmdrüsen gesteigert. Auf die Tätigkeit der Nieren und der Milchdrüse wirkt das Pilocarpin weniger auffällig. Die vermehrte Speichel- und Schweisssekretion beruht auf einer Erregung der betreffenden Zentren und der peripheren sekretorischen Fasern.

Durch die vermehrte Absonderung der Drüsen, namentlich der Speichel- und Schweissdrüsen, wird die Aufsaugung von Flüssigkeitsansammlungen in Körperhöhlen und in den Geweben befördert, der Gesamtstoffwechsel erheblich gesteigert, die Ausscheidung von Giften erhöht.

Das Pilocarpin bewirkt ähnlich dem Physostigmin, jedoch durch Erregung der nervösen Apparate des Darmrohres, Kontraktionen der glatten Muskulatur des Magens und Darms, sowie des Uterus und der Blase. Ferner erfolgt durch Reizung der Oculomotoriusfasern bei innerlicher, subkutaner und äusserlicher Anwendung eine Verengerung der Pupille. Der intraokulare Druck wird zuerst erhöht, später herabgesetzt.

Kleine Pilocarpindosen verlangsamen durch Vagusreizung den Puls, grosse Dosen lähmen die peripheren Vagusfasern, das vasomotorische und das Atmungszentrum. Der Tod erfolgt durch Erstickung. Vermehrte Absonderung der Bronchialschleimhaut und Lungenödem beschleunigen die Erstickung. Grössere Dosen sind deshalb mit Vorsicht anzuwenden. Antidot: Atropin.

Je nach der Menge des angewendeten Pilocarpins äussert sich bei Tieren die Wirkung wie folgt:

Beim Pferde entsteht nach 0,05, beim Rinde nach 0,2, beim Hunde nach 0,005 g subkutan angewendet nach wenigen Minuten Speichelfluss. Beim Pferde bewirkt eine Dosis von 0,2, beim Rinde 0,5 ausser Speichelfluss eine vermehrte Absonderung der Respirationsschleimhaut, Tränenfluss, lebhafte Darmbewegung mit hörbaren Darmgeräuschen, Kolikerscheinungen und Durchfall. Beim Pferde tritt erst nach Anwendung von 0,5 Pilocarpin allgemeiner Schweissausbruch neben den genannten Erscheinungen ein.

Anwendung: 1. Zur Entwässerung des Körpers und zur Anregung des Stoffwechsels, Aufsaugung von Exsudaten und Transsudaten in den Geweben und Körperhöhlen. Bei akutem und chronischem Hydrocephalus versucht; die Anwendung ist bei ersterem nicht ungefährlich, der Erfolg bei letzterem meist unsicher oder vorübergehend. Bei Nephritis und Urämie versucht. Gegen Ranula empfohlen.

2. Als wertvolles Diaphoreticum bei Hufrehe und Myositis rheumatica.

3. Als Ruminatorium, Peristalticum und Laxans bei Paresis intestinalis der Wiederkäuer.

4. Als Abführmittel bei Ueberfütterungs- und Verstopfungskolik der Pferde, auch in Verbindung mit Eserin.

In der Augenheilkunde wird zur Erzeugung von Myosis und Herabsetzung des intraokularen Druckes das Eserin vorgezogen.

Kontraindiziert ist die Anwendung des Pilocarpins bei akuter Herzschwäche, bei chronischen Herz- und Lungenleiden, erschwertem Schlucken und beim Tetanus wegen der Gefahr des Lungenödems und des behinderten Abschluckens des Speichels.

Dosis und Form:

    Pferden . . . . 0,1 —0,5,
    Rindern . . . . 0,2 —1,0,
    Schafen und Ziegen 0,02 (Vorsicht!),
    Hunden . . . . 0,005—0,02.

Die Dosen für die besonderen Indikationen sind im Texte nachzulesen.

Wegen der Zersetzlichkeit benutzt man frisch bereitete wässerige Lösungen zur subkutanen Injektion. Grosse Dosen sollten mit Vorsicht angewendet und die Wirkung überwacht werden.

Flores Sambuci. Hollunderblüten von Sambucus nigra; Caprifoliaceae, einheimischer Strauch. Die getrockneten, stielfreien Blüten besitzen einen unterständigen Fruchtknoten mit kurzem Griffel mit 3 Narben, 5 dreieckige Kelchblättchen und eine radförmige, fünflappige Blumenkrone, auf der 5 Staubblätter stehen. Hollunderblüten sind gelblich und riechen kräftig. Sie enthalten ätherisches Oel, Harz, Schleim, Gerbstoff. 10 g = 50 Pf.

Flores Tiliae. Lindenblüten von Tilia cordata und platyphyllos; Tiliaceae. Einheimisch. Der Hauptachse des Blütenstandes ist ein grosses zungenförmiges Hochblatt zur Hälfte angewachsen. Der Blütenstand von Tilia cordata wird von 5—15, von Tilia platyphyllos von 3—7 Blüten gebildet. Die gelbliche Blüte besitzt 5 in der Knospe klappige, leicht abfallende Kelchblätter, 5 spatelförmige, kahle Kronenblätter, 30—40 Staubblätter mit fadenförmigem Stiele und gespaltenem Konnektiv sowie einen oberständigen, fünffächerigen Stempel mit kurzem Griffel und fünflappiger Narbe. Lindenblüten riechen schwach aromatisch und schmecken schleimig. 10 g = 50 Pf.

Wirkung und Anwendung: Flores Sambuci und Flores Tiliae werden in Form eines heissen Aufgusses als schweisstreibende Mittel bei Erkältungskrankheiten angewendet. Species laxantes enthalten Hollunderblüten.

Liquor Ammonii acetici als schweisstreibendes Mittel siehe unter Expectorantia.

Teils als Diaphoretica, teils als Diuretica und Antidyscrasica sind in der Menschenheilkunde in Gebrauch:

Herba Violae tricoloris. Stiefmütterchen von Viola tricolor, Violaceae, enthält ein Glykosid Violaquercitrin und Salicylsäuremethylester. 10 g = 35 Pf.

Lignum Guajaci. Guajakholz von Guajacum officinale, Baum in Westindien, enthält Harz. Tinct. Guajaci Ligni: 1 T. Lignum Guajaci, 5 T. Spirit. dil. 10 g = 5 Pf.
Bestandteil von Species Lignorum.

Lignum Sassafras. Sassafrasholz von Sassafras officinale, Baum Nordamerikas, enthält ätherisches Oel.
Bestandteil von Species Lignorum.

Radix Sarsaparillae. Sarsaparille von mehreren Arten der Gattung Smilax in Honduras, Costa Rica usw., enthält mehrere Saponinkörper, ätherisches Oel, bitteres, scharfes Harz. Ein altes Mittel gegen Syphilis als Decoctum Sarsaparillae compositum und Decoctum Zittmannni. 10 g = 50 Pf.

Harntreibende Mittel und Harnantiseptica.

Die harntreibenden Mittel (Diuretica) bewirken vermehrte Absonderung des Harnes. Diese kann hervorgerufen werden: 1. durch vermehrte Getränkaufnahme, 2. durch Mittel, die auf die Nieren und zwar entweder auf die Glomeruli oder auf die Harnkanälchenepithelien wirken, Diuretica acria, epitheliale Diuretica, spezifische Diuretica (Terpentinöl, Fructus Juniperi und andere Aetherea oleosa, Spiritus, Senf, Pfeffer, Colchicum, Cantharides), 3. durch diuretische Salze, die als leicht diffundierbare Salze den Geweben Wasser entziehen und die Ausscheidung von Flüssigkeit durch die Nieren befördern (Kalium aceticum, Kalium nitricum, Lithiumsalze, Milchzucker), 4. durch Herz- und Vasomotorenmittel, die den Filtrationsdruck in den Nieren erhöhen (Digitalis, Strophanthus, Coffeïn, Theobromin).

Durch die harntreibenden Mittel entwässert man den Körper und befördert die Resorption von flüssigen Exsudaten und Transsudaten bei Erkrankungen der serösen Häute und bei Wassersucht. Man wendet diese Mittel auch an, wenn eine Durchspülung und Desinfektion der Harnwege und eine Ausscheidung von Giften, Bakterien, Toxinen, Konkrementen, Blutgerinnseln, Harnzylindern und Sedimenten aus den Harnwegen erfolgen soll, bei Nieren- und Blasenkrankheiten.

Oleum Terebinthinae. Terpentinöl.

Abstammung: Das Terpentinöl wird durch Destillation aus den Terpentinen verschiedener Pinusarten, namentlich Pinus palustris, Pinus heterophylla und Pinus pinaster gewonnen.

Eigenschaften: Terpentinöl ist eine farblose oner schwach gelbliche Flüssigkeit. Es riecht eigentümlich und schmeckt kratzend. Je nach der Herkunft ist es rechts oder links drehend. Spez. Gewicht 0,860—0,877. 1 ccm Terpentinöl soll sich in 7 ccm Weingeist klar lösen (Petroleum). Bei Zutritt von Licht und Luft wird es nach einiger Zeit dickflüssig, trübe, es reagiert sauer und enthält Wasserstoffsuperoxyd. 10 g = 55 Pf., 100 g = 450 Pf.

Zusammensetzung: $C_{10}H_{16}$.

Oleum Terebinthinae rectificatum. Gereinigtes Terpentinöl. Ein Gemisch von 1 T. Terpentinöl mit 6 T. Kalkwasser wird der Destillation unterworfen, bis ungefähr drei Viertel des Oeles übergegangen sind. Dieses wird klar abgehoben. Gereinigtes Terpentinöl muss farblos sein; seine weingeistige Lösung darf angefeuchtetes Lackmuspapier nicht röten (verharztes Oel). Spez. Gewicht 0,860—0,870. 10 g = 60 Pf., 100 g = 455 Pf.

Wirkung: 1. Auf die Haut und die Schleimhäute wirkt Terpentinöl reizend. Unter Zunahme des Wärmegefühls entstehen Rötung, Jucken, Brennen; die Tiere zeigen Unruhe und Schmerzgefühl. Bei Tieren mit feiner Haut kommt es zu heftiger Entzündung der Haut mit Haarausfall. Katzen und Hunde, auch edle Pferde zeigen nach der Einreibung mit Terpentinöl grosse Aufregung, letztere werfen sich nieder und wälzen sich.

2. Terpentinöl besitzt antiseptische, gärungs- und fäulniswidrige Eigenschaften. Bei chronischen Katarrhen der Luftwege, der Blase und des Uterus wirkt es desinfizierend und verringert die Sekretion der Schleimhäute.

Ektoparasiten, Räudemilben, Lungenwürmer und Darmparasiten werden durch Terpentinöl abgetötet.

3. Die Granulation wird bei schlecht granulierenden Wunden und Geschwüren angeregt.

4. Bei parenchymatösen Blutungen wirkt es styptisch.

5. In kleinen Mengen innerlich gegeben, regt es die Sekretion der Verdauungsdrüsen an und erhöht die Peristaltik (Ruminatorium). Grössere Dosen rufen eine Gastroenteritis, Kolik und Durchfall hervor.

6. Kleine Dosen regen die Nieren zu vermehrter

Harnabsonderung an, durch grössere Gaben wird eine Nephritis haemorrhagica mit Hämaturie hervorgerufen.

7. Die Sekretion der Schleimhaut der Luftwege und der Blase wird beschränkt, es findet gleichzeitig eine Desinfektion der Schleimhäute und des Sekretes statt.

8. Kleine Mengen beschleunigen den Puls und die Atmung, erhöhen den Blutdruck und steigern die Reflexerregbarkeit. Grosse Mengen bewirken Narkose, Abnahme der Pulsfrequenz und Lähmung des Respirationszentrums. Zwischendurch treten auch Krämpfe auf.

Die Resorption des Terpentinöls geschieht von allen Applikationsstellen aus; die Ausscheidung erfolgt vornehmlich durch die Nieren in Form der gepaarten Glykuronsäure (Veilchengeruch des Harnes), ferner unzersetzt durch die Lungen, die Milchdrüse und die Hautdrüsen.

Anwendung: Innerlich: 1. Als Stomachicum in der Rinderpraxis, — die Pansentätigkeit wird angeregt, die Absonderung der Verdauungsdrüsen wird gesteigert. 20,0—30,0 mit Tee oder Branntwein. Auch bei der Wind- und Krampfkolik der Pferde ist es versucht worden.

2. Als Expectorans und sekretionbeschränkendes Mittel bei alten Bronchialkatarrhen mit übermässiger Absonderung. Bei Bronchitis verminosa.

3. Als Anticysticum bei Blasenkatarrhen und als Diureticum bei Hydropsien.

4. Als die Absonderung beschränkendes Mittel bei chronischer Endometritis (Fluor albus) der Rinder. Terpentinöl und Copaivbalsam ana 15,0 sollen mit Schleim gemischt täglich 1 mal längere Zeit hindurch innerlich gegeben werden.

5. Als Anthelminthicum gegen Spulwürmer des Pferdes. 50—100,0 Terpentinöl mit 500,0 Ricinusöl.

6. Als Antidot bei akuter Phosphorvergiftung. Nur altes Terpentinöl oxydiert den Phosphor zu ungiftiger terpentin-phosphoriger Säure, frisches Terpentinöl ist eher schädlich.

Aeusserlich verwendet man Terpentinöl: 1. In Mischung mit Spiritus (1—10) als hautreizendes und ableitendes Mittel oder mit Liquor Ammonii caustici (Linimentum acre) als heftig reizende Einreibung bei Rheumatismus, Kolik, Sehnen-, Gelenkleiden, Kreuzlähme, Festliegen der Kühe, Pleuritis, Peritonitis.

Bei Schlachttieren darf es innerlich wie äusserlich nicht angewendet werden. Das Fleisch und die Milch nehmen den Geruch des Oeles an.

2. Bei schlecht granulierenden Wunden in Form der Terpentinsalbe zur Anregung der Granulation.

3. Zur Inhalation bei Bronchoblennorrhoe, fötiden Bronchopneumonien und verminöser Pneumonie, Lungengangrän. Kleinen Tieren 1 : 100—500 Wasser, grossen Tieren durch Verdunstung des Oeles auf heissen Steinen oder auf heissen Heublumenbädern (Qualmbäder).

4. Als Antiparasiticum für sich allein oder mit fetten Oelen gegen Läuse, Zecken, Räudemilben; als Zusatz zu Klystieren gegen Parasiten im Dickdarme.

5. Als Stypticum bei parenchymatösen Blutungen.

6. Subkutan bei chronischen Lahmheiten der Pferde (2—4,0) angewendet, erzeugt es leicht Abszesse.

Bei Gastroenteritis und Nephritis soll Terpentinöl innerlich nicht gegeben werden.

Dosis und Form:

Pferden . . . . 10—100,0 in Pillen oder mit Oel,
Rindern . . . . 25—250,0 mit Schleim oder Branntwein,
Mittelgrossen Tieren 5— 20,0 mit Schleim,
Hunden . . . . 0,2— 2,0 in Gelatinekapseln oder als Emulsion.

Terebinthina. Terpentin. Der Harzsaft verschiedener Pinusarten: Pinus pinaster, Pinus laricis und silvestris, Pinus australis. Terpentin ist dickflüssig, riecht eigenartig und schmeckt bitter. Die im Terpentin gewöhnlich vorhandenen kristallinischen Ausscheidungen schmelzen im Wasserbade; Terpentin ist dann gelblich-braun und klar, trübt sich jedoch beim Erkalten wieder. Mit 5 T. Weingeist gibt Terpentin eine klare Lösung, die mit Wasser befeuchtetes Lackmuspapier stark rötet. Terpentin enthält 70—85% Harz, 30—15% Terpentinöl.

Präparate: 1. Unguentum Terebinthinae. Terpentinsalbe. Terpentin, gelbes Wachs, Terpentinöl ana 1 T. Terpentinsalbe ist gelb.

2. Ungt. basilicum. Königssalbe. 9 T. Erdnussöl, 3 T. gelbes Wachs, 3 T. Kolophonium, 3 T. Hammeltalg und 2 T. Terpentin werden zusammengeschmolzen. Königssalbe ist gelbbraun. 10 g = 45 Pf.

Wirkung und Anwendung: Aus Terpentin wird durch Destillation das Terpentinöl gewonnen. Terpentin wird zur Bereitung von Salben, Pflastern und Linimenten verwendet. Diese Präparate wirken örtlich schwach reizend, zerteilend, erweichend, Abszesse reifend.

Terpentinsalbe und Königssalbe werden zur Anregung der Granulation auf Wunden und Geschwüre mit schlaffer Granulation aufgetragen.

Terpentin ist ein Bestandteil von Ungt. Cantharidum p. u. v. und Emplastrum Canthariod. p. u. v.

Kolophonium ist das von Terpentinöl befreite, wasserfreie Harz der Pinusarten. Kolophonium wird zur Bereitung von Pflastern benutzt.

Terpinum hydratum. Terpinhydrat ($C_{10}H_{20}H_2 \cdot H_2O$) scheidet sich bei längerem Stehen von Terpentinöl mit Wasser oder besser beim Zusammenbringen von Terpentinöl mit Alkohol und Salpetersäure bei niederer Temperatur ab. Farblose, glänzende, rhombische Kristalle. Terpinhydrat ist fast geruchlos, schmeckt schwach gewürzhaft und etwas bitter, sublimiert beim Erhitzen in feinen Nadeln und verbrennt mit leuchtender Flamme. Terpinhydrat löst sich in 250 T. Wasser, in 10 T. Weingeist. Terpinhydrat darf kaum terpentinartig riechen und selbst in heisser wässeriger Lösung Lackmuspapier nicht verändern. Terpinhydrat darf beim Verbrennen höchstens 0,1% Rückstand hinterlassen. 1 g = 15 Pf., 10 g = 130 Pf.

Kleine Mengen innerlich gegeben vermehren die Sekretion der Bronchialschleimhaut, verflüssigen und desinfizieren das Bronchialsekret. Grössere Gaben wirken sekretionsbeschränkend auf die Bronchialschleimhaut. Die Harnsekretion wird vermehrt, Gärungs- und Zersetzungsvorgänge in den Harnwegen werden vermindert.

Terpinhydrat wird verordnet als **Expectorans** bei Bronchialkatarrh und zur Beschränkung der Sekretion bei Bronchoblennorrhoe, als **Diureticum** bei chronischer Nephritis mit Oedemen und Hydropsien sowie als **Desinficiens** bei Cystitis. Man wendet Terpinhydrat nur bei Hunden 0,2—0,5 mehrmals am Tage in Pillenform oder als Mixtur an.

Fructus Juniperi. Wacholderbeeren.

Stammpflanze: Juniperus communis; Coniferae. Einheimisch. Zu arzneilichen Zwecken werden die reifen zweijährigen Früchte verwendet.

Eigenschaften: Die Frucht ist kugelig, 7—9 mm dick, violett- bis schwarzbraun, meist blau bereift. Am Grunde ist oft noch der Rest des kurzen Blütenzweiges mit mehreren dreizähligen, alternierenden Blättchenwirteln erhalten; am oberen Ende findet man stets einen dreistrahligen, geschlossenen Spalt und zwischen dessen Strahlen drei undeutliche Höcker. Die Frucht enthält drei kleine, harte Samen, die in ein krümeliges, hellbraunes Fruchtfleisch eingebettet sind. Wacholderbeeren riechen würzig und schmecken würzig und süss. Wacholderbeerenpulver darf beim Verbrennen höchstens 5% Rückstand hinterlassen. 100 g = 165 Pf.

Bestandteile: Bis 1% ätherisches Oel, 13—42% Traubenzucker, Harz, organische Säuren.

Präparate: 1. Oleum Juniperi. Wacholderöl. Das aus Wacholderbeeren destillierte ätherische Oel. Eine farblose oder blassgelbliche Flüssigkeit von eigenartigem Geruch und Geschmack. Spez. Gewicht 0,860—0,880. Wacholderöl muss sich in 10 T. Weingeist klar oder mit schwacher Trübung lösen. Es wird zu denselben Zwecken wie Terpentinöl angewendet. Es ist wesentlich teurer. 1 g = 25 Pf., 10 g = 180 Pf.

2. Spiritus Juniperi. Wacholderspiritus wird aus den zerquetschten Wacholderbeeren und Weingeist durch Destillation mit durchströmendem Wasserdampf erhalten. Klare, farblose

Flüssigkeit, die nach Wacholderbeeren riecht und schmeckt. Spez. Gewicht 0,885—0,895. Innerlich als Carminativum bei kleinen Tieren, äusserlich zu Einreibungen. Entbehrlich. 10 g = 65 Pf.

3. **Succus Juniperi inspissatus.** Wacholdermus wird aus den zerquetschten frischen Wacholderbeeren durch Extraktion mit heissem Wasser und Eindampfen gewonnen. Wacholdermus ist trübe braun, von süss gewürzhaftem Geschmack. In 1 T. Wasser löst es sich nicht klar auf. 10 g = 30 Pf.

Als Zusatz zu Mixturen und zu Latwergen.

Wirkung und Anwendung: Die Wacholderbeeren regen wegen des Gehaltes an ätherischem Oel die Sekretion der Schleimhäute an, befördern den Harnabsatz und die Milchsekretion.

Das Wacholderöl wirkt bei seiner Ausscheidung desinfizierend auf die Schleimhaut der Harnwege ähnlich wie das Terpentinöl.

Die Wacholderbeeren werden verordnet: 1. Als Stomachicum und Carminativum bei Verdauungsleiden, 2. als Expectorans bei Katarrhen der Luftwege, 3. als Diureticum bei hydropischen Zuständen und als Desinficiens bei Cystitis, 4. zur Anregung der Milchabsonderung und bei Milchfehlern.

Akute Nierenentzündungen schliessen die Anwendung aus. Sehr grosse Mengen können Blut- und Eiweissharnen hervorrufen.

Dosis und Form:

Pferden . . . . 20— 50,0,
Rindern . . . . 50—100,0,
Schafen . . . . 5— 10,0,
Hunden . . . . 1— 5,0.

Grossen Tieren in Form des Pulvers auf das Futter, als Latwerge oder Aufguss. Die Wacholderbeeren werden hierbei mit Mittelsalzen, Karlsbader Salz, Schwefel, Schwefelantimon und süssen Mitteln zusammengegeben.

Kleinen Tieren als Pulver, Aufguss und als Wacholdermus in Form einer Mixtur.

Balsamum Copaïvae. Kopaivabalsam.

Stammpflanze: Copaïferaarten, besonders Copaïfera officinalis, Copaïfera guyanensis und Copaïfera coriacea; Caesalpiniaceae. Bäume Südamerikas. Der Balsam fliesst aus den verwundeten Stämmen und wird aufgefangen.

Eigenschaften: Kopaivabalsam ist eine klare, dickliche, gelbbräunliche, nicht oder nur schwach fluoreszierende Flüssigkeit von eigenartigem, würzigem Geruch und scharfem, schwach bitterem Geschmack. Kopaivabalsam gibt mit Chloroform und absolutem Alkohol klare oder schwach opalisierende Lösungen. Spez. Gewicht 0,980—0,990. 10 g = 95 Pf.

Bestandteile: Harz, ätherisches Oel, Bitterstoff. Das Harz besteht zum grössten Teil aus Kopaivasäure.

Wirkung: Innerlich gegeben wirkt Kopaivabalsam desinfizierend auf die Schleimhaut der Blase und der Harnröhre. Die Harnabsonderung wird vermehrt. Der Harn enthält Kopaivasäure und widersteht länger der Fäulnis. Grössere Dosen rufen eine Appetitstörung und Nierenreizung mit Albuminurie und Hämaturie hervor.

Der Harn, der nach dem Eingeben von Kopaivabalsam abgesetzt wird, täuscht oft eine Eiweiss- und Zuckerreaktion vor. Der vermeintliche Eiweissniederschlag löst sich auf Zusatz von Weingeist. Die Gärprobe fällt negativ aus.

Anwendung: Als Anticysticum und als Diureticum bei Blasenkatarrhen. Früher als Expectorans bei Bronchialblennorrhoen. In der Menschenheilkunde bei Gonorrhoe.

Dosis und Form:

Pferden	. . . . .	10—25,0,
Rindern	. . . . .	25—50,0,
Mittelgrossen Tieren	.	2—10,0,
Hunden	. . . . .	0,5— 2,0.

In Kapseln, Pillen, selten als Emulsion.

Cubebae. Kubeben stammen von Piper cubebae; Piperaceae. Ein Kletterstrauch auf Java, Borneo, Sumatra. Die nicht vollständig reifen Früchte sind aussen dunkelbraun, runzelig, kugelig, am Scheitel mit 3—5 mehr oder weniger deutlichen Narbenlappen versehen, am Grunde in ein 4—10 mm langes, kaum 1 mm dickes Stäbchen (Stiel) ausgezogen. Im Innern findet sich ein einziger, nur am Grunde befestigter Same. Der Geschmack der Kubeben ist aromatisch, schwach bitter, nicht brennend. Sie enthalten **ätherisches Oel, Kubebin** und **Kubebensäure.** 10 g = 85 Pf.

Extractum Cubebarum. Kubebenextrakt ist ein dünnes, braunes, in Wasser unlösliches Extrakt. 1 g = 175 Pf.

Die Kubeben werden wie Balsamum Copaïvae bei **Blasen- und Harnröhrenleiden** angewendet, früher auch als **Expectorans.** Grossen Tieren 20—50,0, mittelgrossen Tieren 10—20,0, Hunden 1—2,0 in Form des Pulvers, der Latwerge oder als Pillen. Das Kubebenextrakt (0,5—2,0) in Gelatinekapseln.

† **Liquor Kalii acetici.** Kaliumacetatlösung. Kaliumacetatlösung wird durch Neutralisieren von 50 T. verdünnter Essigsäure mit 24 T. Kaliumbicarbonat in der Siedehitze erhalten. Gehalt 33,3% Kaliumacetat $KC_2H_3O_2$. Kaliumacetatlösung ist klar, farblos und reagiert neutral oder kaum sauer. Sie gibt auf Zusatz von Weinsäurelösung einen weissen kristallinischen Niederschlag; auf Zusatz von Eisenchloridlösung färbt sie sich tiefrot. Spez. Gewicht 1,176—1,180. 10 g = 15 Pf.

Kaliumacetat verbrennt im Körper zu Kaliumcarbonat. Der saure Harn wird nach der Anwendung **neutral oder alkalisch.** Vom Magen wird Kaliumacetat besser vertragen als Pottasche. Das Präparat wirkt wie alle diffusiblen Kalisalze **harntreibend,** daneben schwach **expectorierend.** Kaliumacetatlösung wendet man in der Hundepraxis als **Diureticum bei hydropischen Zuständen** infolge von Nieren- oder Herzkrankheiten und als **Resolvens** zur Beseitigung flüssiger und fester Exsudate bei Pleuritis, Pericarditis und Peritonitis an. Bei Rheumatismus, Gicht und zur Lösung von **Uratsteinen** ist es gleichfalls verwendet worden. Hunden 2—3 stündlich 1—3,0 in Mixtur mit Succus Juniperi insp. (āā 10 : 150,0 Aq. dest.) und mit Infusum Digitalis.

Natrium aceticum. Natriumacetat (CH$_3$. COONa . 3H$_2$O) wird durch Umkristallisieren des sogenannten Rotsalzes (rohes Natriumacetat), das von den Holzessigfabriken in den Handel gebracht wird, dargestellt. Kleinere Mengen werden aus verdünnter Essigsäure und Soda bereitet. Farblose, durchsichtige, in warmer Luft verwitternde Kristalle, die sich in 23 T. kaltem sowie in 1 T. siedendem Weingeist lösen. Die wässerige Lösung des Natriumacetats wird durch Zusatz von Eisenchloridlösung dunkelrot gefärbt. 10 g = 20 Pf.

Anwendung: Wie Liquor Kalii acetici. Natriumacetat ist nicht hygroskopisch und kann zu Pulvermischungen verordnet werden. Es wirkt schwächer diuretisch als Kaliumacetat.

Radix Ononidis. Hauhechelwurzel von Ononis spinosa, Papilionaceae, einheimisch; enthält das Glykosid Ononin und Harz. 10 g = 30 Pf.

Radix Levistici. Liebstöckelwurzel, von Levisticum officinale; Umbelliferae. Bei uns angebaut, enthält Harz und ätherisches Oel. 10 g = 40 Pf.

Species diureticae. Harntreibender Tee. Ein Gemisch von Radix Levistici, Radix Ononidis, Radix Liquiritiae und Fructus Juniperi ᾱ 1 T. 10 g = 45 Pf.

Hauhechelwurzel, Liebstöckelwurzel sowie der harntreibende Tee werden als harntreibende Mittel in Form eines Aufgusses angewendet.

Die Harnabsonderung wird ferner gesteigert durch Milchzucker und Kalomel, durch Koffein- und Theobrominpräparate sowie durch die Substanzen der Digitalisgruppe. Siehe diese an den betreffenden Stellen.

Folia Uvae Ursi. Bärentraubenblätter.

Stammpflanze: Arctostaphylos uva ursi; Ericaceae. In Nordeuropa in der Ebene, weiter nach Süden im Gebirge vorkommend.

Eigenschaften: Das Blatt ist kurzgestielt, 1,2—2,5 cm lang und 0,8—1,2 cm breit, spatelförmig, selten umgekehrt-eiförmig, ganzrandig, mit kaum zurückgebogenem Rande, steif, brüchig, oberseits glänzenddunkelgrün, mit vertieftem Nervennetze, unterseits blassgrün mit dunklerer, schwach hervortretender Nervatur. Das obere Ende des Blattes ist abgerundet oder läuft in ein kurzes, zurückgebogenes Spitzchen aus. Bärentraubenblätter schmecken zusammenziehend. 10 g = 30 Pf.

Die Blätter von Vaccinium vitis idaei sind am Rande umgerollt, kleingesägt, unterseits braun punktiert; die Blätter von Buxus sempervirens sind eirund, an der Spitze meist ausgerandet, die Sekundärnerven laufen parallel. Die grüne Blattspreite ist in zwei Schichten spaltbar.

Bestandteile: Das Glykosid Arbutin, Methylarbutin, Urson, Ericolin, 34% Gerbsäure.

Präparate: † Extract. uvae ursi fluidum. Durch Perkolation gewonnen. Ein flüssiges, dunkelbraunes Extrakt. An Stelle der Blätter bei Cystitis. Hunden 3 mal täglich 20 Tropfen. 10 g = 95 Pf.

Wirkung und Anwendung: Die Bärentraubenblätter wirken schwach diuretisch und verhindern die Zersetzung des Harnes. Die Hauptwirkung kommt dem Arbutin zu, das an sich schon schwach antiseptisch wirkt, ausserdem in der Niere in Hydrochinon und Zucker gespalten wird. Durch die Abgabe von Hydrochinon an den alkalischen und bakterienreichen Harn wird die Harngärung unterbrochen. Auch die Gerbsäure wird an der Wirkung der Bärentraubenblätter beteiligt sein. Man wendet die Bärentraubenblätter wegen der fäulniswidrigen und adstringierenden Eigenschaften bei Nephritis, Cystitis, Blasen- und Nierenblutungen an. Nach der Anwendung erscheint der Harn bald dunkelgefärbt oder er dunkelt beim Stehenlassen nach.

Dosis und Form:
Pferd und Rind . 20—50,0 } als Pulver oder Latwerge,
Mittelgrossen Tieren 5—15,0 }
Hund . . . . . 2— 5,0 als Pulver, Dekokt, Fluidextrakt.

Hexamethylentetraminum. Hexamethylentetramin. Urotropin.

Darstellung: Hexamethylentetramin bildet sich durch Einwirkung von 4 Mol. Ammoniak auf 6 Mol. Formaldehyd.

Eigenschaften: Farbloses, kristallinisches Pulver, das sich beim Erhitzen verflüchtigt ohne zu schmelzen. Hexamethylentetramin löst sich in 1,5 T. Wasser und in 10 T. Weingeist. Die Lösungen bläuen Lackmuspapier.

Beim Erhitzen der wässerigen Lösung (1 + 19) mit verdünnter Schwefelsäure tritt der Geruch des Formaldehyds auf. Fügt man hierauf Natronlauge im Ueberschuss hinzu und erwärmt von neuem, so entweicht Ammoniak. Versetzt man die wässerige Lösung (1 + 19) mit Silbernitratlösung, so entsteht ein weisser Niederschlag, der sich im Ueberschuss von Hexamethylentetraminlösung wieder löst.

Hexamethylentetramin darf beim Verbrennen höchstens 0,1% Rückstand hinterlassen. 1 g = 15 Pf., 10 g = 130 Pf.

Zusammensetzung: $(CH_2)_6N_4$.

Hexamethylentetramin entspricht dem teuren „Urotropin". 1 g = 30 Pf., 10 g = 235 Pf.

Wirkung und Anwendung: Im Harne wird aus dem Hexamethylentetramin Formaldehyd abgespalten, das die Zersetzung und Gärung des Harnes verhindert oder herabsetzt und lösend auf Uratsteine wirkt. Wegen dieser Eigenschaften wendet man Hexamethylentetramin bei Cystitis und bakteriellen Erkrankungen der Harnwege sowie bei Steinbildung in der Blase an. In der Menschenmedizin gegen Gicht.

Dosis: Pferd und Rind 20—25,0,
 Hund . . . . 0,5— 2,0.

† **Helmitol.** Neu-Urotropin. Anhydromethylencitronensaures Hexamethylentetramin. Ein in Wasser lösliches, säuerlich schmeckendes, kristallinisches Pulver. Es spaltet im alkalischen Harn Formaldehyd ab. Anwendung wie Hexamethylentetramin. 1 g = 40 Pf.

† **Hetralin** (Resorcin und Hexamethylentetramin), **Saliformin** (ein Salicylat des Hexamethylentetramin), **Hexal** (sulfosalicylsaures Hexamethylentetramin), **Amphotropin** (kampfersaures Hexamethylentetramin) sind Ersatzmittel des Hexamethylentetramins. 1 g = 100 Pf.

Erregende Mittel.

Die erregenden Mittel, Excitantia, wendet man an, um anregend auf verschiedene Nervenzentren (Gehirn, Rückenmark, vasomotorisches und Atmungszentrum, den Sympathicus) und das Herz zu wirken.

Ihre Anwendung erfolgt zur Bekämpfung akuter Schwächezustände, Kollapserscheinungen und Herzschwäche, wie solche nach schweren Verletzungen, Blutverlusten, Schwergeburten, bei Vergiftungen, im Verlaufe von schweren fieberhaften Leiden, namentlich bei Infektionskrankheiten, vorkommen.

Ausser Kampfer und Weingeist werden zu den genannten Indikationen die Koffeinpräparate, Atropin (Skopolamin), Strychnin, Veratrin und Ammoniumverbindungen angewendet, die an anderer Stelle aufgeführt sind.

Zu den anregenden Arzneimitteln gehören auch die ätherischen Oele, die in zahlreichen Pflanzenfamilien, besonders häufig in den Labiaten, Cruciferen, Umbelliferen und Kompositen vorkommen und in allen Teilen der Pflanzen vorhanden sind, namentlich aber in den Blüten und Früchten (aromatische Pflanzen, Gewürze).

Die Wirkung der ätherischen Oele ist eine örtliche und resorptive. Die örtliche Wirkung erstreckt sich auf die äussere Haut und die Schleimhäute, auf die Geschmacks- und Geruchsorgane, auf die Speicheldrüsen, die Drüsen der Magen- und Darmschleimhaut sowie auf die Drüsen der Respirationsschleimhaut. Wegen ihrer anregenden Wirkung auf die Darmzotten und die Peristaltik bezeichnet man einzelne als Carminativa, blähungstreibende (Kümmel, Fenchel, Anis u. a.). Die ätherischen Oele besitzen auch antiseptische Eigenschaften infolge ihres Gehaltes an Phenolen und Terpenen. Sie beschränken deshalb Gärungsvorgänge im Magen und Darm, einige gelten als hervorragende Antiseptica, namentlich das Thymol.

Da die Ausscheidung der flüchtigen ätherischen Oele rasch durch die Haut, die Lunge, die Nieren und die Milchdrüse erfolgt, so erfahren diese Ausscheidungsorgane nicht allein eine Anregung, sondern es findet auch eine desinfizierende Wirkung auf einige Organe und ihre Se- und Exkrete statt.

Einige ätherische Oele üben auch eine reflexhemmende Wirkung aus und werden als krampfstillende und Beruhigungsmittel benutzt (Kamillen, Baldrian, Asa foetida).

Camphora. Kampfer.

Stammpflanze: Cinnamomum camphora; Laurineae. Bäume in China, Japan, Insel Formosa und Hainan.

Gewinnung: Die Kampferholzspäne werden mit Wasser der Destillation unterworfen. Das auf diese Weise erhaltene Rohprodukt wird in Europa durch Sublimation gereinigt.

Eigenschaften: Farblose oder weisse, kristallinische, mürbe Stücke oder ein weisses, kristallinisches Pulver. Kampfer riecht eigenartig durchdringend und schmeckt brennend scharf, etwas bitter, hinterher kühlend. Erwärmt man Kampfer in offener Schale, so verflüchtigt er sich in kurzer Zeit vollständig; angezündet, verbrennt er mit russender Flamme. In Wasser ist er nur sehr wenig, in Aether, Chloroform, Weingeist und in Oelen reichlich löslich. Um Kampfer zu pulvern, besprengt man ihn zuvor mit Aether oder Weingeist (Camphora trita). 10 g = 145 Pf.

Synthetischer Kampfer wird jetzt fabrikmässig hergestellt. Man geht hierbei von dem im Terpentinöl vorkommenden Pinen aus, das über das Borneol in Kampfer übergeführt wird. Nach den von Fröhner an Pferden angestellten Versuchen stimmt die Wirkung des künstlichen Kampfers mit der des Japankampfers vollkommen überein. Das Arzneibuch schreibt nur den Japankampfer vor.

Der früher gebräuchliche, sehr teure Borneokampfer,

Borneol, $C_{10}H_{18}O$, stammt von dem auf Borneo und Sumatra wachsenden Baume Dryobalanops camphora.

Zusammensetzung: $C_{10}H_{16}O$. Ein sauerstoffhaltiges, festes, ätherisches Oel (Stearopten).

Präparate: 1. Spiritus camphoratus. Kampferspiritus. 1 T. Kampfer, 7 T. Weingeist, 2 T. Wasser. Kampferspiritus ist klar und riecht und schmeckt stark nach Kampfer. Spez. Gewicht 0,885—0,889. 10 g = 65 Pf., 100 g = 530 Pf.

2. Oleum camphoratum forte. Starkes Kampferöl. 1 T. Kampfer, 4 T. Olivenöl. Die Auflösung wird filtriert. 10 g = 55 Pf.

3. Oleum camphoratum. Kampferöl. 1 T. Kampfer, 9 T. Olivenöl. Die Auflösung wird filtriert. 10 g = 45 Pf.

4. Vinum camphoratum. Kampferwein. 1 T. Kampfer, 1 T. Weingeist, 3 T. Gummischleim und 45 T. Weisswein. Kampferwein ist weisslich, trübe und riecht und schmeckt stark nach Kampfer. Vor der Abgabe ist er umzuschütteln. 10 g = 45 Pf.

5. Linimentum ammoniato-camphoratum und Linimentum saponato-camphoratum siehe bei Liquor Ammonii caustici.

Kampfer ist ein Bestandteil von Ungt. Cerussae camphoratum und Cuprum aluminatum.

Wirkung: 1. Kampfer übt eine örtlich reizende Wirkung auf die Haut, die Schleimhäute, auf Wunden und Geschwüre aus.

2. Kampfer wird von der Haut, den Schleimhäuten, von der Unterhaut und von Geschwüren und Wunden aus resorbiert.

3. Nach der Resorption wirkt der Kampfer, in kleinen Dosen verabreicht, erregend auf die Zentren in der Medulla oblongata und auf das Herz. Die Herztätigkeit

wird gekräftigt, der Puls wird voller und schneller, der Blutdruck steigt, die Atmung erfolgt tiefer und ergiebiger. Die vorher blassen Schleimhäute erscheinen höher gerötet.

4. Grosse Kampferdosen **innerlich** gegeben können eine Entzündung der Magenschleimhaut, eine Nephritis und Cystitis hervorrufen. Sehr auffällig werden die motorischen und psychischen **Gehirnzentren** betroffen. Rauschartige Zustände mit auffälligem Bewegungstriebe treten zuerst hervor; Hunde rennen ruhelos umher. Hieran schliessen sich Konvulsionen und epileptiforme Krämpfe; der Tod erfolgt unter Kollapserscheinungen.

5. Kampfer bewirkt bei gesunden und fiebernden Tieren einen erheblichen **Temperaturabfall**, namentlich beim **septischen Fieber**.

6. Die Auswanderung der weissen Blutkörperchen wird beschränkt. Die Rötung und Schwellung in entzündeten Teilen nehmen ab. Für Insekten und niedere Organismen ist Kampfer ein Gift.

7. Kampfer wirkt etwas gärungs- und fäulniswidrig.

8. Die **Ausscheidung** des Kampfers erfolgt schnell und unverändert durch die Lunge und die Haut, ferner durch die Nieren in Form der verschiedenen Camphoglykuronsäuren.

Anwendung: 1. Kampfer wird als ein wertvolles Erregungsmittel für das **Herz** und die **Atmung** sowie für das **Grosshirn** bei allen Schwächezuständen im Verlaufe von akuten Infektionskrankheiten, bei **Herzschwäche, Kollaps** und bei **Vergiftungen** durch Schlangenbisse und durch Narcotica gegeben.

2. Als fieberherabsetzendes Mittel bei **Wundinfektionsfiebern**.

3. Als **Expectorans** und **Desinficiens** bei jauchigen Bronchopneumonien und brandigen Prozessen in der Lunge.

4. **Aeusserlich** wendet man Kampfer als leicht antiseptisches und schwach reizendes Mittel bei Wunden und

Geschwüren mit mangelhafter Granulation und bei brandigen Prozessen in Form des Pulvers oder der Salbe (1:10) an. Ferner als reizende und zerteilende Einreibung bei Rheumatismus, Quetschungen, Distorsionen, Entzündungen des Euters und der Lymphdrüsen, Erysipel, Phlegmone, Einschuss in Form der·spirituösen Einreibung, als Kampfersalbe, Liniment und zu Kampferspiritusverbänden (Spiritus camphoratus mit Weingeist ãa). Nach der Kampferbehandlung nimmt das Fleisch der Schlachttiere Kampfergeruch an!

Dosis und Form:

	Camphora (innerlich):	Ol. camphorat. (subkutan):	Ol. camphorat. forte (subkutan):
Pferden	5—15,0,	50—150,0,	20—75,0,
Hunden	0,5— 2,0.	5— 10,0.	2— 5,0.

Acidum camphoricum. Kampfersäure, $C_8H_{14}(COOH)_2$, wird durch Behandeln von Kampfer mit Salpetersäure dargestellt. Farb- und geruchlose, bitter schmeckende Kristallblättchen, die sich in 150 T. kaltem, in 20 T. siedendem Wasser, leicht in Weingeist und in Aether lösen. Kampfersäure wirkt leicht adstringierend und desinfizierend. Sie findet in der Menschenheilkunde bei Nasen-, Rachen- und Kehlkopfkrankheiten in $1/2$—2 proz. spirituöser Lösung Anwendung. **Innerlich als Expectorans und Anticysticum.** 1 g = 30 Pf.

Spiritus. Weingeist.

Gewinnung: Weingeist entsteht bei der Gärung des Traubenzuckers oder Fruchtzuckers und wird vorzugsweise aus stärkemehlhaltigen Kartoffeln, deren Stärke durch Stehenlassen mit Diastase, den Prozess des sogen. Einmaischens, in Dextrin und Traubenzucker verwandelt, dann der Hefegärung unterworfen wird, durch die Destillation erhalten.

Das Destillat ist zunächst wasserreich und enthält übelriechende Stoffe (Fuselöle). Durch wiederholte Rektifikation für sich und über Holzkohle, Chlorcalcium und Aetzkalk erhält man fuselölfreien 90—93 proz. Weingeist.

Eigenschaften: Klare, farblose, flüchtige, leicht entzündbare Flüssigkeit, die mit schwach leuchtender Flamme verbrennt. Weingeist riecht eigenartig, schmeckt brennend und verändert Lackmuspapier nicht. Spez. Gewicht 0,830—0,834.

Weingeist darf nicht fremdartig riechen und muss sich mit Wasser ohne Trübung mischen (Fuselöl).

Der Weingeist enthält 91,29 bis 90,9 Volumprozente oder 87,35 bis 85,80 Gewichtsprozente Alkohol. 10 g = 70 Pf., 100 g = 570 Pf.

Spiritus dilutus. Verdünnter Weingeist. 7 T. Weingeist, 3 T. Wasser werden gemischt. Verdünnter Weingeist ist klar und farblos. Spez. Gewicht 0,892 bis 0,896. Er enthält 69 bis 68 Volumprozente oder 61 bis 60 Gewichtsprozente Alkohol. 10 g = 50 Pf., 100 g = 410 Pf.

Alcohol absolutus. Absoluter Alkohol wird durch Behandeln von Weingeist mit Calciumoxyd oder Calciumchlorid und Destillation erhalten. Klare, farblose, leicht entzündbare Flüssigkeit, die mit schwach leuchtender Flamme verbrennt. Absoluter Alkohol riecht eigenartig, schmeckt brennend und verändert Lackmuspapier nicht. Spez. Gewicht 0,796 bis 0,797. Gehalt 99,66 bis 99,46 Volumprozente oder 99,44 bis 99,11 Gewichtsprozente Alkohol. 10 g = 95 Pf., 100 g = 755 Pf.

Spiritus e Vino. Weinbranntwein, Kognak. Ein aus Wein gewonnener und nach besonderem Verfahren fertiggestellter Trinkbranntwein. Kognak muss den Bestimmungen des Weingesetzes vom 7. April 1909 und den dazu ergangenen Ausführungsbestimmungen entsprechen. Gehalt mindestens 38 Volumprozente Alkohol.

Rhein- und Bordeauxweine enthalten 8—12%, Alkohol, Südweine 18—20%, Schaumweine 10—12%, Landweine 5—7%, Bier 3—5%, der gewöhnliche Branntwein 30—50% Alkohol.

Denaturierter Spiritus dient zu gewerblichen und Brennzwecken. Spiritus wird mit Denaturierungsmitteln (4 T. Holzgeist und 1 T. Pyridinbasen) gemischt.

Wirkung des Weingeistes: 1. Der unverdünnte Weingeist erzeugt auf der äusseren Haut zunächst Verdunstungskälte, nach der Einreibung vermehrte Wärme, Rötung und Brennen. Auf Schleimhäute, Wunden und Geschwüre wirkt er wegen seiner wasserentziehenden und eiweissgerinnenden Eigenschaften austrocknend, sekretionsbeschränkend und schwach ätzend. Per os aufgenommen bewirken Weingeist und Verdünnungen des Weingeistes mit mehr als 70 Prozent Alkohol eine Aetzung der Magenschleimhaut unter Schrumpfung des Epithels.

2. Verdünnter Weingeist wirkt auf die Schleimhäute, Wunden und Geschwüre leicht reizend. Die Absonderung der Drüsen der Magenschleimhaut wird angeregt. Die Resorption von der Magenschleimhaut aus wird durch kleine Dosen verdünnten Weingeistes befördert.

3. Verdunnter Weingeist wirkt stark bakterizid. Die stärkste desinfizierende Wirkung besitzt der 70 prozentige Weingeist, während schwächere wie stärkere Konzentrationen weniger wirksam sind.

4. Nach der Resorption wirken kleinere Mengen Weingeist zunächst **erregend** auf das Gehirn, das verlängerte Mark, das Rückenmark, den Blutkreislauf und die Atmung. Die Puls- und Atmungsfrequenz nehmen zu, der Blutdruck steigt, die Blutzirkulation wird beschleunigt. Die Hautgefässe werden erweitert, es tritt ein grösseres Wärmegefühl hervor. Weingeist erhöht zuerst die Arbeitsleistungen, bald darauf tritt aber eine viele Stunden andauernde Herabsetzung der Arbeitsfähigkeit ein.

Auf die Erregung folgt nach der Zufuhr von grösseren Mengen Weingeist ein Stadium der Lähmung und Depression. Der Puls und die Atmung werden verlangsamt, es stellt sich ein Gefühl der Müdigkeit und Abspannung ein, der Stoffwechsel wird herabgesetzt, die **Innentemperatur** fällt. Nach sehr grossen Dosen treten Bewusstlosigkeit und Erlöschen der Reflexe ein. Der Tod erfolgt durch Lähmung der Atmung (akute Alkoholvergiftung).

Die **chronische Alkoholvergiftung** wird bei Tieren selten beobachtet. Beim Menschen äussert sie sich in einer Erkrankung der Magenschleimhaut, der Leber, der Nieren und vor allem aber des Nervensystems. Die Veränderungen bestehen in Ernährungsstörungen der Gewebe, Verfettungen und Wucherungen des Bindegewebes, und der Organe.

Weingeist schützt das Körpereiweiss und die Kohlehydrate vor dem Verbrauch, er ist ein Sparmittel, kein Nährmittel. Der Stoffwechsel wird durch Weingeist vermindert. Die Harnabsonderung wird vermehrt, der Geschlechtstrieb wird angeregt.

Die Ausscheidung erfolgt nur in geringer Menge unverändert durch die Nieren, die Lunge und die Milchdrüse, der grössere Teil wird im Blute zu Kohlensäure und Wasser umgesetzt.

Anwendung: Innerlich: Als Erregungsmittel (Excitans) für das Gehirn und Herz bei Kollaps, Schwächezuständen, akuten Infektionskrankheiten, narkotischen Vergiftungen, Schlangenbissen, Schwergeburten, Blutverlusten. Pferden und Rindern 25—50,0, mittelgrossen Tieren 10—20,0, Hunden 2—5,0, Katzen 1—2,0 stark verdünnt mit Wasser, auch in Form der subkutanen Injektion.

2. Als Antipyreticum in grossen Dosen namentlich bei septikämischen und pyämischen Fiebern. Pferden und Rindern 100—200,0, mittelgrossen Tieren 25—100,0, Hunden 25—50,0, Katzen 2—5,0, verdünnt mit Wasser 2—3 stündlich eine Gabe.

3. Als Stomachicum zur Anregung der Drüsensekretion und Peristaltik bei Verdauungsschwäche für sich allein oder mit bitteren Mitteln (Tinkturen). Auch als stärkendes und anregendes Mittel nach schweren Krankheiten und Blutverlusten und bei kachektischen Zuständen.

Als Notbehelf kann der Branntwein in einer Menge von einem bis mehreren Litern an Stelle von Chloralhydrat als Narkoticum für Rinder beispielsweise beim Gebärmuttervorfall und heftigen Wehen gegeben werden.

Man gibt den Weingeist in den obigen Dosen stark verdünnt mit Wasser oder in der entsprechenden Menge

Branntwein. Wein wird in der 7—10 fachen, Bier in der 20—30 fachen Menge des Weingeistes gegeben.

4. **Aeusserlich**: Als antiseptisches Verbandmittel wird 70 proz. Weingeist zum Verbinden atonischer Geschwüre, zur Desinfektion der Hände und des Operationsfeldes verwendet.

5. Bei der Otorrhoe der Hunde, zur Einspritzung in Fisteln, Varicen, Aneurysmen, Neubildungen sowie in die Nähe von Hernien, um einen heftigen Reiz auszuüben oder eine adhäsive Entzündung hervorzurufen.

6. Zu Einreibungen, Umschlägen und Verbänden bei Quetschungen, rheumatischen und neuralgischen Schmerzen, Muskel-, Gelenk-, Sehnen- und Sehnenscheidenentzündungen und zur Verhinderung des Decubitus.

7. Der Weingeist dient zur Herstellung zahlreicher pharmazeutischer Präparate, namentlich der Tinkturen und als Lösungsmittel für viele Arzneistoffe.

Flores Arnicae. Arnikablüten.

Stammpflanze: Arnica montana; Compositae. Heimisch auf deutschen Bergwiesen.

Eigenschaften: Die Droge besteht aus den getrockneten Zungen- und Röhrenblüten. Die Blüte ist rotgelb und besitzt einen schwach fünfkantigen, behaarten Fruchtknoten, an dessen oberem Ende der blassgelbliche, borstige Pappus steht. Die Krone der Zungenblüten besitzt 3 Zähnchen und 8—12 Nerven. Arnikablüten riechen schwach aromatisch und schmecken etwas bitter. 10 g = 25 Pf.

Bestandteile: Arnicin, ein Bitterstoff, ätherisches Oel, Gerbstoff, Harz und ein gelber Farbstoff.

Präparat: Tinctura Arnicae. Arnikatinktur. 1 T. Arnikablüten, 10 T. verdünnter Weingeist. Arnikatinktur ist gelbbraun, schmeckt schwach bitter und riecht nach Arnikablüten. 10 g = 70 Pf., 100 g = 545 Pf.

Wirkung: 1. Arnikablüten wirken reizend auf die Haut, die Schleimhäute und Wunden; die Haut wird gerötet, es entsteht Juckreiz und Brennen.

2. In kleinen Dosen innerlich gegeben wirken Arnikablüten erregend auf das Nervensystem. Die Tiere werden lebhafter, zeigen Unruheerscheinungen, die Pulsfrequenz wird gesteigert, die Harn- und die Schweisssekretion werden vermehrt. Grössere Mengen rufen Speicheln, Zittern, Kolikerscheinungen, Durchfall und Polyurie hervor. Ausserdem beobachtet man Schwindel, Betäubung, Konvulsionen und Lähmungserscheinungen.

Anwendung: 1. Innerlich als Excitans bei allgemeinen Schwächezuständen, Herzschwäche und Kollaps.

2. Aeusserlich teils in Form des Infuses oder besser der Tinktur zu schwach reizenden und zerteilenden Einreibungen bei Rheumatismus, traumatischen Lähmungen, Quetschungen, Blutextravasaten (mit Wasser verdünnt). Von Laien in der Wundbehandlung fälschlich angewendet.

Dosis und Form:

Pferden und Rindern . 25—50,0 ⎱
Mittelgrossen Tieren . 5—10,0 ⎰ als Infus oder Latwerge,
Hunden . . . . 0,25— 1,0 als Aufguss.

Radix Valerianae. Baldrian.

Stammpflanze: Valeriana officinalis; Valerianeae. Einheimisch. Der mit Wurzeln besetzte, getrocknete Wurzelstock ist offizinell.

Eigenschaften: Der Hauptwurzelstock ist aufrecht, bis 5 cm lang, 2—3 cm dick, verkehrt-eiförmig, undeutlich geringelt und meist halbiert; die Nebenwurzelstöcke sind kleiner, tragen oben vielfach dicke, hohle, längsstreifige Stengelreste und sind ringsum dicht mit zahlreichen langen, ungefähr 2—3 mm dicken, stielrunden, längsstreifigen, brüchigen Wurzeln besetzt. Wurzelstöcke und Wurzeln sind graubraun bis bräunlichgelb. Baldrian riecht stark, eigenartig und schmeckt süsslich-würzig und zugleich bitter. 10 g = 60 Pf.

Bestandteile: $^1/_2$—1 % **ätherisches Oel, Baldriansäure.** Die zusammengesetzten Aether des Oels sollen als die wirksamen Bestandteile anzusehen sein.

Präparate: 1. **Tinctura Valerianae. Baldriantinktur.** 1 T. Baldrian, 5 T. verdünnter Weingeist. Baldriantinktur ist braun und riecht und schmeckt nach Baldrian. 10 g = 80 Pf.

2. **Tinctura Valerianae aetherea. Aetherische Baldriantinktur.** 1 T. Baldrian, 5 T. Aetherweingeist. Aetherische Baldriantinktur ist gelb, nach längerem Aufbewahren dunkler, und riecht und schmeckt ätherisch und nach Baldrian. 10 g = 120 Pf.

Wirkung: Baldrian besitzt eine **gelinde erregende Wirkung auf das Gehirn,** ähnlich der Arnika, schwächer als Kampfer.

Bei **grösseren Dosen** wirkt Baldrian **krampfstillend,** beruhigend und setzt die Reflexerregbarkeit des Rückenmarkes herab. Auf die **V**erdauungsorgane wirkt Baldrian **anregend.**

Anwendung: 1. Als **Excitans** für das Nervensystem bei Schwächezuständen und Kollaps.

2. Als gutes **Antispasmodicum** bei Krampfkolik, Epilepsie, Chorea, Staupekrämpfen, Blasenkrampf und zur Verminderung des Geschlechtstriebes.

3. Als **Stomachicum** bei Verdauungsschwäche der Rinder.

4. Gegen **Eingeweidewürmer** mit Santonin, Oleum animale foetidum und Terpentinöl.

Dosis und Form des Baldrians:

Pferden und Rindern	25—100,0	als Pulver, Latwerge,
Mittelgrossen Tieren	5— 15,0	Pille, Aufguss,
Hunden	1— 5,0	als Pulver, Infus oder als Tinktur.

Von der Tinktur gibt man: Pferden und Rindern 20 bis 50,0, Schafen und Schweinen 5—10,0, Hunden 0,5—2,0.

Radix Angelicae. Angelikawurzel. Das Rhizom von Archangelica officinalis, Umbelliferae; Gebirgspflanze. Wie Radix Valerianae. Entbehrlich. 10 g = 20 Pf.

Asa foetida. Asant stammt von Ferula assa foetida, Ferula narthex und Ferula foetida. Umbelliferen Persiens, am Aralsee, Herat, Afghanistan.

Das durch Anschneiden der Wurzeln ausfliessende und erhärtende Gummiharz besteht entweder aus losen oder verklebten Körnern oder aus grösseren Klumpen mit gelbbrauner Oberfläche und weisser Bruchfläche, die bald rot anläuft und allmählich braun wird. Asant riecht durchdringend knoblauchartig und schmeckt bitter und scharf. 1 T. Asant gibt beim Verreiben mit 3 T. Wasser eine weissliche Emulsion, die auf Zusatz einiger Tropfen Ammoniakflüssigkeit eine gelbe Farbe annimmt. Zur Herstellung des Pulvers wird Asant über gebranntem Kalk getrocknet und dann bei möglichst niedriger Temperatur zerrieben. 10 g = 35 Pf.

Asant enthält 3—5 % schwefelhaltige, ätherische Oele, Harz, Gummi, Ferulasäure.

Präparat: Tinctura Asae foetidae. Asanttinktur. 1 T. Asant, 5 T. Weingeist. Gelblich-braunrote Flüssigkeit. 10 g = 80 Pf.

Wirkung und Anwendung: Asant soll anregend auf die Verdauung wirken und eine krampfstillende Wirkung bei der Krampfkolik, bei Uterus- und Blasenkrämpfen besitzen. Auch als Anthelminthicum wurde Asant verwendet. Das Mittel wird heute kaum noch verordnet.

Aeusserlich wendet man die Asanttinktur zur Anregung von Granulationen und mit Essig gemischt als Zusatz bei Klystieren gegen Oxyuren an.

Um das Selbstausrupfen der Federn des Geflügels und das Benagen der Verbände bei Hunden zu verhindern, hat man die Asanttinktur als ekelerregendes Abschreckmittel aufgepinselt.

Das Fleisch der Schlachttiere nimmt den Geruch und Geschmack von Asant an.

Pferden 10—20,0, Hunden 0,5—2,0 in Pillen, Bissen oder als Emulsion mit Eigelb oder Gummi.

Fructus Anisi. Anis.

Stammpflanze: Pimpinella anisum; Umbelliferae. In Deutschland angebaut. Die reifen Spaltfrüchte sind meist in ganzem Zustande, seltener in die beiden Teilfrüchte zerfallen.

Eigenschaften: Die umgekehrt birnenförmige oder breit eiförmige, von der Seite her deutlich zusammengedrückte, 4—5 mm lange, 2,5—3 mm breite, graugrünliche, seltener graubräunliche Frucht ist mit angedrückten, sehr kurzen Haaren dicht besetzt und mit 10 niedrigen, etwas helleren, geraden Rippen versehen. Anis riecht kräftig würzig und schmeckt stark würzig und zugleich süss. Beim Befeuchten mit Kalilauge und schwachem Erwärmen darf Anis keinen Koniingeruch entwickeln (Früchte von Conium maculatum). 100 g = 750 Pf.

Bestandteile: 2—3% ätherisches Oel, fettes Oel und Zucker.

Wirkung und Anwendung: Innerlich: 1. Als Stomachicum und als blähungtreibendes Mittel (Carminativum) bei Gärungsvorgängen im Verdauungstraktus. 2. Als Expectorans bei Katarrhen der Luftwege. 3. Zur Beförderung der Milchsekretion. 4. Als Geschmacks- und Geruchskorrigens.

Aeusserlich wegen seiner antiparasitären Eigenschaften in Form des Pulvers, des Infuses oder als verdünntes Anisöl (1:75—100 Spiritus oder Olivenöl) gegen Ektoparasiten (Vogelmilben, Federlinge, Flöhe, Läuse).

Dosis und Form:

Pferden . . . . . 10—25,0,
Rindern . . . . . 25—50,0,
Mittelgrossen Tieren . 5—10,0,
Hunden . . . . . 0,5— 2,0.

In Pulver, Latwerge meist mit Kochsalz, Natrium bicarbonicum, Salmiak, Schwefel, Antimonpräparaten und als Infusum. Bestandteil von Species laxantes.

Oleum Anisi. Anisöl. Das ätherische Oel des Anis. Anisöl ist eine farblose oder blassgelbe, stark lichtbrechende Flüssigkeit oder eine weisse Kristallmasse, die würzig riecht und sehr süss schmeckt. 1 ccm Anisöl muss sich in 3 ccm Weingeist lösen. Bestandteil von Tinct. Opii benzoica, Liquor Ammonii anisatus und Elixir e Succo Liquiritiae. 1 g = 30 Pf.

Fructus Foeniculi. Fenchel.

Stammpflanze: Foeniculum vulgare; eine bei uns angebaute Umbellifere. Die meist in ihre Teilfrüchte zerfallenen, reifen Spaltfrüchte.

Eigenschaften: Die Frucht ist 7—9 mm lang, 3—4 mm breit, länglich-stielrund, glatt, kahl, bräunlichgrün oder grünlich-gelb, stets mit etwas dunkleren Tälchen. Unter ihren 10 kräftigen Rippen treten die dicht aneinanderliegenden Randrippen etwas stärker hervor als die übrigen. Zwischen je zwei Rippen verläuft ein dunkler, breiter, das Tälchen ausfüllender Sekretgang. Fenchel riecht würzig und schmeckt süsslich, schwach brennend. 100 g = 170 Pf.

Bestandteile: 5—6% ätherisches Oel, fettes Oel, Zucker.

Präparat: Aqua Foeniculi. Fenchelwasser. Durch Destillation aus zerquetschtem Fenchel mit Wasser erhalten. Es ist anfangs trübe und wird später klar. Als Augenwasser und als Zusatz zu expektorierenden Mixturen. 100 g = 20 Pf. Bestandteil von Elixir e Succo Liquiritiae.

Der Fenchel wird innerlich zu denselben Indikationen wie Anis angewendet. Bestandteil von Pulv. Liquiritiae compos., Sir. Sennae und Species laxantes.

Oleum Foeniculi. Fenchelöl. Das ätherische Oel des Fenchels ist eine farblose oder schwach gelbliche Flüssigkeit. Es riecht stark würzig und schmeckt zuerst süss, hinterher etwas bitter und kampferartig. Aus Fenchelöl scheiden sich beim Abkühlen unter 0° Kristalle von Anethol aus, die erst beim Erwärmen auf $+$ 5° wieder vollständig geschmolzen sind. 1 ccm Fenchelöl muss sich in 1 ccm Weingeist lösen. 1 g = 25 Pf.

Fructus Carvi. Kümmel.

Stammpflanze: Carum carvi; Umbelliferae. Einheimisch. Die gewöhnlich in ihre Teilfrüchte zerfallenen, reifen Spaltfrüchte.

Eigenschaften: Die Teilfrucht ist bogen- oder sichelförmig gekrümmt, an beiden Enden verjüngt, etwa 5 mm lang, in der Mitte 1 mm dick, glatt, kahl, graubraun und zeigt 5 schmale, scharf hervortretende, helle Rippen. Kümmel riecht und schmeckt stark würzig. 100 g = 125 Pf.

Bestandteile: 5% ätherisches Oel, fettes Oel, Eiweiss.

Wirkung und Anwendung: Kümmel gilt noch mehr wie Anis und Fenchel als vorzügliches Stomachicum, Antispasmodicum und Carminativum bei abnormen Gärungen im Magen-Darmkanal, Tympanitis, Wind- und Krampfkolik.

Auch als Expectorans, Geruchs- und Geschmackskorrigens sowie zur Beförderung der Milchabsonderung wird Kümmel angewendet.

Dosis und Form:

    Pferden und Rindern . . 15—45,0,
    Mittelgrossen Tieren . . 5—10,0,
    Hunden . . . . . . 0,5— 2,0.

Oleum Carvi. Kümmelöl. Das ätherische Oel des Kümmels ist eine farblose, mit der Zeit gelb werdende Flüssigkeit, die milde würzig riecht und schmeckt. 1 ccm Kümmelöl muss sich in 1 ccm Weingeist lösen. 1 g = 45 Pf.

Kümmelöl wird innerlich gegen die Krampf- und Windkolik der Fohlen (3—5,0), äusserlich mit 10 T. Olivenöl gemischt gegen die Ohrräude des Kaninchens und als 5 bis 6 proz. Spiritus gegen die Acarusräude des Hundes empfohlen.

Elaeosacchara. Oelzucker sind Mischungen der ätherischen Oele mit Zuckerpulver 1 + 50. Sie sind jedesmal frisch zu bereiten. Geschmackskorrigentien und Vehikel für Pulvermischungen und abgeteilte Pulver.

Flores Chamomillae. Kamillen.

Stammpflanze: Matricaria chamomilla; Compositae. Einheimisch.

Eigenschaften: Der Hüllkelch besteht aus grünen, am Rande trockenhäutigen und weissen, in etwa 3 Reihen angeordneten Hochblättern. Der Blütenboden ist hohl, nackt, bei jüngeren Blütenköpfchen halbkugelig, bei älteren kegelförmig. Er ist mit 12 bis 18 weissen Zungenblüten, die eine dreizähnige, viernervige Krone besitzen, und mit zahlreichen gelben Röhrenblüten besetzt. Kamillen riechen kräftig würzig und schmecken etwas bitter. 10 g = 65 Pf.

Bestandteile: Bis 0,3 % dunkelblaues, ätherisches Oel, Bitterstoff, Harz.

Wirkung: Kamillen wirken beruhigend, krampf- und schmerzstillend, sie vermehren die Schweissabsonderung.

Anwendung: Innerlich bei Kolik, Darmkatarrhen, Uterus- und Blasenkrampf, Erkältungen, meist als Infusum. Beliebtes Hausmittel. Aeusserlich zu krampfstillenden feuchten und trockenen Umschlägen, Waschungen, Augenwässern und krampfstillenden Klystieren.

Folia Melissae. Melissenblätter von Melissa officinalis; Labiatae. Angebaut. Die Blätter sind langgestielt, die Spreite ist 3—5 cm lang, ei- oder herzförmig, dünn, stumpfsägezähnig. mit vereinzelt stehenden Haaren und mit glänzenden Drüsenschuppen besetzt. Melissenblätter sollen zitronenähnlich riechen. Sie enthalten ätherisches Oel, Gerbstoff. 10 g = 40 Pf.

Präparat: Spiritus Melissae compositus. Karmelitergeist. Ein Destillationsprodukt von Gewürznelken, Zimt, Muskatnuss, Zitronenschalen, Melissenblättern mit Weingeist und Wasser. 10 g = 70 Pf.

Melissenblätter werden als Carminativum bei Kolik, Diarrhoe, Gärungen im Darmkanal, als krampfstillendes Mittel bei Krampfkolik, Uterus- und Blasenkrampf, als leichtes Stimulans und Diaphoreticum angewendet. Entbehrlich.

Folia Menthae piperitae. Pfefferminzblätter.

Stammpflanze: Mentha piperita; Labiatae. In Deutschland angebaut.

Eigenschaften: Das Blatt ist kurz gestielt; die Spreite ist 3—7 cm lang, eilanzettlich, zugespitzt, ungleich scharf gesägt und schwach behaart. Pfefferminzblätter riechen kräftig, eigenartig. 10 g = 60 Pf.

Bestandteile: Aetherisches Oel, Gerbstoff.

Präparate: 1. Aqua Menthae piperitae. Pfefferminzwasser wird durch Destillation aus den grob gepulverten Pfefferminzblättern gewonnen. Es ist klar oder etwas trübe. 100 g = 60 Pf.

2. Sirupus Menthae piperitae. Pfefferminzsirup. Ein grünlich-braun gefärbter Zuckersaft, welcher nach Pfefferminz riecht und schmeckt. Geschmackskorrigens. 10 g = 15 Pf.

Wirkung und Anwendung: Ein gelinde anregendes, krampfstillendes und gärungswidriges Mittel bei schwacher, fehlerhafter Verdauung, Krampfkolik, Diarrnoe. Ein krampfstillendes Mittel bei Uterus- und Blasenkrämpfen.

Oleum Menthae piperitae. Pfefferminzöl wird aus den Blättern und blühenden Zweigspitzen von Mentha piperita durch Destillation gewonnen. Es ist eine farblose oder blassgelbliche Flüssigkeit mit erfrischendem Pfefferminzgeruch und brennendem, kampferartigem, hinterher anhaltend kühlendem, jedoch nicht bitterem Geschmack. Pfefferminzöl muss in 5 T. verdünntem Weingeist klar löslich sein. 1 g = 85 Pf.

Präparat: Spiritus Menthae piperitae. Pfefferminzspiritus. 1 T. Pfefferminzöl, 9 T. Weingeist. Klare, farblose Flüssigkeit, die nach Pfefferminzöl riecht und schmeckt. 10 g = 135 Pf.

Mentholum. Pfefferminzkampfer ($C_{10}H_{19}OH$). Pfefferminzöl scheidet beim Stehen an einem kühlen Orte ein Stearopten, das Mentholum, Menthol, Pfefferminzkampfer ab. Spitze, spröde, farblose Kristalle von pfefferminzähnlichem Geruche und Geschmacke. Es löst sich kaum in Wasser, sehr leicht in Aether, Chloroform und Weingeist. 1 g = 205 Pf.

Menthol ruft auf der Haut und den Schleimhäuten Kältegefühl und Unempfindlichkeit hervor (Migränestift). Menthol besitzt antiseptische Eigenschaften. Grosse Mentholgaben wirken bei Tieren lähmend.

Flores Lavandulae. Lavendelblüten von Lavandula spica; Labiatae. Südeuropa, Frankreich. Bei uns angebaut. Der röhrenförmige, oben erweiterte Kelch ist 10—13 nervig, 5 mm lang, behaart. Die Blumenkrone ist blau, die Oberlippe zweilappig, die Unterlippe dreilappig. Lavendelblüten riechen angenehm und schmecken bitter. Sie enthalten 3% ätherisches Oel.

Spiritus Lavandulae, Lavendelspiritus, wird durch Destillation aus den Blüten gewonnen. Er ist klar, farblos und riecht nach Lavendelblüten. 10 g = 95 Pf.

Bestandteil von Liquor Kalii arsenicosi.

Oleum Lavandulae. Lavendelöl wird durch Destillation aus den Lavendelblüten gewonnen. Farblose oder schwach gelbliche Flüssigkeit von eigentümlichem, sehr angenehmem Geruche und stark aromatischem, etwas bitterem Geschmacke. In 3 T. verdünntem Weingeist soll es sich klar lösen. 1 g = 105 Pf.

Das Lavendelöl wirkt hautreizend und abtötend auf Ektoparasiten. Innerlich wirkt es anregend und antispasmodisch. Grössere Mengen wirken giftig.

Herba Thymi. Thymian von Thymus vulgaris; Labiatae. Einheimisch. Die Blätter sind kreuzgegenständig, kurzgestielt oder sitzend, dicklich, lineal-lanzettlich, elliptisch oder gerundet rhombisch, wenig behaart und mit eingesenkten Drüsenschuppen besetzt. Die Blüten sind gestielt, die Blumenkrone ist zweilippig, blassrötlich. Thymian riecht und schmeckt gewürzig.

Thymian enthält ätherisches Oel, Thymol. Thymian wirkt in Form eines Infuses leicht reizend und desinfizierend; es wird als Bestandteil aromatischer Kräutermischungen zu Bädern, Kräuterkissen usw. gebraucht. 100 g = 130 Pf.

Oleum Thymi. Thymianöl. Das durch Destillation der Blätter und blühenden Zweige von Thymus vulg. gewonnene ätherische Oel bildet eine farblose Flüssigkeit von stark gewürzigem Geruch und Geschmack. Es enthält die beiden Phenole Thymol ($C_{10}H_{14}O$) und Carvacrol sowie die Kohlenwasserstoffe Pinen und Cymol.

Thymianöl wirkt örtlich reizend und antiseptisch, resorptiv beruhigend, krampfstillend, in grösseren Dosen anästhesierend. 1 g = 20 Pf.

Thymolum. Thymol, Thymiankampfer ($C_{10}H_{14}O$) wird aus dem Thymianöl und aus dem Samen einer indischen Umbellifere, Ptychotis Ajowan, gewonnen. Thymol bildet ansehnliche, farblose, durchsichtige, nach Thymian riechende, aromatisch schmeckende Kristalle. Thymol löst sich in weniger als 1 T. Weingeist, Aether, Chloroform und in etwa 1100 T. Wasser. Mit Wasserdämpfen ist Thymol leicht flüchtig. 1 g = 85 Pf.

Thymol ist der Karbolsäure als Antisepticum überlegen, es reizt weniger an der Applikationsstelle und ist weniger giftig. Schon in einer Lösung 1 : 3000 übt es auf Milzbrandbazillen und Eiterkokken eine entwicklungshemmende Wirkung aus. In Salbenform wird es zu Verbänden und gegen Hautleiden empfohlen. Es soll die Vernarbung befördern. In Form der Inhalation findet es bei Katarrhen der oberen Luftwege Anwendung. Innerlich wird Thymol gegen Gärungsvorgänge im Darmtraktus und gegen Darmparasiten (0,1—1,0 für Hunde) gegeben; als Klysma gegen Oxyuren. Thymol ist weniger giftig als die Karbolsäure.

Thymian ist ein Bestandteil von Species aromaticae, Thymianöl von Mixtura oleoso-balsamica und Liniment. saponat. camphoratum.

Herba Serpylli. Quendel, Feldthymian, stammt von Thymus serpyllum; Labiatae. Einheimisch. Die Blätter sind kreuzgegenständig, kurzgestielt, rundlich eiförmig bis schmal lanzettlich, 1 cm lang und 7 mm breit und mit Drüsenschuppen besetzt. Die Lippenblüten sind weissrötlich und stehen in kopfig gedrängten Halbquirlen. Geruch und Geschmack sind gewürzig. Quendel enthält ätherisches Oel (Thymol, Cymen, Carvacrol) und wird wie Herba Thymi angewendet. 10 g = 20 Pf.

Bestandteil von Species aromaticae.

Caryophylli. Gewürznelken von Jambosa caryophyllus; Myrtaceae. Molukken, Sansibar, Südamerika. Die Gewürznelken sind die noch geschlossenen, getrockneten Blüten der genannten Myrtacee. Sie besitzen einen schlanken, mit zwei sehr kurzen Fächern versehenen Fruchtknoten, 4 Kelchblätter, 4 fast kreisrunde, sich dachziegelartig deckende, zu einer kugeligen Kappe zusammenschliessende Kronenblätter, die heller braun sind als die übrigen Blütenteile. Gewürznelken riechen stark eigenartig und schmecken brennend gewürzhaft. Beim Drücken des Fruchtknotens tritt reichlich ätherisches Oel aus. Gewürznelken enthalten 15—20% ätherisches Oel. 10 g = 140 Pf.

Gewürznelken regen die Speichelsekretion und die Absonderung des Magensaftes an, befördern die Verdauung und wirken fäulnis- und gärungswidrig. Sie können bei kleinen Haustieren als Stomachicum und Carminativum, 0,2—0,5, mehrmals täglich in Pulverform oder als Infusum, 5—10 : 150,0, gegeben werden.

Oleum Caryophyllorum. Nelkenöl bildet eine farblose oder gelbliche, an der Luft sich bräunende, stark lichtbrechende Flüssigkeit, die würzig riecht und brennend schmeckt. Zu pharmazeutischen Präparaten und zum Aufhellen mikroskopischer Präparate. 1 g = 100 Pf.

Bestandteil von Acetum aromaticum und Mixtura oleosobalsamica.

Fructus Cardamomi. Malabar-Kardamomen von Elettaria cardamomum, Scitamineae, eine schilfartige Pflanze Vorderindiens, Malabarküste. In der dreifächerigen Kapselfrucht mit etwa 20 kantigen Samen ist ätherisches Oel und Harz enthalten. 1 g = 95 Pf.

Bestandteil von Tinct. Rhei vinosa und Tinct. aromatica.

Fructus Lauri. Lorbeeren.

Stammpflanze: Laurus nobilis; Laurineae. Südeuropa. Die getrockneten, reifen Steinfrüchte.

Eigenschaften: Die Frucht ist eirund oder fast kugelig, 10—16 mm lang, 8—14 mm dick. Am Grunde zeigt sie die helle Narbe des Stiels, am oberen Ende den Rest des Griffels. Die Fruchtwand ist braunschwarz oder blauschwarz, runzelig, 0,5 mm dick und leicht zerbrechlich, mit der auf der Innenseite braunen, glänzenden Samenschale verklebt; sie umschliesst den beim Trocknen stark geschrumpften und deshalb locker liegenden, dickfleischigen, bräunlichen oder braunen, harten Keimling. Lorbeeren riechen würzig und schmecken würzig, herb und bitter. 100 g = 90 Pf.

Bestandteile: 1% ätherisches Oel, 30% fettes Oel, Zucker, Gummi.

Wirkung und Anwendung: Das Pulver der Lorbeeren ist ein gewürzhaftes Magenmittel und schwaches Diureticum.

Dosis: Pferden und Rindern . . 20—50,0,
Mittelgrossen Tieren . . 2—5—10,0,
Kleinen Tieren . . . . 0,5— 2,0.

Oleum Lauri. Lorbeeröl wird durch Auspressen und Auskochen der frischen Lorbeeren gewonnen. Das grüne, salbenartige, kristallinische Fett enthält fettes Oel (Laurostearin), ätherisches Oel und Chlorophyll. Es schmilzt bei etwa 40° zu einer dunkelgrünen, würzig riechenden Flüssigkeit und ist in Aether und Benzol klar löslich. 10 g = 145 Pf.

Lorbeeröl wird zu schwach reizenden Einreibungen für sich allein oder gemischt mit spanischen Fliegen oder Terpentinöl bei Sehnen-, Gelenk-, Drüsen- und Muskelleiden angewendet. Mit Ungt. Althaeae wird es als Eutersalbe und zur Beförderung des Hornwachstums als Einreibung an der Hufkrone verwendet.

Cortex Cinnamomi. Ceylonzimt.

Stammpflanze: Cinnamomum ceylanicum; Laurineae. Ein kleiner Baum oder Strauch auf Ceylon.

Eigenschaften: Die von der Aussenrinde befreite, getrocknete Rinde oberirdischer Achsen besteht aus meist 0,35, höchstens 0,7 mm dicken Rindenstücken, ist hellbraun und auf der Aussenseite durch Sklerenchymfaserstränge fein weisslich längsstreifig. Die Rinden sind zu Röhren oder Doppelröhren eingerollt und zu mehreren ineinandergeschoben. Ceylonzimt riecht und schmeckt eigenartig und würzig.

Ceylonzimt darf beim Verbrennen höchstens 5% Rückstand hinterlassen. 10 g = 300 Pf.

Bestandteile: Bis 40% ätherisches Oel, Gerbsäure, Harz, Stärke und Zucker.

Präparate: 1. Aqua Cinnamomi. Zimtwasser. Eine durch Destillation mit Wasser und Weingeist erhaltene, erst trübe, später klare Flüssigkeit. Geschmackskorrigens für Mixturen. 100 g = 320 Pf. Bestandteil von Tct. Rhei aquos.

2. Tinctura Cinnamomi. Zimttinktur. 1 T. Zimt, 5 T. verdünnter Weingeist. Zimttinktur ist rotbraun, schmeckt süsslich gewürzig, etwas herbe nach Zimt. Anwendung wie Zimt. Kleinen Tieren 2—5,0. 10 g = 135 Pf.

3. Sirupus Cinnamomi. Zimtsirup ist rötlichbraun. Geschmackskorrigens. 10 g = 55 Pf.

Wirkung und Anwendung: Zimt wird als Stomachicum, Carminativum und Stypticum bei atonischer Verdauungsschwäche und Darmkatarrhen angewendet. Er soll Uteruskontraktionen bei Wehenschwäche anregen und blutstillend bei Uterusblutungen wirken. Als Antispasmodicum wird er bei Blasen- und Uteruskrämpfen gegeben. Auch soll der Zimt (Zimtöl) antiseptische Eigenschaften besitzen. In der Menschenheilkunde ist der Zimt ein Geschmackskorrigens; das Pulver dient zum Bestreuen der Pillen.

Dosis und Form:
Grossen Tieren . . . . 10—20,0,
Mittelgrossen Tieren . . 5—10,0,
Kleinen Tieren . . . . 0,2— 1,0.

Als Pulver oder Aufguss mit Bier oder Wasser.

Oleum Cinnamomi. Zimtöl wird aus dem Ceylonzimt durch Destillation mit Wasser gewonnen. Zimtöl ist eine hellgelbe Flüssigkeit, die würzig riecht und würzig süss und zugleich brennend schmeckt. Es löst sich in 3 T. verdünntem Weingeist. Zimtöl enthält 66—76% Zimtaldehyd, das sich an der Luft durch Sauerstoffaufnahme in Zimtsäure verwandelt und in Form von Kristallen ausscheidet. 1 g = 115 Pf.

Die Zimtsäure und das zimtsaure Natrium (Hetolum) sind von Landerer als Specifica gegen Tuberkulose empfohlen. Es soll eine Leukozytose hervorgerufen und dadurch eine Resorption oder Vernarbung von tuberkulösen Herden bewirkt werden.

Fructus Capsici. Spanischer Pfeffer stammt von Capsicum annuum; Solaneae. Angebaut. Die kegelförmigen Früchte sind 5—12 cm lang, am Grunde 4 cm breit, dünnwandig, oben völlig hohl. Ihre Farbe ist rot, gelbrot oder braunrot, die Oberfläche glatt glänzend. Die Früchte enthalten zahlreiche, scheibenförmige, gelbliche Samen von ungefähr 5 mm Durchmesser. Spanischer Pfeffer schmeckt brennend scharf und riecht nicht oder sehr schwach würzig. Er enthält Capsicol, einen rotbraunen, öligen Körper und Capsicin, ein scharfes Harz. 10 g = 25 Pf.

Tinct. Capsici. Spanischpfeffertinktur. 1 T. Fruct. Capsici, 10 T. Spiritus. Diese ist rötlichgelb. Der Geschmack ist brennend und scharf (Pain Expeller). 10 g = 90 Pf.

Spanischer Pfeffer ist ein Reizmittel für die Magenschleimhaut und für die Nieren. Der Geschlechtstrieb soll erregt werden. Grosse Gaben rufen eine Gastroenteritis hervor. Aeusserlich verursacht der spirituöse Auszug Hautröte, Brennen, selbst Blasenbildung.

Bei Tieren wendet man Spanischen Pfeffer nur äusserlich in Form der Tinktur oder als Zusatz zum Restitutionsfluid als reizendes und erregendes Hautmittel bei Rheumatismus, Sehnen- und Gelenkleiden an.

Rhizoma Zingiberis. Ingwer stammt von Zingiber officinale; Scitamineae. Eine schilfähnliche Pflanze in tropischen Ländern. Das Rhizom ist handförmig verästelt, seitlich zusammengedrückt, durch entfernt stehende, leistenförmige Narben von Niederblättern geringelt und von einer grauen Korkschicht bedeckt. Der Geschmack ist brennend gewürzig, der Geruch ist aromatisch. Ingwer enthält ätherisches Oel, scharfes Harz (Gingerol). Stärkemehl, Gummi. 10 g = 30 Pf.

Tinctura Zingiberis. Ingwertinktur. 1 T. Ingwer, 5 T. verdünnter Weingeist. Eine braungelbe, nach Ingwer riechende, brennend schmeckende Flüssigkeit. 10 g = 75 Pf.

Ingwer ist ein gewürzhaftes Magenmittel, er befördert die Verdauung. In der Tierheilkunde kaum gebräuchlich. Man gibt grossen Tieren 10—20,0, mittelgrossen Tieren 2—5,0, Hunden 0,1—0,3. Bestandteil von Tct. aromatica.

Rhizoma Zedoariae. Zitwerwurzel von Curcuma zedoaria; Scitamineae. Schilfartige Pflanze Ostindiens (Bengalen, Madagaskar). Das in Querscheiben von 2,5—4 cm Querdurchmesser oder in Längsvierteln in den Handel kommende Rhizom ist aussen grau und zeigt zahlreiche Wurzelnarben. Die hellgraue Rinde ist 2—5 mm dick, der Holzkern rötlichgrau. Das Rhizom besitzt einen an Kampfer erinnernden Geruch und Geschmack und schmeckt zugleich bitter. Zitwerwurzel enthält **ätherisches Oel, scharfes Harz, Gummi, Stärke.** Anwendung wie Rhizoma Zingiberis. 10 g = 15 Pf. Bestandteil von Tct. amara und Aloës cps.

Rhizoma Galangae. Galgant von Alpinia officinarum; Scitamineae. Lilienartige Pflanze Südchinas. Rotbraune, 5 bis 10 cm lange, bis 2 cm dicke, zylindrische, knieförmig gebogene, stellenweise knollig angeschwollene Rhizomstücke, die mit eiförmigen, welligen Resten von Scheidenblättern besetzt sind. Galgant riecht gewürzig und schmeckt brennend. Er enthält **ätherisches Oel** und die Bitterstoffe Alpinin, Galangin und Kampherid. Anwendung wie Rhizoma Zedoariae. 10 g = 45 Pf. Bestandteil der Tinct. aromatica.

Semen Myristicae. Muskatnuss von Myristica fragans; Myristiaceae. Ein Baum auf den Inseln des indischen Archipels. Die von der Samenschale befreiten Samen sind stumpf und kurz eiförmig, gegen 3 cm lang und bis 2 cm breit. Die hellgrau bestaubte Oberfläche ist braun, runzelig und von einer breiten, flachen Längsfurche und einem dichten Netz schmaler Furchen durchzogen. Die Schnittfläche ist marmoriert. Geruch und Geschmack sind aromatisch. Muskatnuss enthält **ätherisches Oel** (Oleum Macidis) und **fettes Oel** (Oleum Nucistae). Aus dem Oleum Nucistae wird Ceratum Nucistae, Muskatbalsam (ein Gemenge von Wachs, Olivenöl und Muskatnussöl) bereitet. 1 g = 5 Pf.

Die Muskatnuss sowie die aus dieser gewonnenen Präparate werden in der Tierheilkunde nicht angewendet.

Oleum Rosmarini. Rosmarinöl wird durch Destillation aus den Blättern von Rosmarinus officinalis, Labiatae, Südeuropa, gewonnen. Es ist dünnflüssig, farblos oder schwach gelblich, von kampferartigem Geruche und gewürzig bitterem, kühlendem Geschmacke. Es soll sich in einem halben Teile Weingeist klar lösen. Rosmarinöl enthält **Kohlenwasserstoffe** der Formel $C_{10}H_{16}$, Laurineenkampfer, Borneol und Cineol. 1 g = 20 Pf.

Rosmarinöl wirkt örtlich reizend und antiparasitär. Die nachgerühmte abortive Wirkung ist zweifelhaft. Auf die Magendarmschleimhaut und die Nieren wirkt es entzündungserregend. In der Tierheilkunde ist es entbehrlich. Ebenso Ungt. Rosmarini compositum, Rosmarinsalbe.

Oleum Rosmarini ist ein Bestandteil von Acetum aromaticum und Linimentum saponato-camphoratum.

Crocus. Safran von Crocus sativus; Irideae. Im Mittelmeergebiet angebaut. Crocus besteht aus den braunroten Narbenschenkeln. Diese sind trocken etwa 2 cm, aufgeweicht 3—3,5 cm lang. Safran riecht kräftig, schmeckt würzig und bitterlich und fühlt sich, zwischen den Fingern gerieben, etwas fettig an. 100000 T. Wasser werden beim Schütteln mit 1 T. Safran rein und deutlich gelb gefärbt. Safran enthält ätherisches Oel, den Farbstoff Crocin oder Polychroit.

Früher wurde Safran als Stomachicum und Antispasmodicum bei Uteruskrämpfen gegeben. 1 g = 95 Pf.

Bestandteil der Tinct. Opii crocata und Aloës cps.

Myrrha. Myrrhe.

Stammpflanze: Commiphora abyssinica und Commiphora Schimperi; Burseraceae. Ein Bäumchen Südarabiens, Somaliküste, Nubien. Der aus der Rinde ausfliessende Milchsaft wird getrocknet.

Eigenschaften: Myrrhe bildet Körner oder löcherige Klumpen von gelblicher, rötlicher oder brauner, innen oft stellenweise weisslicher Farbe, in kleinen Stücken durchscheinend. Myrrhe riecht würzig und schmeckt zugleich bitter und kratzend und haftet beim Kauen an den Zähnen. Beim Verreiben mit Wasser gibt Myrrhe eine gelbe Emulsion. 10 g = 55 Pf.

Bestandteile: Aetherisches Oel (Myrrhol), Harz, Gummi.

Präparat: Tinctura Myrrhae. Myrrhentinktur wird aus 1 T. Myrrhe und 5 T. Weingeist bereitet. Myrrhentinktur ist rötlichgelb, riecht nach Myrrhe und schmeckt brennend gewürzig. Sie wird durch Wasser milchig getrübt. 10 g = 85 Pf.

Wirkung und Anwendung: Innerlich früher als Expectorans und Stomachicum; jetzt nur noch äusserlich in Form der Tinktur als tonisierendes, die Sekretion beschränkendes, schwach reizendes und die Granulation beförderndes Mittel bei schlecht eiternden, schlaffen Geschwüren und bei Stomatitis ulcerosa.

Ammoniacum. Ammoniakgummi.

Stammpflanze: Dorema ammoniacum und andere Arten der Gattung Dorema; Umbelliferae. Persien, Nordindien.

Eigenschaften: Das von dem Stengel dieser Pflanzen ausgeschiedene Gummiharz besteht aus losen oder zusammenhängenden Körnern oder aus grösseren Klumpen von bräunlicher, auf dem frischen Bruche weisslicher Farbe. In der Kälte ist es spröde, in der Wärme erweicht es, ohne klar zu schmelzen; sein Geruch ist eigenartig, sein Geschmack bitter, scharf und aromatisch. 10 g = 20 Pf.

Bestandteile: Aetherisches Oel, Harz, Gummi, Ferulasäure.

Wirkung und Anwendung: Früher als Expectorans bei chronischen Lungenkatarrhen und als Emmenagogum. Jetzt benutzt man das Ammoniakgummi nur noch zur Bereitung von Pflastermassen und des Defayschen Hufkittes (1 T. Ammoniakgummi, 2 T. Guttapercha werden bei gelinder Wärme zusammengeschmolzen).

Galbanum. Galbanum von der nordpersischen Umbelliferae Ferula galbaniflua. Der freiwillig ausfliessende, getrocknete Milchsaft bildet lose oder zusammenklebende Körner von bräunlicher oder gelber, oft schwach grünlicher Färbung, oder aber eine ziemlich gleichartige, braune, leicht erweichende Masse. Selbst auf der frischen Bruchfläche erscheinen die Galbanumhörner niemals weiss. Geruch und Geschmack sind aromatisch, ohne eigentliche Schärfe. Galbanum enthält ätherisches Oel, Harz und Gummi. 10 g = 50 Pf.

Wirkung und Anwendung wie Ammoniacum. Entbehrlich.

Benzoë. Benzoe. Das aus Siam kommende Harz einer noch nicht festgestellten Pflanze, wahrscheinlich einer Styraxart.

Eigenschaften: Benzoe bildet flache oder gerundete, gelblich-weisse, braunrote oder gelbbraune, innen weissliche Stücke, die beim Erwärmen im Wasserbade einen angenehmen Geruch, bei stärkerem Erhitzen stechend riechende Dämpfe abgeben. Benzoe löst sich bei gelinder Wärme in

6 T. Weingeist. Benzoe enthält bis 20% Benzoesäure, 70—80% Harz, Vanillin. 1 g = 10 Pf.

Präparat: Tinctura Benzoës. Benzoetinktur. 1 T. Benzoe und 5 T. Weingeist. Rötlichbraune Flüssigkeit, die nach Benzoe riecht und schmeckt. 10 g = 85 Pf.

Wirkung und Anwendung: Innerlich als Expectorans bei chronischen Katarrhen des Respirationstraktus. Grossen Tieren 10—20,0, Hunden 0,5—2,0.-

Aeusserlich wird die Benzoe als gelinde reizendes und antiseptisches Wundmittel in Form der Tinktur sowie als Geruchskorrigens angewendet.

Bestandteil von Adeps benzoatus.

Acidum benzoicum, Benzoesäure, siehe Antiseptica.

Milbentötende Mittel.

Styrax crudus. Roher Storax.

Stammpflanze: Liquidambar orientalis. Platanenähnlicher Baum Kleinasiens. Der durch Auskochen und Pressen der Rinde und des Splintes verwundeter Stämme erhaltene Balsam.

Eigenschaften: Roher Storax ist eine graue, trübe, klebrige, zähe, dicke Masse von eigenartigem Geruch. In Wasser sinkt roher Storax unter; dabei zeigen sich an der Oberfläche des Wassers nur höchst vereinzelte, farblose Tröpfchen. Mit dem gleichen Gewichte Weingeist liefert der Storax eine graubraune, trübe, nach dem Filtrieren klare, sauer reagierende Lösung.

Bestandteile: Styracin (Zimtsäure-Zimtäther), Cinnameïn (Zimtsäure-Benzyläther), Storesin, Zimtsäure, Styrol.

Wirkung und Anwendung: Nur äusserlich 1. als milbentötendes Mittel an Stelle des teuren Perubalsams in Form von Salben und Linimenten mit Oel und Weingeist.

Styrax 50 T., Spiritus und Ol. Oliv. ā 25 T. oder Styrax 150 T., Spiritus 50 T., Ol. Arachidis 300 T.

2. Als Wundantisepticum.

Nach der Resorption kann durch Nierenreizung Albuminurie eintreten.

Styrax depuratus. Gereinigter Storax. Roher Storax wird durch Erwärmen auf dem Wasserbade von dem grössten Teile des anhängenden Wassers befreit und in 1 T. Weingeist gelöst. Die Lösung wird filtriert und eingedampft, bis der Weingeist verflüchtigt ist. Gereinigter Storax ist eine braune, in dünner Schicht durchsichtige Masse von der Konsistenz eines dicken Extraktes. Er löst sich klar in 1 T. Weingeist und fast völlig in Aether, Schwefelkohlenstoff und Benzol, nur teilweise in Petroleumbenzin. Die gesättigte, weingeistige Lösung trübt sich auf Zusatz von mehr Weingeist. 10 g = 95 Pf.

Balsamum peruvianum. Perubalsam.

Stammpflanze: Myroxylon balsamum, var. Pereirae; Papilionaceae. Baum in Zentralamerika, San Salvador, Balsamküste. Ausfuhrhafen Callao in Peru.

Eigenschaften: Der durch Klopfen und darauf folgendes Anschwelen der Rinde erhaltene Balsam ist dunkelbraun, in dünner Schicht klar, nicht fadenziehend, mit gleichen Teilen Weingeist klar mischbar. Er besitzt einen eigenartigen, vanilleähnlichen Geruch und kratzenden, schwach bitteren Geschmack. An der Luft trocknet Perubalsam nicht ein. Spez. Gewicht 1,145—1,158. Das deutsche Arzneibuch gibt Vorschriften über die Prüfung des sehr häufig verfälschten Balsams an. 1 g = 45 Pf., 10 g = 340 Pf.

Bestandteile: Mindestens 56 % Cinnameïn, einem Gemisch von Benzoesäure-Benzylester und Zimtsäure-

Benzylester, freie Zimtsäure, geringe Mengen Vanillin, Harz (Peruresinotannol).

Wirkung und Anwendung: 1. Als milbentötendes Mittel gegen Sarcoptes- und Acarusräude. Perubalsam gilt zurzeit noch als das beste, aber sehr teure Räudemittel. Man wendet den Perubalsam unverdünnt oder verdünnt mit Weingeist (1:10) auch unter Zusatz von Sapo kalinus oder in Salbenform an (1:10). Nach der Anwendung beobachtet man zuweilen eine Nierenreizung.

2. Als schwach antiseptisches, leicht reizendes Mittel auf atonische Geschwüre, in Salbenform 1:10.

3. Bei juckenden Hautaffektionen und Alopecie in 2 proz. spirituöser Lösung.

Innerlich ist der Perubalsam bei chronischen Katarrhen des Urogenitalapparates (Cystitis) und der Respirationsorgane mit profuser Sekretion in Gelatinekapseln (Hunden 0,1—1,0), Pillen und als Emulsion (5:150) gegeben worden.

Bestandteil von Mixtura oleoso-balsamica, Hoffmannschem Lebensbalsam. Perubalsam 4 T., Lavendel-, Zimt-, Nelken-, Thymian-, Citronen-, äther. Muskatnussöl ā̄ 1 T., Weingeist 240 T. Klare, bräunlich-gelbe Flüssigkeit. Zu schwach erregenden Einreibungen.

Balsamum tolutanum. Tolubalsam stammt von Myroxylon balsamum, var. genuinum, Toluifera; Papilionaceae. Ein Baum in Venezuela, Neu-Granada. Tolubalsam ist eine bräunliche, kristallinische Masse, die nach dem Austrocknen zu einem gelblichen Pulver zerreiblich ist. Tolubalsam riecht würzig und schmeckt wenig kratzend; er ist in Weingeist, Chloroform und Kalilauge klar, in Schwefelkohlenstoff nur wenig löslich. Die weingeistige Lösung rötet Lackmuspapier. Tolubalsam enthält Benzoe- und Zimtsäure, Cinnameïn, Styracin, Vanillin, Toluresinotannol. 10 g = 85 Pf.

Anwendung wie Benzoe. Zum Ueberziehen von Pillen. Als Antiparasiticum hat sich der Tolubalsam nicht bewährt.

Bestandteil der Sommerbrodtschen Kreosotkapseln gegen Lungenphthise.

† **Peruscabin** wird der reine, synthetisch dargestellte Benzoesäurebenzylester genannt. Eine farblose, fast geruchlose

Flüssigkeit, die mit fetten Oelen und Weingeist klare Mischungen gibt. Eine Mischung von 25 T. Peruscabin mit 75 T. Ricinusöl kommt unter dem Namen **Peruol** in den Handel. Nachdem Neisser, v. Mehring und Sachs die milbentötende Wirkung des Peruol festgestellt hatten, ist das Mittel von mir bei Sarcoptes- und Acarusräude der Hunde erprobt und mit gutem Erfolge angewendet worden. Der hohe Preis steht einer ausgedehnteren Anwendung entgegen. (Cf. Monatshefte f. Tierheilkde. Bd. XII. 1901.) 10 g = 95 Pf., 100 g = 740 Pf.

† **Perugen.** Künstlicher Perubalsam. Ein aus gereinigtem Storax hergestellter Balsam mit einem Zusatz von Zimtsäure- und Benzoesäureester. Klar mischbar mit gleichen Teilen Weingeist. Cinnameïngehalt 60%. Enthält nach Dieterich auch Tolubalsam. Perugen ist von mir seit dem Jahre 1901 bis heute gegen die Sarcoptes- und Acarusräude der Hunde, bei nicht parasitären Hautkrankheiten sowie zur Behandlung von Wunden und Geschwüren als Ersatzmittel für den Perubalsam angewendet worden und hat sich als ein brauchbares Mittel erwiesen. (Cf. Monatshefte f. Tierheilkde. Bd. XVI. 1905.) 10 g = 95 Pf., 100 g = 755 Pf.

† **Rohöl.** Als Rohöl wird das von groben Verunreinigungen befreite Erdöl oder Rohpetroleum des Handels verschiedener Herkunft bezeichnet. Erdöl oder Petroleum ist eine aus Kohlenwasserstoffen bestehende Flüssigkeit wechselnder Konsistenz und Farbe, welche dem Erdboden entweder freiwillig entquillt oder aus demselben durch Pumpvorrichtungen gehoben wird. Amerika, Russland (Kaukasus), Rumänien, Galizien liefern das meiste Erdöl. Aus dem Rohöl werden in der Regel an Ort und Stelle durch fraktionierte Destillation verschiedene Produkte gewonnen, in der Hauptsache das Leuchtpetroleum und das Petroleumbenzin.

Das Rohöl ist zur Behandlung der Pferderäude während des Krieges zuerst in der Oesterreichischen Armee angewendet worden. Die Berichte über diese Art der Räudebehandlung der Pferde lauteten zunächst verschieden. Das war wohl darauf zurückzuführen, dass ein sehr verschiedenartiges Rohöl zur Verwendung kam und weiter auch, dass das Verfahren bei der Anwendung des Rohöls erst erprobt und festgelegt werden musste. Heute gilt als Regel, dass nur ein Rohöl bekannter Herkunft und guter Beschaffenheit verwendet werden soll (Bogislavrohöl).

Für die Räudebehandlung der Pferde wird das Rohöl mit frisch bereitetem Kalkwasser zu gleichen Teilen oder häufiger im Verhältnis 1 T. Rohöl mit 2 T. Kalkwasser bei einer Temperatur von 15—30° innig gemischt. Es darf sich während 4—6 Stunden nicht in zwei Schichten trennen. Für das Kalkwasser besteht folgende Bereitungsvorschrift: 1 kg gebrannter Kalk wird mit Wasser gelöscht und auf 15 l Wasser aufgefüllt. Nach 24 Stunden wird das überstehende Kalkwasser abgegossen und mit weiteren 15 l Wasser verdünnt.

Die gleichmässige Rohölkalkwassermischung wird den geschorenen Pferden durch vorsichtiges Wischen mit einem ausgedrückten Tuchlappen dann auf die Haut aufgetragen. Jede Reizung der Haut soll dabei vermieden werden. Im Winter soll nur zu Eindrittel der Körperoberfläche eingerieben werden. Im Sommer sind bei kräftigen und gut genährten Pferden Ganzeinreibungen zulässig. Die Zahl der Einreibungen ist von Fall zu Fall zu bestimmen. In der Regel sind 3—5 Ganzeinreibungen erforderlich. Während der Behandlung sind die Pferde warm zu halten und gut zu füttern. Nach Abschluss der Behandlung sollen die kahlen und mit Borken bedeckten Hautstellen nicht gewaschen oder gebadet werden. Dann erfolgt die Desinfektion der Unterkunftsräume und Gebrauchsgegenstände.

Von anderen Stellen wird angeraten, das Rohöl nur mit Kalkwasser gründlich und wiederholt auszuwaschen und unverdünnt zu den Einreibungen zu verwenden. Die Erfolge sollen gute gewesen sein.

† **Leuchtpetroleum,** Brennpetroleum, raffiniertes oder rektifiziertes Petroleum, Oleum Petrae.

Das gereinigte Petroleum ist gleichfalls mit Kalkwasser gemischt, in derselben Verdünnung, Zubereitung und Anwendung, wie das Rohölkalkwassergemisch, zur Behandlung der Pferderäude verwendet worden. Auch hierbei wurden gute Erfolge erzielt.

Als Mittel gegen Ektoparasiten (Läuse) ist das Petroleum schon früher verwendet worden. Da es unverdünnt eine Hautentzündung hervorruft, so wird es zweckmässig mit fetten Oelen oder Paraffinöl zu gleichen Teilen verdünnt auf die Haut aufgetragen.

Bittermittel.

Die bitteren Mittel vermehren die Absonderung des Speichels, des Magensaftes, des pankreatischen Saftes und der Galle. Der Appetit wird angeregt. Gärungsvorgänge, namentlich Buttersäure- und Milchsäuregärung im Verdauungstraktus, werden herabgesetzt oder aufgehoben. Der Tonus der Magen- und Darmwandung wird erhöht, die

Peristaltik angeregt. Die Zahl der weissen Blutkörperchen im Blute soll vermehrt werden.

Man teilt die Bittermittel in Amara pura, Amara aromatica (Bitterstoffe und ätherische Oele enthaltend) und Amara mucilaginosa, Bitterstoff, Schleim und Stärke enthaltend.

Radix Gentianae. Enzianwurzel.

Stammpflanze: Gentiana lutea, pannonica, purpurea und punctata; Gentianeae. Perennierende Kräuter der Alpenwiesen.

Eigenschaften: Die Wurzeln sind an der Oberfläche stark längsrunzelig, oben quer geringelt, gelbbraun, wenig verzweigt, mehrköpfig. Ihre Bruchfläche ist glatt, durchaus nicht holzig oder faserig, gelblich bis hellbraun. Der Holzkörper zeigt keine Strahlung und ist durch einen dunklen Kambiumring von der dicken Rinde getrennt. Enzianwurzel riecht eigenartig und schmeckt stark und anhaltend bitter. 10 g = 45 Pf., 100 g = 365 Pf.

Bestandteile: Gentiopikrin (bitteres Glykosid), Gentisin oder Gentianasäure (Farbstoff), Zucker (Gentianose), Schleim, fettes Oel.

Präparate: 1. Extractum Gentianae. Enzianextrakt. Ein dickes, rotbraunes, in Wasser klar lösliches, sehr bitteres Extrakt. 1 g = 35 Pf.

2. Tinctura Gentianae. Enziantinktur. Rad. Gentian. 1 T., Spirit. dilut. 5 T. Gelblich braunrote, stark bittere Flüssigkeit. Hunden 20—30 Tropfen mehrmals am Tage. 10 g = 75 Pf.

Wirkung und Anwendung: Die Enzianwurzel ist ein wertvolles Bittermittel, das in kleinen Dosen den Appetit und die Verdauung anregt und deshalb bei atonischer Dyspepsie, bei Gärungsvorgängen im Magen und Darmkanal, chronischen Magen-Darmkatarrhen in Form des Pulvers, der Latwerge, Pille, als Dekokt oder Tinktur gegeben wird.

Dosis: Pferden . . . . . 10—15,0,
Rindern . . . . . 20—50,0,
Mittelgrossen Tieren . 5—10,0,
Hunden . . . . . 0,5— 2,0.

Radix Gentianae ist ein Bestandteil von Tinct. amara, Tinct. Aloës composita, Tinct. Chinae composita.

Folia Trifolii fibrini. Bitterklee stammt von Menyanthes trifoliata; Gentianeae. Einheimisch; sumpfige Wiesen. Der Blattstiel der 3zähligen Blätter ist drehrund, bis 10 cm lang und bis 5 mm dick. Die 3—10 cm langen, derben, kahlen Blättchen sind sitzend, lanzettlich oder elliptisch, breit zugespitzt, am Grunde keilförmig, schwach geschweift und in den Buchten mit einem Zähnchen, dem Wasserspaltenapparate, versehen. Der Geschmack ist stark bitter. 10 g = 30 Pf.

Bitterklee enthält das bittere Glykosid Menyanthin.

Wirkung, Anwendung und Dosis wie Radix Gentianae.

Aus Bitterklee wird das Extractum Trifolii fibrini, Bitterkleeextrakt, ein dickes, schwarzbraunes, in Wasser klar lösliches Extrakt bereitet. 1 g = 25 Pf.

Herba Cardui benedicti. Kardobenediktenkraut von Cnicus benedictus; Compositae. In Deutschland angebaut. Die Blätter sind grundständig, 5—10 cm lang, lineal oder länglich lanzettlich, spitz, am Grunde allmählich in einen dreikantigen, geflügelten Blattstiel übergehend, schrotsägezähnig oder fiederspaltig. Die ringelständigen Blütenköpfe sind ganz eingehüllt von dornig gezähnten, spinnwebig behaarten Deckblättern; die Blätter des Hüllkelches endigen in einem einfachen, am Rande spinnwebig behaarten Stachel. Die Blüten sind zwittrig röhrig, gelb. Der Geschmack ist bitter. 10 g = 20 Pf.

Kardobenediktenkraut enthält das Cnicin oder Centaurin (Bitterstoff), apfel- und oxalsaure Salze.

Extractum Cardui benedicti. Kardobenediktenextrakt ist ein dickes, braunes, in Wasser fast klar lösliches Extrakt. 1 g = 30 Pf.

Wirkung, Anwendung und Dosis: Wie Radix Gentianae.

Herba Centaurii. Tausendgüldenkraut stammt von Erythraea centaurium; Gentianeae. Einheimisch. Die Pflanze ist kahl, der Stengel kantig und bis 2 mm dick. Die kreuzgegenständigen, sitzenden Blätter sind länglich oder schmal, umgekehrt-eiförmig, 3—5nervig, ganzrandig. Die mit roter, fünfzipfeliger Blumenkrone und gedrehten Staubbeuteln versehenen Blüten bilden einen endständigen Ebenstrauss. Der Geschmack ist bitter. 10 g = 50 Pf.

Die Pflanze enthält Erythrocentaurin (bitteres Glykosid).
Wirkung, Anwendung und Dosis: Wie Radix Gentianae.

Radix Taraxaci cum herba. Löwenzahn. Taraxacum officinale; Compositae. Die im Frühjahre zur Blütezeit gesammelte, getrocknete, wild wachsende Pflanze findet Verwendung. Die Hauptaxe und ihre Zweige enden in einer Blütenstandknospe. Die Querschnittfläche des Rhizoms ist im allgemeinen gelblich, das Holz ist rein gelb gefärbt. 10 g = 10 Pf.

Löwenzahn enthält das Taraxacin (Bitterstoff), Inulin, Laevulin.

Aus der Droge wird das Extractum Taraxaci, Löwenzahnextrakt, ein dickes, braunes, in Wasser klar lösliches Extrakt gewonnen. 1 g = 25 Pf.

Wirkung und Anwendung: Wie Radix Gentianae.

Lignum Quassiae. Quassiaholz. Das Holz der Stämme und Aeste von Picrasma excelsa, einem hohen Baum auf Jamaika, und Quassia amara, einem strauchartigen Baum in Surinam, Brasilien, Westindien. Das Holz von Picrasma excelsa bildet fussdicke Stücke, ist locker, mehr gelblich; die Rinde ist 1 cm dick, braunschwarz. Das Holz von Quassia amara kommt in nur zolldicken Ast- und armdicken Stammstücken in den Handel. Die Rinde dieses dichten Holzes ist papierdick, gelblich-grau. 10 g = 5 Pf.

In dem Holze ist das bittere Glykosid Quassiin enthalten.

Wirkung und Anwendung: Innerlich gilt Quassiaholz als ein gutes Stomachicum amarum, namentlich für kleine Haustiere. Aeusserlich wird das Dekokt als Klysma gegen Oxyuren und Ascariden angewendet. In grossen Mengen soll Quassia narkotisch wirken. Beim Menschen hat man Schwindel und Benommenheit beobachtet. Für Insekten ist es ein Gift (Fliegenpapier).

† **Herba Millefolii.** Schafgarbe von Achillea millefolium; Compositae. Einheimisch. Sie enthält Achilleïn (bitteres Glykosid), ätherisches Oel. Als bitteres Magenmittel im Gebrauch. 10 g = 20 Pf.

Herba Absinthii. Wermut.

Stammpflanze: Artemisia absinthium; Compositae. Einheimisch.

Eigenschaften: Die Droge besteht aus den getrockneten Blättern und blühenden Stengelspitzen. Die bodenständigen Blätter sind langgestielt, dreifach fiederteilig, mit schmallanzettlichen spitzen Zipfeln. Die unteren Stengelblätter sind doppelt, dann einfach fiederteilig, die oberen einfach fiederteilig. Die 3 mm dicken, nur Röhrenblüten enthaltenden, fast kugeligen Blütenköpfchen des rispigen Köpfchenstandes stehen meist einzeln in der Axe eines lanzettförmigen oder spatelförmigen Deckblattes. Blätter und Stengel sind mattgrau bis silbergrau, seidig behaart. Der Geruch ist aromatisch, der Geschmack stark bitter. 10 g = 10 Pf., 100 g = 95 Pf.

Bestandteile: $1/2$—2% grünes ätherisches Oel (Absinthol) und das bittere Glykosid Absinthin.

Präparate: 1. Extractum Absinthii. Wermutextrakt. Ein dickes, braunes, in Wasser trübe lösliches Extrakt. 1 g = 40 Pf.

2. Tinctura Absinthii. Wermuttinktur. Zu bereiten aus 1 T. Wermut, 5 T. verdünntem Weingeist. Eine braune Flüssigkeit, die nach Wermut riecht und sehr bitter schmeckt. Hunden 20—30 Tropfen mehrmals täglich. 10 g = 70 g.

3. † Elixir amarum. Bitteres Elixir. 2 T. Wermutextrakt, je 1 T. aromatische und bittere Tinktur, 1 T. Elaeosacch. Menthae pip., 5 T. Wasser. Klare, dunkelbraune Flüssigkeit. 10 g = 120 Pf.

Wirkung, Anwendung und Dosis: Wie Radix Gentianae als ein bitteres Magenmittel. Geschmackskorrigens für Rinder und Schafe zu Fresspulvern, Lecken. Das Wermutinfus wird als Klystier gegen Oxyuren angewendet.

Die Wirkung des ätherischen Oeles, das in grossen Dosen Schwindel und epileptiforme Krämpfe erzeugt, kommt bei der Menge, in der Wermut gegeben wird, nicht in Betracht (Absinthismus beim Menschen).

Cortex Condurango. Condurangorinde.

Stammpflanze: Wahrscheinlich Marsdenia cundurango Reichenbach fil.; Asklepiadaceae. Ein Schlingstrauch Südamerikas.

Eigenschaften: Rinnenförmige, meist etwas verbogene Röhren von 2—5 mm Dicke und 10 cm Länge. Die Aussenseite ist braungrau, die Innenseite hell graubraun, groblängsstreifig. Der Querschnitt ist hell gelblichgrau und im allgemeinen körnig. Der Geruch ist schwach aromatisch, der Geschmack bitterlich, schwach kratzend. 10 g = 25 Pf.

Bestandteile: Condurangin (Gemenge mehrerer Glykoside), Bitterstoff, Harz.

Präparate: 1. Extractum Condurango fluidum. Condurango-Fluidextrakt. Ein braunes, durch das Perkolationsverfahren erhaltenes, flüssiges Extrakt, Hunden 20 Tropfen mehrmals täglich. 10 g = 85 Pf.

2. Vinum Condurango. Condurangowein. Cortex Condurango 1 T., Xereswein 10 T. Condurangowein riecht besonders beim Erwärmen nach Condurangorinde. 10 g = 90 Pf.

Wirkung und Anwendung: 1. Ein bitteres Magenmittel (galt früher als Specificum gegen Carcinoma ventriculi). 2. Condurangin ruft in grösseren Gaben Krämpfe und Lähmungen hervor.

Dosis und Form: Condurangorinde wird bei Hunden in Form des Mazerationsdekoktes (1 : 10) angewendet, da sich das wirksame Prinzip beim Kochen ausscheiden soll. 3 mal täglich 1 Tee- bis Esslöffel. Condurangowein 3 mal täglich $1/2$ Teelöffel.

Rhizoma Calami. Kalmus.

Stammpflanze: Acorus calamus; Aroideae. Schilfähnliche Pflanze. Aus Asien stammend, in Deutschland an Teichen und in Sümpfen wild wachsend. Angebaut Danzig, Stettin, Liebenwerda. Der im Herbst gesammelte, geschälte, meist der Länge nach gespaltene, getrocknete Wurzelstock.

Eigenschaften: Der bis 20 cm lange und bis 1,5 cm dicke, leichte Wurzelstock zeigt eine gleichmässige, gelblichweisse Farbe mit schwach rötlichem Schein. Stellenweise erkennt man an seiner Aussenseite in etwas unregelmässigen Zickzacklinien angeordnete, deutlich umschriebene, kreisrunde, hellbraune Wurzelnarben. Kalmus bricht kurz und körnig, und der gelblichweisse Bruch erscheint unter der Lupe fein porös. Kalmus riecht stark würzig und schmeckt würzig und zugleich bitter. 10 g = 25 Pf., 100 g = 195 Pf.

Bestandteile: 2% ätherisches Oel, Acorin (bitteres Glykosid), Calamin (Alkaloid), Stärkemehl.

Präparate: 1. Extractum Calami. Kalmusextrakt. Ein dickes, rotbraunes, in Wasser trübe lösliches Extrakt. 1 g = 75 Pf.

2. Tinctura Calami. Kalmustinktur. 1 T. Kalmus, 5 T. verdünnter Weingeist. Kalmustinktur ist bräunlichgelb, riecht nach Kalmus, schmeckt bitter gewürzig und brennend. Hunden 20—30 Tropfen mehrmals am Tage. 10 g = 70 Pf.

Wirkung und Anwendung: Ein wertvolles gewürzhaftes Magenmittel bei Magenkatarrh und Verdauungsschwäche namentlich der Wiederkäuer und Pferde als Fresspulver, Latwerge, für Wiederkäuer als Schüttelmixtur, für Hunde als Tinktur und Infus.

Dosis: Grossen Tieren . . . 10—50,0,
Mittelgrossen Tieren . . 5—10,0,
Hunden . . . . . . 0,5— 2,0.

Oleum Calami. Kalmusöl. Das durch Destillation erhaltene ätherische Oel ist gelbbräunlich, mit Weingeist in jedem Verhältnisse mischbar. 1 g = 40 Pf.

Cortex Cascarillae. Kaskarille.

Stammpflanze: Croton eluteria; Euphorbiaceae. Kleines Bäumchen der Inseln des indischen Ozeans, Bahamainseln.

Eigenschaften: Die Rinde der oberirdischen Axen ist 1—2 mm dick, mehr oder weniger zusammengerollt, aussen teilweise mit einer weisslichen Korkschicht bedeckt, die gerade, rissartige, querstehende Lenticellen und unregelmässige

Längsrisse zeigt. Der Bruch ist hornartig kurz. Kaskarille riecht würzig und schmeckt würzig und bitter. 10 g = 20 Pf.

Bestandteile: Cascarillin (bitteres Glykosid), ätherisches Oel, Harz.

Präparat: Extractum Cascarillae. Kaskarillextrakt. Ein dickes, dunkelbraunes, in Wasser trübe lösliches Extrakt. 1 g = 30 Pf.

Wirkung und Anwendung: Namentlich bei Dyspepsie mit Durchfällen der Hunde in Form des Dekoktes 10 : 150,0 oder als Pulver 0,5—2,0 empfohlen.

Fructus Aurantii immaturi. Unreife Pomeranzen von Citrus aurantium subspecies amara; Aurantiaceae. Südfrankreich, Mittelmeer. Die unreifen, getrockneten, 5—15 mm dicken Früchte zeigen unter der grobkörnigen Oberfläche zahlreiche Sekretbehälter, und in der Mitte 8—10, seltener 12 Fächer. Der Geruch ist aromatisch, der Geschmack aromatisch und bitter. 10 g = 10 Pf.

Sie enthalten Aurantiin (Bitterstoff), ätherisches Oel, Hesperidin (nicht bitteres Glykosid). Unreife Pomeranzen können als Stomachicum aromaticum in Form des Pulvers oder der Tinktur gegeben werden.

Cortex Aurantii Fructus. Pomeranzenschale. Pomeranzenschale zeigt eine grob-höckerige, braune Aussenseite und eine weissliche Innenseite. Auf der Querschnittfläche erkennt man die grossen, in der Nähe des Aussenrandes in zwei unregelmässigen Reihen liegenden Sekretbehälter und die gelblichweisse Färbung des inneren, schwammigen Gewebes. Sie enthalten Aurantiin, ätherisches Oel, Hesperidin. 10 g = 30 Pf.

Man bereitet aus den Pomeranzenschalen pharmazeutische Präparate:

1. Elixir Aurantii compositum. Pomeranzenelixir. 20 T. Pomeranzenschalen, 4 T. Zimt, 1 T. Kaliumcarbonat, 100 T. Xereswein, je 2 T. Wermut-, Enzian-, Bitterklee- und Kaskarillextrakt. Klare, braune, aromatisch und bitter schmeckende Flüssigkeit. 10 g = 100 Pf.

2. Sirupus Aurantii Corticis. Pomeranzenschalensirup. 1 T. Pomeranzenschalen, 9 T. Weisswein, 12 T. Zucker geben 20 T. Sirup. Geschmackskorrigens für Mixturen. 10 g = 25 Pf.

3. Tinctura Aurantii. Pomeranzentinktur. 1 T. Pomeranzenschalen, 5 T. verdünnter Weingeist. Geruch und Ge-

schmack wie Pomeranzenschalen. Stomachicum aromaticum. Hunden $^1/_2$—1 Teelöffel voll. 10 g = 75 Pf.

Cortex Citri Fructus. Citronenschale von Citrus medica; Aurantiaceae. Mittelmeerländer. Die in Spiralbändern geschnittene äussere Schicht der Fruchtwand der reifen Früchte ist bräunlichgelb, durch zahlreiche eingesunkene Sekretbehälter grubig punktiert; die Innenseite ist weisslich. Der Geschmack ist aromatisch und bitterlich. 10 g = 15 Pf.

Citronenschalen enthalten ätherisches Oel, Hesperidin.

Oleum Citri. Citronenöl wird aus der Fruchtschale der frischen Citronen durch Auspressen erhalten. Hellgelbe Flüssigkeit von feinem Citronengeruche. Es besitzt antiseptische Eigenschaften. Geschmackskorrigens. 1 g = 30 Pf.

Die unter den erregenden Mitteln besprochenen Rhizoma Galangae, Rhizoma Zedoariae, Rhizoma Zingiberis, Fructus Cardamomi, Caryophylli, Semen Myristicae werden auch als Stomachica aromatica angewendet.

Radix Colombo. Kolombowurzel.

Stammpflanze: Jatrorrhiza palmata; Menispermeae. Kletterstrauch Ostindiens, Ceylons, der Malabarküste. Die verdickten Teile der Wurzel werden in frischem Zustande in Querscheiben zerschnitten und getrocknet.

Eigenschaften: Die Scheiben sind spröde, rundlich oder oval, etwa 3—8 cm breit, 0,5—2 cm dick, am Rande graubräunlich oder gelbbraun, runzelig, auf der Schnittfläche in der Nähe des Randes citronengelb, in der Mitte meist bräunlich. Der mittlere Teil der Scheiben ist auf beiden Seiten eingesunken, der Randwulst durch die dunkle Kambiumlinie in zwei Abschnitte geteilt. Kolombowurzel stäubt beim Zerbrechen; der Bruch ist kurz, mehlig. Kolombowurzel riecht und schmeckt schwach bitter und etwas schleimig. 10 g = 15 Pf.

Bestandteile: Colombin (bitteres Glykosid), Berberin (bitteres Alkaloid), Kolombosäure, 30% Stärkemehl.

Wirkung und Anwendung: Die Kolombowurzel ist ein geschätztes bitteres Magenmittel, das ohne unangenehme

Nebenwirkungen längere Zeit verabreicht werden kann. Durch den Stärkegehalt wirkt die Kolombowurzel gleichzeitig reizmildernd und einhüllend. Sie wird namentlich bei Magen-Darmkatarrhen und chronischen Durchfällen der Hunde angewendet. Als Dekokt (10 : 150,0) 3 mal täglich 1 Tee- bis Esslöffel oder als Pulver 0,5—2,0.

Lichen islandicus. Isländisches Moos.

Stammpflanze: Cetraria islandica; Lichenes. Eine im hohen Norden auf der Ebene, in gemässigten Gegenden auf Gebirgen wildwachsende Flechte.

Eigenschaften: Der aufrechte, fast laubartige Thallus ist bis 15 cm lang, höchstens 0,5 mm dick, unregelmässig gabelig verzweigt, am Grunde rinnig. Auf der einen Seite ist er grünlichbraun oder braun, auf der anderen grauweisslich oder hellbräunlich und mit zerstreuten, weissen, vertieften Flecken besetzt. In trockenem Zustande knorpelig und brüchig; nach dem Anfeuchten wird er weich und lederartig. Isländisches Moos riecht schwach eigenartig und schmeckt bitter.

Mit 20 Teilen Wasser gekocht, liefert isländisches Moos einen bitter schmeckenden Schleim, der beim Erkalten zu einer Gallerte erstarrt. 100 g = 130 Pf.

Bestandteile: Cetrarin (Bitterstoff); Lichenin (Moosstärke), steht zwischen Amylum und Cellulose, bläut Jod nicht, quillt im heissen Wasser auf und wird gallertig.

† Gelatina Lichenis Islandici. Isländische Moos-Gallerte. Nährmittel und Expectorans. Bei der Tuberkulose des Menschen angewendet.

Wirkung und Anwendung: Isländisches Moos wird als bitteres Magenmittel, als Nährmittel und als Expectorans bei Katarrhen der oberen Luftwege und der Bronchien in Form des Dekoktes (1 : 20—50) angewendet.

Nachtrag: Verdauungsfermente und Nährmittel.

Fermente.

Pepsinum. Pepsin.

Herkunft: Das aus der Schleimhaut des Magens der Schweine, Schafe und Kälber gewonnene und gewöhnlich mit Zucker oder Milchzucker gemischte Enzym.

Eigenschaften: Feines, fast weisses, nur wenig hygroskopisches Pulver. Pepsin schmeckt brotartig, anfangs süsslich, hinterher etwas bitter. 1 T. Pepsin gibt mit 100 T. Wasser eine Lackmuspapier nur wenig rötende, schwach trübe Lösung. 10,0 gekochtes, grob zerriebenes Hühnereiweiss sollen in einer Mischung von 0,1 Pepsin, 0,5 Salzsäure und 100 ccm warmem Wasser bei einer Temperatur von 45° unter Umschütteln in 3 Stunden gelöst werden. 1 g = 20 Pf.

Präparat: Vinum Pepsini. Pepsinwein. Pepsinwein enthält 24 T. Pepsin, 20 T. Glycerin, 3 T. Salzsäure, 20 T. Wasser, 92 T. Zuckersirup, 2 T. Pomeranzentinktur, 839 T. Xereswein. Stomachicum für Hunde. 1 Tee- oder Esslöffel mehrmals am Tage. 10 g = 65 Pf.

Wirkung und Anwendung: Pepsin unterstützt die physiologische Eiweissverdauung. Man verordnet es deshalb bei Gastritis, namentlich der Hunde und Katzen. Bei grösseren Tieren wird es seltener angewendet. Die gleichzeitige Verabreichung von Salzsäure ist Erfordernis für die verdauende Wirkung des Pepsins.

Dosis und Form:
Pferd . .   5—10,0 als Pulver oder Pille,
Schwein .   2— 5,0 mit Milch,
Hund . .   0,1— 1,0 als Pulver oder Mixtur mit Salzsäure.

† Pankreatin kommt als Pankreatinum siccum, eingedampfter Extrakt und Pankreatinum fluidum, Glycerinextrakt, in den Handel. Beide enthalten die Verdauungsfermente der Bauchspeicheldrüse.

† Pankreon soll dieselben Wirkungen besitzen wie Pankreatin und durch den Magensaft weniger beeinflusst werden.

† **Papain, Papayotin** wird aus dem Milchsaft der Blätter und den unreifen Früchten von Carica Papaya, dem südamerikanischen Melonenbaum, gewonnen. Es soll eiweissverdauende Eigenschaften besitzen, ähnlich aber schwächer als das Pepsin.

Hefefermente.

† **Fermentum Cerevisiae,** Faex medicinalis, Bierhefe. Der Hefepilz erzeugt mehrere Fermente, die alkoholbildende Zymase, das eiweisslösende Endotrypsin, Invertin u. a. Hefe besitzt bakterizide und abführende Eigenschaften. Als abführendes Prinzip wird das Cerolin, eine Fettsubstanz, angesehen. Hefe soll durch ihren Gehalt an Nukleïnsäure eine Hyperleukozytose bewirken und bei Erkrankungen durch Streptokokken und Staphylokokken heilsam sein. Zu arzneilichen Zwecken hat man die untergärige halbflüssige Bierhefe, die Presshefe, Faex compressa sowie die Dauerhefepräparate verwendet. Zu den letzteren gehören: Furunculine, Staupe-Antigourmine, Cerolin, Zymin, Torulin, Xerase (Bierhefe, Traubenzucker und Bolus alba).

Innerlich hat man die Hefe gegen die Druse der Pferde als Vorbeugungsmittel und als Heilmittel gegen Hundestaupe, Furunkulose, Hautkrankheiten, Phlegmone, Urticaria und Metritis empfohlen.

Aeusserlich ist die Hefe zu Spülungen und in Form der Xerase bei Gebärmutterentzündungen angewendet.

Der Erfolg war in allen Fällen zweifelhaft.

Nährmittel.

Unter „Nährmittel" versteht man Präparate, die einzelne oder mehrere Nährstoffgruppen in höherer Konzentration oder leichter resorbierbarer Form enthalten, als die Nahrungsmittel.

Nährmittel werden hauptsächlich in Form von Eiweisspräparaten bei herabgesetzter Tätigkeit der Verdauungsorgane, Abmagerung und Schwächezuständen angewendet. Man kann die verschiedenen Nährmittel einteilen 1. in Fleischextrakte und Fleischsäfte, 2. Peptone, 3. Albumosen (Somatose), 4. Alkaliverbindungen der Eiweisskörper: Nutrose oder Kaseïn-Natrium, Eukasin oder Kaseïn-Ammonium, Sanatogen oder glycerinphosphorsaures Kalkkaseïn, 5. eisenhaltige Eiweissnahrmittel (Hämatogen, Eisensomatose, Roborin, Ferratin, Ferratose), 6. Präparate gemischter Herkunft aus animalischem und vegetabilischem Eiweiss bestehend (Tropon).

Ausserdem kommen kohlehydrathaltige und Fettnährmittel in Frage.

† **Fleischextrakt** wird durch Extraktion des gehackten Rindfleisches mit warmem Wasser und Eindampfen erhalten. Das bei dem Eindampfen ausgeschiedene Eiweiss und Fett werden entfernt. Der Extrakt enthält 20% fertige Eiweissstoffe und 38% Fleischbasen (Kreatin, Kreatinin, Hypoxanthin, Kalisalze und Phosphate). Fleischextrakt gehört mehr zu den Genussmitteln als zu den Nährpräparaten. Es wird als Blutplasticum, Roborans sowie als anregendes Mittel für die Verdauung und wegen seiner erregenden Wirkung auf das Gehirn und das Herz (koffeïnähnliche Wirkung der Fleischbasen) verordnet. Hunden 2—10,0 mit Vinum rubrum oder als Zusatz zur Suppe.

† **Yoghurt**, eine Art saurer Milch, die bereitet wird, indem man Ziegen- oder Kuhmilch bis zur Hälfte eindampft, auf 50^0 abkühlt und ihr ein besonderes Bakteriengemisch, das Maya genannt wird, zusetzt; darauf wird das Ganze 12 Stunden auf der genannten Temperatur gehalten. Es bildet sich eine käsige, säuerliche Masse, die Milchsäure, etwas Alkohol und Pepton sowie Albumosen enthält. Yoghurt soll bei Diarrhoen der Kälber nützlich sein (Standfuss). Ausserdem ein gutes Nährmittel bei geschwächter Verdauung.

Oleum Jecoris Aselli. Lebertran.

Abstammung: Das aus den frischen Lebern von Gadus morrhua, Gadus callarias und Gadus aeglefinus bei möglichst gelinder Wärme im Dampfbade gewonnene Oel.

Eigenschaften: Lebertran ist blassgelb, er riecht und schmeckt eigenartig, nicht ranzig; der Geruch darf auch beim Erwärmen nicht unrein oder gar widerlich werden. Eine Lösung von 1 Tropfen Lebertran in 20 Tropfen Chloroform färbt sich durch Schütteln mit 1 Tropfen Schwefelsäure zunächst schön violettrot, dann braun.

Eine kräftig durchgeschüttelte Mischung aus 1 ccm rauchender Salpetersäure, 1 ccm Wasser und 2 ccm Lebertran darf innerhalb 1—2 Tagen weder ganz noch teilweise erstarren, sondern nur dicklich werden (nichttrocknende Oele). 100 g = 500 Pf.

In gut verschlossenen Flaschen aufzubewahren.

Bestandteile: Die Glyceride der Oelsäure und Palmitinsäure, geringe Mengen der Stearinsäure, freie Fettsäuren (Oel-, Palmitin- und Stearinsäure). Die dunklen Transorten enthalten die meisten freien Fettsäuren. Ferner sind im Lebertran enthalten die Basen Asellin und Morrhuin, die Morrhuin-, Asellin- und Jecorinsäure, flüchtige Säuren, Gallenbestandteile mit einem Farbstoff aus der Reihe der Lipochrome, die die angegebenen Farbenreaktionen bedingen. Jod ist nur in einer Menge von 2—3 mg in 100 g Tran enthalten.

Wirkung und Anwendung: Die Wirkung und Verdaulichkeit des Lebertrans beruht auf dem Gehalte an freien Fettsäuren und eigentümlichen Fettarten, die sehr leicht oxydiert werden. Im Darme wird Lebertran leichter emulgiert und resorbiert als andere Fette. Der geringe Jodgehalt ist an der Wirkung kaum beteiligt. Lebertran wird hauptsächlich als Sparmittel und als Mittel, den Fettansatz zu fördern bei chronischen Katarrhen, bei Anämie, Rachitis, Osteomalacie und kachektischen Zuständen gegeben. Etwa vorhandene Magen-Darmkatarrhe verbieten seine Anwendung.

Dosis: Grossen Tieren . . . 150—500,0,
Mittelgrossen Tieren . 50—150,0,
Hund . . . . . . 10— 50,0.

Emulsio Olei Jecoris Aselli, Lebertranemulsion, besteht aus Lebertran, arabischem Gummi, Tragant und weissem Leim, Kalziumhypophosphit, Benzaldehyd, Zimtwasser, Sirup und Wasser. Zu denselben Indikationen wie Lebertran. 100 g = 400 Pf.

† **Lipanin** soll als besser schmeckender Ersatz für den Lebertran dienen. Es besteht aus 94 T. Olivenöl und 6 T. Oelsäure. Wegen seiner freien Fettsäure soll es die Leichtverdaulichkeit des Lebertrans besitzen.

Adstringentien.

Die Wirkung und Anwendung der Adstringentien beruhen auf ihrer **chemischen Verwandtschaft zum Eiweiss.** Da sie mit eiweissartigen und leimgebenden Gewebsbestandteilen feste Verbindungen eingehen, wirken sie je nach ihrer Konzentration, in der sie zur Anwendung gelangen, zusammenziehend, sekretionsbeschränkend, entzündungswidrig, gefässverengend, blutstillend und antiseptisch oder ätzend und indirekt entzündungserregend.

Man teilt die Adstringentien in pflanzliche und metallische.

a) Pflanzliche Adstringentien.

Acidum tannicum. Gerbsäure. Tannin.

Darstellung: Durch Ausziehen der gepulverten Galläpfel mit Aether und Weingeist.

Eigenschaften: Weisses oder schwach gelbliches, leichtes Pulver oder glänzende, kaum gefärbte, lockere Masse. Gerbsäure löst sich in 1 T. Wasser und in 2 T. Weingeist, leicht in Glycerin und ist fast unlöslich in Aether. Die wässerige Lösung rötet Lackmuspapier, riecht schwach eigenartig, je-

Acidum tannicum.

doch nicht ätherartig und schmeckt zusammenziehend. Aus der wässerigen Lösung (1 + 4) wird die Gerbsäure durch Zusatz von Schwefelsäure oder von Natriumchlorid abgeschieden. Eisenchloridlösung erzeugt in einer wässerigen Gerbsäurelösung einen blauschwarzen, auf Zusatz von Schwefelsäure wieder verschwindenden Niederschlag. Gerbsäure darf beim Verbrennen höchstens 0,2 % Rückstand hinterlassen. 1 g = 15 Pf., 10 g = 130 Pf.

Zusammensetzung: $C_{14}H_{10}O_9$, Digallussäureanhydrid, Gallusgerbsäure.

Wirkung: 1. Gerbsäure fällt Eiweiss aus sauren und neutralen Lösungen, bildet mit leimgebendem Gewebe feste, unveränderliche Verbindungen und fällt die meisten Alkaloide und die Salze der schweren Metalle.

2. In konzentriertem Zustande wirkt die Gerbsäure auf die Schleimhäute oberflächlich ätzend, in verdünnter Lösung sekretionsbeschränkend, verdichtend und schrumpfend, auf Wunden, Geschwüre und nässende Hautstellen austrocknend.

3. Gerbsäure wirkt durch Verengerung der Blutgefässe und Gerinnung des Eiweisses blutstillend.

4. Gärungs- und Fäulnisprozesse werden durch Gerbsäure beschränkt oder aufgehoben. Bakterien finden in den mit Gerbsäure behandelten Geweben keinen günstigen Boden.

5. Innerlich gegeben wirken kleine Mengen tonisierend auf die Magen- und Darmwand. Die Sekretion der Magen- und Darmschleimhaut wird beschränkt, der Darminhalt wird ärmer an Flüssigkeit; Gerbsäure wirkt deshalb stopfend. Grössere Dosen und konzentrierte Lösungen reizen die Schleimhaut des Digestionstraktus und stören die Verdauung.

Die Resorption erfolgt im Magen als Tanninpepton, im Darme als Natriumtannat. Eine adstringierende Wirkung auf entfernte Organe findet in dieser Verbindung nicht statt.

Die **Ausscheidung** erfolgt durch den Harn als Gallussäure und Pyrogallol. Ob Tannin unverändert mit dem Harne ausgeschieden wird, ist nicht sicher erwiesen.

Anwendung: 1. Innerlich als Adstringens und Stypticum bei Darmkatarrhen und bei Magen-, Darm-, Uterus- und Nierenblutungen.

2. Bei Nephritis, Albuminurie und Cystitis.

3. Gegen Vergiftungen durch Alkaloide und Metallsalze, namentlich Brechweinstein.

4. Aeusserlich in 1—2 proz. wässeriger Lösung zu Spülungen, Einspritzungen, Infusionen, Pinselungen, Klystieren, bei allen nicht ganz frischen Katarrhen der Schleimhäute. Die wässerige Lösung schimmelt leicht. Als adstringierendes, austrocknendes, granulationsbeschränkendes und schorfbildendes Mittel und bei der Otitis der Hunde, auf Wunden, Geschwüre und nässende Hautstellen. Man verwendet Gerbsäure in Substanz, in Form von wässerigen und weingeistigen Lösungen, in Salbenform, als Tanninkollodium, als Stäbchen und Suppositorien.

5. Zu Inhalationen in $1/2$—1 proz. wässeriger Lösung; zu intratrachealen und intralaryngealen Injektionen in 2—4 proz. Lösung.

Dosis und Form:

Pferden	5—10,0	in Pillenform,
Rindern	10—25,0	in schleimigen Flüssigkeiten,
Schafen	2— 5,0	„ „ „
Kälbern, Schweinen	1— 2,0	in Schleim, als Latwerge,
Hunden	0,1— 0,5	in Pulver oder Pillen.

Alkalien, Metallsalze, Brechweinstein, Alaun, Alkaloide, die Halogene, Leim, Eiweiss und Metalle dürfen mit Tannin nicht zusammen gegeben werden.

Zusammengesetzte Gerbsäurepräparate und gerbsäurehaltige Drogen.

Bei Darmkatarrhen verordnet man an Stelle der reinen Gerbsäure zweckmässiger gerbsäurehaltige Drogen und künstlich hergestellte Verbindungen der Gerbsäure. Da die Gerbsäure in derartigen Drogen mit kolloidalen Bestandteilen verbunden ist, so wird der Magen durch die Gerbsäure weniger belästigt, die Gerbsäure erleidet auch im Magen weniger Veränderungen und ihre Wirkung erstreckt sich daher weiter in den Darm hinab, da ihre Umwandlung und Resorption einige Zeit verhindert werden.

Tannalbin. Tannalbin. Ein durch Erhitzen einer Eiweiss-Gerbsäureverbindung auf 110° bis 120° gewonnenes Präparat. Gehalt ungefähr 50% Gerbsäure.

Eigenschaften: Bräunliches, amorphes, geruch- und geschmackloses Pulver, das in kaltem Wasser und Weingeist nur sehr wenig löslich ist. Schüttelt man 0,1 g Tannalbin mit 10 ccm Wasser und filtriert, so erhält man ein Filtrat, das auf Zusatz eines Tropfens verdünnter Eisenchloridlösung (1 + 19) eine intensiv blaue Färbung gibt. Tannalbin darf beim Verbrennen höchstens 0,2% Rückstand hinterlassen. 1 g = 20 Pf., 10 g = 150 Pf.

Für die Behandlung der Tiere wird von der Fabrik ein Tannalbinum veterinarium in den Handel gebracht. Es ist billiger, soll aber weniger gleichmässig in der Wirkung sein. 1 g = 15 Pf., 10 g = 120 Pf.

Wirkung und Anwendung: Tannalbin wird durch den sauren Magensaft nicht beeinflusst, sondern erst durch den alkalischen Darmsaft in seine Bestandteile zerlegt. Dadurch wird die Magensekretion nicht gestört und die Tanninwirkung kommt voll im Darme zur Wirkung. Man wendet Tannalbin bei Darmkatarrhen und Durchfällen namentlich der kleinen Tiere an. Pferd und Rind 6—10,0, Fohlen und Kälber 3—5,0, Hund 0,5—2,0 mehrmals täglich in Form von Pulver, Pille, Latwerge, Schüttelmixtur.

† Tannopin oder Tannon. Ein Kondensationsprodukt von Tannin und Hexamethylentetramin. Es enthält 87% Tannin. Rehbraunes, geruch- und geschmackloses, feines, nicht hygroskopisches, in den gewöhnlichen Lösungsmitteln unlösliches Pulver. Hund 1—2,0. 1 g = 20 Pf.

† **Tanocol.** Ein Gelatinetannat mit 50% Tannin. Grauweisses, geruch- und geschmackloses, in Wasser fast unlösliches Pulver. Wie Tannalbin. Hund 0,5—1,0. 1 g = 15 Pf.

Tannigen. Tannigen. Acetyltannin. Ein Gemisch von Diacetyl- und Triacetyltannin. Grauweisses oder gelblichweisses, fast geschmack- und geruchloses Pulver. Es löst sich schwer in Wasser, leichter in Weingeist. Acetyltannin darf beim Verbrennen höchstens 0,1% Rückstand hinterlassen. 1 g = 40 Pf., 10 g = 305 Pf. Wie Tannopin.

Tannoform. Tannoform. Methylenditannin. Ein durch Einwirkung von Formaldehyd auf Tannin gewonnenes Präparat. Leichtes, schwach rötlichbraunes, geruch- und geschmackloses Pulver, unlöslich in Wasser, leicht löslich in Weingeist. Ammoniakflüssigkeit, Natronlauge und Natriumcarbonatlösung lösen Methylenditannin mit gelber bis rotbrauner Farbe. Methylenditannin darf beim Verbrennen höchstens 0,2% Rückstand hinterlassen. 1 g = 20 Pf., 10 g = 160 Pf.

Innerlich zu 15—20,0 für Pferde und Rinder, 5—10,0 für Kälber und Fohlen, 0,5—2,0 für Hunde als Desinfiziens und Adstringens bei Darmkatarrhen. Die Spaltung in Gerbsäure und Formaldehyd erfolgt durch das Pankreas im Darme. Aeusserlich als stark sekretionsbeschränkendes, austrocknendes Streupulver für Wunden, Geschwüre, Ekzeme, Otitis rein oder mit Amylum, Talkum 1:5. Auch in Form einer 10 proz. Salbe.

† **Tannyl.** Oxychlorkaseïntannat. Eine Verbindung des Oxychlorkaseïns mit Gerbsäure. Ein graues, in Wasser fast unlösliches, nahezu geruchloses und ziemlich indifferent schmeckendes Pulver. Durch den sauren Magensaft wird es kaum beeinflusst, im alkalischen Darmsaft langsam gelöst. Nach den bisherigen Versuchen hat es sich als vorzügliches

Darmdesinfiziens und Adstringens für kleine Tiere erwiesen. Für Hunde 1—5,0 je nach der Grösse der Tiere 2—3 mal täglich. Für Kälber 3—5,0. 1 g = 25 Pf., 10 g = 180 Pf.

† **Tannismut** ist die geschützte Bezeichnung für Bismutum bitannicum. Ein hellgelbes Pulver mit etwa 20% Wismut. Zur Behandlung von Darmkatarrhen. Hund 0,5—2,0 mehrmals am Tage. 1 g = 45 Pf.

† **Optannin** ist das basische Kalksalz der Gerbsäure. Es enthält 85% Gerbsäure und 14% CaO. Altannol ist ein Aluminium acetico-tannicum, Multannin ein Aluminium subtannicum. Die Dosen für kleine Haustiere betragen 0,5 bis 2,0 3—4 mal am Tage oder 3—6 Tabletten. 1 g = 20 Pf.

Gallae. Galläpfel.

Abstammung: Die durch den Stich der Gallwespe Cynips tinctoria auf den jungen Trieben von Quercus infectoria (Kleinasien) hervorgerufenen Gallen.

Eigenschaften: Galläpfel sind kugelig und haben einen Durchmesser von 1,5—2,5 cm; seltener sind sie birnförmig. Am Grunde zeigen sie meist einen kurzen, dicken Stielteil, besonders gegen das obere Ende hin unregelmässige, grössere oder kleinere Höcker. Galläpfel sind graugrün, sehr hart und ziemlich schwer. An einer Stelle der unteren Hälfte des Gallapfels findet sich häufig ein kreisrundes, etwa 3 mm weites Flugloch. Galläpfel schmecken stark und anhaltend herbe. 10 g = 35 Pf.

Bestandteile: 60—70% Gallusgerbsäure, 2% Gallussäure.

Präparat: Tinctura Gallarum. Galläpfeltinktur. Galläpfelpulver 1 T., verdünnter Weingeist 5 T. Gelblichbraune Flüssigkeit mit den Eigenschaften einer Gerbsäurelösung. 10 g = 75 Pf.

Wirkung und Anwendung: Wie Acidum tannicum, in doppelter Dosis. Kaum noch angewendet. Zur Gewinnung der Gerbsäure. Früher zur Tintenfabrikation.

Cortex Quercus. Eichenrinde.

Stammpflanze: Quercus robur; Cupuliferae. Einheimisch. Die getrocknete Rinde jüngerer Stämme und Zweige soll verwendet werden.

Eigenschaften: Eichenrinde ist 1—2 mm dick und meist röhrenförmig zusammengerollt. Die Aussenseite ist bräunlich bis silbergrau, glatt, glänzend, mit spärlichen, etwas quergestreckten, weisslichen Lenticellen besetzt und trägt nur selten Flechten. Die Innenseite ist braunrot, matt und zeigt starke, unregelmässige Längsleisten. Die Rinde bricht, besonders in den inneren Teilen, splitterig-faserig. Der Querschnitt nimmt beim Befeuchten mit Eisenchloridlösung sofort eine schwarzblaue Farbe an. Eichenrinde riecht, besonders nach dem Anfeuchten loheartig und schmeckt schwach bitter und stark zusammenziehend. Wird 1 T. Eichenrinde mit 100 T. Wasser geschüttelt, so liefert sie einen bräunlichen Auszug, in dem durch verdünnte Eisenchloridlösung (1 + 99) ein schwarzblauer Niederschlag hervorgerufen wird. 100 g = 45 Pf.

Bestandteile: 10—15% Eichengerbsäure und 1,6% Gallussäure; die nicht offizinelle, mit Borke besetzte Rinde älterer Stämme (Grobrinde) enthält nur 5—10% Gerbsäure.

Wirkung und Anwendung: Innerlich in Pulverform oder als Abkochung zu denselben Indikationen wie Tannin.

Aeusserlich: Als Streupulver gegen Otitis, auf stark sezernierende Geschwüre, Wunden und nässende Hautstellen, als Dekokt bei Schleimhautleiden (Fluor albus), zu Verbandwässern, Waschungen und in Form von Fussbädern bei Strahlfäule und Strahlkrebs.

Dosis: Pferd und Rind . . . 25—50,0,
Mittelgrossen Tieren . . 5—10,0,
Hund . . . . 1— 5,0.

Catechu. Katechu. Das aus dem Kernholze von Mimosenarten, Acacia catechu, Baum in Hinterindien und Acacia suma, Ostindien, durch Auskochen und Eindicken bereitete Extrakt. Katechu stellt Stücke dar, die grossmuschelig brechen und auf der ganzen Bruchfläche gleichmässig dunkelbraun und bisweilen löcherig sind. Katechu ist geruchlos und schmeckt zusammenziehend bitter, zuletzt süsslich. Die stark verdünnte, weingeistige Lösung färbt sich auf Zusatz von Eisenchloridlösung grünschwarz. Katechu darf beim Verbrennen höchstens 6 % Rückstand hinterlassen. Katechu enthält Katechugerbsäure, Katechin-Katechusäure. 10 g = 35 Pf.

Tinctura Catechu. Katechutinktur, 1 T. Katechu, 5 T. verdünnter Weingeist. Katechutinktur ist dunkelrotbraun. 10 g = 65 Pf.

Wirkung und Anwendung wie Gerbsäure in der doppelten Dosis.

Radix Ratanhiae. Ratanhiawurzel stammt von Krameria triandra; Leguminosae. Strauch in Peru, Bolivia usw. Die getrockneten, bis ungefähr 3 cm dicken Wurzeln bestehen aus einem braunroten, innen weisslichen Holzzylinder, der von einer ungefähr 1 mm dicken, dunkelbraunroten, nicht warzigen, auf dem Bruche kurzfaserigen Rinde bedeckt ist. Diese gibt auf Papier einen braunen Strich (Farbstoff). Die Rinde, nicht aber das Holz der Ratanhiawurzel, schmecken herbe. Ratanhiawurzel enthält die Eisen grünende Ratanhiagerbsäure und Ratanhiarot (Farbstoff). 10 g = 15 Pf.

Tinct. Ratanhiae. Ratanhiatinktur. 1 T. der Wurzel, 5 T. verdünnter Weingeist. Dunkel weinrote Flüssigkeit. 10 g = 70 Pf.

Radix Ratanhiae kann Hunden in Form des Dekoktes (1:150,0) bei Darmkatarrhen, Nieren- und Blasenleiden gegeben werden.

Folia Juglandis. Walnussblätter stammen von Juglans regia; Juglandeae. Einheimisch. Die Blättchen des unpaarig gefiederten Laubblattes sind grün, getrocknet sehr brüchig, länglich-eiförmig, zugespitzt, ganzrandig, im durchfallenden Lichte nicht punktiert, mit meist 12 gleichmässig starken Rippen (Seitennerven 1. Ordnung) versehen, die durch rechtwinklig zu dem vorigen stehende, fast geradlinige Seitennerven 2. Ordnung verbunden sind. Der Geruch ist schwach aromatisch, der Geschmack bitter, herbe, kratzend. 10 g = 20 Pf.

Walnussblätter enthalten Gerbsäure, Juglandin (Alkaloid), Inosit (Nucit), ätherisches Oel. Sie dienen als Adstringens wie Cortex Quercus in der doppelten Dosis.

Das Dekokt wird zu Waschungen der Haut gegen Ektoparasiten und zur Abhaltung von Stechfliegen benutzt. Früher galten sie als ein Specificum gegen Druse und Eingeweidewürmer.

Folia Salviae. Salbeiblätter von Salvia officinalis; Labiatae. Südeuropa. Angebaut. Die Blattspreite ist meist eiförmig oder länglich, 2—8 cm, 1—4 cm breit, fein gekerbt, zwischen den Maschen der Nerven nach oben gewölbt, oben und unten graufilzig behaart. Der Geruch ist aromatisch, der Geschmack aromatisch und bitterlich. 10 g = 20 Pf.

Salbeiblätter enthalten Gerbsäure, ätherisches Oel, Bitterstoff (Harz). Sie wurden innerlich als Carminativum und Adstringens gegen Darmkatarrhe und Nephritis angewendet. Aeusserlich wirkt Salbei adstringierend und schwach reizend. Salbeiblätter werden in Form eines Aufgusses als Maulwasser bei Stomatitis und Pharyngitis angewendet.

Die gerbsäurehaltigen Stoffe: Lignum campechianum, Cortex Salicis, Semen Quercus, Rhizoma Tormentillae, Kino, Resina Draconis sind nicht offizinell und auch entbehrlich.

b) **Metallische Adstringentien.**

Argentum nitricum. Silbernitrat.

Darstellung: Reines Silber wird in Salpetersäure gelöst, die Lösung eingetrocknet, der erhaltene Salzrückstand geschmolzen und in Stäbchenform ausgegossen.

Eigenschaften: Weisse, durchscheinende, bei ungefähr 200° schmelzende Stäbchen von kristallinisch strahligem Bruche, in ungefähr 0,6 T. Wasser und ungefähr 14 T. Weingeist löslich.

Die wässerige Lösung gibt mit Salzsäure einen weissen, käsigen Niederschlag, der sich in Ammoniakflüssigkeit leicht löst, in Salpetersäure dagegen unlöslich ist. Vorsichtig aufzubewahren. 0,1 g = 35 Pf., 1 g = 265 Pf.

Zusammensetzung: $AgNO_3$, Höllenstein, Lapis infernalis.

Wirkung: 1. Silbernitrat wirkt in Substanz oder in konzentrierter Lösung auf Schleimhäute, Wunden und Geschwüre ätzend. Die Aetzung beruht auf der Bildung von Silberalbuminat, Nitro-Eiweissverbindungen und Chlorsilber.

Der Aetzschorf ist unlöslich, zuerst weiss, später schwarz gefärbt. Die Aetzwirkung ist eine örtlich begrenzte, sie breitet sich weder in die Fläche noch in die Tiefe aus.

2. Verdünnte Silbernitratlösungen wirken gefässverengend, adstringierend und sekretionsbeschränkend, entzündungsmildernd und schmerzstillend.

3. Silbernitrat besitzt stark antiseptische Eigenschaften. Selbst im Blutserum wirkt es noch in der Verdünnung 1 : 80 000 entwicklungshemmend.

Gelangen grössere Mengen Silbernitrat in den Magen, so entsteht eine Anätzung. Kleinere Mengen werden in Chlorsilber und Silberalbuminat umgewandelt. In die hinteren Darmabschnitte gelangt das Silbernitrat als solches nicht, es wird vorher in Chlorsilber umgewandelt und zu metallischem Silber reduziert. Ein kleiner Teil wird als Albuminat resorbiert und gelangt durch die Lymphbahnen in den Körper, wo es in verschiedenen Organen und Geweben als reduziertes Metall abgelagert wird. Diese Ablagerung findet in der Haut, Leber, Milz, in den Nieren, Darmzotten, Gelenkzotten, Adergeflechten und der Intima der Gefässe statt. Das Gehirn und das Rückenmark bleiben frei von Silberablagerungen. Die Dunkelfärbung der Haut durch Silberablagerung wird beim Menschen als Argyrie bezeichnet. Bei Tieren wird die Argyrie nicht beobachtet. Dagegen zeigten sich Ernährungsstörungen, Abmagerung, Degeneration der Muskeln, Nierenentzündung und Parese der Netzhaut, wenn Silbersalze längere Zeit verabreicht wurden.

Die Ausscheidung des Silbers erfolgt langsam durch die Nieren und den Darmkanal.

Anwendung: Aeusserlich: 1. Als energisches aber trotzdem oberflächlich wirkendes Aetzmittel bei kleinen Neubildungen, Papillomen, Caro luxurians. 2. Zur Anregung der Granulation oder um regulierend auf die Heilung von Wunden und Geschwüren einzuwirken. 3. Zur Beschränkung der Sekretion bei den verschiedensten akuten und chronischen Schleimhauterkrankungen in 0,1 bis 1 proz. wässeriger Lösung, bei nässenden Hautentzündungen, Verbrennungen zweiten Grades, Otitis externa in 1—5 proz. wässeriger oder spirituöser Lösung oder mit Ungt. Paraffini als Salbe.

Bei der Augenblennorrhoe der Hunde träufelt man eine 1—2 proz. wässerige Lösung in den Konjunktivalsack und spült mit einer 1 proz. Kochsalzlösung nach.

Innerlich gibt man Argentum nitricum 1. in wässeriger Lösung oder besser in Pillenform mit Bolus alba gegen ulzerative Prozesse im Magen und Darmkanale sowie bei chronischen Diarrhoen. Gegen letztere hat man auch Infusionen von Silbernitratlösung in das Rektum gemacht.

2. Gegen verschiedene Nervenkrankheiten, Epilepsie, Chorea, nervöse Zuckungen, Beschälseuche. Der Erfolg ist zweifelhaft.

Dosis: Pferd und Rind . . . 0,5 —2,0,
Mittelgrossen Tieren . 0,1 —0,5,
Hund . . . . . . 0,01—0,05.

Gerbsäurehaltige Substanzen, Chlor-, Jod- und Bromverbindungen, Carbonate und Phosphate sowie organische Verbindungen sollen mit Silbernitrat nicht zusammen gegeben werden.

Argentum nitricum cum Kalio nitrico. Salpeterhaltiges Silbernitrat, Lapis mitigatus. 1 T. Silbernitrat und 2 T. Kaliumnitrat werden gemischt, vorsichtig geschmolzen und in Stäbchenform gegossen. Weisse oder grauweisse, harte, im Bruche porzellanartige, kaum kristallinische Stäbchen. Gehalt 32—33% Silbernitrat. Vorsichtig aufzubewahren. 1 g = 105 Pf.

Salpeterhaltiges Silbernitrat ist weniger zerbrechlich, wirkt schwächer ätzend als Höllenstein und wird deshalb namentlich in der Augenheilkunde angewendet.

Die neuen organischen Silberverbindungen siehe unter Antiseptica.

Ferrum sulfuricum. Ferrosulfat. Reines Eisenvitriol.

Darstellung: 2 T. Eisen werden in einer Mischung aus 3 T. Schwefelsäure und 10 T. Wasser unter Erwärmen gelöst. Die noch warme Lösung wird in 6 T. Weingeist filtriert, der durch Umrühren in kreisender Bewegung erhalten wird. Das abgeschiedene Kristallmehl wird sofort auf ein Filter gebracht, mit Weingeist nachgewaschen und getrocknet.

Eigenschaften: Kristallinisches, an trockener Luft verwitterndes hellgrünes Pulver, das sich in 1,8 T. Wasser mit bläulichgrüner Farbe löst. Selbst eine sehr verdünnte Lösung von Ferrosulfat gibt mit Kaliumferricyanidlösung einen tiefblauen und mit Baryumnitratlösung einen weissen, in Salzsäure unlöslichen Niederschlag. 10 g = 15 Pf.

Ferrum sulfuricum crudum. Eisenvitriol.

Darstellung: 1. Durch Auflösen von Eisen in verdünnter Schwefelsäure.

2. Indem man gerösteten Eisenkies (FeS_2) angefeuchtet an der Luft liegen lässt, wobei er sich zu Ferrosulfat oxydiert; man laugt dann mit Wasser aus und lässt kristallisieren.

3. Als Nebenprodukt bei manchen chemischen Operationen (Alaunfabrikation, Schwefelwasserstoffbereitung usw.).

Eigenschaften: Grüne Kristalle oder kristallinische Bruchstücke, die meist etwas feucht, bisweilen an der Oberfläche weisslich bestäubt sind. Eisenvitriol gibt mit 2 T. Wasser eine etwas trübe, sauer reagierende Flüssigkeit von zusammenziehendem, tintenartigem Geschmacke. Identitätsreaktionen wie bei Ferrum sulfuricum. 100 g = 20 Pf., 500 g = 70 Pf.

Zusammensetzung: $FeSO_4 \cdot 7H_2O$, grüner Vitriol.

Ferrum sulfuricum siccum. Getrocknetes Ferrosulfat ($FeSO_4 \cdot 1^1/_2 H_2O$). 100 T. Ferrosulfat werden in einer Porzellanschale auf dem Wasserbade allmählich erwärmt, bis sie 35—36 T.

an Gewicht verloren haben. Getrocknetes Ferrosulfat ist ein weisses Pulver. 10 g = 15 Pf.

Getrocknetes Ferrosulfat wird zu Pulvermischungen in der Hälfte der Dosis des Eisenvitriols angewendet. In der Tierheilkunde benutzt man nur Ferrum sulfur. crudum.

Wirkung: 1. Eisenvitriol wirkt in Substanz oder in konzentrierter Lösung ätzend und blutstillend, in Verdünnung adstringierend und sekretionsbeschränkend.

2. Eisenvitriol ist durch Umwandlung des Schwefelammoniums und Schwefelwasserstoffs in Ammoniumsulfat und Schwefeleisen ein vorzügliches Desodorans; zugleich verzögert er wegen seiner sauren Reaktion den Eintritt der ammoniakalischen Gärung. Die Krankheitserreger selbst werden durch Eisenvitriol nicht vernichtet.

3. Eisenvitriol ist wie alle Eisenverbindungen ein Blutplasticum.

Anwendung: 1. Als Aetzmittel bei Strahlkrebs und als Stypticum bei Blutungen — in Substanz oder in konzentrierter Lösung.

2. Als Adstringens bei Schleimhautleiden in 1—5 proz. wässeriger Lösung.

3. Zur Desinfektion von Fäkalmassen, Ställen, Düngerhaufen und Jauchegruben. 500,0 Eisenvitriol in ungefähr 1½ Liter Wasser gelöst reicht nach Pettenkofer aus, um 2—3 cbm Latrineninhalt zu desinfizieren.

4. Innerlich als Stypticum bei Magen- und Darmblutungen, chronischen Darmkatarrhen und bei der Geflügelcholera. Zu längerem Gebrauche ist Eisenvitriol ungeeignet, weil leicht Verdauungsstörungen entstehen. Grosse Gaben rufen eine Gastroenteritis hervor.

	Als Blutplasticum	Als Stypticum
Dosis: Pferd und Rind . .	2—5,0,	10—30,0,
Mittelgrossen Tieren .	0,5—1,0,	1— 5,0,
Hunden	0,05—0,2.	0,1— 0,5.

Für Geflügel verordnet man eine 1 proz. wässerige Lösung als Trinkwasser.

Liquor Ferri sesquichlorati. Eisenchloridlösung.

Darstellung: 1 T. Eisen wird in 4 T. Salzsäure unter Erwärmen gelöst. Das entstandene Eisenchlorür wird durch weiteres Erhitzen mit Salzsäure und Salpetersäure in Eisenchlorid übergeführt. Die Lösung darf weder freies Chlor oder Salzsäure, noch Arsen und fremde Metalle enthalten.

Eigenschaften: Eisenchloridlösung ist eine klare, gelbbraune Flüssigkeit, die stark zusammenziehend schmeckt. Gehalt 10% Eisen. Spez. Gewicht 1,280—1,282. In verdünnter Eisenchloridlösung (1 + 9) wird durch Silbernitratlösung ein weisser, durch Kaliumferrocyanidlösung ein dunkelblauer Niederschlag hervorgerufen. 10 g = 5 Pf.

Zusammensetzung: Fe_2Cl_6 in Aqua.

Wirkung: Eisenchloridlösung wirkt auf Wunden, Geschwüre und Schleimhäute ätzend wegen der Affinität zum Eiweiss und der Abgabe von Chlor. Innerlich gegeben ruft sie eine schwere Gastroenteritis hervor. Die verdünnte Lösung wirkt adstringierend und blutstillend. Eisenchloridlösung wirkt antiseptisch (Chlorwirkung). In starker Verdünnung wirkt die Lösung wie andere Eisenmittel verbessernd auf die Blutbildung, doch leidet sehr bald die Verdauung. Die Behandlung von Varicen, Angiomen und Aneurysmen durch Injektion von Eisenchloridlösung ist ebenso wie die intrauterinen Injektionen aufgegeben. Tod durch Embolien.

Anwendung: 1. Als Aetzmittel und Adstringens bei Caro luxurians, kleinen Neubildungen, Strahlfäule, Strahlkrebs.

2. Als vorzügliches Stypticum in 1—5 proz. Lösung bei Flächenblutungen, Nasen-, Uterus-, Blasen-, Vorhaut-, Mastdarmblutungen, auch in Form der Eisenchloridbaumwolle, styptischen Watte, oder mit Kollodium (1:10) gemischt zum Aufpinseln.

3. Zur Inhalation bei Lungenblutungen ($^1/_2$ proz. Lösung).

4. Zur Desinfektion der Bissstellen bei Tollwut und Schlangenbissen.

5. Innerlich in Verdünnung mit Schleim gegen Magen- und Darmblutungen. Eine entfernte blutstillende Wirkung findet nicht statt.

Dosis und Form:

Pferd und Rind . . 2—5,0 ⎱
Mittelgrossen Tieren . 0,2—0,5 ⎬ in starker Verdünnung.
Hunden . . . . . 0,1—0,5 ⎰

Eisenpräparate, die nur als Blutplastica verwendet werden.

Ferrum pulveratum. Gepulvertes Eisen.

Darstellung: Durch Feilen, Zerreiben und Zerstossen des reinen Schmiedeeisens.

Eigenschaften: Feines, schweres, etwas metallisch glänzendes, graues Pulver. 100 T. enthalten mindestens 97 T. Eisen. Gepulvertes Eisen wird vom Magneten angezogen und durch verdünnte Schwefelsäure oder Salzsäure unter Entwickelung von Wasserstoff gelöst. Diese Lösung gibt auch bei grosser Verdünnung mit Kaliumferricyanidlösung einen tiefblauen Niederschlag. 10 g = 20 Pf.

Zusammensetzung: Das Präparat enthält neben chemisch reinem Eisen geringe Mengen Kohlenstoff (Graphit). Die Prüfungsvorschriften beziehen sich auf den Nachweis von Schwefel, Arsen und fremden Metallen.

Ferrum reductum. Reduziertes Eisen.

Darstellung: Wasserstoffgas wird über erhitztes Ferrihydroxyd geleitet, das zu Eisen reduziert wird.

Eigenschaften: Grauschwarzes, glanzloses Pulver. 100 T. enthalten mindestens 90 T. metallisches Eisen, Gesamtgehalt an Eisen mindestens 96,6 %. Reduziertes Eisen wird vom Magneten angezogen und geht beim Erhitzen unter Verglimmen in schwarzes Eisenoxyd über. 1 g = 10 Pf.

Zusammensetzung: Ein Gemenge von metallischem Eisen und Eisenoxyduloxyd.

Wirkung: Das Eisen bildet einen wichtigen Bestandteil der Gewebe und ist hauptsächlich im Hämoglobin des Blutes enthalten. Eisen wird dem Körper täglich in Form von komplizierten organischen Verbindungen — Nahrungseisen — mit den Futterstoffen zugeführt. Der Hafer enthält 0,013%, die Leguminosen 0,002%, Roggen und Weizen geringere Mengen Eisen. Ein Pferd nimmt täglich 1—1,5 g, ein Hund 0,05—0,1, der Mensch 0,008—0,011 g Eisen mit der Nahrung auf. Diese Menge ist für gewöhnlich ausreichend, um den physiologischen Bedarf, d. h. den Verbrauchsverlust gerade noch zu decken, doch reicht sie nicht aus, um einen krankhaft aufgetretenen Eisenmangel zu ersetzen. Die Ansichten über die Resorption anorganischer Eisensalze und über die Wirkung des arzneilich dem Körper zugeführten Eisens waren bisher geteilt und widerspruchsvoll.

Die neueren Untersuchungen haben einwandfrei ergeben, dass anorganische Eisensalze ohne Schädigung der Darmschleimhaut resorbiert werden und zwar hauptsächlich im Dünndarm. Weiter ist durch Kunkel nachgewiesen, dass Eisensalze nicht nur resorbiert, sondern auch im Körper (Milz und Leber) nach Bedarf zurückgehalten, aufgespeichert und zur Bildung von Hämoglobin verwertet werden. Abderhalden konnte die Untersuchungsergebnisse Kunkels bestätigen und weiter nachweisen, dass die Eisensalze eine spezifische Wirkung auf die blutbildenden Organe und wahrscheinlich auch auf das Wachstum und den Stoffwechsel in anderen Geweben besitzen. Die Wirkung der Eisensalze bei der Chlorose ist demnach eine doppelte: erstlich dient das zugeführte Eisen als Material zum Aufbau des Hämoglobins und von eisenreichen Reservestoffen in der Leber, Milz und anderen Organen; und zweitens üben die Eisensalze eine spezifisch anregende Wirkung auf die hämoglobinbildenden Zellen aus (Trousseau, Harnack, v. Noorden). Diese letztere Wirkung kommt aber den schwer zersetzlichen organischen Hämoglobin- und Hämatinderivaten kaum oder gar nicht zu, diese wirken lediglich wie jede natürliche eisenreiche Nahrung.

Die verschiedenen Eisenpräparate zeigen wesentliche Unterschiede mit bezug auf ihre örtlichen Wirkungen auf den Digestionsapparat, die Schnelligkeit und die Grösse ihrer Resorption.

Die anorganischen Eisenpräparate werden im Magen zum Teil oder vollständig in Chloride, im Darm in lösliche Albuminate übergeführt. In dieser Form wird das Eisen resorbiert und gelangt durch die Lymphbahnen in das Blut und in die Milz und Leber, wo es als eine organische Eisenverbindung aufgespeichert, nach Bedarf verwendet und schliesslich im Dickdarm ausgeschieden wird. Der Hauptteil des ausgeschiedenen Eisens befindet sich im Kote als Schwefeleisen, nur ein geringer Teil gelangt in den Harn.

Von den arzneilich verabreichten anorganischen Eisenpräparaten werden jedenfalls nur sehr kleine Mengen resorbiert. Sie reichen aber in der Regel aus, um ihre Wirkung zu entfalten. Jedenfalls beobachtet man, dass nach der Verabreichung von Eisenpräparaten die Zahl der roten Blutkörperchen und die Hämoglobinmenge zunehmen, Puls, Atmung und Innentemperatur ansteigen, das Körpergewicht und die Leistungsfähigkeit erhöht werden.

Anwendung: 1. Eisen wird als blutbildendes Mittel bei Anämie, Chlorose, Leukämie, in der Rekonvaleszenz, nach schweren Blutverlusten, bei Rachitis und Osteomalacie angewendet.

2. Als Antidot bei Arsenik- und Metallvergiftungen und bei Vergiftungen durch Cyanverbindungen.

Dosis: Pferd und Rind . . . 1,0 —5,0,
Mittelgrossen Tieren . . 0,5 —1,0,
Hunden . . . . . . 0,02—0,1.

Magen- und Darmkatarrhe verbieten die Anwendung von Ferrum pulveratum und Ferrum reductum.

Gerbsäure und gerbsäurehaltige Substanzen, Schwefel, Schwefelalkalien, Arsenikalien sollen mit Eisen nicht zusammen gegeben werden.

Extractum Ferri pomati. Apfelsaures Eisenextrakt wird aus Eisen und reifen, sauren Aepfeln bereitet. Es ist dick, grünschwarz, in Wasser klar löslich. 100 T. sollen mindestens 5 T. Eisen enthalten. 1 g = 15 Pf.

Tinctura Ferri pomati. Apfelsaure Eisentinktur wird durch Auflösen von 1 T. Eisenextrakt in 9 T. Zimtwasser erhalten. Eine schwarzbraune, milde nach Eisen schmeckende Flüssigkeit. 10 g = 60 Pf.

Die apfelsaure Eisentinktur gilt als ein gut bekömmliches Eisenpräparat für Hunde bei Chlorose, Anämie, Leukämie, bei chronischen Ernährungsstörungen und Schwächezuständen. Dosis: 10—30 Tropfen einmal am Tage.

Ferrum carbonicum saccharatum. Zuckerhaltiges Ferrocarbonat. Gehalt an Eisen 9,5—10%. Grünlichgraues, mittelfeines Pulver, das süss und schwach nach Eisen schmeckt. Hunden 0,5—2,0. 10 g = 55 Pf.

Ferrum lacticum. Ferrolaktat $Fe(C_3H_5O_3)_2 \cdot 3H_2O$. Mol.-Gew. 287,98. Gehalt an wasserhaltigem Ferrolaktat mindestens 97,3%, entsprechend 18,9% Eisen. Grünlichweisse, aus kleinen, nadelförmigen Kristallen bestehende Krusten oder ein kristallinisches Pulver von eigenartigem Geruch. Hunden 0,05—0,1. 10 g = 95 Pf.

Ferrum oxydatum saccharatum. Eisenzucker. Gehalt an Eisen 2,8—3,0%. Rotbraunes, süsses Pulver von schwachem Eisengeschmack. Hunden 0,1—1,0. 10 g = 60 Pf.

Liquor Ferri albuminati. Eisenalbuminatlösung. Gehalt 0,4% Eisen. Eisenalbuminatlösung ist eine rotbraune, klare, im auffallenden Licht wenig trübe Flüssigkeit von ganz schwacher alkalischer Reaktion. Eisenalbuminatlösung riecht und schmeckt schwach nach Zimt, hat aber kaum einen Eisengeschmack. Hunden 1 Tee- bis 1 Esslöffel. 100 g = 220 Pf.

Liquor Ferri jodati. Eisenjodürlösung. Gehalt 50% Eisenjodür FeJ_2. Eisenjodürlösung ist bei Bedarf frisch zu bereiten. Hunden 5—10 Tropfen.

Liquor Ferri oxychlorati dialysati. Dialysierte Eisenoxychloridlösung. Gehalt 3,3—3,6% Eisen. Klare, tiefbraunrote

Flüssigkeit. Sie rötet Lackmuspapier schwach, schmeckt herbe, aber kaum eisenartig und bildet, mit einem Tropfen verdünnter Schwefelsäure versetzt, sofort eine gelb- bis braunrote Gallerte. Hunden 10—20 Tropfen. 10 g = 10 Pf.

Pilulae Ferri carbonici Blaudii. Blaudsche Pillen. Jede Pille enthält annähernd 0,028 g Eisen. Die Pillen enthalten getrocknetes Ferrosulfat, fein zerriebenes Kaliumcarbonat, fein gepulverten Zucker, gebrannte Magnesia, fein gepulverte Eibischwurzel, Glycerin. Hunden täglich 1—5 Pillen. 10 St. = 10 Pf.

Sirupus Ferri jodati. Jodeisensirup. Sirupus Ferri jodati P. I. Gehalt annähernd 5% Eisenjodür, entsprechend annähernd 4,1% Jod. Jodeisensirup ist farblos oder hellgrünlich. Hunden 1—3 g täglich mehrmals. 10 g = 50 Pf.

Sirupus Ferri oxydati. Eisenzuckersirup. Gehalt 1% Eisen. Eisenzuckersirup ist dunkelrotbraun. Hunden 1—5 g. 10 g = 25 Pf.

Tinctura Ferri chlorati aetherea. Aetherische Chloreisentinktur. Gehalt 1% Eisen. Aetherische Chloreisentinktur ist klar, gelb, riecht ätherisch und schmeckt brennend, zugleich eisenartig. Hunden 5—20 Tropfen täglich 2 mal. 10 g = 80 Pf.

Für die Eisentherapie würden bei grossen Tieren den Vorzug haben Ferrum pulveratum und Ferrum reductum. Für kleine Tiere sind Tinctura Ferri pomati, Ferrum lacticum, Ferrum oxydatum saccharatum, Liquor Ferri albuminati und die Pilulae Ferri carbonici Blaudii zu verwenden.

† Ferrum oxydatum hydricum in Aqua. Arsengegengift.

Darstellung: Eine Mischung von 100 T. Liq. Ferri sulfurici oxydati mit 250 T. Wasser und eine solche von 15 T. Magnesia usta mit 250 T. Wasser werden zum Gebrauche kalt gemischt. Es bildet sich Eisenoxydhydrat $Fe_2(OH)_6$, Magnesiumsulfat und Magnesiumoxyd.

Wirkung: Ferrihydroxyd verbindet sich mit arseniger Säure zu unlöslichem basisch arsenigsaurem Eisenoxyd.

Dosis: Pferden und Rindern   500,0—1000,0,
   Mittelgrossen Tieren   250,0,
   Hunden . . . .   15,0 in $^{1}/_{4}$ stünd. Gaben.

Plumbum aceticum. Bleiacetat. Bleizucker.

Darstellung: 1 T. Bleioxyd wird unter Erwärmen in 2 T. verdünnter Essigsäure aufgelöst. Aus der Lösung kristallisiert beim Erkalten das Bleiacetat.

Eigenschaften: Farblose, durchscheinende, allmählich verwitternde Kristalle oder weisse, kristallinische Stücke, die nach Essigsäure riechen und sich in 2,3 T. Wasser lösen. Die kalt gesättigte, rotes Lackmuspapier bläuende, wässerige Lösung schmeckt süsslich und zusammenziehend. In ihr wird durch Schwefelwasserstoffwasser ein schwarzer, durch Schwefelsäure ein weisser und durch Kaliumjodidlösung ein gelber Niederschlag hervorgerufen, durch Eisenchloridlösung wird sie rot gefärbt. Vorsichtig aufzubewahren. 10 g = 30 Pf., 100 g = 240 Pf.

† **Plumbum aceticum crudum.** Rohes Bleiacetat wird fabrikmässig aus Bleiglätte und Essigsäure dargestellt. Es ist meist mit basischem Bleicarbonat verunreinigt, soll aber frei von Eisen und Kupfer sein. Vorsichtig aufzubewahren. 100 g = 230 Pf.

Zusammensetzung: $Pb(C_2H_3O_2)_2 \cdot 3H_2O$.

Wirkung: 1. Die Bleiverbindungen fällen das Eiweiss in Form eines unlöslichen festen Niederschlages, der das Gewebe bedeckt und die Wirkung auf die Oberfläche beschränkt. Bleiacetat in Substanz oder in konzentrierter Lösung wirkt leicht ätzend auf Schleimhäute, Wunden und Geschwüre. Verdünnte Lösungen wirken adstringierend, sekretionsbeschränkend, gefässverengernd, blutstillend, entzündungswidrig.

2. Wird Bleizucker in kleinen Mengen innerlich verabreicht, so wirkt er stopfend durch Beschränkung der Sekretion der Darmschleimhaut und Verminderung der Peristaltik. Grosse Mengen per os aufgenommen bewirken eine korrosive Gastroenteritis und es treten bald die weiteren Erscheinungen einer akuten Bleivergiftung hervor, die sich

beim Rinde ganz besonders leicht ereignet. Auch das Geflügel erkrankt leicht an einer Bleivergiftung. Durch Erregung der motorischen Darmganglien entstehen heftige und schmerzhafte Kontraktionen des Darmes (Bleikolik) mit Durchfall. Der Puls wird klein und hart, die Arterie drahtförmig, der Herzschlag pochend (Erregung der Vasomotion).

Die motorischen und auch die psychischen Grosshirnzentren werden erregt. Man beobachtet Zittern, Zuckungen und Krämpfe; beim Rinde treten Anfälle von Tobsucht auf (Eclampsia saturnina). An der Körpermuskulatur zeigen sich später Lähmungserscheinungen (Paralysis saturnina) infolge degenerativer Veränderungen der Muskelfasern. Bei Pferden tritt eine Entartung und Atrophie der Stimmritzenerweiterer ein mit Rohren (Bleirohren).

Die chronische Bleivergiftung äussert sich als periodisch auftretende Bleikolik, Bleiparalyse, Eclampsia saturnina, Amblyopie und Amaurosis, Abmagerung; es kommt zu Wucherung des Bindegewebes im Darme, der Leber, der Nieren, des Gehirnes und des Rückenmarkes. Zuweilen treten auch Hautausschläge an verschiedenen Stellen hervor.

Die Resorption des Bleizuckers erfolgt von allen Schleimhäuten, von Wunden und Geschwüren aus; im Magen wird ein Teil in Chlorid, ein anderer in Albuminat umgewandelt und im Darme resorbiert oder als Schwefelblei mit dem Darminhalte entleert. Blei ist in allen Organen nachweisbar. Es wird sehr langsam, hauptsächlich mit der Galle, in geringer Menge durch den Harn, Speichel und Milch ausgeschieden.

Durch die innere Verabreichung von Jodkalium wird die Ausscheidung des Bleies befördert.

Anwendung: Innerlich als Stypticum bei chronischen Darmkatarrhen, Magen- und Darmblutungen. Die Anwendung gegen Lungen-, Nieren- und Blasenblutungen, gegen Bronchoblennorrhoe, Lungenödem und akute Nephritis ist nicht begründet.

Aeusserlich: 1. In Form des Pulvers als schwaches Aetzmittel gegen Strahlkrebs.

2. Als Adstringens bei verschiedenen Schleimhautleiden. Augenwässer in $1/2$—1 proz. Lösung. Augensalben 1%. Bei Geschwüren und Wunden der Hornhaut ist die Behandlung mit Bleiacetatlösungen zu unterlassen, da dauernde Trübungen der Hornhaut entstehen können. Zu Umschlägen, Waschungen bei Wunden, Geschwüren und Hautentzündungen. Bei Verbrennungen, nässenden Ekzemen, Dekubitus als Bleisalbe und Bleitanninsalbe. Im allgemeinen ist bei Verwendung zu flüssigen Arzneiformen der Liquor Plumbi subacetici vorzuziehen.

3. In Form der Burowschen Mischung (2 T. Bleizucker, 1 T. Alaun mit 50 T. Wasser) zu adstringierenden und antiseptischen Waschungen gegen Hautentzündungen, Quetschungen und Oedeme.

Dosis und Form:
Pferden . . . . 2—12,0 in Pillen und als Latwerge,
Rindern . . . . 1— 5,0 in Lösung,
Mittelgrossen Tieren 0,2 — 1,0 ⎫
Hunden . . . . 0,05— 0,3 ⎭ als Pulver oder in Lösung.

Kaustische und kohlensaure Alkalien, Chloride und Sulfate, Phosphate, Gerbsäure und gerbsäurehaltige sowie schleimige Substanzen dürfen mit Bleizucker nicht zusammen verordnet werden.

Liquor Plumbi subacetici. Bleiessig.

Darstellung: Durch Auflösen von 3 T. Bleiacetat, 1 T. Bleiglätte in 10 T. Wasser im Wasserbade.

Eigenschaften: Klare, farblose Flüssigkeit von süssem, zusammenziehendem Geschmacke, die rotes Lackmuspapier bläut, Phenophthaleïnlösung aber nicht rötet. - Spez. Gewicht 1,235—1,240. Vorsichtig aufzubewahren. 10 g = 10 Pf., 100 g = 80 Pf.

Zusammensetzung: $Pb(C_2H_3O_2)_2 \cdot Pb(OH)_2$, basisch essigsaures Blei.

Präparate: 1. Aqua Plumbi. Bleiwasser. 1 T. Bleiessig, 49 T. Wasser. Bleiwasser darf etwas trübe sein. Umschütteln vor der Abgabe. 100 g = 20 Pf.

2. † Aqua Plumbi Goulardi. Goulardsches Wasser wird aus 1 T. Bleiessig, 4 T. Weingeist, 45 T. gewöhnlichem Wasser bereitet. 100 g = 40 Pf.

3. Unguentum Plumbi. Bleisalbe. 1 T. Bleiessig, 9 T. Paraffinsalbe. Bleisalbe ist gelblich-weiss. 10 g = 40 Pf.

4. Unguentum Plumbi tannici. Gerbsäure-Bleisalbe. 1 T. Gerbsäure, 2 T. Bleiessig, 17 T. Schweineschmalz. Gerbsäure-Bleisalbe ist gelblich; sie ist zur Abgabe frisch zu bereiten.

Wirkung und Anwendung: Bleiessig wird nur äusserlich in Form des Bleiwassers oder der Bleisalben bei Haut- und Schleimhautleiden angewendet.

Cerussa. Bleiweiss.

Darstellung: Durch Umsetzung von basischem Bleiacetat in basisches Bleicarbonat nach verschiedenen Methoden.

Eigenschaften: Weisses, schweres, stark abfärbendes Pulver oder leicht zerreibliche Stücke, in Wasser unlöslich, in verdünnter Salpetersäure und in Essigsäure unter Aufbrausen löslich. In dieser Lösung wird durch Schwefelwasserstoffwasser ein schwarzer, durch verdünnte Schwefelsäure ein weisser Niederschlag hervorgerufen. 100 T. Bleiweiss sollen nach dem Glühen mindestens 85 T. Bleioxyd hinterlassen. Vorsichtig aufzubewahren. 10 g = 25 Pf.

Zusammensetzung: $(PbCO_3)_2 \cdot Pb(OH)_2$, basisch kohlensaures Blei.

Präparate: 1. Ungt. Cerussae. Bleiweisssalbe. 3 T. fein gepulvertes Bleiweiss und 7 T. weisses Vaselin. Bleiweisssalbe ist weiss. Als mild adstringierendes Mittel bei Hautkrankheiten und auf Geschwüre. 10 g = 40 Pf.

2. **Ungt. Cerussae camphoratum. Kampferhaltige Bleiweisssalbe.** 19 T. Bleiweisssalbe und 1 T. fein zerriebener Kampfer. Kampferhaltige Bleiweisssalbe ist weiss und riecht nach Kampfer. Mild reizende Verbandsalbe. 10 g = 45 Pf.

3. **Emplastrum Cerussae. Bleiweisspflaster.** 7 T. fein gepulvertes Bleiweiss, 2 T. Erdnussöl werden mit 12 T. geschmolzenem Bleipflaster gemischt, unter Umrühren und bisweiligem Wasserzusatze gekocht, bis die Pflasterbildung vollendet ist. Bleiweisspflaster ist weiss. 10 g = 45 Pf.

Wirkung und Anwendung: Bleiweiss und Bleiweisspräparate werden äusserlich zu denselben Indikationen wie Bleiacetat und Bleiessig angewendet.

Lithargyrum. Bleiglätte, Bleioxyd PbO wird durch andauerndes Erhitzen von geschmolzenem Blei im Luftstrome dargestellt. Gelbes oder rotgelbes, in Wasser fast unlösliches Pulver. Bleiglätte löst sich in verdünnter Salpetersäure zu einer farblosen Flüssigkeit, die mit Schwefelwasserstoffwasser einen schwarzen und mit verdünnter Schwefelsäure einen weissen, in überschüssiger Natronlauge löslichen Niederschlag gibt. 100 T. sollen durch Glühen höchstens 1 T. an Gewicht verlieren. **Vorsichtig aufzubewahren.** Bleiglätte dient zur Bereitung von Pflastern und Salben. 100 g = 250 Pf.

Präparate: Emplastrum Lithargyri, Bleipflaster; Emplastrum Lithargyri compositum, zusammengesetztes Bleipflaster, Gummipflaster; Emplastrum saponatum, Seifenpflaster — sind in der Tierheilkunde entbehrlich. Ungt. Diachylon, Bleipflastersalbe, besteht aus gleichen Teilen Bleipflaster und Vaselin. Bei Ulzerationen, nässenden Ekzemen.

Bleiglätte ist ein Bestandteil des Bleiessigs.

Minium. Mennige Pb_3O_4 wird durch Erhitzen von Bleiglätte an der Luft bei 300—400° erhalten. Rotes, in Wasser unlösliches Pulver. Vorsichtig aufzubewahren. Mennige dient zur Bereitung von Emplastrum fuscum camphoratum, Mutterpflaster. 10 g = 30 Pf.

† **Plumbum jodatum.** Bleijodid (PbJ_2) bildet ein gelbes Pulver. 1 g = 60 Pf. Entbehrlich.

† **Plumbum nitricum.** Bleinitrat [$Pb(NO_3)_2$], weisse, in Wasser leicht lösliche Kristalle. Als Aetzmittel namentlich gegen Strahlkrebs angewendet. 10 g = 40 Pf.

Cuprum sulfuricum crudum. Rohes Kupfersulfat.

Darstellung: In grossen Mengen in den Hüttenwerken durch Rösten von Schwefelkupfer, Auslaugen und Kristallisation.

Eigenschaften: Blaue, meist grosse, durchsichtige, wenig verwitternde Kristalle oder kristallinische Krusten. Die wässerige Lösung reagiert sauer und gibt mit Ammoniakflüssigkeit im Ueberschusse eine tiefblaue, klare oder fast klare Flüssigkeit. Baryumnitratlösung ruft einen weissen, in Salzsäure unlöslichen Niederschlag hervor. Vorsichtig aufzubewahren. 100 g = 105 Pf.

Cuprum sulfuricum. Kupfersulfat wird durch Auflösen von Kupfer in verdünnter Schwefelsäure, Eindampfen der Lösung und Kristallisation dargestellt. Blaue, durchsichtige, in trockener Luft wenig verwitternde Kristalle, in 3,5 T. kaltem und 1 T. siedendem Wasser löslich, in Weingeist unlöslich. Die wässerige Lösung reagiert sauer und gibt mit Baryumnitratlösung einen weissen, in Salzsäure unlöslichen Niederschlag, mit Ammoniakflüssigkeit im Ueberschusse eine klare, tiefblaue Flüssigkeit. Vorsichtig aufzubewahren. 10 g = 30 Pf.

Zusammensetzung: $CuSO_4 \cdot 5H_2O$, Kupfervitriol.

Wirkung: 1. In Substanz und konzentrierter Lösung wirkt Kupfervitriol auf Schleimhäute, Geschwüre und Wunden stark ätzend, in verdünnter Lösung adstringierend. Die Wirkung ist erheblich stärker als die der Zink- und Bleipräparate. Der Aetzschorf ist trocken, die Aetzung begrenzt.

2. Innerlich gegeben rufen kleine Mengen innerhalb 4—10 Minuten Erbrechen hervor (periphere Reizung der sensiblen Magennerven); grössere Mengen, in Substanz oder in konzentrierter Lösung verabreicht, bewirken eine akute Kupfervergiftung mit Gastroenteritis, Mattigkeit, Herzschwäche, Atemnot. Kleinere Mengen, längere Zeit fortgegeben, bedingen eine chronische Vergiftung mit Erkrankung der

Skelettmuskeln und der Herzmuskulatur. Die Tiere zeigen grosse Muskelschwäche mit Abmagerung, Herzschwäche und Atemnot, Albuminurie, Hämoglobinurie, Ikterus, Verstopfung, später Durchfall und klonische Krämpfe.

3. Die Desinfektionskraft des Kupfervitriols ist gering. In Lösung 1 : 300 wirkt Kupfersulfat nur kolyseptisch.

Die Resorption des Kupfers erfolgt als Albuminat. Im Körper, namentlich in der Leber und den Knochen, wird das Kupfer deponiert und sehr langsam durch die Galle ausgeschieden. Ein grösserer Teil des eingeführten Kupfers wird im Darme in unlösliche Schwefelverbindungen übergeführt.

Anwendung: Innerlich: 1. Als sicher wirkendes Brechmittel namentlich bei Phosphorvergiftung in wässeriger Lösung Schweinen 0,5—1,0, Hunden 0,1—0,5.

2. Als Gegengift bei Phosphorvergiftung (Bildung von ungiftigem Phosphorkupfer). Pferden 2—10,0, Rindern 5—12,0, mittelgrossen Tieren 0,5—1,0, Hunden 0,05—0,1.

Aeusserlich: 1. Als Aetzmittel für Neubildungen, Caro luxurians, Strahlkrebs, Fisteln, Hufgeschwüre in Form des Pulvers oder einer 5—10 proz. Lösung.

2. In der Augenheilkunde als Aetzmittel in Substanz, als Kupfer- oder als Kupferalaunstift bei chronischer Conjunctivitis, Conjunct. follicularis, Ulcus corneae, Keratitis pannosa oder in Form einer 0,5—1 proz. Lösung.

3. Als Adstringens bei Schleimhautkatarrhen in 0,5 bis 2 proz. Lösung.

4. In 2—3 proz. Lösung gegen Herpes tonsurans empfohlen.

Cuprum aluminatum. Kupferalaun.

Darstellung: 16 T. Kupfersulfat, 17 T. Alaun und 16 T. fein gepulvertes Kaliumnitrat werden zusammengeschmolzen. Der geschmolzenen Masse werden noch je 1 T. Alaun und Kampfer beigemischt, die Masse in Stäbchenform oder auf eine Platte gegossen.

Eigenschaften: Grünblaue, nach Kampfer riechende Stücke oder Stäbchen, die in 16 T. Wasser bis auf einen geringen Rückstand von Kampfer löslich sind. Kupferalaun darf keine ungleichartigen Teile erkennen lassen. Lösungen von Kupferalaun sind filtriert abzugeben. Vorsichtig aufzubewahren. 10 g = 25 Pf.

Wirkung und Anwendung: Kupferalaun, auch Lapis divinus seu ophthalmicus genannt, wird in der Augenheilkunde in Form des Aetzstiftes oder einer 0,5—2 proz. Lösung als mildes Aetzmittel und Adstringens angewendet, namentlich bei chronischen Bindehautkatarrhen.

† Cuprum aceticum. Neutrales essigsaures Kupfer, Grünspan, $Cu(C_2H_3O_2)_2 \cdot 5H_2O$, Anwendung wie Kupfersulfat.

† Cuprum sulfuricum ammoniatum. Kupferammoniumsulfat, $CuSO_4 \cdot H_2O \cdot (NH_3)_4$ und

† Cuprum oxydatum. Kupferoxyd, CuO, (früher Bandwurmmittel) — sind obsolet und entbehrlich.

Zincum sulfuricum. Zinksulfat.

Darstellung: Durch Auflösen von reinem Zink oder Zinkoxyd in verdünnter Schwefelsäure, Eindampfen der Lösung und Auskristallisieren.

Eigenschaften: Farblose, an trockener Luft verwitternde Kristalle von scharfem Geschmack. Zinksulfat löst sich sehr leicht in Wasser, in Weingeist ist es fast unlöslich. Die wässerige Lösung (1 + 9) rötet Lackmuspapier und gibt mit Baryumnitratlösung einen weissen, in Salzsäure unlöslichen Niederschlag, mit wenig Natronlauge einen weissen Niederschlag, der sich im Ueberschuss des Fällungsmittels löst. In dieser Lösung wird durch Schwefelwasserstoff ein weisser Niederschlag erzeugt. Vorsichtig aufzubewahren. 10 g = 10 Pf.

Zusammensetzung: $ZnSO_4 \cdot 7H_2O$, Zinkvitriol.

Wirkung: 1. Zinkvitriol wirkt in Substanz oder in konzentrierter Lösung ätzend, in verdünnter Lösung adstringierend, sekretionsbeschränkend und schwach desinfizierend.

2. In grösseren Dosen, per os verabreicht, ruft Zinksulfat Erbrechen hervor. Nach grossen Gaben entsteht eine Gastroenteritis und nach der Resorption eine Lähmung der Skelett- und Herzmuskulatur. Der Tod erfolgt durch Herz- und Atmungslähmung.

Anwendung: Zinkvitriol wird äusserlich als Adstringens bei den verschiedenen Katarrhen der Schleimhäute, namentlich bei Conjunctivitis in 0,5—1 proz. Lösung, bei Katarrhen der Scheide, des Uterus, der Harnröhre, der Vorhaut und bei der Otorrhoe in 1—2 proz. Lösung angewendet.

Zincum aceticum. Zinkacetat wird durch Auflösen von Zinkoxyd in Essigsäure dargestellt.

Weisse, glänzende, schwach nach Essigsäure riechende Blättchen. Zinkacetat löst sich in 3 T. Wasser von 15°, in 2 T. siedendem Wasser. Die wässerige Lösung, die Lackmuspapier schwach rötet, wird durch Eisenchloridlösung dunkelrot gefärbt und gibt mit wenig Natronlauge einen weissen Niederschlag, der sich im Ueberschuss des Fällungsmittels wieder löst. Vorsichtig aufzubewahren. 10 g = 45 Pf.

Zusammensetzung: $Zn(C_2H_3O_2)_2 \cdot 2H_2O$.

Wirkung und Anwendung: Wie Zincum sulfuricum.

Zincum oxydatum crudum. Rohes Zinkoxyd.

Darstellung: Durch Erhitzen (Verbrennen) von Zink an der Luft. Weisses, zartes, amorphes Pulver, das beim Erhitzen gelb und beim Erkalten wieder weiss wird, und in Wasser unlöslich ist. Rohes Zinkoxyd muss in verdünnter Essigsäure ohne Aufbrausen löslich sein (Kohlensäure). 10 g = 25 Pf.

Zusammensetzung: ZnO. Zinkweiss, Flores Zinci. Es soll zum innerlichen Gebrauche nicht verwendet werden.

Präparate: 1. Ungt. Zinci. Zinksalbe. 1 T. rohes Zinkoxyd, 9 T. Schweineschmalz. Zinksalbe ist weiss. 10 g = 40 Pf.

2. Pasta Zinci. Zinkpaste. 1 T. rohes Zinkoxyd, 1 T. Weizenstärke, 2 T. Vaselin. Zinkpaste ist gelblichweiss. 10 g = 30 Pf.

3. Pasta Zinci salicylata. Zinksalicylsäurepaste. Gehalt 2% Salicylsäure. 1 T. Salicylsäure, je 12 T. rohes Zinkoxyd und Weizenstärke, 25 T. Vaselin. Die Paste ist gelblichweiss. 10 g = 30 Pf.

4. Collemplastrum Zinci. Zinkkautschukpflaster. Zinkkautschukpflaster ist gelblich und klebt stark. Kühl aufzubewahren. 100 g = 50 Pf.

Zincum oxydatum. Zinkoxyd wird durch Glühen von reinem Zinkcarbonat erhalten. Weisses oder gelblichweisses, zartes, amorphes Pulver, das beim Erhitzen gelb und beim Erkalten wieder weiss wird. Zinkoxyd ist in Wasser unlöslich, in verdünnter Essigsäure leicht löslich. Die essigsaure Lösung gibt mit wenig Natronlauge einen weissen Niederschlag, der sich im Ueberschusse des Fällungsmittels wieder löst. 1 g = 10 Pf.

Wirkung und Anwendung: Zinkoxyd wirkt auf Wunden, Geschwüre und nässende Hautstellen austrocknend, sekretionsbeschränkend und leicht ätzend. Rohes Zinkoxyd wird in Form von Streupulver rein oder mit Amylum, Talkum, Lykopodium (1:5—10), bei der Otorrhoe der Hunde, bei Ekzemen, stark eiternden Geschwürsflächen angewendet. Bei chronischen Bindehaut- und Hornhautentzündungen sowie bei der Blepharitis wendet man die Zinksalbe und die Zinkpaste an.

Dem Zinkoxyd hat man sedative Wirkungen zugeschrieben und sowohl das Zinkoxyd wie auch andere nicht ätzende Zinkpräparate gegen Epilepsie, nervöse Zuckungen und andere Nervenleiden angewendet. Das Mittel ist nach dieser Richtung obsolet.

Zincum peroxydatum siehe **Hydrogenium peroxydatum solutum.**

Zincum chloratum. Zinkchlorid.

Darstellung: Durch Auflösen von Zink, Zinkoxyd oder Zinkcarbonat in Salzsäure und Eindampfen der Lösung.

Eigenschaften: Weisses, kristallinisches Pulver oder weisse Stangen. Zinkchlorid löst sich leicht in Wasser und Weingeist und zerfliesst an feuchter Luft. Beim Erhitzen schmilzt es, zersetzt sich dabei unter Ausstossung weisser Dämpfe und hinterlässt einen in der Hitze gelben, beim Erkalten weiss werdenden Rückstand. Die wässerige Lösung rötet Lackmuspapier und gibt sowohl mit Silbernitratlösung als auch mit Ammoniakflüssigkeit weisse, in überschüssiger Ammoniakflüssigkeit lösliche Niederschläge. Vorsichtig aufzubewahren. 10 g = 25 Pf.

Zusammensetzung: $ZnCl_2$.

Wirkung: 1. Chlorzink koaguliert Eiweiss und wirkt in Substanz oder in konzentrierter Lösung unter Abgabe von Chlor sehr stark ätzend. Der Aetzschorf ist weiss; die Aetzung breitet sich in die Tiefe und Fläche aus; sie ist schmerzhaft.

2. Verdünnte Lösungen wirken adstringierend, desinfizierend und umstimmend auf die Wundgranulation.

Anwendung: Nur äusserlich 1. zur Zerstörung von Neubildungen, Strahlkrebs und Fistelkanälen. Man wendet Zinkchlorid in Substanz oder in Form der Köbenerschen Chlorzinkstifte (Chlorzink und Kal. nitr. zusammengeschmolzen), als Aetzpaste von Canquoin (1:1—3 Mehl) in konzentrierter Lösung (10—20%) an. Mit sehr gutem Erfolge verwende ich eine 5—10 proz. Zinkchloridlösung zur Zerstörung der Innenwand (Kapsel) bei Meliceris (Kolloidcysten) der Hunde.

2. Als schwach desinfizierendes und umstimmendes Mittel bei schlaffen Wunden in Form einer 2—8proz. wässerigen Lösung.

Bismutum subnitricum. Basisches Wismutnitrat.

Darstellung: Aus 1 T. Wismutnitrat und 25 T. Wasser. Gehalt etwa 70 % Wismut.

Eigenschaften: Weisses, mikrokristallinisches Pulver, das angefeuchtetes Lackmuspapier rötet. Basisches Wismutnitrat färbt sich beim Uebergiessen mit Schwefelwasserstoffwasser schwarz, beim Erhitzen entwickelt es gelbrote Dämpfe. 1 g = 85 Pf.

Zusammensetzung: Ein Gemenge von zwei basischen Nitraten $Bi(OH)_2(NO_3) + BiO(NO_3) + 4 HNO_3$. Magisterium Bismuti.

Wirkung: Innerlich gegeben wirkt Wismutnitrat adstringierend und antiseptisch auf die Magen- und Darmschleimhaut. Im Magen neutralisiert basisches Wismutnitrat freie Säuren, im Darm bindet es Schwefelwasserstoff und beruhigt die Peristaltik. Auf Wunden und Geschwüre wirkt es austrocknend. Von der Magendarmschleimhaut wird es gar nicht oder nur in kleinsten Mengen resorbiert, dagegen findet eine umfangreichere Resorption von Wunden und Geschwüren aus statt, und es kann eine Vergiftung hervorrufen. Muskelschwäche, Herzschwäche, Lähmungserscheinungen und Nierenentzündungen sind beim Menschen beobachtet worden.

Anwendung: Innerlich bei chronischem Erbrechen, Gärungsvorgängen im Magen und Darmkanale, Diarrhoen und bei geschwürigen Prozessen auf der Darmschleimhaut. In der Menschenheilkunde bei Ulcus ventriculi.

Aeusserlich wird es selten als Streupulver und Verbandmittel für Wunden und Geschwüre verwendet. Bei chronischer Laryngitis und Pharyngitis des Pferdes hat man in Zwischenräumen von 2—3 Tagen 30,0 einer Schüttelmixtur von 5 : 100,0 Wasser intratracheal injiziert.

Dosis und Form:
>Pferden . . . . 5—10,0,
>Rindern . . . . 10—25,0,
>Schweinen . . . 2— 5,0,
>Hunden . . . . 0,05— 2,0.

In Pulver-, Pillen- oder Latwergenform, als Schüttelmixtur in schleimiger Flüssigkeit.

Basisches Wismutnitrat wird zur Ausführung der Böttcherschen Zuckerprobe verwendet. Bei Röntgendurchleuchtungen und Aufnahmen als Kontrastmittel wird Bismutcarbonicum vorgezogen.

Bismutum subsalicylicum. Basisches Wismutsalicylat ($C_6H_4 \cdot O \cdot COO \cdot Bi \cdot OH$). Wismutnitrat wird in eine durch Natronlauge alkalisch gemachte Lösung von Natriumsalicylat eingetragen. Der erhaltene Niederschlag wird ausgewaschen und getrocknet. Weisses, amorphes, geruch- und geschmackloses Pulver, das in Wasser und Weingeist fast unlöslich ist. Beim Uebergiessen von 0,5 g basischem Wismutsalicylat mit einer verdünnten 0,5 proz. Eisenchloridlösung entsteht eine violette, beim Uebergiessen mit Schwefelwasserstoffwasser eine braunschwarze Färbung. 1 g = 75 Pf.

Anwendung wie Bismutum subnitricum.

Bismutum subgallicum, Bismutum tribromphenyl. und dithiosalicyl. siehe Antiseptica.

Alumen. Alaun.

Darstellung: Alaun wird fabrikmässig aus dem Alaunschiefer, bestehend aus Aluminiumsilicat und Schwefeleisen, dargestellt; ferner aus dem Grönländer Mineral Kryolith ($AlF_3 \cdot NaF$).

Heute sind die wichtigsten Rohstoffe für die Alaungewinnung in Deutschland die Minerale Kaolin (Aluminiumsilikat) und Bauxit (Tonerdehydrat und Eisenhydroxyd). Die Tonerde wird in Tonerdesulfat übergeführt, Kaliumsulfatlösung hinzugefügt und das Doppelsalz Alaun durch Kristallisation abgeschieden.

Eigenschaften: Farblose, durchscheinende, harte, oktaedrische Kristalle oder ein kristallinisches Pulver. Alaun löst sich in 11 T. Wasser; in Weingeist ist er fast unlöslich. Die wässerige Lösung schmeckt stark zusammenziehend, rötet Lackmuspapier und gibt mit Natronlauge einen weissen, gallertigen, im Ueberschuss des Fällungsmittels löslichen Niederschlag, der sich auf genügenden Zusatz von Ammoniumchloridlösung wieder ausscheidet. In der gesättigten wässerigen Lösung erzeugt Weinsäurelösung bei kräftigem Schütteln innerhalb einer halben Stunde einen kristallinischen Niederschlag. Mit Baryumnitratlösung entsteht ein weisser, in Säuren unlöslicher Niederschlag. Wird Alaun auf dem Platinblech erhitzt, so schmilzt er leicht, bläht sich dann stark auf und lässt eine schaumige Masse zurück. 10 g = 5 Pf.

Zusammensetzung: Das Doppelsalz: $KAl(SO_4)_2 \cdot 12H_2O$.

Wirkung: 1. Alaun verbindet sich mit Eiweiss, Schleim und Leim zu unlöslichen Verbindungen und wirkt deshalb in Substanz auf Schleimhäute, Wunden und Geschwüre leicht ätzend, in verdünnter Lösung adstringierend, sekretionsbeschränkend und blutstillend.

2. Da Alaun eiweissartige und andere organische Stoffe zu fällen vermag, so wirkt Alaun antiseptisch und desodorisierend.

3. Innerlich in kleineren Dosen gegeben stillt Alaun Durchfälle, wirkt aber leicht appetitstörend. In grossen Mengen aufgenommen, bewirkt er eine Gastroenteritis.

Alaun wirkt nur örtlich adstringierend; nach der Resorption, die in Form einer Alauneiweissverbindung erfolgt, geht diese Wirkung verloren.

Anwendung: Aeusserlich: 1. Alaun wird als Stypticum bei Flächenblutungen in Pulverform oder in konzentrierter Lösung angewendet.

2. Zur oberflächlichen Aetzung von Schleimhäuten, Geschwürsflächen, Caro luxurians, Fistelgängen in Pulverform und in Form des Alaunstiftes.

3. Als adstringierendes, desinfizierendes und sekretionsbeschränkendes Mittel bei Bindehautkatarrhen (0,5—1 %), bei Kehlkopfaffektionen, Stomatitis, Pharyngitis, Tonsillitis, Fluor albus, Vorhautkatarrhen (1—3 %), Blasen- und Dickdarmkatarrhen, in 1—2 proz. wässeriger Lösung in Form der Einspritzung, Infusion, Spülung, Waschung und als intralaryngeale und intratracheale Injektion.

4. Als ungiftiges Antisepticum in Form der Burow-schen Mischung (s. Plumb. acet.) bei. Gelenk- und Sehnenscheidenverletzungen zu Berieselungen und bei eitrigen, jauchigen, schlecht granulierenden Wunden zu Spülungen.

5. Innerlich als Stypticum bei Durchfällen und Darmblutungen.

Dosis und Form:
  Grossen Tieren . . . 10—25,0,
  Mittelgrossen Tieren . . 2— 5,0,
  Hunden . . . . . . 0,2— 2,0.

In Form von Pulver, Pillen, Latwergen oder in Lösung.

Alumen ustum. Gebrannter Alaun $KAl(SO_4)_2$ wird durch Austrocknen und Erhitzen von Alaun, der dadurch seines Kristallwassers beraubt wird, erhalten. Er bildet ein weisses Pulver, das sich in 30 T. Wasser innerhalb 48 Stunden zu einer nur schwach getrübten Flüssigkeit löst. 10 g = 10 Pf.

Gebrannter Alaun wirkt stärker adstringierend und ätzend als Alaun. Er wird äusserlich in Pulverform als Aetzmittel und zur Blutstillung bei parenchymatösen Blutungen angewendet.

Aluminium sulfuricum. Aluminiumsulfat $Al_2(SO_4)_3 \cdot 18 H_2O$, wird aus Kryolith (Aluminium-Natriumfluorid) durch Behandeln mit Schwefelsäure oder aus Kaolin (Porzellanerde, Aluminiumsilicat) durch Behandeln mit Schwefelsäure erhalten. Weisse, kristallinische Stücke, in 1,2 T. Wasser löslich, in Weingeist fast unlöslich. Die wässerige Lösung schmeckt sauer und zusammenziehend, rötet Lackmuspapier und gibt mit Baryumnitratlösung einen in Säuren unlöslichen Niederschlag, mit Natronlauge einen weissen, gallertigen, im Ueberschuss des Fällungsmittels löslichen

Niederschlag, der sich auf genügenden Zusatz von Ammoniumchloridlösung wieder ausscheidet. 10 g = 10 Pf.

Aluminiumsulfat dient zur Bereitung der essigsauren Tonerde.

Liquor Aluminii acetici. Aluminiumacetatlösung.

Darstellung: Zu einer Aluminiumsulfatlösung setzt man verdünnte Essigsäure, fügt unter Umrühren eine Mischung von Calciumcarbonat mit Wasser hinzu. Der Niederschlag wird alsdann ohne Auswaschen von der Flüssigkeit abgeseiht; diese wird filtriert und mit Wasser auf das vorgeschriebene spezifische Gewicht, 1,044—1,048, gebracht.

Gehalt 7,3—8,3 % basisches Aluminiumacetat.

Eigenschaften: Aluminiumacetatlösung ist eine klare, farblose Flüssigkeit, die Lackmuspapier rötet, schwach nach Essigsäure riecht und süsslich zusammenziehend schmeckt. Sie gerinnt nach Zusatz von 0,02 T. Kaliumsulfat beim Erhitzen im Wasserbade und wird nach dem Erkalten in kurzer Zeit wieder flüssig und klar. 100 g = 40 Pf.

Zusammensetzung: $Al(C_2H_3O_2)_2OH$.

Wirkung und Anwendung: Essigsaure Tonerdelösung wird mit Vorliebe als ein nicht reizendes, ungiftiges und billiges **Adstringens, Antisepticum** und **Desodorans** angewendet. Zu Verbänden und Waschungen schlecht eiternder Wunden und Geschwüre und bei abnormer Granulation benutzt man Verdünnungen mit 5—6 T. Wasser. Bei Schleimhautleiden — Stomatitis, Uterus-, Scheiden- und Präputialkatarrhen — wendet man Verdünnungen mit 10—12 T. Wasser an.

Zur Desinfektion der Hände und Instrumente ist die Tonerdelösung nicht geeignet.

Die Burowsche Mischung dient denselben Zwecken.

Liquor Aluminii acetico-tartarici. Alsol. Aluminiumacetotartratlösung.

Gelöste essigweinsaure Tonerde wird aus 500 T. Aluminiumacetatlösung, 15 T. Weinsäure, 6 T. Essigsäure bereitet. Gehalt annähernd 45 % Aluminiumacetotartrat.

Aluminiumacetotartratlösung ist eine klare, farblose oder schwach gelblich gefärbte Flüssigkeit von sirupartiger Beschaffenheit, die Lackmuspapier rötet; sie riecht nach Essigsäure und schmeckt süsslich zusammenziehend.

Spez. Gewicht 1,260—1,263. 100 g = 280 Pf.

Zu denselben Indikationen wie Liquor Aluminii acetici, aber in fünffach so starker Verdünnung.

† **Acetoform.** Es besteht aus essigsaurer Tonerde, Zitronensäure und Hexamethylentetramin. Ein feines, weisses, geruchloses Pulver. In 2 proz. wässeriger Lösung bei Schleimhautleiden, als 5 proz. Bolus- oder Talcummischung und in 5 proz. Salbe bei Hautkrankheiten, Wunden und Geschwüren. 1 g = 15 Pf., 10 g = 135 Pf.

Bolus alba. Weisser Ton.

Eigenschaften: Weissliche, zerreibliche, leicht abfärbende, durchfeuchtet etwas zähe, im Wasser zerfallende, aber nicht lösliche erdige Masse, die hauptsächlich aus wasserhaltigem Aluminiumsilikat besteht. 10 g = 5 Pf.

Zusammensetzung: $Al_2Si_2O_7 \cdot 4H_2O$.

Wirkung und Anwendung: Ton besitzt ein grosses Austrocknungsvermögen und wirkt auf Wunden und Geschwüre desodorierend, antiseptisch und adstringierend. Ton dient als indifferente Pillen- und Pastengrundlage für leicht zersetzliche Arzneimittel (Argentum nitricum, Kaliumpermanganat, Airol usw.).

Innerlich wird der Ton mit Wasser aufgeschwemmt bei akuten und chronischen Diarrhoen sehr oft mit gutem Erfolge angewendet. Hund 10—50,0, Schwein 100,0, Pferd und Rind 250—500,0 2 mal täglich.

Aeusserlich als austrocknendes Streupulver bei Otitis und Intertrigo der Hunde, auf stark sezernierende und übelriechende Wunden und Geschwüre. Gegen den ansteckenden Scheidenkatarrh der Rinder in die Scheide eingeblasen.

Bestandteil der Bruhnschen Airolpaste.

† **Bolus rubra.** Roter Ton. Terra sigillata rubra, armenischer Ton, FeO enthaltend, stammt von der Insel Lemnos und wurde

im Altertum gegen die Pest empfohlen. Auch in Bevergen, Kl. Tecklenburg, Rote Erde vorkommend. 100 g = 15 Pf.
Bestandteil des Robertsonschen Kastrierpulvers.

† **Bolipixin** ist eine Mischung von Bolus alba und Pix liquida. Bei Durchfällen jeder Art innerlich mit Erfolg angewendet, äusserlich bei Wunden und Geschwüren, nässenden Ekzemen.

† **Xerase** ist eine Mischung von Bolus alba mit Trocken- bzw. Dauerhefe. Siehe Xerase.

† **Antiphlogistin.** Gemisch von Aluminiumsilikat (Kaolin) mit Glycerin. Zur Herstellung von feuchten Verbänden. Ersatz für Breiumschläge.

† **Antiphlogistine.** Eine graue Paste aus gleichen Teilen eines geglühten in der Natur vorkommenden Tonerde-Magnesiumsilikates mit Glycerin und etwas Borsäure. Bei Schwellungen, Entzündungen, Oedemen zu Umschlägen.

† **Lenicet** ist eine von Reiss hergestellte trockene essigsaure Tonerde mit 30 % Al_2O_3 und 70 % Essigsäuregehalt $Al_2O_3(C_2H_3O_2)_6$. Mit Talkum oder Bolus, in Salbenform 5—10 proz. Innerlich und äusserlich in zahlreichen Zubereitungen gegen verschiedene Krankheiten. 1 g = 15 Pf.

† **Mallebrein.** 25 proz. Lösung von Aluminium chloricum. Zur Verhütung und Heilung katarrhalisch-entzündlicher Krankheiten in 1—2 proz. Lösung.

† **Boluphen.** Ein Phenol-Formaldehyd-Kondensationsprodukt mit Bolus. Grosses Aufsaugungsvermögen, Antisepticum und Desodorans.

† **Bolusal.** Eine Mischung von frisch bereitetem Aluminiumhydroxyd und sterilem Bolus. Aeusserlich als mild austrocknendes Desinfiziens für Wunden und Geschwüre. Innerlich wie Bolus alba.

Kalium dichromicum. Kaliumdichromat.

Darstellung: Durch Glühen von Chromeisenstein mit Pottasche und Salpeter, Auslaugen mit Wasser und Behandeln der Lösung mit Salpetersäure.

Eigenschaften: Ansehnliche, dunkelgelbrote, beim Erhitzen zu einer braunroten Flüssigkeit schmelzende Kristalle.

Kaliumdichromat löst sich in 10 T. Wasser. Die wässerige Lösung (1 + 19) rötet blaues Lackmuspapier. Auf Zusatz von Silbernitratlösung zur Kaliumdichromatlösung tritt ein blutroter Niederschlag ein. Bleiacetatlösung erzeugt einen gelben Niederschlag. **Vorsichtig aufzubewahren.** 10 g = 95 Pf.

Zusammensetzung: $K_2Cr_2O_7$.

Wirkung und Anwendung: Kaliumdichromat koaguliert Eiweiss und wirkt in konzentrierter Lösung ätzend, in verdünnter Lösung fäulniswidrig, adstringierend und erhärtend. Kaliumdichromat verwendet man zur Bereitung von scharfen Salben (5—10%). Höhere Konzentrationen bewirken Hautnekrose und hinterlassen sichtbare Narben. Die 2—5 proz. wässerige Lösung wird bei chronischen Hautkrankheiten, die 10 proz. Lösung bei Hufkrebs, Mauke und Nabelbrüchen in Form von Bepinselungen angewendet.

Die Müllersche Flüssigkeit (Kal. dichromicum 25,0, Natr. sulfuric. 10,0, Aqua 1000,0) dient zum Härten von anatomischen Präparaten und zur Füllung elektrischer Apparate.

Hautreizmittel.

Arzneimittel, die auf oder in der Haut eine Hyperämie oder Entzündung mit Schmerz hervorrufen, nennt man Hautreizmittel.

Die schwächeren hautreizenden Mittel bewirken an dem Orte der Applikation eine Erweiterung der Kapillargefässe, vermehrten Blutzufluss, Rötung und Brennen der Haut; durch die stärker wirkenden Mittel wird dagegen eine exsudative Hautentzündung mit Blasenbildung oder Eiterung hervorgerufen.

Durch die gesteigerten Ernährungsvorgänge in den betroffenen Teilen wird **ableitend** auf die darunterliegenden Teile eingewirkt, und es können durch die Hyperämie, Phagocytose und Histolyse Entzündungsprodukte, Gewebsneubildungen und andere pathologische Produkte zur Resorption gebracht werden. Die Vernichtung pathogener Keime, die Bindung von Bakterientoxinen, die regenerativen Prozesse an den Gewebszellen werden durch die Hyperämie gefördert und verstärkt. Die **Fernwirkung** der Derivantien ist auf das Gehirn, die Blutzirkulation und die Atmung gerichtet; sie ist eine anregende. Die Hauttemperatur wird erhöht, die Innentemperatur fällt, der Stoffwechsel wird angeregt.

Bei schmerzhaften Zuständen der Muskeln, Faszien, Gelenke und Nerven wird durch den Gegenreiz **schmerzmildernd** gewirkt.

Nach dem Grade bzw. der Art der Wirkung teilt man diese Gruppe der Arzneimittel in **Rubefacientia**, **Vesicantia**, **Pustulantia** und **Suppurativa**.

Semen Sinapis. Senfsamen.

Stammpflanze: Brassica nigra; Cruciferae. Einheimische, krautartige Pflanze.

Eigenschaften: Der Samen ist ungefähr kugelig, 1 bis 1,5 mm im Durchmesser gross. Die Samenschale ist hellrotbraun bis dunkelrotbraun und erscheint unter der Lupe stark netzig-grubig, manchmal weissschülferig. Schwarzer Senf ist geruchlos, riecht aber, mit Wasser zerstossen, nach Senföl. Er schmeckt anfangs mild ölig und schwach säuerlich, darauf brennend scharf. 100 g = 225 Pf.

Bestandteile: Das Glykosid Sinigrin (myronsaures Kali), das Ferment Myrosin und fettes Oel. Wird gemahlener Senfsamen (Senfmehl) mit warmem Wasser (bis 40°) angerührt, so entsteht durch Einwirkung des Fermentes Myrosin auf das Sinigrin das Allylsenföl oder Isosulfocyanallyl ($C_3H_5 \cdot NCS$). Schwarzer Senf liefert mindestens 0,7 % Allylsenföl.

Wirkung: Die Wirkung des Senfsamens beruht auf der Wirkung des Senföles.

1. Das Senföl durchdringt als flüchtiger Körper leicht die Gewebe und wirkt heftig entzündungserregend. An der Applikationsstelle ruft es in kürzester Zeit Rötung, Schwellung, Schmerz, in schweren Fällen Exsudation, Blasenbildung, Eiterung und selbst Nekrose der Haut hervor.

2. Innerlich gegeben wirkt zerkleinerter Senfsamen in kleinen Mengen reizend und anregend auf die Magenschleimhaut, die Verdauung befördernd, durch Nierenreizung gleichzeitig die Harnsekretion vermehrend.

Anwendung: 1. Der Senfsamen wird in Form eines Senfteiges (Sinapismus) als ableitendes Mittel bei Entzündungen der Pleura, der Lungen und anderer Organe angewendet. Zur Bereitung eines Senfteiges wird reines oder mit gewöhnlichem Mehl vermischtes frisches Senfmehl mit warmem Wasser zu einem dicken Brei angerührt, fingerdick auf Leinwand oder Pappe gestrichen und auf die betreffende Stelle aufgelegt. Die Wirkung ist von der Dauer der Applikation abhängig; länger als 5 Stunden soll der Sinapismus nicht liegen bleiben. Man überwache die Tiere, da sie oft grosse Unruhe zeigen und sich leicht beschädigen können.

2. Innerlich kann Senfsamen als ein Stomachicum und Diureticum gegeben werden.

Dosis: Pferden . . . . . 20— 50,0,
Rindern . . . . . 50—100,0,
Mittelgrossen Tieren . 5— 15,0,
Hunden . . . . . 0,5— 2,0.

Oleum Sinapis. Senföl. Synthetisches Allylsenföl. Das Arzneibuch hat das synthetische Senföl, das bei Einwirkung primärer Amine auf Schwefelkohlenstoff entsteht, an Stelle des früher vorgeschriebenen natürlichen aufgenommen, da es mit dem natürlichen vollkommen übereinstimmt und wesentlich billiger ist. Es enthält 97 % Allylsenföl $CH_2 : CH . CH_2 . NCS$. Senföl ist eine stark lichtbrechende, optisch inaktive, farblose oder gelbliche, bei längerem Aufbewahren sich gelb färbende Flüssigkeit. Es besitzt einen scharfen, zu Tränen reizenden Geruch. In Weingeist ist Senföl in jedem Verhältnis löslich. 1 g = 10 Pf., 10 g = 100 Pf.

Spiritus Sinapis. Senfspiritus. 1 T. Senföl und 49 T. Weingeist werden gemischt. Klare, farblose, nach Senföl riechende Flüssigkeit. Spez. Gewicht 0,833—0,837. 10 g = 75 Pf.

Senfspiritus wird an Stelle des Senfteiges als ein sehr viel schneller und stärker wirkendes Hautreizmittel benutzt. Der offizinelle Senfspiritus ist für den Gebrauch bei Hunden geeignet, für grosse Tiere zu schwach. Bei Pferden verwendet man einen 5—8 proz., bei Rindern einen 10—20 proz. und bei Hunden einen 2—5 proz. Senfspiritus. Bei der Anwendung des Senfspiritus werden durch Verdunstung des Senföles die Schleimhäute heftig gereizt, es können Tränenfluss, Husten, selbst Erstickungsanfälle auftreten, die Tiere zeigen oft erhebliche Erregungserscheinungen. Bei der Anwendung eines Sinapismus treten diese Erscheinungen weniger heftig auf.

Charta sinapisata, Senfpapier, findet in der Tierheilkunde keine Anwendung.

Als Rubefacientia können ferner Terpentinöl, Kampferspiritus, verdünnter Salmiakgeist, flüchtiges Liniment, Arnikatinktur, Jodtinktur und andere spirituöse Mittel verwendet werden. Diese sind an anderer Stelle besprochen.

Acidum formicicum. Ameisensäure ($H . COOH$) ist in den Ameisen, Brennesseln und in den Nadeln der Coniferen enthalten. Ameisensäure wird durch Destillation aus Oxalsäure und Glycerin gewonnen. Klare, farblose, flüchtige Flüssigkeit, die stechend, nicht brenzlich riecht und stark sauer schmeckt. Sie enthält 24—25% reine Säure. Spez. Gewicht 1,060—1,063. Beim Vermischen mit Bleiessig entsteht ein weisser, kristallinischer Niederschlag. 10 g = 10 Pf.

Ameisensäure bewirkt unverdünnt auf der Haut Brennen, Rötung, auch Blasenbildung. In Form des Spiritus formicarum (Ameisenspiritus [1 T. Ameisensäure, 14 T. Weingeist und 5 T. Wasser]) zu reizenden und anregenden Einreibungen bei Muskelrheumatismus und Lahmheiten.

Cantharides. Spanische Fliegen.

Abstammung: Lytta vesicatoria; Coleoptera. Der Käfer findet sich durch ganz Süd- und Mitteleuropa verbreitet in den Monaten Mai bis Juli auf Eschen, Liguster, Syringe, Hollunder, Geisblatt, Ahorn, Pappeln. Die in den Morgenstunden abgeschüttelten Käfer werden gesammelt, in Flaschen mit Aether getötet und bei einer 40° nicht übersteigenden Wärme getrocknet.

Eigenschaften: Spanische Fliegen sind schön glänzend grün und besonders in der Wärme blau schillernd, 1,5 bis gegen 3 cm lang, 5—8 mm breit und riechen stark und eigenartig. Sie dürfen nicht nach Ammoniak riechen. Das graubraune Pulver ist mit glänzend grünen Teilchen durchsetzt. Es darf beim Verbrennen höchstens 8% Rückstand hinterlassen. Gehalt mindestens 0,8% Cantharidin. Vorsichtig aufzubewahren. 10 g = 425 Pf.

Bestandteile: Cantharidin, das Anhydrid der Cantharidinsäure.

Cantharidin ist unlöslich in Wasser, wenig löslich in Alkohol, leicht löslich dagegen in Aether, Chloroform, Benzin, fetten und ätherischen Oelen.

Präparate: 1. Ungt. Cantharidum pro usu veterinario. Spanischfliegensalbe für tierärztlichen Gebrauch. 2 T. mittelfein gepulverte Spanische Fliegen werden mit 2 T. Erdnussöl und 2 T. Schweineschmalz 10 Stunden lang im Dampfbad unter wiederholtem Umrühren erwärmt; alsdann werden 1 T. gelbes Wachs und 2 T. Terpentin zugesetzt. Der geschmolzenen und wieder halb erkalteten Mischung setzt man 1 T. mittelfein gepulvertes Euphorbium zu und rührt bis zum Erkalten. Spanischfliegensalbe für tierärztlichen Gebrauch ist grünlichschwarz. Eine aus Cantharidin bereitete Salbe, 0,01—0,02 : 100,0 Salbengrundlage, welche dieselben Bestandteile enthält wie die der offizinellen Salbe, bewirkt eine ebenso gute hautreizende Wirkung wie Ungt. Canth. p. u. v.

2. Emplastrum Cantharidum pro usu veterinario. Spanischfliegenpflaster für tierärztlichen Gebrauch. 6 T. Kolophonium, 6 T. Terpentin, 3 T. grob gepulverte Spanische Fliegen und 1 T. mittelfein gepulvertes Euphorbium. Spanischfliegenpflaster für tierärztlichen Gebrauch ist grünlichschwarz und hart.

3. Tinctura Cantharidum. Spanischfliegentinktur. 1 T. grob gepulverte Spanische Fliegen, 10 T. Weingeist. Spanischfliegentinktur ist grünlichgelb, riecht nach Spanischen Fliegen und schmeckt brennend. Vorsichtig aufzubewahren. 10 g = 120 Pf.

4. Oleum cantharidatum. Spanischfliegenöl. 3 T. grob gepulverte Spanische Fliegen lässt man mit 10 T. Erdnussöl 10 Stunden lang in einem verschlossenen Kolben im Wasserbade unter wiederholtem Umschwenken stehen, presst aus und filtriert. Spanischfliegenöl ist grünlichgelb.

5. Collodium cantharidatum. Spanischfliegen-Kollodium. 100 T. grob gepulverte Cantharide werden mit Aether ausgezogen, zur Sirupdicke verdampft und mit 85 T. Kollodium vermischt. Olivengrüne, sirupdicke, klare Flüssigkeit, die nach dem Verdunsten in dünner Schicht ein grünes, fest zusammenhängendes Häutchen hinterlässt. 1 g = 65 Pf., 10 g = 525 Pf.

Wirkung: 1. Die Spanischfliegenpräparate rufen in Form der Salbe, Tinktur, des öligen oder ätherischen Auszuges auf die Haut gebracht sehr bald Rötung, Schwellung, Brennen und nach 5—10 Stunden **Blasenbildung** und eine **exsudative Hautentzündung** hervor. Die Blasen platzen und entleeren eine cantharidinhaltige, lymphatische Flüssigkeit. Später trocknet das Exsudat zu Krusten ein, die Krusten lockern sich im Verlaufe von 8—10 Tagen und stossen sich ab, die Epidermis wird erneuert, die ausgefallenen Haare werden durch nachwachsende ersetzt. Dagegen hinterbleiben leicht haarlose Stellen, wenn die Salbe mehr Euphorbium enthält oder wenn zu oft eingerieben wird. Auch ist die Wirkung eine tiefergehende, wenn sich die eingeriebenen Stellen unter einem festen Verbande befinden — es kann dann sogar Nekrose der Haut eintreten.

Pferde mit feiner Haut reagieren auf Einreibungen mit Spanischfliegensalbe sehr stark, Pferde mit dicker Haut und Rinder in geringerem Grade.

Werden grössere Mengen der Salbe eingerieben oder die Einreibungen auf grosse Flächen ausgedehnt, so kann durch Resorption des Cantharidins von der Haut aus eine **Cantharidenvergiftung** eintreten.

Diese äussert sich bei der Resorption des Cantharidins von der äusseren Haut aus in einem erhöhten Geschlechtstriebe, einer Entzündung der Nieren, der Schleimhaut der Blase, der Harnröhre und der Scheide mit Drang auf den Harn, Polyurie und Entleerung eines eiweissreichen, selbst blutigen Harnes.

Entsteht eine Cantharidenvergiftung nach der Aufnahme von Canthariden oder deren Präparaten per os, so treten zu den genannten Erscheinungen noch solche hinzu, die den Digestionsapparat betreffen: Stomatitis, Gastroenteritis mit Schlingbeschwerden, Speichelfluss, Kolikerscheinungen, blutige Durchfälle unter heftigem Pressen und Drängen. Für Pferde und Rinder gelten 20—30,0, für Hunde 0,5—2,0 als Dosis letalis. Der Tod erfolgt durch Atmungslähmung.

2. **Innerlich** verabreicht man das Pulver der Spanischen

Fliegen oder die Tinktur zur Anregung des Geschlechtstriebes.

Anwendung: Die Spanischfliegensalbe für den tierärztlichen Gebrauch wird in der Praxis sehr häufig zur Erzielung eines kräftigen, nachhaltigen Hautreizes bei Knochen-, Sehnen- und Gelenkleiden, Gallen, Stollbeule, Piephake, Brustbeule, Kreuzlähme, bei Muskelatrophie, ferner um ableitend auf tieferliegende Teile bei Lungen-, Brustfell-, Bauchfell- und Gehirnentzündungen zu wirken, zur Reifung von Abszessen und bei Lymphadenitis, zur Resorption von plastischen Exsudaten und Quetschungsgeschwülsten, zum Verschluss frischer Gelenk- und Sehnenscheidenwunden (durch die Schwellung tritt Verschluss der Wunde nach der Einreibung ein) angewendet.

Vor der Einreibung werden die Haare abgeschoren und die Haut mit Seifenwasser gereinigt. Bei edlen Pferden und jungen Tieren genügt eine einmalige Einreibung von 5 bis 15 Minuten Dauer, bei Pferden mit dicker Haut muss in der Regel nach 12—24 Stunden eine zweite Einreibung erfolgen. Die Umgebung der eingeriebenen Stelle, namentlich die tiefer liegenden Körperstellen, werden mit Fett, Talg, Paraffinsalbe gegen das ätzende, herablaufende Ausschwitzungsprodukt geschützt. Die Tiere müssen am Belecken und Benagen der eingeriebenen Stellen verhindert werden. (Hochbinden, Seitenstange, Schutzverband). An der eingeriebenen Stelle entsteht eine heftige Hautentzündung mit Rötung, Schwellung und Blasenbildung. Die Blasen platzen und entleeren eine cantharidinhaltige Flüssigkeit. Nach einigen Tagen trocknet das Exsudat zu braunen Krusten und Borken ein, die sich später von selbst abstossen oder durch Bestreichen mit Vaselin, Fett oder Glycerin gelockert werden können. Ein Seifenbad befördert die Abstossung.

Gegen die Akarusräude der Hunde sind Einreibungen einer Mischung von 1 T. Ungt. Cantharidum p. u. v. mit 6 T. Adeps suill. im Wechsel mit Bädern von Kalium sulfuratum

(0,5—2%) am 5. oder 6. Tage nach den Einreibungen empfohlen worden (Brusasco).

Beim Rinde wendet man häufig verstärkte scharfe Salben (Zusatz von Euphorbium, Crotonöl, Terpentinöl, Teer), beim Hunde Collodium cantharidatum oder Tinctura Cantharidum an.

Tinctura Cantharidum wird für sich allein und als Bestandteil von spirituösen Einreibungen als erregendes und zerteilendes Mittel gegen rheumatische Leiden und Lahmheiten sowie als haarwuchsbeförderndes Mittel mit Weingeist oder Spiritus camphoratus verdünnt (1:5—20) angewendet.

Emplastrum Cantharidum p. u. v. wird erwärmt und in halb geschmolzenem Zustande mit einem heissen Spatel auf die von Haaren befreite Hautstelle aufgetragen. Zweckmässig bestreut man alsdann das Pflaster mit feingeschnittenem Werg und lässt nochmals die Wärme einwirken. Das scharfe Pflaster ist gegen Spat, Schale, Exostosen, Sehnenklapp und Piephake angewendet worden. Es soll etwa 14 Tage lang der Haut anhaften.

Innerlich gibt man Spanische Fliegen gepulvert oder besser als verdünnte Tinktur zur Anregung des Geschlechtstriebes.

Dosis und Form:
Pferd . . . . . 0,5 —2,0 oder 10,0 der Tinktur,
Rind . . . . . 2 —5,0 „ 20,0 „ „
Mittelgrossen Tieren 0,2 —0,5 „ 2,0 „ „
Hunden . . . . 0,03—0,1 „ 5—15 Tropfen d. Tinktur.
Mit Wasser oder Schleim.

Als Aphrodisiacum wird jetzt häufiger das Yohimbinum hydrochloricum angewendet. Siehe dieses.

Euphorbium. Euphorbium.

Stammpflanze: Euphorbia resinifera; Euphorbiaceae. Kaktusartige Pflanze in Nordwestafrika, Marokko (Atlasgebirge).

Eigenschaften: Der an der Luft eingetrocknete, leicht zerreibliche Milchsaft besteht aus unregelmässigen Stücken, die die zweistacheligen Blattpolster, die Blütengabeln und die dreiknöpfigen Früchte umhüllen und eine dementsprechend geformte Innenseite zeigen. Es ist mattgelblich bis gelbbraun, geruchlos und schmeckt andauernd brennend scharf. Vorsichtig aufzubewahren. 10 g = 25 Pf.

Bestandteile: 1. Euphorbon, ein scharfes Harz, 2. Gummi, apfelsaure Salze, anorganische Salze.

Wirkung: Euphorbium wirkt auf die Haut, auf Schleimhäute und Wunden stark reizend und entzündungserregend. Die Hautentzündung ist mit Ausfall der Haare, Pustelbildung und bei konzentrierter Anwendung mit Nekrose der Haut verbunden. Der Staub von Euphorbium reizt zum Niesen und ruft eine Augenentzündung hervor.

Anwendung: Nur äusserlich, selten für sich allein, meist als Verstärkungsmittel für scharfe Salben und Pflaster bei wenig empfindlicher Haut, namentlich zur scharfen Einreibung für Rinder.

Bestandteil von Ungt. Cantharid. p. u. v. und Empl. Cantharidum p. u. v. Ein grösserer Zusatz von Euphorbium zur Spanischfliegensalbe ist nicht ratsam, da nach der Einreibung leicht haarlose Hautstellen zurückbleiben.

Säuren.

Die konzentrierten Säuren, namentlich die Mineralsäuren, wirken ätzend auf die Gewebe. Die Aetzung ist abhängig von den Wasserstoffionen der Säure und beruht auf der Bildung von unlöslichen Säurealbuminaten. Bei der Aetzung kommt ferner die wasserentziehende Eigenschaft der Säuren in Betracht; das lebende Protoplasma geht zugrunde. Dies gilt namentlich für die Schwefelsäure. Die Salpetersäure

bildet mit Eiweiss ein Nitrierungsprodukt, die Xanthoproteïnsäure. Die Phosphorsäure macht das Eiweiss nicht
gerinnen.

Die Säuren hemmen die Entwicklung niederer Organismen und beschränken Gärungsvorgänge und die Fäulnis.
Salzsäure befördert die Verdauung.

Als säuerliches Getränk verabreicht, stillen die Säuren
das Durstgefühl, setzen die Alkaleszenz der Gewebsflüssigkeiten herab, beschränken den Stoffwechsel und verlangsamen die Herzkontraktionen. Hierauf beruht ihre Anwendung bei fieberhaften Zuständen.

Die verdünnten Säuren wirken blutstillend. Verdünnte
Säuren sind Gegengifte bei der Vergiftung mit Alkalien.

Acidum sulfuricum. Schwefelsäure.

Darstellung: Durch Destillation der rohen Schwefelsäure; das erste übergehende Zwölftel wird, weil wasser- und
salpetersäurehaltig, beseitigt. Gehalt 94—98 % Schwefelsäure.

Eigenschaften: Farb- und geruchlose, beim Erhitzen
flüchtige, ölige Flüssigkeit. Spez. Gewicht 1,836—1,841. In
der mit Wasser verdünnten Schwefelsäure wird durch Baryumnitratlösung ein weisser, in Säuren unlöslicher Niederschlag
erzeugt. Vorsichtig aufzubewahren. 10 g = 10 Pf.

Zusammensetzung: H_2SO_4.

Acidum sulfuricum crudum. Rohe Schwefelsäure wird
fabrikmässig durch Oxydation von Schwefeldioxyd mit Salpetersäure in Gegenwart von Wasserdampf und atmosphäri-
scher Luft in Bleikammern dargestellt. Das Schwefeldioxyd erhält man durch Verbrennen von Schwefel oder
durch Rösten von Schwefelmetallen. Die rohe Schwefelsäure
ist eine klare, farblose bis bräunliche, ölige Flüssigkeit.
Gehalt mindestens 91 % Schwefelsäure. Spez. Gewicht nicht
unter 1,825. Rohe Schwefelsäure ist oft mit Blei, Oxyden
des Stickstoffes und Arsen verunreinigt. Vorsichtig aufzubewahren. 100 g = 15 Pf.

Acidum sulfuricum dilutum. Verdünnte Schwefelsäure erhält man durch Mischen von 5 T. Wasser mit 1 T. Schwefelsäure. Klare, farblose Flüssigkeit. Gehalt 15 bis 16% Schwefelsäure. Spez. Gewicht 1,109—1,114. 10 g = 5 Pf.

Wirkung: Die unverdünnte Schwefelsäure wirkt auf alle Gewebe sehr stark ätzend durch Entziehung des Wassers, Erhitzung und Zerstörung des Eiweisses (Verkohlung). Der Aetzschorf ist braun. Die stark mit Wasser verdünnte Säure wirkt durstlöschend und kühlend. Die Alkaleszenz des Blutes wird verringert, infolgedessen der Stoffwechsel herabgesetzt, die Pulszahl nimmt ab, die Innentemperatur fällt. Die antiseptische, gärungs- und fäulniswidrige Wirkung ist unerheblich.

Anwendung: 1. Als Aetzmittel gegen Strahlkrebs und Neubildungen. Zur Entzündung der Haut und damit zur Verkleinerung von Stollbeulen und Hernien. Mit einem Glasstab oder Glaspinsel vorsichtig aufzutragen. Die Umgebung wird zuvor mit Fett oder Talg bestrichen.

2. In 1 proz. und schwächerer wässeriger Lösung als Getränk bei fieberhaften Krankheiten.

3. Als Gegengift in starker Verdünnung bei Karbolsäurevergiftung und Bleivergiftung.

Mixtura sulfurica acida. Hallersches Sauer ist eine Mischung von 1 T. Schwefelsäure mit 3 T. Weingeist. Es wird als Antipyreticum in 3proz. wässeriger Lösung gegeben. 10 g = 55 Pf.

Acidum nitricum. Salpetersäure.

Darstellung: Durch Destillation von chemisch reinem Salpeter mit Schwefelsäure. Neuerdings wird auch Salpetersäure aus der Luft gewonnen.

Eigenschaften: Klare, farblose, in der Wärme flüchtige Flüssigkeit. Gehalt 25% Salpetersäure. Spez. Gewicht 1,149—1,152. Salpetersäure löst Kupfer beim Erwärmen unter Entwicklung gelbroter Dämpfe (NO_2) zu einer blauen Flüssigkeit auf. Mit Schwefelsäure und Eisenvitriollösung zusammengebracht tritt Schwarzfärbung ein (Nitratreaktion). Vorsichtig aufzubewahren. 10 g = 10 Pf.

Zusammensetzung: HNO_3.

Acidum nitricum crudum. Rohe Salpetersäure wird durch Destillation von Natronsalpeter mit überschüssiger Schwefelsäure dargestellt. $NaNO_3 + H_2SO_4 = NHO_3 + NaHSO_4$ (Natriumhydrosulfat). Eine klare, farblose oder schwach gelblich gefärbte, an der Luft rauchende, in der Wärme flüchtige Flüssigkeit. Gehalt 61—65% Salpetersäure. Spez. Gewicht 1,380—1,400. Vorsichtig aufzubewahren. 100 g = 40 Pf.

Acidum nitricum fumans. Rauchende Salpetersäure erhält man durch Destillation von Salpeter mit einer geringen Menge von Schwefelsäure. Rauchende Salpetersäure ist konzentrierte Salpetersäure, in der Stickstoffperoxyd enthalten ist. Gehalt mindestens 86% Salpetersäure. Spez. Gewicht mindestens 1,486. Klare, rotbraune, in der Wärme ohne Rückstand flüchtige Flüssigkeit, die erstickende, gelbrote Dämpfe entwickelt. 10 g = 15 Pf. Vorsichtig aufzubewahren.

Sie enthält Salpetersäure mit Untersalpetersäure (Stickstoffdioxyd NO_2).

Wirkung: 1. Salpetersäure wirkt auf die tierischen Gewebe sehr stark ätzend durch Koagulation des Eiweisses. Der Aetzschorf ist trocken, gelb gefärbt und scharf begrenzt; die stickstoffhaltigen Bestandteile der Gewebe werden in Xanthoproteïnsäure umgewandelt.

2. In Verdünnung wirkt Salpetersäure auf die Haut, Schleimhäute und Wunden reizend und adstringierend.

Anwendung: Innerlich wird Salpetersäure nicht angewendet. (In der Menschenheilkunde bei Leberaffektionen, Ikterus, Morbus Brightii.)

Aeusserlich dient Salpetersäure als Aetzmittel für kleine Neubildungen und Strahlkrebs. Bei Nabelbrüchen der Fohlen, Kälber und anderer Tiere wird die Salpetersäure täglich 1 mal mit einem Glasstabe in Form von Punkten oder Strichen auf die von den Haaren befreite Fläche des Bruchsackes aufgestrichen. In Form einer Salbe (1 T. Salpetersäure, 5 T. Adeps suillus) wird die Salpetersäure gegen Herpes empfohlen. Die Salbe soll täglich 1 mal aufgestrichen werden. Die Anwendung muss in sehr vorsichtiger Weise geschehen. Die Umgebung schützt man durch Bestreichen mit Talg. In wenigen Stunden erfolgt Entzündung, Anschwellung, später Verschorfung und event. Eiterung.

Acidum hydrochloricum. Salzsäure. Chlorwasserstoffsäure.

Darstellung: Durch Rektifikation der rohen, arsenfreien Salzsäure. Gehalt 25 % Chlorwasserstoff (HCl).

Eigenschaften: Klare, farblose, stechend riechende, in der Wärme flüchtige Flüssigkeit. Auf Zusatz von Silbernitratlösung gibt Salzsäure einen weissen, käsigen, in Ammoniakflüssigkeit löslichen Niederschlag. Beim Erwärmen von Salzsäure mit Braunstein entwickelt sich Chlor. Spez. Gewicht 1,126—1,127. Eine Mischung von 1 ccm Salzsäure und 3 ccm Zinnchlorürlösung darf innerhalb 1 Stunde keine dunklere Färbung annehmen (Arsenverbindungen). 10 g = 10 Pf., 100 g = 55 Pf. Vorsichtig aufzubewahren.

Zusammensetzung: HCl.

† **Acidum hydrochloricum crudum.** Rohe Salzsäure wird als Nebenprodukt bei der Sodafabrikation gewonnen. $2 NaCl + H_2SO_4 = 2 HCl + Na_2SO_4$.

Eine rauchende, stechend riechende, sehr saure und ätzende Flüssigkeit von gelber Farbe (organische Substanzen, Eisen, Chlor). Spez. Gewicht 1,16. 100 T. enthalten 30 bis

32 T. Chlorwasserstoffsäure. Rohe Salzsäure ist zuweilen arsenhaltig und dann zu verwerfen. 100 g = 15 Pf.

Acidum hydrochloricum dilutum. Verdünnte Salzsäure wird durch Mischen von 1 T. Salzsäure und 1 T. Wasser erhalten. Es ist eine klare, farblose Flüssigkeit. Gehalt 12,5% Chlorwasserstoff. Spez. Gewicht 1,061—1,063. 10 g = 5 Pf., 100 g = 40 Pf.

Wirkung: 1. Unverdünnt wirkt Salzsäure auf die Haut und Schleimhäute ätzend. Der Aetzschorf ist grau bis grauweiss.

2. Verdünnte Salzsäure wirkt innerlich gegeben gärungs- und fäulniswidrig sowie verdauungsbefördernd bei ungenügendem Salzsäuregehalte des Magensaftes.

3. Die Pulszahl und die Körpertemperatur werden herabgesetzt durch die Verminderung der Alkaleszenz des Blutes und der damit einhergehenden Beschränkung des Stoffwechsels.

4. Die saure Reaktion des Harnes wird erhöht.

5. Eine antiseptische Wirkung kommt nur im Magen und Darmkanale zu Stande. Sie beschränkt sich auf die direkte Einwirkung auf die Krankheitserreger bei Rotlauf, Geflügelcholera und infektiösen Darmkatarrhen.

Salzsäure ist ein starkes Antisepticum in Form der „Pickelflüssigkeit", die 2% Salzsäure und 10% Kochsalz enthält. Die Häute von Milzbrandtieren wurden durch 24 stündiges Einlegen in diese Lösung von Keimen befreit.

Anwendung: Innerlich: 1. Bei Verdauungsschwäche infolge verminderten Gehaltes des Magensaftes an Salzsäure.

2. Bei abnormen Gärungsprozessen im Magen und Darmkanale. Besonders wirksam hat sich die Salzsäure bei dyspeptischen Zuständen der Wiederkäuer erwiesen sowie bei Kropfkrankheiten des Geflügels.

3. Bei fieberhaften Krankheiten gibt man die Salzsäure in starker Verdünnung als Getränk.

Dosis und Form:

Pferden	10—15,0 in das Trinkwasser,
Rindern	15—20,0 mit einer Flasche Wasser als Einguss,
Mittelgrossen Tieren	2— 8,0 mit Wasser verdünnt,
Hunden	0,1— 0,5 in 1—2 proz. Mixtur 3 stündlich einen Tee- oder Esslöffel,
Geflügel	in 1 proz. Mixtur teelöffelweise.

Pferden soll die Salzsäure erst 2—3 Stunden nach der Futteraufnahme gegeben werden. Anderen Tieren gibt man Salzsäure unmittelbar nach der Futteraufnahme und bis 1 Stunde nachher.

Acidum phosphoricum. Phosphorsäure.

Darstellung: Phosphor wird vorsichtig in erwärmte reine Salpetersäure bis zur Sättigung eingetragen; durch Oxydation bildet sich Phosphorsäure.

Eigenschaften: Klare, farb- und geruchlose Flüssigkeit. Gehalt 25% Phosphorsäure. Spez. Gewicht 1,153—1,155. Phosphorsäure gibt nach dem Neutralisieren durch Natriumcarbonatlösung mit Silbernitratlösung einen gelben, in Ammoniakflüssigkeit und in Salpetersäure löslichen Niederschlag. Arsenreaktion mit Zinnchlorürlösung wie bei Salzsäure. 10 g = 25 Pf., 100 g = 205 Pf.

Zusammensetzung: H_3PO_3.

Wirkung und Anwendung: Phosphorsäure besitzt von allen Mineralsäuren die mildeste Wirkung. Eine Aetzwirkung kommt ihr nicht zu. An Stelle der Salzsäure benutzt man Phosphorsäure zur Bereitung eines kühlenden, säuerlichen Getränkes bei fieberhaften Krankheiten. Bei Kälberruhr, Osteomalacie und Rachitis hat man Phosphorsäure mit zweifelhaftem Erfolge angewendet.

Dosis: Wie Salzsäure.

Acidum aceticum. Essigsäure.

Darstellung: Durch Destillation von wasserfreiem Natriumacetat mit Schwefelsäure.

Eigenschaften: Klare, farblose, stechend sauer riechende, auch in starker Verdünnung sauer schmeckende, flüchtige, bei niedriger Temperatur kristallisierende Flüssigkeit, die in jedem Verhältnis in Wasser, Weingeist und Aether löslich ist. Gehalt mindestens 96 °/₀ Essigsäure.

Eine Mischung aus Essigsäure und Wasser (1 + 19) wird nach dem Neutralisieren mit Natronlauge durch Zusatz einiger Tropfen Eisenchloridlösung tiefrot gefärbt.

Spez. Gewicht höchstens 1,064. 10 g = 30 Pf.

Zusammensetzung: $CH_3 \cdot COOH$.

Acidum aceticum dilutum. Verdünnte Essigsäure wird durch Destillation von wasserhaltigem Natriumacetat mit Schwefelsäure oder durch Verdünnen von Acidum aceticum erhalten. Gehalt 30 °/₀ Essigsäure $CH_3 \cdot COOH$.

Klare, farblose, flüchtige, sauer riechende und schmeckende Flüssigkeit. Eine Mischung aus verdünnter Essigsäure und Wasser (1 + 5) wird nach dem Neutralisieren mit Natronlauge durch Zusatz einiger Tropfen Eisenchloridlösung tiefrot gefärbt. 10 g = 10 Pf.

Acetum. Essig wird durch die Schnellessigfabrikation gewonnen, die auf der Oxydation des Aethylalkohols durch den Luftsauerstoff beruht. Man verwendet entweder alkoholische Flüssigkeiten (Wein und Bier) oder verdünnten Weingeist (Branntwein) als Ausgangsmaterial. Die Essiggärung wird durch Bakterien herbeigeführt, die man mit dem Namen Mycoderma aceti oder „Essigmutter" belegt hat.

Essig bildet eine klare, fast farblose oder schwach gelbliche, sauer riechende und schmeckende Flüssigkeit. Essig wird nach dem Neutralisieren mit Natronlauge durch Zusatz einiger Tropfen Eisenchloridlösung tiefrot gefärbt. Gehalt 6% Essigsäure. 100 g = 30 Pf.

Wirkung: 1. Unverdünnte Essigsäure wirkt **ätzend**, der Aetzschorf ist **weiss und trocken**. Verhorntes Gewebe und Epithel werden durch Essigsäure erweicht und gelöst.

2. Verdünnte Essigsäure (Essig) wirkt schwach **hautreizend**.

3. Das Bindegewebe wird durch Essigsäure zum Aufquellen gebracht und gelockert.

4. Essigsäure besitzt **antiseptische** und **kolyseptische** Eigenschaften.

5. Mit Wasser verdünnter **Essig** bildet ein kühlendes, durststillendes Getränk.

6. Die Alkaleszenz des Blutes wird durch Essig herabgesetzt, die Puls- und Atemfrequenz nehmen ab, die Körpertemperatur sinkt. Nach fortgesetztem Gebrauche treten Verdauungsstörungen, Abmagerung und Blutarmut auf.

Grosse Gaben von Essigsäure wirken tödlich durch Lähmung des Atmungs- und vasomotorischen Zentrums.

Anwendung: 1. Aeusserlich wird unverdünnte **Essigsäure** als **Aetzmittel** für Neubildungen (Papillome, Warzen) angewendet.

2. Warmer **Essig** dient als **hautreizendes**, erregendes und schweisstreibendes Mittel in Form von Waschungen und Umschlägen. Kalter **Essig** wird verdünnt zu kühlenden, **blutstillenden** und gleichzeitig desinfizierenden Waschungen und Umschlägen angewendet.

3. **Essig** benutzt man gegen **Ektoparasiten** (Läuse) zu Waschungen, in Form von Klystieren gegen Parasiten im Dickdarm (Oxyuren).

Innerlich gibt man **Essig** dem Trinkwasser beigemischt als **Antipyreticum**.

Als **Antidot** bei Vergiftung mit kaustischen Alkalien und Kalk.

Dosis des Essigs:
Pferden und Rindern . 100—200,0,
Mittelgrossen Tieren . 20— 50,0,
Hunden . . . . . 5— 15,0.

† **Oxycratum simplex.** Ammon. chlorat. 1 T., Acetum und Aqua ãã 16 T. (Schmuckersche Umschläge).

† **Oxycratum compositum.** 1 T. Spiritus camphorat. wird mit 33 T. Oxycratum simplex gemischt.

Acetum aromaticum. Aromatischer Essig. Das ätherische Oel von Zimt, Wacholder, Lavendel, Pfefferminz, Rosmarin ãã 1 T., Citronen- und Nelkenöl ãã 2 T., Weingeist 441 T., verdünnte Essigsäure 650 T., Wasser 1900 T. Klare, farblose, aromatisch und sauer riechende Flüssigkeit. Mit Wasser in allen Verhältnissen klar mischbar. In der Tierheilkunde entbehrlich. 100 g = 135 Pf.

Acidum lacticum. Milchsäure ($C_3H_6O_3$) ist in der sauren Milch, in sauren Gurken, im Sauerkraut und im Magensafte enthalten. Man erhält Milchsäure aus Zucker durch die Milchsäuregärung (Einwirkung des Bacillus acidi lactici bei einer Temperatur von 35—40°). 1 g = 10 Pf.

Eine klare, farblose oder doch nur schwach gelbliche, geruchlose, sirupdicke, rein sauer schmeckende, hygroskopische Flüssigkeit, die in Wasser, Weingeist und Aether in jedem Verhältnisse löslich ist. Sie enthält 75% Milchsäure und 15% Milchsäureanhydrid. Spez. Gewicht 1,200—1,220.

Konzentrierte Milchsäure wirkt durch die Koagulation des Eiweisses und Kaseïns ätzend und antiseptisch. Sie wurde zu Einspritzungen gegen Knochenfisteln beim Pferde benutzt.

Acidum trichloraceticum. Trichloressigsäure (CCl_3 . COOH) wird durch Oxydation von Chloralhydrat mit rauchender Salpetersäure dargestellt. Farblose, leicht zerfliessliche, rhomboedrische Kristalle von schwach stechendem Geruche und stark saurer Reaktion, in Wasser, Weingeist und Aether löslich. Schmelzpunkt annähernd 55°. Siedepunkt annähernd 195°. Trichloressigsäure verflüchtigt sich ohne Rückstand. Die Kristalle entwickeln beim Erhitzen mit überschüssiger Kalilauge deutlich Chloroformgeruch. Vorsichtig aufzubewahren. 1 g = 25 Pf.

Trichloressigsäure ist ein starkes Aetzmittel. Die Aetzwirkung bleibt örtlich begrenzt, ohne besondere entzündliche Reaktion; der Schorf haftet lange. Man benutzt sie zur Zerstörung von kleinen Neubildungen. Die 1 proz. wässerige Lösung wird zu adstringierenden Pinselungen bei Schleimhautleiden verwendet. Ein Kristall oder die 30 proz. Lösung als Eiweissreagenz.

Acidum chromicum. Chromsäure.

Darstellung: Durch Behandeln einer konzentrierten Kaliumdichromatlösung mit konzentrierter Schwefelsäure.

Eigenschaften: Braunrote, stahlglänzende, in Wasser leicht lösliche Kristalle, die beim Erwärmen mit Salzsäure Chlor entwickeln. Vorsichtig aufzubewahren. 1 g = 10 Pf.

Zusammensetzung: CrO_3 (Chromsäureanhydrid).

Wirkung: 1. Chromsäure wirkt in Substanz oder in konzentrierter Lösung auf die von der Epidermis befreite Haut, die Schleimhaut, auf Wunden und Geschwüre stark ätzend.

2. Wegen ihrer Eiweiss koagulierenden und oxydierenden Eigenschaften wirkt Chromsäure antiseptisch. Eine 5 bis 10proz. Lösung beschränkt die Sekretion und wirkt erhärtend auf die Gewebe.

3. Innerlich gegeben ruft Chromsäure eine schwere Entzündung der Magen-Darmschleimhaut, sowie der Nieren und Lähmungserscheinungen hervor.

Anwendung: Nur äusserlich zum Aetzen von kleinen Neubildungen, Strahlkrebs, veralteter Mauke, in Substanz, als Salbe oder Paste oder in 3—10 proz. wässeriger Lösung. Zum Bepinseln des Bruchsackes bei Nabelbrüchen (2 T. Chromsäure, 1 T. Wasser). In 2—5 proz. Lösung oder Salbe als schweissbeschränkendes Mittel beim Schweissekzem in der Sattellage. Zur Zerstörung des Schlangengiftes wendet man 1 proz. Lösungen subkutan oder zu Waschungen der Bissstelle an.

Anhang:

Acidum citricum. Citronensäure ($C_6H_8O_7 \cdot H_2O$). Citronensäure kommt in den meisten Früchten vor und wird aus dem Safte unreifer Citronen gewonnen. Farblose, durchscheinende, luftbeständige Kristalle, die sich in Wasser leicht lösen. 10 g = 150 Pf.

Potio Riverii. Rivièrescher Trank, eine Saturation von Citronensäure in Wasser und Natriumcarbonat.

Acidum tartaricum. Weinsäure ($C_4H_6O_6$) wird durch Einwirkung von Schwefelsäure auf Weinstein erhalten. Farblose, durchscheinende, säulenförmige, oft in Krusten zusammenhängende, luftbeständige, beim Erhitzen unter Verbreitung des Karamelgeruches verkohlende Kristalle, die in 1 T. Wasser und in 4 T. Weingeist löslich sind. Kaliumacetatlösung und Kalkwasser erzeugen in der wässerigen Weinsäurelösung einen kristallinischen Niederschlag. 10 g = 95 Pf.

Pulvis aërophorus. Brausepulver. 13 T. Natriumbicarbonat, 12 T. Weinsäure und 25 T. Zucker. 10 g = 30 Pf.

Pulvis aërophorus anglicus. 2 g Natriumbicarbonat werden in farbiger Kapsel, 1,5 g Weinsäure in weisser Kapsel dispensiert. 1 Dosis = 25 Pf.

Pulvis aërophorus laxans enthält Tartarus natronatus.

Die Citronensäure und die Weinsäure werden im Darme in die entsprechenden Natrium- oder Kaliumsalze umgewandelt und im Blute durch Oxydation in Carbonate übergeführt. Als solche werden sie mit dem Harn ausgeschieden. Diese Säuren bewirken wie die Alkalien eine vermehrte Absonderung des Harnes. Für die Tierheilkunde sind sie entbehrlich. 1 Dosis = 100 Pf.

Alkalien und Erdalkalien.

Die Hydroxyde der Alkalimetalle in Substanz oder in konzentrierter Lösung angewendet sind starke Aetzmittel.

Die verdünnten Lösungen der Aetzalkalien, die kohlensauren Alkalien und die fettsauren Alkalien (Seifen) lösen die Hautfette und erweichen die oberflächlichen Schichten der Epidermis. Pathologische Produkte und Gewebe werden gelockert und aufgelöst. Im Magen und Darmkanale neutralisieren die Alkalicarbonate die Säuren, lösen Schleim und lockern die Epithelien. Nach ihrer Resorption wird die Alkaleszenz des Blutes und der Gewebe erhöht.

Bei innerer Anwendung wird der Stoffwechsel angeregt, die Stickstoffausscheidung vermehrt. Infolge der erhöhten Alkaleszenz des Blutes soll die Verbrennung der Harnsäure zu Harnstoff begünstigt werden. Die Ablagerung von

Harnsäure in den Gelenken, Geweben und der Blase wird vermindert, Harnsäureablagerungen werden in lösliche Verbindungen übergeführt und ausgeschieden.

Die Alkalien bewirken als leicht diffundierbare Salze eine vermehrte Wasserausscheidung durch die Nieren (salinische Diuretica).

Die stark verdünnten Aetzalkalien und die Alkalicarbonate sind Gegengifte bei Säurevergiftungen.

Aetzende Alkalien und Erdalkalien.

† **Kalium causticum fusum. Kaliumhydroxyd. Aetzkali.**

Darstellung: Durch Kochen einer Pottaschelösung mit Aetzkalk, Verdampfen der Lösung, Schmelzen des Rückstandes und Eingiessen desselben in Formen.

Eigenschaften: Gehalt mindestens 85 % Kaliumhydroxyd. Weisse, trockene, harte Stücke oder Stäbchen von kristallinischem Bruch, die an der Luft Kohlensäure aufnehmen und in feuchter Luft zerfliessen. Kaliumhydroxyd löst sich in 1 T. Wasser und leicht in Weingeist. Die wässerige Lösung (1 + 9) bläut Lackmuspapier und scheidet beim Uebersättigen mit Weinsäurelösung allmählich einen weissen, kristallinischen Niederschlag aus.

Zusammensetzung: KOH.

Liquor Kali caustici. Kalilauge. Gehalt 15 % Kaliumhydroxyd (KOH in Aqua). Klare, farblose, Lackmuspapier stark bläuende Flüssigkeit. Eine Mischung aus gleichen Teilen Kalilauge und Wasser gibt nach dem Uebersättigen mit Weinsäurelösung einen weissen, kristallinischen Niederschlag. Spez. Gewicht 1,138 bis 1,140. 10 g = 10 Pf.

Liquor Natri caustici. Natronlauge (NaOH in Aqua) wird durch Kochen einer Sodalösung mit Aetzkalk dargestellt. Gehalt annähernd 15 % Natriumhydroxyd (NaOH). Mol.-Gew. 40,01. Natronlauge ist klar, farblos, bläut Lackmuspapier stark und färbt beim Verdampfen am Platindrahte die Flamme gelb. Spez. Gewicht 1,168 bis 1,172. 10 g = 10 Pf.

Wirkung: 1. Die Hydroxyde der Alkalimetalle sind starke Aetzmittel. Sie entziehen den Geweben Wasser, bilden mit Eiweiss lösliche, gallertige Albuminate, lösen verhorntes Gewebe auf und verseifen Fette. Unter heftigen Schmerzen verwandeln sie das Gewebe in eine grauweisse weiche, zerfliessende Masse. Die Aetzung geht sehr in die Tiefe und verbreitet sich auch auf die Umgebung.

2. Die verdünnten Lösungen wirken schwach reizend auf die Haut; sie verseifen die Hautfette, lösen die Oberhaut und wirken reinigend.

3. Eine kalte 10 proz. Lösung und schwächere Lösungen bei höherer Temperatur vernichten die Krankheitserreger bei Geflügelcholera, Rotlauf, Rotz und Milzbrand. Milzbrandsporen werden durch eine 2 proz. heisse Lösung von 80° C. innerhalb 10 Minuten getötet. Milzbrandsporen und Tuberkelbazillen werden durch kalte Lösungen nicht vernichtet.

4. Eine 10 proz. Lösung tötet die Räudemilben durch Auflösung der Chitinhülle, jedoch erst nach 30 Minuten langer Einwirkung.

Innerlich gegeben bewirken die Aetzalkalien in konzentrierter Lösung eine heftige Gastroenteritis. In starker Verdünnung neutralisieren sie den Magensaft und stumpfen die sauere Reaktion des Harnes ab.

Anwendung: Aeusserlich: 1. Als Aetzmittel, namentlich wenn eine schnelle und tiefgehende Wirkung erwünscht ist, bei vergifteten Wunden (dem Bisse toller Hunde und bei Schlangenbissen). Zur Aetzung bei Strahlkrebs und Neubildungen wendet man Aetzkali in Substanz oder als Wiener Aetzpaste an (Kal. caustic. und Aetzkalk ā̄ mit Weingeist zur Paste).

2. In konzentrierter Lösung zu Waschungen oder Pinselungen bei Hautverdickungen und chronischen schuppenden Ekzemen.

3. Zu reinigenden Waschungen bei Räude (2—4,0 Aetzkali oder die entsprechende Menge Lauge auf 1 Liter Wasser.

4. **Zur Desinfektion hölzerner Geräte** in Form der heissen Lauge.

Innerlich als Antidot bei Säurevergiftungen in 1proz. wässerigen Lösungen.

An Stelle der Laugen wendet man häufig Kali-Seifenlösungen an.

Calcaria usta. Gebrannter Kalk.

Darstellung und Eigenschaften: Dichte, weissliche Massen, die durch Brennen von weissem Marmor oder von reinem Kalkstein erhalten werden. Mit der Hälfte seines Gewichtes Wasser befeuchtet, muss sich der gebrannte Kalk stark erhitzen und zu pulverförmigem, gelöschtem Kalk zerfallen. Mit 3—4 T. Wasser gibt der gelöschte Kalk einen dicken, gleichmässigen Brei, den Kalkbrei, und mit 10 oder mehr Teilen Wasser eine milchige, weisse Flüssigkeit, die Kalkmilch. Kalkbrei und Kalkmilch bläuen Lackmuspapier stark. 100 g = 35 Pf.

Der gelöschte Kalk muss sich in verdünnter Salzsäure fast ohne Aufbrausen (Calciumcarbonat) bis auf einen geringen Rückstand (Silicate) lösen. Diese Lösung gibt nach dem Verdünnen mit Wasser und nach Zusatz von Natriumacetatlösung mit Ammoniumoxalatlösung einen weissen Niederschlag.

In gut verschlossenen Gefässen trocken aufzubewahren.

Zusammensetzung: CaO (Calciumoxyd, Aetzkalk).

Präparat: Aqua Calcariae. Kalkwasser. Gehalt annähernd 0,15 % Calciumhydroxyd $Ca(OH)_2$. 1 T. gebrannter Kalk wird mit 4 T. Wasser gelöscht und der entstandene Brei in einem gut zu verschliessenden Gefässe unter Umschütteln mit 50 T. Wasser gemischt. Nachdem sich die Mischung geklärt hat, entfernt man die klare wässerige Flüssigkeit, schüttelt den Bodensatz mit weiteren 50 T. Wasser mehrmals kräftig durch und lässt absetzen.

Zum Gebrauche wird das Kalkwasser filtriert.

Kalkwasser ist klar, farblos und färbt Lackmuspapier stark blau. 100 g = 20 Pf.

Wirkung: 1. Oertlich wirkt Calciumoxyd (Aetzkalk) ätzend auf die Gewebe, weil es unter Wärmeentwickelung sich begierig mit Wasser vereinigt. Die Aetzung ist gegenüber dem Aetzkali mehr oberflächlich und begrenzt.

2. Der Aetzkalk ist ein kräftiges Desinfektionsmittel. Er zerstört organische Substanzen, verhindert die Fäulnis und vernichtet die meisten Krankheitserreger.

Wegen seines geringen Preises eignet sich Aetzkalk zur Grossdesinfektion von Ställen, Dünger, Jauchegruben, Viehrampen und Gegenständen. Eine dünne Kalkmilch (1 : 20) tötet bei einmaliger Anwendung die Geflügelcholerabakterien, bei mehrmaliger Anwendung die Rotzbazillen. Eine dicke Kalkmilch (1 : 3) tötet bei einmaliger Anwendung die Krankheitserreger der Tierseuchen mit Ausnahme der Tuberkelbazillen und der Milzbrandsporen.

Anwendung: 1. Der Aetzkalk und die daraus bereitete dicke und dünne Kalkmilch gehören zu den Desinfektionsmitteln der Anweisung für das Desinfektionsverfahren bei Viehseuchen und finden bei der Desinfektion von Stallungen, Viehrampen und Gegenständen eine ausgedehnte Anwendung. Zur wirksamen Desinfektion von Stallflüssigkeiten (Jauchegruben) muss Aetzkalk bis zur stark alkalischen Reaktion zugesetzt werden. Bei Gegenwart von Säure geht die desinfizierende Kraft des Aetzkalkes verloren; man setzt deshalb soviel Aetzkalk hinzu, bis die Reaktion neutral oder schwach alkalisch wird.

2. Aetzkalk wird verschiedenen Räudebädern bei der Behandlung der Schafräude zugesetzt (Walz, Gerlach, Zündel). In Pulverform als Zusatz zu sogenannten Staubbädern gegen Ektoparasiten des Geflügels.

3. Der Aetzkalk für sich allein oder mit der gleichen Menge Aetzkali gemischt wird in Form der Paste (Wiener

Aetzpaste) zur Zerstörung von Neubildungen und beim Strahlkrebs der Pferde als energisches Aetzmittel verwendet.

Als Enthaarungsmittel wird eine Paste aus gleichen Teilen Aetzkalk, Natriumsulfit und Stärkemehl auf die Haut aufgetragen.

Das Kalkwasser wird äusserlich als sekretionsbeschränkendes, austrocknendes und desinfizierendes Mittel bei Schleimhautleiden, Ekzemen, Brandwunden und Geschwüren, zu Inhalationen, Bepinselungen und in Form des Stahlschen Kalklinimentes (Leinöl + Kalkwasser aa geschüttelt) angewendet. Zähschleimige Massen und Kruppmembranen sollen durch Kalkwasser gelöst werden.

Innerlich gibt man Kalkwasser als Stypticum bei Darmkatarrhen der jungen Tiere, als Antacidum bei abnormer Säurebildung im Magen und Darmkanal und als Antidot bei Säurevergiftungen. Bei Osteomalacie und Rachitis hat man Kalkwasser zur Beförderung der Knochenbildung, als gasabsorbierendes Mittel bei der akuten Tympanitis der Wiederkäuer angewendet.

Dosis des Kalkwassers:
Pferd und Rind . . . 500—2000,0,
Schwein, Schaf und Ziege 150— 500,0,
Hund . . . . . . 10— 30,0,
Katze, Geflügel . . . 2— 5,0.

Kalium carbonicum crudum. Pottasche.

Darstellung: 1. Früher aus der Pflanzenasche durch Auslaugen und Verdampfen zur Trockne. Der Rückstand wurde in Töpfen weissgebrannt. 2. Jetzt hauptsächlich aus dem Kaliumchlorid der Stassfurter Abraumsalze nach dem Verfahren von Leblanc wie bei der Sodagewinnung (Mineralische Pottasche). 3. Aus der Rübenmelasse und dem Wollschweiss der Schafe.

Eigenschaften: Gehalt annähernd 90% Kaliumcarbonat. Weisses, trockenes, körniges, in 1 T. Wasser fast lösliches, alkalisch reagierendes Pulver. Die wässerige Lösung (1 + 9) braust beim Uebersättigen mit Weinsäurelösung auf und scheidet einen weissen, kristallinischen Niederschlag aus. 100 g = 110 Pf.

Zusammensetzung: K_2CO_3 (mit 10% fremden Salzen).

Kalium carbonicum. Kaliumcarbonat wird meist durch Glühen des leicht chemisch rein darzustellenden Kaliumbicarbonats oder durch Glühen von Weinstein dargestellt; schwieriger aus Pottasche. Gehalt annähernd 95% Kaliumcarbonat. Weisses, körniges, alkalisch reagierendes Pulver, das an der Luft feucht wird, in 1 T. Wasser löslich, in absolutem Alkohol unlöslich ist. Die wässerige Lösung braust beim Uebersättigen mit Weinsäurelösung auf und scheidet einen weissen, kristallinischen Niederschlag aus. Kaliumcarbonat soll beim Erhitzen am Platindrahte die Flamme violett färben. Bestandteil von Sirup. Rhei, Tinct. Rhei aq., Liq. Kalii arsenic. 10 g = 20 Pf.

Liquor Kalii carbonici. Kaliumcarbonatlösung wird durch Auflösen von 11 T. Kaliumcarbonat in 20 T. Wasser erhalten. Gehalt annähernd $33,3\%$ Kaliumcarbonat K_2CO_3. Kaliumcarbonatlösung ist klar, farblos, bläut Lackmuspapier stark und scheidet auf Zusatz von Weinsäurelösung unter Aufbrausen einen weissen, kristallinischen Niederschlag aus. Spez. Gewicht 1,334—1,338. 10 g = 10 Pf.

Kalium bicarbonicum. Kaliumbicarbonat $KHCO_3$ wird durch Einleiten von Kohlendioxyd in eine konzentrierte Kaliumcarbonatlösung erhalten. Farblose, durchscheinende, völlig trockene, in 4 T. Wasser langsam lösliche, in absolutem Alkohol unlösliche Kristalle, die mit Säuren aufbrausen. Die wässerige Lösung von Kaliumcarbonat scheidet beim Uebersättigen mit Weinsäurelösung einen weissen, kristallinischen Niederschlag aus. 100 g = 135 Pf.

In der Tierheilkunde wendet man nur die Pottasche an.

Wirkung und Anwendung: Pottasche wirkt in konzentrierter Lösung ätzend, in verdünnter Lösung reizend auf die Haut, verseifend für die Hautfette und epidermislösend. Man wendet eine 5—20 proz. Pottaschenlösung zu reinigenden, erweichenden, auflösenden und zerteilenden Waschungen und Bädern bei chronischen Hautkrankheiten und bei der Räude an. Eine Pottaschelösung wirkt kräftiger als eine entsprechende Sodalösung.

Innerlich wirkt Kaliumcarbonat mehr harntreibend als die Carbonate des Natriums, auch soll die harnsäurelösende

Wirkung erheblicher sein als nach der Anwendung der Soda und Doppelsoda. Der Fleischfresserharn reagiert nach Pottaschegaben alkalisch. Bei der innerlichen Anwendung der Alkalicarbonate wird aber das Natrium bicarbonicum meist vorgezogen, da es besser vom Magen vertragen wird und die herzschwächende Wirkung der Kalisalze nicht besitzt. Auch gibt man an Stelle des Kaliumcarbonates das Kaliumacetat, das besser vertragen wird und im Blut zu Carbonat verbrennt.

Natrium carbonicum crudum. Soda.

Darstellung: 1. Nach dem Verfahren von Leblanc aus Kochsalz und Schwefelsäure, Entwässern des Natriumsulfats und Erhitzen desselben mit Kalkstein und Kohle. Die entstandene Soda wird ausgelaugt und durch Abdampfen und Kristallisieren gewonnen.

2. Durch den Sodaprozess von Solvay. In eine mit Ammoniak gesättigte Kochsalzlösung wird Kohlendioxyd eingeleitet. Das gefällte Natriumbicarbonat wird durch Erhitzen in Monocarbonat verwandelt, aufgelöst und auskristallisiert.

3. Aus Kryolith ($AlF_3 + 3NaF$) durch Schmelzen mit Aetzkalk und Behandeln mit Kohlendioxyd.

Eigenschaften: Gehalt mindestens 35,8% wasserfreies Natriumcarbonat. Farblose Kristalle oder kristallinische, an der Luft verwitternde Massen. Soda braust mit Säure auf und färbt beim Erhitzen am Platindrahte die Flamme gelb; sie löst sich in 2 T. Wasser zu einer Lackmuspapier bläuenden Flüssigkeit. 100 g = 35 Pf.

Zusammensetzung: $Na_2CO_3 \cdot 10H_2O$.

Natrium carbonicum. Natriumcarbonat wird durch Umkristallisieren der rohen Soda gewonnen. Farblose, durchscheinende, an der Luft verwitternde Kristalle von alkalischem Geschmacke, die mit 1,6 T. kaltem Wasser eine stark alkalische Lösung geben. In Weingeist ist Natriumcarbonat unlöslich. Mit Säuren braust es auf und färbt beim Erhitzen am Platindrahte die Flamme gelb. 100 T. enthalten 37 T. reines Salz. Bestandteil von Infus. Sennae cps. 10 g = 5 Pf., 100 g = 35 Pf.

Natrium carbonicum siccum. Getrocknetes Natriumcarbonat ($Na_2CO_3 \cdot 2H_2O$). Natriumcarbonat wird einer 25° nicht übersteigenden Temperatur bis zur vollständigen Verwitterung ausgesetzt, dann bei 40—50° getrocknet, bis es die Hälfte seines Gewichtes verloren hat, und hierauf durch ein Sieb geschlagen. Weisses, mittelfeines, lockeres Pulver, das beim Drücken nicht zusammenballt. Entbehrlich. 10 g = 15 Pf., 100 g = 120 Pf.

Natrium bicarbonicum. Natriumbicarbonat.

Darstellung: 1. Nach dem Solvayschen Verfahren (siehe Soda). 2. Durch Einleiten von Kohlendioxyd in konzentrierte Sodalösung.

Eigenschaften: Weisse, luftbeständige Kristallkrusten oder ein weisses kristallinisches Pulver von salzigem und schwach laugenhaftem Geschmack. Beim Erhitzen gibt Natriumbicarbonat Kohlensäure und Wasser ab und hinterlässt einen Rückstand, dessen wässerige Lösung durch Phenolphthaleinlösung stark gerötet wird. Natriumbicarbonat löst sich in etwa 12 T. Wasser von 15°, in Weingeist ist es sehr schwer löslich. Durch ein Kobaltglas betrachtet, darf die durch Natriumbicarbonat gelb gefärbte Flamme höchstens vorübergehend rot gefärbt erscheinen (Kaliumsalze). 100 g = 45 Pf.

Zusammensetzung: $NaHCO_3$ (Doppelsoda).

Von den genannten Natriumcarbonaten werden in der Tierheilkunde nur die Soda und das Natriumbicarbonat angewendet. Letzteres Bestandteil von Sal. Carolin. fact.

Die Soda dient hauptsächlich zum äusserlichen Gebrauche. In Ermangelung der Doppelsoda kann die Soda in Einzelfällen ausnahmsweise innerlich angewendet werden.

Wirkung und Anwendung: 1. Die Soda wirkt in wässeriger Lösung etwas reizend auf die Haut, verseifend auf die Hautfette, epidermis-, krusten- und borkenlösend, reinigend.

2. Sodalösungen lösen die Chitinhülle der Räudemilben und wirken deshalb antiparasitär. Die Soda wird deshalb Räudebädern zugesetzt.

3. **Heisse Sodalösungen** besitzen ziemlich erhebliche antiseptische Eigenschaften. Nach **Behring** vernichtet eine 1½ proz. Sodalösung von 80° C. Milzbrandsporen in 10 Minuten. **Kalte**, konzentrierte Sodalösungen vernichten nur sporenfreies Material.

Zum **innerlichen** Gebrauche wird wegen der geringeren Reizwirkung nicht die Soda, sondern **Natrium bicarbonicum** angewendet.

1. Natriumbicarbonat **neutralisiert** im Magen die Säuren bei Gärungen und Zersetzungen.

2. Es wirkt **anregend** auf die Sekretion der Magenschleimhaut (Umwandlung in Natriumchlorid, Freiwerden von Kohlensäure). Die letztere übt eine beruhigende Wirkung auf die Magenschleimhaut bei chronischem Erbrechen aus.

3. Bei Darmkatarrhen der jungen Tiere, die auf abnormer Säurung des Magendarminhaltes und Gärungsprozessen beruhen, wirkt es **styptisch**.

4. Natriumbicarbonat wirkt **schleimlösend** und regt die Sekretion der Schleimdrüsen an. Man verordnet es bei akutem und chronischem **Magenkatarrh**, bei Ikterus, bei chronischen Katarrhen der Respirationsschleimhaut, der Blasen-, Uterus- und Vaginalschleimhaut.

5. Nach der Resorption erhöht es die **Alkaleszenz** des Blutes, regt den **Stoffwechsel** an und begünstigt die Verbrennung der Harnsäure zu Harnstoff. Die Ablagerung von Harnsäure in den Gelenken und in den Harnwegen wird verhindert, die Lösung von Harnsäurekonkrementen in der Blase und in den Gelenken wird angebahnt.

6. Der saure Fleischfresserharn wird alkalisch und wie die Milch und die Galle in grösserer Menge abgesondert. Man wendet das Natrium bicarbonicum an bei der **Gicht**, Rheumatismus, Fettsucht, Gallen-, Nieren- und Blasensteinen, Milchmangel und Milchfehlern, namentlich bei der schlickrigen Milch und bei Diabetes mellitus.

7. Plastische Exsudate werden verflüssigt und leichter resorbiert.

8. Von Dieckerhoff ist das Natr. bicarbonic. (500,0) gegen die Hämoglobinurie der Pferde empfohlen worden.

Als Antidot bei Säurevergiftungen ist es wegen der starken Kohlensäureentwickelung weniger geeignet.

Aeusserlich wird Natr. bicarbonicum in 1—2 proz. Lösung zu Inhalationen bei Katarrhen des Larynx und der Trachea sowie zum Ausspülen des Magens und der Blase verwendet.

Zu Einspritzungen in die Scheide der Stuten, die nicht konzipieren wollen, in $^1/_2$ proz. wässeriger Lösung.

Dosis und Form:

Pferden . . . . . 25— 50,0 ⎫ als Pulver, Latwerge und
Rindern . . . . . 50—100,0 ⎪ in Lösung. Meist mit Koch-
Schafen und Ziegen . 5— 15,0 ⎬ salz, Kreide und bitteren
Schweinen . . . . 2— 5,0 ⎭ Pflanzenpulvern,
Hunden . . . . . 0,5— 1,0 als Pulver oder Mixtur
              mit bitteren Tinkturen,
Geflügel . . . . . in Form einer 2 proz. Lösung als
              Trinkwasser bei der Geflügelgicht.

Präparat: Pulvis aërophorus siehe Seite 219.

Lithium carbonicum. Lithiumcarbonat (Li_2CO_3) kommt in geringer Menge in einigen natürlichen Mineralwässern vor. Fabrikmässig wird das Lithiumcarbonat aus den Mineralien Lepidolith und Lithionglimmer gewonnen. Es bildet ein weisses, beim Erhitzen im Probierrohre schmelzendes und beim Erkalten zu einer Kristallmasse erstarrendes Pulver, das sich in 80 T. kaltem und 140 T. siedendem Wasser zu einer alkalischen Flüssigkeit löst, aber in Weingeist unlöslich ist. Salpetersäure löst Lithiumcarbonat unter Aufbrausen zu einer Flüssigkeit, die am Platindrahte die Flamme karminrot färbt. 1 g = 35 Pf.

† **Lithium salicylicum.** Lithiumsalicylat ($C_6H_4OH \cdot COOLi + H_2O$). Weisses oder allenfalls einen Stich ins Rötliche zeigendes, geruchloses, kristallinisches Pulver von süsslichem Geschmacke, in Wasser sowie in Weingeist leicht löslich. 1 g = 25 Pf.

Die Lithiumsalze bilden mit der Harnsäure lösliche Verbindungen und werden deshalb als Lösungsmittel für **Harnsäurekonkremente** in der Niere und Blase, bei der Gicht und chronischem Rheumatismus gegeben. Ausserdem wirken die Lithiumsalze diuretisch.

Man wendet die Lithiumsalze **innerlich** und in Wasser gelöst zu Einspritzungen in die Harnblase bei Uratsteinen an.

Gegen die **Gicht des Geflügels** kann man eine 1 proz. Lithiumsalzlösung an Stelle von Natriumbicarbonat als Trinkwasser verordnen.

Natrium chloratum. Natriumchlorid.

Darstellung: Durch Reinigen des gewöhnlichen Kochsalzes, das als Steinsalz (Stassfurt, Wieliczka), gelöst im Meerwasser, 2—3%, und in Quellen oder Salzsolen vorkommt.

Eigenschaften: Weisse, würfelförmige Kristalle oder weisses, kristallinisches Pulver. Natriumchlorid färbt beim Erhitzen am Platindrahte die Flamme gelb; es löst sich in 2,9 T. Wasser. Die wässerige Lösung gibt mit Silbernitratlösung einen weissen, käsigen, in Ammoniakflüssigkeit leicht, in Salpetersäure unlöslichen Niederschlag. Die gesättigte wässerige Lösung ist farblos und darf Lackmuspapier nicht verändern (Natriumcarbonat, freie Säure). 100 g = 90 Pf.

Zusammensetzung: NaCl, Chlornatrium, Kochsalz.

In der Tierheilkunde wendet man nur Natrium chloratum crudum, das gewöhnliche Kochsalz an. Bestandteil des Sal. Carol. fact. 100 g = 45 Pf.

Wirkung: Konzentrierte Kochsalzlösungen wirken **reizend** auf die Haut und die Schleimhäute. Von der unverletzten Haut wird Kochsalz nicht resorbiert; dagegen erfolgt die Resorption leicht von den Schleimhäuten und von der Subcutis aus. Natriumchlorid bildet den wichtigsten anorganischen Bestandteil des tierischen Organismus. Die Gewebsflüssigkeiten enthalten 0,8% Natriumchlorid.

Bei **innerlicher** Anwendung bewirkt Kochsalz: 1. Eine Anregung der Magensaftsekretion, Vermehrung des Appetits und des Durstes, Förderung der Verdauung, Steigerung des Stoffwechsels, Besserung der Ernährung durch die stärkere Strömung der Parenchymflüssigkeiten und die nutritive Reizung der Gewebselemente.

2. Eine vermehrte Harnsekretion.

3. Eine Lösung und Verflüssigung von Schleim bei Katarrhen des Digestions- und Respirationstraktus, bei Uterus- und Blasenkatarrhen.

4. Grössere Dosen wirken brechenerregend, sehr grosse Dosen abführend und rufen eine Entzündung der Magen-Darmschleimhaut hervor.

5. Die antiseptische Wirkung ist unbedeutend. Bei der Konservierung von Fleisch (Einpökeln) kommt hauptsächlich die wasserentziehende Wirkung in Betracht. Ansteckungsstoffe und Parasiten des Fleisches (Trichinen und Finnen) werden nicht sicher und nur nach langem und sehr gründlichem Durchpökeln des Fleisches vernichtet.

Anwendung: Innerlich: 1. Bei chronischen Ernährungsstörungen zur Beförderung des Stoffwechsels, bei Blutarmut, Hydrämie, Lecksucht, schlechter Beschaffenheit des Haares und Harthäutigkeit in Form der Salzlecke, der Lecksteine, Salzrollen oder als Viehsalz dem Futter beigemischt.

2. Als Stomachicum bei Appetitlosigkeit und Verdauungsschwäche mit bitteren Pflanzenstoffen und Natrium bicarbonicum oder in Form des Karlsbader Salzes.

3. Als schleimlösendes Mittel bei Katarrhen des Magens und Darmes, des Respirationsapparates, der Blase und des Uterus. Zur Beförderung der Resorption von plastischen und flüssigen Exsudaten, bei Erkrankungen der serösen Häute sowie zur Auflösung und Beseitigung von Harnsäureablagerungen in den Geweben und Gelenken.

4. Als Diureticum bei Hydropsien, Nephritis, Cystitis.

5. Als Brechmittel für kleine Tiere (2—10,0) in Ermangelung anderer Mittel.

6. Als **Antidot bei Silbernitratvergiftung**.

Aeusserlich: 1. In 2 proz. wässeriger Lösung zu Inhalationen bei Katarrhen der Atmungsorgane.

2. Als **Rubefaciens** in 5—10 proz. Lösung zu Waschungen, Bädern und Einreibungen. Bestandteil des **Restitutionsfluids**.

3. In Form der **subkutanen Injektion** in 1—2 proz. Lösung als reizendes und ableitendes Mittel bei alter **Schulterlahmheit** und zur Hervorrufung einer Entzündung in der Nähe von Hernien.

4. Zu reizenden Klystieren.

5. In Form einer 0,8 proz. sterilen, wässerigen Lösung zur Infusion in die Venen, subkutan oder in die Bauchhöhle nach schweren **Blutverlusten**.

6. Zu **Kältemischungen** mit Eis, Schnee, Salpeter.

7. „**Pickelflüssigkeit**" nennt man eine 10 proz. Kochsalzlösung mit 20 % Salzsäure. Sie wird benutzt, um Häute von Milzbrand- und Rauschbrandkadavern durch Einlegen während 24 Stunden keimfrei zu machen.

Dosis und Form: Man gibt das gewöhnliche Kochsalz

Pferden . . .	20— 50,0	
Rindern . . .	30—100,0	mit dem Futter
Schafen, Ziegen	10— 25,0	oder Getränk.
Schweinen . .	5— 10,0	
Hunden . . .	0,5— 1,5	

Solutio Natrii chlorati physiologica. Physiologische Kochsalzlösung wird aus 8 g Natriumchlorid, 0,15 g Natriumcarbonat, 991,85 g Wasser bereitet. Die Lösung der Salze in dem Wasser wird filtriert und im Dampftopfe sterilisiert. Die Lösung muss völlig klar sein. Physiologische Kochsalzlösung darf nur keimfrei abgegeben werden.

Zu subkutanen und intravenösen Infusionen bei schweren Blutverlusten und Vergiftungen.

Calcium carbonicum praecipitatum. Gefälltes Calciumcarbonat.

Darstellung: Calciumcarbonat wird durch Fällung beim Zusammenbringen einer Chlorcalciumlösung mit einer Natriumcarbonatlösung erhalten.

Eigenschaften: Weisses, mikrokristallinisches, in ausgekochtem Wasser unlösliches Pulver. Gefälltes Calciumcarbonat löst sich in Säuren unter Aufbrausen; seine Lösung in verdünnter Essigsäure gibt mit Ammoniumoxalatlösung einen weissen Niederschlag. 10 g = 15 Pf.

Zusammensetzung: $CaCO_3$ (kohlensaurer Kalk).

Wirkung und Anwendung: Statt des offizinellen Präparates wendet man in der Tierheilkunde die billigere Schlämmkreide an. 100 g = 75 Pf.

1. Als säurebindendes Mittel und als Stypticum bei den ruhrartigen Durchfällen der jungen Tiere, bei chronischen Darmkatarrhen und geschwürigen Prozessen der Darmschleimhaut.

2. Bei Säurevergiftungen.

3. Bei Kalkarmut des Skeletts, Osteomalacie und Rachitis sowie zur Beförderung der Callusbildung bei Frakturen. Meist wird der phosphorsaure Kalk vorgezogen. Gegen das Legen schalenloser Eier des Geflügels gibt man kohlensauren Kalk in Gestalt von gemahlenen Austerschalen und Kreide.

Dosis des kohlensauren Kalkes:

Pferden	10—25,0	
Rindern	25—50,0	mit dem
Mittelgrossen Tieren	3—10,0	Futter.
Hunden	0,5— 2,0	

Calcium phosphoricum. Calciumphosphat.

Darstellung: Durch Fällung beim Zusammenbringen einer Chlorcalciumlösung mit einer Natriumphosphatlösung.

Eigenschaften: Leichtes, weisses, kristallinisches, in Wasser sehr wenig lösliches Pulver, das sich in verdünnter Essigsäure schwer, in Salzsäure oder in Salpetersäure ohne Aufbrausen (Kohlensäure) leicht löst. 10 g = 65 Pf.

Zusammensetzung: $CaHPO_4 \cdot 2H_2O$. Im wesentlichen sekundäres Calciumphosphat.

Für tierärztliche Zwecke ist billiger und ausreichend:

† **Calcium phosphoricum crudum.** Rohes Calciumphosphat. Knochenmehl. Die Knochen werden gebrannt und gepulvert. Es bildet ein grauweisses, unlösliches Pulver, das tertiäres Calciumphosphat $Ca_3(PO_4)_2$ und 2—3% Calciumcarbonat, Magnesiumcarbonat, Calciumfluorid enthält.

† **Aufgeschlossenes Knochenmehl** oder Superphosphat des Handels wird durch Behandeln von Knochenasche mit Schwefelsäure erhalten. Das Superphosphat des Handels bildet ein Gemenge von löslichem, primärem Calciumphosphat $CaH_4(PO_4)_2$ mit Gips. Es wird leichter resorbiert als das Knochenmehl und ist deshalb den anderen unlöslichen Calciumphosphaten vorzuziehen.

Wirkung und Anwendung: Phosphorsaurer Kalk ist für das Wachstum und die Erhaltung des Organismus, namentlich des Skeletts, unentbehrlich.

Man gibt aufgeschlossenes Knochenmehl: Als Diäteticum bei trächtigen Tieren und jungen Tieren, bei mangelhafter Callusbildung, Rachitis und Osteomalacie, ferner bei Lecksucht, Anämie, chronischen Ernährungsstörungen sowie bei abnormer Säurebildung im Magen-Darmkanal.

Dosis und Form:

Pferden	10—25,0	
Rindern	25—50,0	mit dem
Mittelgrossen Tieren	5—15,0	Futter.
Hunden	0,5— 5,0	

Calcium hypophosphorosum. Calciumhypophosphit. $Ca(H_2PO_2)_2$. Farblose, glänzende Kristalle oder ein weisses, kristallinisches Pulver. Calciumhypophosphit ist luftbeständig, geruchlos und schmeckt schwach laugenartig. Es löst sich in ungefähr 8 T. Wasser. In der Humanmedizin empfohlen gegen konstitutionelle Krankheiten, Ernährungsstörungen und Erkrankungen des Nervensystems. Bestandteil der Emulsio Olei Jecoris Aselli. 1 g = 20 Pf.

† **Calcium chloratum fusum,** $CaCl_2$, wasserfreies Calciumchlorid, harte, weisse, durchscheinende, zerfliessliche, in 1 T. Wasser lösliche Stücke, und Calcium chloratum cristallisatum, farblose, zerfliessliche Kristalle $CaCl_2 \cdot 6H_2O$. 10 g = 10 Pf.

Die löslichen Calciumsalze werden an Stelle des Calciumphosphates und Carbonates in den letzten Jahren als Diäteticum bei der Aufzucht der Tiere und bei allen Krankheiten empfohlen, die auf Kalkmangel beruhen. Teils wird über sehr günstige Wirkungen berichtet, teils soll ein Vorzug gegenüber der Kreide und dem Futterkalk nicht beobachtet sein. Es werden fertige Calciumchloridlösungen unter verschiedenem Namen in den Handel gebracht, Kalz, Pedrei, Kalzan u. a. In der Menschenmedizin sollen gute Wirkungen bei Albuminurie, Heuschnupfen, Tetanie beobachtet worden sein. Auch bei Blutungen soll es günstig wirken.

† Calcium lacticum, Calciumlaktat, $(C_3H_5O_3)_2Ca \cdot H_2O$, weisses, wasserlösliches Pulver zu den gleichen Indikationen. Zu versuchen beim Hunde gegen Rachitis. 3 mal täglich 0,5—1,0 in Pulver oder Lösung mit Zusatz von Succ. Liquiritiae dep. 1 g = 10 Pf.

Kalium nitricum. Kaliumnitrat. Kalisalpeter.

Gewinnung und Darstellung: 1. Durch Zersetzung des Chilisalpeters (Natronsalpeter) mit Chlorkalium der Stassfurter Abraumsalze, sogenannter Konversionssalpeter.

2. Durch Auslaugen der salpeterhaltigen Erde in Ostindien, Aegypten, Ungarn.

3. In den Salpeterplantagen durch Verwesung der stickstoffhaltigen organischen Substanzen (tierische Abfälle) bei Gegenwart von Holzasche und Kalk (Nitrifikationsprozess).

Eigenschaften: Farblose, durchsichtige, luftbeständige, prismatische Kristalle oder ein kristallinisches Pulver. Kaliumnitrat schmeckt kühlend salzig und etwas bitter; es löst sich in 4 T. Wasser, in Weingeist ist es fast unlöslich. Die wässerige Lösung (1 + 9) scheidet auf Zusatz von Weinsäurelösung allmählich einen weissen, kristallinischen Niederschlag aus; beim Vermischen mit Schwefelsäure und überschüssiger Ferrosulfatlösung färbt sie sich braunschwarz. Beim Erhitzen am Platindraht muss Kaliumnitrat die Flamme violett färben; eine Gelbfärbung darf höchstens vorübergehend eintreten (Natriumsalze). 100 g = 185 Pf.

Zusammensetzung: KNO_3.

Natrium nitricum. Natriumnitrat.

Gewinnung und Darstellung: Durch Auflösen und Umkristallisieren des rohen Chilisalpeters, der in Peru und Chile in mächtigen Lagern vorkommt.

Eigenschaften: Farblose, durchscheinende, an trockener Luft unveränderliche Kristalle, die kühlend salzig und etwas bitter schmecken. Natriumnitrat löst sich in 1,2 T. Wasser und in 50 T. Weingeist. Beim Erhitzen am Platindrahte färbt Natriumnitrat die Flamme gelb. Die wässerige Lösung (1 + 19) färbt sich beim Vermischen mit Schwefelsäure und überschüssiger Ferrosulfatlösung braunschwarz. 10 g = 15 Pf.

Zusammensetzung: $NaNO_3$, Natron- oder Chilisalpeter, kubischer Salpeter.

Wirkung: Der Kalisalpeter stand früher als Arzneimittel in hohem Ansehen. Er sollte die Innentemperatur herabsetzen, entzündungswidrig wirken und die krankhaft gesteigerte Herztätigkeit beruhigen. Jetzt wird nur noch die allgemeine Salzwirkung des Salpeters mit schwacher Nierenreizung und Vermehrung der Diurese anerkannt. Bei grossen Dosen kommt noch die herzschwächende Wirkung der Kalisalze hinzu. Die akute Salpetervergiftung entsteht nach der Aufnahme grösserer Salpetermengen. Sie äussert sich in einer heftigen Magen-Darmentzündung, Herzschwäche, allgemeiner Schwäche, Hinfälligkeit und Nierenentzündung.

Anwendung: Früher gegen entzündliche und fieberhafte Krankheiten der Lungen und der serösen Häute als Antiphlogisticum und als Antipyreticum, jetzt nur noch als

Diureticum und Resolvens bei wassersüchtigen Zuständen, beim Gelenkrheumatismus, Blasenkatarrh und bei chronischen Nierenentzündungen. Bei akuten Nierenentzündungen und bei Gastroenteritis soll Salpeter nicht gegeben werden.

Natronsalpeter wirkt milder als der Kalisalpeter.

Aeusserlich wird Salpeter zu Kältemischungen benutzt.

Schmuckersche Fomentationen siehe S. 92.

Kalisalpeter ist ein Konservierungsmittel für Fleisch und tierische Präparate.

Dosis: Pferden und Rindern . . 10—25,0,
Mittelgrossen Tieren . . 2— 5,0,
Hunden . . . . 0,2— 0,5.

Arzneimittel, die den Stoffwechsel beeinflussen.

Acidum arsenicosum. Arsenige Säure.

Darstellung: Durch Rösten arsenikhaltiger Erze. Die sich verflüchtigende arsenige Säure wird in lange Kanäle (Giftkammern) eingeleitet, sie verdichtet sich, wird gesammelt und durch Sublimation gereinigt.

Eigenschaften: Gehalt mindestens 99% arsenige Säure. Farblose, glasartige (amorphe) oder weisse, porzellanartige (kristallinische) Stücke oder ein daraus bereitetes weisses Pulver. Die kristallinische arsenige Säure verflüchtigt sich beim langsamen Erhitzen in einem Probierrohr, ohne vorher zu schmelzen, und gibt ein in glasglänzenden Oktaedern oder Tetraedern kristallisierendes Sublimat. Beim Erhitzen auf Kohle verflüchtigt sich arsenige Säure unter Verbreitung eines knoblauchartigen Geruches. Die arsenige Säure löst sich sehr langsam in ungefähr 65 T. Wasser von 15°, schneller in 15 T. siedendem Wasser auf. Aus der heiss gesättigten Lösung scheidet sich beim Abkühlen die überschüssige Säure nur sehr langsam ab. Sehr vorsichtig aufzubewahren. 10 g = 25 Pf.

Zusammensetzung: As_4O_6, Arsenicum album. Weisser Arsenik. Arsentrioxyd.

Präparat: Liquor Kalii arsenicosi. Fowlersche Lösung. 1 T. arsenige Säure und 1 T. Kaliumbicarbonat werden mit 2 T. Wasser bis zur völligen Lösung gekocht und hierauf mit 40 T. Wasser versetzt. Der Flüssigkeit werden 12 T. Weingeist, 3 T. Lavendelspiritus und so viel Wasser zugegeben, dass das Gesamtgewicht 100 T. beträgt.

Eigenschaften: Fowlersche Lösung ist klar, farblos, bläut Lackmuspapier und gibt nach Zusatz von Salzsäure mit Schwefelwasserstoffwasser eine gelbe Fällung. Gehalt 1% arsenige Säure (As_2O_3). Sehr vorsichtig aufzubewahren. 1 g = 5 Pf., 10 g = 30 Pf., 100 g = 240 Pf.

Wirkung: 1. Die arsenige Säure wirkt zerstörend auf die Gewebe. Die Aetzung kommt langsam zu Stande.

2. Die intakte trockene Haut wird durch arsenige Säure in Substanz kaum verändert. Konzentrierte Lösungen, Arseniksalben und Pasten bewirken dagegen bei wiederholter Applikation auf die Haut tiefgehende Substanzverluste und eiternde Ulzerationen. Auf Wundflächen und Schleimhäute wirkt Arsenik langsam, aber tief ätzend. In der Unterhaut und in den Geweben ruft er tiefgehende Gewebsnekrose mit Eiterung hervor.

3. Die arsenige Säure wird von allen Schleimhäuten — besonders von der Magen-Darmschleimhaut — von Wunden, Geschwüren, von der Unterhaut und den tieferen Gewebsschichten sowie von exkoriierten Hautstellen aus resorbiert.

4. Die Ausscheidung erfolgt durch alle Se- und Exkrete, namentlich durch den Harn, die Galle, die Milch, von der Darmschleimhaut und durch die Hautdrüsen.

5. Die Fäulnis von Blut und Fleisch sowie die Harn- und Milchzersetzung wird durch arsenige Säure verzögert

und aufgehalten. Fermente und Schimmelpilze werden nicht beeinflusst.

6. Für Läuse, Milben und Darmwürmer ist arsenige Säure ein heftig wirkendes Gift. Die organischen Arsenverbindungen haben sich auch als wirksame Heilmittel gegen Blutparasiten (Trypanosomen und Spirochäten) erwiesen.

7. Innerlich gegeben bewirken kleinste Mengen Zunahme der Fresslust, erhöhten Fettansatz (vollere Formen), schnelleres Wachstum der Knochen mit Bildung eines kompakten Knochengewebes. Das Haar wird glänzend, die Haut weich und geschmeidig. Die Tiere zeigen sich lebhafter und sind zu grösserer Arbeitsleistung befähigt. Hautkrankheiten gehen zuweilen schneller in Heilung über; die Atmung bei chronischen Lungenkrankheiten wird freier und erfolgt leichter. Bei gewissen Nervenleiden, Zuckungen oder Lähmungszuständen wird zuweilen durch Arsengaben eine günstige Einwirkung beobachtet.

Die Aufnahme einer einmaligen grösseren Arsenikmenge hat eine akute Arsenikvergiftung zur Folge. Es entsteht eine schwere Magen-Darmentzündung mit Kolik und blutigen Durchfällen, ferner Verfettungen der sämtlichen Körperparenchyme, namentlich des Herzmuskels, der Leber, Nieren, der Magendrüsen und Darmepithelien; grosse Schwäche und Lähmungserscheinungen sowie eine sehr grosse Herzschwäche treten hervor. Infolge der hochgradigen Hyperämie und Erweiterung der Gefässe der Baucheingeweide, namentlich des Darmes, erfolgt ein starker Abfall des Blutdruckes. Man nimmt deshalb an, dass die schweren Veränderungen der Darmschleimhaut von der Gefässerweiterung mit Zirkulationsstörung abhängig sind.

Die chronische Arsenikvergiftung kommt in der Nähe von Hüttenwerken vor, die arsenhaltige Erze verarbeiten (Freiberg i. S.). Chronische Ernährungsstörungen mit Abmagerung, Harthäutigkeit und chronischen Ekzemen, Husten,

Durchfälle, Abortus sind die auffälligsten Erscheinungen. Bei der Sektion fanden sich Geschwüre in der Luftröhre, auch käsige Herde in den Lungen.

Anwendung: Aeusserlich: 1. Als Aetzmittel zur Zerstörung von Stollbeulen, Brustbeulen, Aktinomykomen und anderen Neubildungen durch Einbringen der arsenigen Säure in Substanz (Vorsicht, Resorption, Vergiftung). Als Salbe mit Fett oder Ungt. Cantharidum p. u. v. oder als Paste mit Mehl und Wasser (1:1—5) bei Strahlkrebs, Papillomen und anderen Neubildungen. Auch kann die Babolnaer Krebstinktur, bestehend aus 1 T. Arsenik, 15 T. Kal. caust., 15 T. Aloëpulver, 120 T. Wasser verwendet werden.

2. Als Antiparasiticum gegen Ektoparasiten und Räudemilben. Arsenige Säure ist sehr wirksam, muss aber wegen ihrer Giftigkeit mit Vorsicht angewendet werden.

Gegen Schafräude wendet man Arsenikräudebäder an, die $1/2\%$ bis $1 1/2\%$ arsenige Säure enthalten. Das Fowlersche Bad wird aus 1 T. Arsenik, 1 T. Pottasche und 100 T. Wasser, das Matthieusche Bad aus 1 T. Arsenik, 10 T. Alaun, 100 T. Wasser, das Tessiersche Bad aus 1,5 T. Arsenik, 10 T. Eisenvitriol oder Zinkvitriol und 100 T. Wasser, das Eberhartsche Bad aus 2,5 T. Arsenik, 20 T. Alaun und 300 T. Wasser, das Viborgsche Bad aus 1 T. Arsenik, 1 T. Pottasche und je 100 T. Wasser und Essig bereitet. Für 100 Schafe rechnet man 250—300 Liter Badeflüssigkeit. Bald nach der Schur sind diese Bäder gefährlicher wegen der Resorption der arsenigen Säure von der verletzten Haut. Erst 14 Tage nach der Schur soll gebadet werden. Vor der Badekur kann ein Reinigungsbad mit Sapo kalinus venalis gegeben werden.

3. Gegen Pferderäude und Läuse werden Waschungen mit einer 1 proz. Lösung arseniger Säure in Wasser oder Essig angewendet. Man soll für ein Pferd nicht mehr als 5 g Arsenik auf einmal verwenden.

4. Arsenige Säure wird den Konservierungsflüssigkeiten für anatomische Präparate (Wickersheimersche Flüssigkeit) zugesetzt.

Innerlich: 1. Zur Anregung der Fresslust und Besserung des Nährzustandes bei chronischen Ernährungsstörungen, gegen Anämie, Leukämie, Karcinomatose, Sarkomatose, Osteomalacie, Rachitis. Auch gegen Bronchitis chronica, Lungenemphysem, chronische Hautkrankheiten und als Mastmittel wird arsenige Säure empfohlen.

2. Bei nervösen Leiden, wie Zuckungen, Epilepsie, Chorea, Kehlkopfpfeifen.

3. Bei Pferden zum Abtreiben der Spulwürmer. 1 bis 3,0 arsenige Säure mit Aloe zur Pille oder 1—2,0 täglich einmal mit Kochsalz dem Futter beigemischt bis zur Wirkung. Von der Fowlerschen Lösung gibt man Pferden täglich 1—2 Esslöffel, Fohlen 1—2 Teelöffel.

Dosis der	arsenigen Säure	Fowlerschen Lösung
Pferden . .	0,3 —1,0,	⎫ 10—50,0,
Rindern . .	0,5 —1,5,	⎭
Schafen . .	0,005—0,015,	0,3— 1,0,
Schweinen .	0,01 —0,03,	1— 3,0,
Hunden . .	0,001—0,006,	2—12 Tropfen,
Hühnern . .	0,001—0,003,	1—3 „

Bei der Fowlerschen Lösung beginnt man mit den kleineren Dosen, steigert täglich die Gabe und geht dann wieder langsam zurück.

Natrium arsanilicum. p-Aminophenylarsinsaures Natrium. Atoxyl. $NH_2 \cdot C_6H_4 \cdot (AsO_3HNa) \cdot 4H_2O$. Weisses, kristallinisches, geruchloses Pulver. Beim vorsichtigen Erhitzen in einem Probierrohre verkohlt p-aminophenylarsinsaures Natrium, und unter Verbreitung eines knoblauchartigen Geruchs entsteht an dem kalten Teile des Probierrohres ein dunkler, glänzender Belag von Arsen. p-aminophenylarsinsaures Natrium löst sich in 6 T. Wasser. Vorsichtig aufzubewahren. 0,1 g = 10 Pf., Atoxyl 0,1 g = 15 Pf.

Atoxyl hat seit 1902 eine grosse Bedeutung erlangt und eine weitgehende Anwendung gefunden, obgleich das Präparat nicht ungiftig ist, wie man früher angenommen hatte. Es handelt sich bei den Vergiftungen um eine reine Arsenwirkung mit Magendarmstörungen und Nephritis, häufig sind auch Sehstörungen und vollständige Erblindung beobachtet. Atoxyl wurde zunächst gegen Hautkrankheiten, dann bei der Trypanosomiasis angewendet. Eine grosse Bedeutung erlangte es 1906 durch R. Koch wegen seiner günstigen Wirkungen bei der Schlafkrankheit. Ausserdem ist es gegen Syphilis, Malaria, Anämie und Nervenkrankheiten versucht worden.

Ueber den Wert der Atoxylbehandlung bei der Trypanosomenkrankheit der Tiere kann nunmehr ein Urteil abgegeben werden. Bei Pferden mit Beschälseuche (Dourine) konnte in einzelnen, nicht in allen Fällen, ein guter Heilerfolg erzielt werden. Es sollen sich aber auch Erblindungen der subkutan mit 5—6,0 Atoxyl behandelten Pferde ereignet haben. Bei der Hundestaupe war es als Schutz- und Heilmittel wirkungslos. Dasselbe gilt bezüglich der Piroplasmose der Hunde. Empfohlen ist das Atoxyl gegen die Sklerostomumseuche der Fohlen. Es werden täglich einmal 0,2—0,5 g subkutan und intravenös angewendet; es soll sich bewährt haben. Bei der Spirillose der Hühner soll selbst in schweren Fällen durch Atoxyl ein vollkommener Heilerfolg erzielt werden (0,05 subkutan, intramuskulär oder per os). Zur Schutzimpfung bei der Hühnerspirillose werden 3 Gaben von 0,05 g täglich empfohlen.

An Stelle des Arseniks ist Atoxyl als Plasticum mit gutem Erfolge angewendet worden. Die Dosis in Form der subkutanen Injektion wird für Pferde mit 0,5—1,0 mehrmals am Tage, die Dosis für Hunde mit 0,01—0,2 g angegeben. Das Nährmittel „Plasmase" soll Atoxyl enthalten.

Natrium acetylarsanilicum. Acetyl-p-aminophenylarsinsaures Natrium. Arsacetin. $C_6H_4\genfrac{}{}{0pt}{}{NH \cdot CO \cdot CH_3}{AsO_3HNa}$ Gehalt 21,2—21,7 % Arsen. Weisses, kristallinisches Pulver, in 10 T. Wasser löslich. Die wässerige Lösung rötet Lackmuspapier schwach. In der wässerigen Lösung (1 + 9) erzeugt Silbernitratlösung einen weissen Niederschlag. Vorsichtig aufzubewahren. 0,1 g = 10 Pf.

Arsacetin soll weniger giftig sein als Atoxyl und wirksamer gegen Trypanosomen und Syphilis als letzteres. Als Nebenwirkungen sind Magendarmbeschwerden und Sehstörungen beobachtet worden. Es wird innerlich und subkutan angewendet.

† **Salvarsan.** Ehrlich-Hata „606". Dioxydiamidoarsenobenzoldichlorhydrat. Arsenobenzol. Ein hellgelbes, in

Wasser unter saurer Reaktion lösliches Pulver mit etwa 31,6%
Arsengehalt. Luftleer eingeschmolzen in Ampullen.

In der Humanmedizin hauptsächlich gegen Lues; auch bei
Rekurrensfieber, Haut- und Nervenleiden, Tabes, Paralyse. Subkutan, intramuskulär, hauptsächlich intravenös in alkalischer
Lösung, die jedesmal genau nach Vorschrift frisch zu bereiten ist.

In der Tierheilkunde ist das Salvarsan bei der Brustseuche der Pferde seit dem Jahre 1910 angewendet und hat
sich bis heute sehr wirksam erwiesen. Namentlich sind in der
Preussischen Armee und während des Krieges umfangreiche Versuche mit Salvarsan bei der Brustseuchebehandlung gemacht
worden. Die Berichte lauten übereinstimmend günstig und stellen
das Salvarsan als ein souveränes Mittel für die Behandlung der
Brustseuche hin. Die intravenöse Einverleibung des Salvarsans
ist ungefährlich. Für 1 Pferd beträgt die Dosis 3,0. Das Salvarsan wird in einem sterilen Glasgefäss mit frisch destilliertem
Wasser (100—150 ccm) so lange vorsichtig geschüttelt, bis vollkommene Lösung eingetreten ist. Die absolut klare Lösung wird
mit 5,70 ccm 15% Natronlauge alkalisch gemacht. Die frisch
bereitete Lösung ist alsbald körperwarm mit einem Infundierapparate in die Vena jugularis zu infundieren. Die Vorteile der
Salvarsanbehandlung der Brustseuche bestehen in einer günstigen
Beeinflussung des Allgemeinbefindens, des Appetits, Herabsetzung
der fieberhaften Körpertemperatur zur Norm innerhalb 10 bis
24 Stunden, Verhütung bzw. Abkürzung der Lungenentzündung.
Abkürzung des Krankheitsverlaufes und des Rekonvaleszenzstadiums. Die Verluste durch die Brustseuche seit der Behandlung
mit Salvarsan sind sehr gering. An Stelle des Salvarsans wird
jetzt ausschliesslich das Neosalvarsan angewendet. Die Anwendung ist einfacher und bequemer. Versuche mit Salvarsan
zur Bekämpfung anderer Infektionskrankheiten: Tollwut, Maul-
und Klauenseuche, Hundestaupe haben keinen Erfolg gehabt.

† **Neosalvarsan.** Verbindung des Salvarsan mit formaldehydsulfoxylsaurem Natrium. Gelbes wasserlösliches Pulver. In zugeschmolzenen, luftleeren Ampullen in Originalpackung zu 4,5 g.
Einer jeden Dosis (Packung) liegt eine Erläuterung und Gebrauchsanweisung bei. Die Dosis mit 4,5 g ist in 100 ccm frisch destilliertem Wasser zu lösen. Die Lösung muss unmittelbar vor dem
Gebrauch hergestellt und sofort verwendet werden. Die Anwendung erfolgt intravenös in die Vena jugularis. Neuerdings
werden auch 4,5 g Neosalvarsan in 20 ccm Wasser gelöst mit
einer Pravazspritze injiziert. 4,5 g = 4200 Pf.

† **Natrium kakodylicum.** Natriumkakodylat $(CH_3)_2AsO \cdot ONa + 3H_2O$. Dimethylarsinsaures Natrium, 54% Arsen
enthaltend. Ein weisses, in Wasser leicht lösliches Pulver.

Natriumkakodylat wird an Stelle des Arseniks und der Fowlerschen Lösung in Form der subkutanen Injektion, innerlich und per Klysma bei chronischen, nicht parasitären Hautleiden der Hunde, bei Anämie, Leukämie, Sarkomatose, bei chronischen Ernährungsstörungen und bei nervösen Zuckungen angewendet. Einmal am Tage 0,05—0,3, je nach der Grösse der Patienten in wässeriger Lösung. 0,1 g = 5 Pf.

Phosphorus. Phosphor. P.

Darstellung: Aus der Knochenasche durch Behandeln derselben mit Schwefelsäure und Glühen des sauren Calciumphosphates mit Kohle in Tonröhren. Der überdestillierende Phosphor wird unter Wasser aufgefangen.

Eigenschaften: Weisse oder gelbliche, durchscheinende, wachsähnliche Stücke. Phosphor schmilzt unter Wasser bei 44°, raucht an der Luft unter Verbreitung eines knoblauchartigen Geruches, leuchtet im Dunkeln und entzündet sich leicht. Bei längerer Aufbewahrung am Licht geht er teilweise in die rote Modifikation über. Er ist leicht löslich in Schwefelkohlenstoff, schwer löslich in fetten und ätherischen Oelen, wenig löslich in Weingeist und Aether, unlöslich in Wasser. **Unter Wasser und vor Licht geschützt sehr vorsichtig aufzubewahren.** 1 g = 10 Pf.

Wirkung: 1. Auf die Haut, Schleimhäute und Wunden wirkt Phosphor ätzend. Nach Einatmung von Phosphordämpfen entsteht eine Tracheïtis, Bronchitis, Pneumonie. Nach länger fortgesetzter Einatmung von Phosphordämpfen wurde bei Arbeitern in Zündholzfabriken eine Periostitis und Nekrose des Unterkiefers beobachtet.

2. In sehr kleinen Dosen längere Zeit innerlich gegeben, wirkt Phosphor auf den Stoffwechsel anregend. Die Zahl der roten Blutkörperchen wird vermehrt, der Ernährungszustand wird gebessert, das Körpergewicht erfährt eine Zunahme. Auffällig beeinflusst wird die Knochenbildung und das Knochenwachstum. Die Markhöhle der Röhrenknochen wird enger, die Knochenschicht wird dicker, an Stelle der

spongiösen Substanz der Epiphysen tritt bald ein kompaktes Knochengewebe.

3. Die gesteigerte fortgesetzte Phosphorzufuhr hat eine chronische Bindegewebswucherung aller Gewebe und Organe (Lebercirrhose, Nephritis interstitialis) sowie eine ossifizierende und rarefizierende Periostitis, Ostitis und Osteomyelitis zur Folge.

4. Phosphor bewirkt in grösserer Menge innerlich gegeben, je nachdem er in Substanz oder in Lösung in den Magen gelangt, bald oder später eine heftige Gastroenteritis und fettige Degeneration der Leber, der Nieren, der Herz- und Skelettmuskulatur sowie der Gefässe. Es erfolgen Blutungen in die Subcutis, Submucosa, Subserosa, und in die Schleimhäute. Die klinischen Erscheinungen einer Phosphorvergiftung bestehen in Erbrechen, Durchfall, Kolik, Icterus, Albuminurie, allgemeiner Schwäche und Lähmungserscheinungen, bei sehr grosser Herzschwäche. Der Tod erfolgt durch Herzlähmung.

Anwendung: 1. Phosphor wendet man innerlich bei Rachitis, Osteomalacie und zur besseren Kallusbildung bei Frakturen an.

2. Gegen Infektionskrankheiten empfohlen.

Dosis und Form:
  Grossen Tieren . . 0,01 —0,05,
  Mittelgrossen Tieren 0,002 —0,005,
  Hunden . . . . 0,0005—0,001.

In öliger Lösung mit Lebertran oder Olivenöl.

Das Oleum phosphoratum des Ergänzungsbuches wird mit Mandelöl bereitet, es enthält 0,1 % Phosphor und wird zur Bereitung von Phosphorlösungen auf Rezeptverordnung verwendet.

Phosphor wird in Pillen- und Latwergenform zum Vergiften von Ratten und Mäusen benutzt.

Hydrargyrum. Quecksilber. Hg.

Vorkommen und Gewinnung: Selten frei, meist als Zinnober (HgS) in der Natur, aus dem es durch Rösten erhalten wird.

Eigenschaften: Flüssiges, silberweisses, beim Erhitzen flüchtiges Metall, das sich in Salpetersäure ohne Rückstand auflöst. 10 g = 195 Pf.

Allgemeine Wirkung: Die Quecksilberverbindungen wirken in sehr verschiedener Weise. Die löslichen Salze fällen Eiweiss unter Bildung von Albuminaten, wirken ätzend und sind sehr giftig. Quecksilberoxyd und Quecksilberjodid ätzen weniger, rufen dagegen auf der Haut, den Schleimhäuten und Wunden eine Entzündung hervor. Die unlöslichen Mercuroverbindungen wirken kaum ätzend.

Die Resorption des Quecksilbers kann von allen Körperstellen aus erfolgen. Sehr schnell werden die löslichen Salze (Sublimat), weniger schnell Kalomel und noch langsamer das metallische Quecksilber resorbiert. Die Resorption erfolgt in Form einer löslichen Quecksilbereiweissverbindung. Derartige Verbindungen bilden sich an der Applikationsstelle selbst aus sonst unlöslichen Quecksilberpräparaten. Von der Respirationsschleimhaut und den Lungen wird Quecksilber in Form der Dämpfe schnell resorbiert.

Das Quecksilber wird nach der Resorption in allen Organen angetroffen. In grösster Menge wird es in der Leber und den Knochen abgelagert. Die Ausscheidung erfolgt sehr langsam durch die Galle, die Darmschleimhaut, den Harn, den Speichel, die Milch und den Schweiss.

Nach der Resorption kleinster Mengen beobachtet man einen erhöhten Stoffwechsel, Vermehrung der roten Blutkörperchen, Fettansatz, Gewichtszunahme. Nach grösseren Dosen entsteht leicht eine Quecksilbervergiftung. Der Stoffwechsel wird herabgesetzt, die Zahl der roten Blutkörperchen ist vermindert. Die drüsigen Organe zeigen die Erscheinungen der Entzündung, die Körperparenchyme fallen der fettigen Entartung anheim. Bei der Quecksilbervergiftung erkranken die Schleimhäute und die äussere Haut in auffälliger und hervorragender Weise; es erfolgt Speichelfluss, Lockerwerden der Zähne, Stomatitis ulcerosa, Eczema impetiginosum und squamosum, Juckreiz, Haarausfall. Daneben tritt Durchfall mit blutigen, stinkenden, graugrünen Entleerungen auf. Die nervösen Erscheinungen bestehen in Schwäche, Apathie, Zittern, Krämpfen, Lähmungen. Es besteht eitriger Nasenausfluss, Bronchitis, Pneumonie, Husten. Trächtige Tiere verwerfen. Der Tod erfolgt durch Erschöpfung.

Die Nieren erleiden bei der Ausscheidung des Quecksilbers erhebliche Veränderungen. Es erfolgt zuerst Nekrose des Epithels, nachher Verkalkung der Glomeruli und Harnkanälchen mit Albuminurie, Hämaturie, Cylindrurie, Anurie.

Die Haustiere zeigen sich den Quecksilberpräparaten gegenüber verschieden empfindlich. Die meisten Quecksilbervergiftungen kommen beim Rinde vor und am häufigsten nach der Anwendung der grauen Quecksilbersalbe. Das Rind ist gegenüber allen Quecksilberpräparaten sehr empfindlich.

Präparat: Ungt. Hydrargyri cinereum. Quecksilbersalbe. Gehalt 30% Hg. 30 T. Quecksilber werden mit dem Gemische von 5 T. Wollfett und 1 T. Erdnussöl so lange verrieben, bis Quecksilberkügelchen mit dem unbewaffneten Auge nicht mehr wahrnehmbar sind. Darauf wird das geschmolzene und wieder nahezu erkaltete Gemisch von 40 T. Schweineschmalz und 24 T. Hammeltalg hinzugefügt. Quecksilbersalbe ist bläulichgrau; Quecksilberkügelchen dürfen in ihr mit unbewaffnetem Auge nicht zu erkennen sein. 10 g = 100 Pf.

Bestandteile: Ausser metallischem Quecksilber enthält alte graue Salbe fettsaures Quecksilberoxydul und Quecksilberoxyd, lösliche und resorbierbare Quecksilberverbindungen. Auch bilden sich derartige Verbindungen bei Berührung mit dem Sekrete der Hautdrüsen beim Einreiben.

Anwendung: 1. Als Antiparasiticum gegen Ektoparasiten, Trichophyton und Milben. Specificum gegen Läuse. Man reibe kleine Mengen an geschützten Körperstellen ein (beim Rind am Grunde der Hörner 5,0) und verhindere das Belecken durch nebenstehende Tiere. Hunden bestreicht man die innere Fläche des Halsbandes mit 0,5—1,0 Quecksilbersalbe.

2. Als Resolvens bei Lymphadenitis, Euterentzündung (1 : 20 mit Fett oder Seife) bei Einschuss, Sehnenentzündung, Periostitis, Erysipel. Bei Euterentzündungen der Rinder Vorsicht: Verdünnte Salbe und nur 5,0 auf einmal. Antisyphiliticum zur Schmierkur beim Menschen. Zur Schmierkur bei der Schafräude.

Das metallische Quecksilber wurde innerlich gegeben, um mechanische Verschliessungen und Verlagerungen des Darmrohres zu beseitigen. Es dient zur Bereitung der Quecksilbersalbe.

Hydrargyrum oxydatum. Quecksilberoxyd. Rotes Quecksilberoxyd.

Darstellung: Durch Erhitzen von Quecksilberoxydnitrat und Schlämmen des so erhaltenen kristallinischen, feuerroten Oxydes, wodurch die Farbe in gelbrot übergeht.

Eigenschaften: Gelblichrotes, feinst geschlämmtes, kristallinisches Pulver, das sich beim Erhitzen im Probierrohre unter Abscheidung von Quecksilber verflüchtigt. Quecksilberoxyd ist in Wasser fast unlöslich. In verdünnter Salpetersäure löst es sich leicht zu einer klaren, in verdünnter Salzsäure zu einer höchstens schwach getrübten Flüssigkeit. Sehr vorsichtig und vor Licht geschützt aufzubewahren. 1 g = 35 Pf.

Zusammensetzung: HgO.

Präparat: Ungt. Hydrargyri rubrum. Quecksilberoxydsalbe. Rote Quecksilbersalbe. 1 T. Hydr. oxyd. wird mit 9 T. Vaselin. alb. gemischt. Die Salbe ist rot. 10 g = 70 Pf.

Hydrargyrum oxydatum via humida paratum. Gelbes Quecksilberoxyd.

Darstellung: 1 T. Quecksilberchlorid wird in 20 T. warmem Wasser gelöst, die Lösung in eine Mischung von 3 T. Natronlauge mit 5 T. Wasser unter Umrühren eingegossen. Der Niederschlag wird gesammelt, ausgewaschen und getrocknet.

Eigenschaften: Gelbes, amorphes Pulver, das sich beim Erhitzen im Probierrohre unter Abscheidung von Quecksilber verflüchtigt. Gelbes Quecksilberoxyd ist in Wasser fast unlöslich, dagegen in verdünnter Salzsäure oder Salpetersäure leicht löslich. Sehr vorsichtig und vor Licht geschützt aufzubewahren. 1 g = 40 Pf.

Zusammensetzung: HgO, gelber Präzipitat.

Wirkung: Quecksilberoxyd wirkt auf Schleimhäute und Geschwürsflächen gelinde ätzend.

Anwendung: 1. Als leichtes Aetzmittel für torpide, schlecht granulierende Geschwüre (Mauke) und Fistelkanäle.

2. In der Augenheilkunde in Form der Salbe, seltener als Streupulver mit Zucker gemischt bei Blepharitis, chronischer Conjunctivitis, Hornhauttrübungen und Keratitis pannosa.

Für Augensalben wird das gelbe Quecksilberoxyd (1 : 20—50 mit Paraffin-, Glycerinsalbe oder Lanolin) verwendet. In anderen Fällen benutzt man die offizinelle Quecksilberoxydsalbe.

Hydrargyrum bijodatum. Quecksilberjodid.

Darstellung: Durch Fällen, indem eine Sublimatlösung mit einer Jodkaliumlösung zusammengebracht wird. Der Niederschlag wird gesammelt, gewaschen und getrocknet.

Eigenschaften: Scharlachrotes Pulver, das beim Erhitzen im Probierrohre erst gelb wird, dann schmilzt, bei fortgesetztem Erhitzen sich vollständig verflüchtigt und ein gelbes Sublimat bildet. Quecksilberjodid löst sich in etwa 250 T. Weingeist von 15° und in etwa 40 T. siedendem Weingeist; in Wasser ist es fast unlöslich, dagegen löst es sich leicht in Kaliumjodidlösung. Sehr vorsichtig und vor Licht geschützt aufzubewahren. 1 g = 90 Pf.

Zusammensetzung: HgJ_2.

Wirkung und Anwendung: Quecksilberjodid wirkt örtlich reizend und ätzend. Es wird als kräftig hautreizendes und resorbierendes Mittel gegen Ueberbeine, Schale, Spat, chronische Sehnen- und Gelenkleiden in Form der Salbe (roter englischer Blister 1 : 5—20 mit Ungt. neutrale oder Ungt. Cantharidum p. u. v.) angewendet.

Man reibt ein- oder mehrere Male ein, bis Ausschwitzung erfolgt. Die Schutzmassregeln wie bei Ungt. Cantharidum p. u. v.

† **Hydrargyrum jodatum flavum.** Gelbes Quecksilberjodür, Hg_2J_2, findet in der Tierheilkunde selten Anwendung. Es wirkt schwächer wie Quecksilberjodid. 1 g = 75 Pf.

Hydrargyrum praecipitatum album. Weisser Quecksilberpräcipitat.

Darstellung: Durch Ausfällen, indem eine warme, wässerige Sublimatlösung mit Ammoniakflüssigkeit zusammengebracht wird. Der Niederschlag wird mit Wasser ausgewaschen und vor Licht geschützt bei 30° getrocknet.

Eigenschaften: Weisse Stücke oder weisses, amorphes Pulver, das in Wasser fast ganz unlöslich ist und sich in Salpetersäure beim Erwärmen löst. Beim Erwärmen mit Natronlauge scheidet sich unter Ammoniakentwicklung gelbes Quecksilberoxyd ab. Mit Jodtinktur, Jod, Brom, Chlor zusammengebracht, explodiert es. Sehr vorsichtig und vor Licht geschützt aufzubewahren. 1 g = 35 Pf.

Zusammensetzung: $HgClNH_2$, Hydr. amidato-bichloratum. Mercuriammoniumchlorid.

Präparat: Ungt. Hydrargyri album. Quecksilberpräzipitatsalbe. Eine Mischung von 1 T. weissem Quecksilberpräcipitat mit 9 T. weissem Vaselin. Die Salbe ist weiss. 10 g = 100 Pf.

Wirkung und Anwendung: 1. Als Antiparasiticum bei Ektoparasiten (Läusen), Herpes, Favus, Räude.

2. Bei chronischen, grindartigen Ekzemen.

3. Zur Anwendung in der Augenheilkunde bei Keratitis, Leukoma, chronischer Conjunctivitis und bei Blepharitis verdünnt man die offizinelle Salbe mit der gleichen Menge Vaselinum album.

Hydrargyrum cyanatum. Quecksilbercyanid, $Hg(CN)_2$. Durch Behandeln von Blausäure mit rotem Quecksilberoxyd erhalten. Farblose, durchscheinende, säulenförmige Kristalle, die sich in 13 T. kaltem Wasser und in 12 T. Weingeist, in Aether aber schwer lösen. Sehr vorsichtig aufzubewahren. 1 g = 35 Pf.
Die Wirkung ist ähnlich der des Sublimates.

Hydrargyrum salicylicum. Mercurisalicylsäure. Weisses, geruch- und geschmackloses Pulver. Es enthält 54,7% Quecksilber. In Wasser und Alkohol ist es unlöslich. Vorsichtig aufzubewahren. Es wird als mild wirkendes Quecksilbermittel innerlich und äusserlich empfohlen und soll vornehmlich kolyseptische Eigenschaften besitzen. Von der Haut wird es nicht resorbiert. In der Menschenheilkunde zur Behandlung der Syphilis. 1 g = 30 Pf.

Hydrargyrum sulfuratum rubrum. Rotes Quecksilbersulfid. Zinnober. HgS. Ein lebhaft rotes Pulver, das sich beim Erhitzen an der Luft zersetzt, indem der Schwefel mit kaum sichtbarer, blauer Flamme verbrennt und das Quecksilber sich verflüchtigt. Rotes Quecksilbersulfid ist in Wasser, Weingeist, Salzsäure, Salpetersäure und verdünnter Kalilauge unlöslich, in Königswasser dagegen löslich. Bestandteil des Decoctum Zittmanni. Zur Gewinnung des Quecksilbers. 1 g = 25 Pf.

Hydrarg. bichloratum, Sublimat, siehe Antiseptica.

Jodum. Jod. J.

Darstellung: Früher aus der Asche (Kelp, Varec) verschiedener Meeresalgen durch Auslaugen mit Wasser, Abdampfen und Destillation der Mutterlauge mit Braunstein und Schwefelsäure. Die Hauptmenge des Jods entstammt den Mutterlaugen des Chilisalpeters. Die beim Reinigen des Salpeters bleibenden Mutterlaugen werden mit Natriumsulfid versetzt, wodurch das Jod ausfällt.

Eigenschaften: Schwarzgraue, metallisch glänzende, trockene, rhombische Tafeln oder Blättchen von eigenartigem Geruche, die beim Erhitzen violette Dämpfe bilden. Jod löst sich in annähernd 4500 T. Wasser, in 9 T. Weingeist und in etwa 200 T. Glycerin mit brauner Farbe. Es löst sich reichlich in Aether und Kaliumjodidlösuug mit brauner, in Chloroform und in Schwefelkohlenstoff mit violetter Farbe. Jod färbt Stärkelösung blau. Es soll sich in der Wärme vollständig verflüchtigen. Vorsichtig aufzubewahren. 1 g = 130 Pf.

Präparat: Tinctura Jodi. Jodtinktur. Gehalt 9,4 bis 10% freies Jod. Zu bereiten aus 1 T. Jod und 9 T. Weingeist. Das Jod wird durch Einhängen in dem Weingeist ohne Erwärmen gelöst. Jodtinktur ist dunkelrotbraun, riecht nach Jod und verflüchtigt sich beim Erwärmen ohne Rückstand. Vorsichtig aufzubewahren. 10 g = 200 Pf.

Wirkung: 1. Wird Jod in Form der Jodtinktur auf die Haut gebracht, so färbt es diese erst gelb, dann braun. Bei mehrmaliger Pinselung der Haut entsteht an der Applikationsstelle eine schleichend verlaufende Entzündung oder nur eine Steigerung der Ernährungsvorgänge mit Hyperämie und Phagocytose, unter deren Einfluss durch Bildung von Enzymen pathologische Produkte zur Resorption gelangen (Histolyse). Die Jodwirkung erstreckt sich nach öfteren Jodpinselungen bis tief in die darunterliegenden Gewebe. Auf Schleimhäute, seröse Häute und Geschwüre wirkt Jod leicht ätzend.

2. Jod besitzt eine kräftige antiseptische Wirkung. Eine Lösung von 1:10000 vernichtet die Eiterkokken. Milzbrandbazillen werden in ihrer Entwickelung durch Jodwasser 1:5000 gehemmt, Milzbrandsporen in 24 Stunden getötet. Auf Tuberkelbazillen übt Jodwasser eine abtötende Wirkung aus.

3. Jod ist ein gutes Antiparasiticum. Es tötet tierische und pflanzliche Parasiten. Gegen die Aktinomykose gilt es als ein Specificum.

Die Resorption erfolgt schnell von der Haut, den Schleimhäuten, den serösen Häuten und von Wunden aus. Im Blute zirkuliert das Jod als Jodkali und Jodnatrium.

Die Ausscheidung erfolgt durch alle Drüsensekrete und durch die Respirationsluft, hauptsächlich durch den Harn als Jodkalium, jodsaure Alkalien und jodhaltige Eiweissverbindungen.

Eingeatmet rufen Joddämpfe eine Reizung der Schleimhäute des Respirationstraktus hervor. Innerlich gegeben bewirken grössere Jodmengen eine Magen-Darmentzündung und nach der Resorption eine akute Jodvergiftung. Neben gastrischen Erscheinungen beobachtet man Katarrhe der Respirationsschleimhaut, Tränenfluss, Depressionserscheinungen, Mattigkeit, Herzschwäche und Nierenentzündung. Nach länger fortgesetzten kleinen Jodgaben entsteht eine chronische Jodvergiftung mit allgemeiner Abmagerung, Atrophie der Drüsen, chronischer Rhinitis, Conjunctivitis und Bronchitis, Gastroenteritis und Jodexanthem.

Anwendung: 1. Als Aetzmittel bei Strahlkrebs, Papillomen, chronischen Ekzemen, Aktinomykomen in Form der Jodtinktur.

2. Zur Beschränkung der Sekretion bei eiterigen Ekzemen (Jodtinktur 1,0, Glycerin 4,0), bei Decubitus und eiteriger Entzündung der Huflederhaut.

3. Als hautreizendes, ableitendes und zerteilendes Mittel bei Periostitis, Drüsen-, Sehnen-, Sehnenscheiden-

und Gelenkentzündungen in Form der Jodtinktur aufgepinselt oder als Jod-Jodkaliumsalbe (Jod 1,0, Jodkali 2—5,0, Fett 25,0) eingerieben. Zur Einspritzung in Neubildungen (Struma, Aktinomykose), Fisteln, Abszesshöhlen, Zysten, Gallen und Gelenke benutzt man die Lugolsche Lösung (Jod 1,0, Jodkali 5,0, Aqua destill. 100—200,0) oder die verdünnte Jodtinktur. Durch die Resorption des Jodes von Körperhöhlen aus kann eine Vergiftung entstehen.

4. Die unverdünnte Jodtinktur wendet man in Form von leichten Pinselungen an, um anregend, umstimmend und desinfizierend auf infizierte Wunden und Geschwüre einzuwirken; ferner beim Druckbrand und der Brandmauke. Die Jodtinktur wird als ein bequem anzuwendendes energisches Desinfektionsmittel für das Operationsfeld verwendet. Für die Händedesinfektion benutzt man mit Vorteil Jodbenzin.

5. In der Wundantiseptik verwendet man eine Lösung von Jod in Wasser 1,0 : 5000,0 oder von Jodtinktur in Wasser 1,0 : 500,0 oder von Lugolscher Lösung 1,0 : 100—200,0 Wasser. Bei septischer Metritis benutzt man zur Desinfektion des Uterus eine Mischung von 3—5 T. Jodtinktur in 100 T. Wasser.

6. Als Antiparasiticum bei Herpes und Favus, namentlich aber bei der squamösen Form der Acarusräude der Hunde, wenn der Ausschlag örtlich begrenzt auftritt. Man bepinselt die erkrankten Stellen mit Jodtinktur oder reibt mit Jodvasogen ein.

7. In Form der verdünnten Lugolschen Lösung zur intratrachealen Injektion bei Petechialfieber und chronischem Luftröhrenkatarrh der Pferde empfohlen. Man injiziert 10—30,0 einmal täglich (Dieckerhoff).

Innerlich wird Jod in der Tierheilkunde nur selten angewendet. In der Menschenheilkunde gibt man Tinct. Jodi bei hartnäckigem Erbrechen. Jod ist ein Antidot bei Alkaloidvergiftungen.

Kalium jodatum. Kaliumjodid.

Darstellung: Durch Auflösen von Jod in Kalilauge, Verdampfen der Lösung zur Trockene und Glühen des Rückstandes mit Kohle, um das vorhandene Jodat in Jodid umzuwandeln.

Eigenschaften: Farblose, würfelförmige, an der Luft nicht feucht werdende Kristalle von scharf salzigem und schwach bitterem Geschmack. Kaliumjodid löst sich in 0,75 T. Wasser sowie in 12 T. Weingeist. Setzt man zur wässerigen Lösung einige Tropfen Chlorwasser und schüttelt dann mit Chloroform, so färbt sich dieses violett; auf Zusatz von Weinsäurelösung scheidet die wässerige Lösung (1 + 19) allmählich einen weissen, kristallinischen Niederschlag aus. Beim Erhitzen am Platindraht muss Kaliumjodid die Flamme von Anfang an violett färben (Natriumsalze). **Vorsichtig aufzubewahren.** 1 g = 105 Pf., 10 g = 845 Pf., 100 g = 6755 Pf.

Zusammensetzung: KJ, Jodkalium.

Präparat: Ungt. Kalii jodati. Kaliumjodidsalbe. Kaliumjodid 20 T. und 0,25 T. Natriumthiosulfat werden in 15 T. Wasser aufgelöst und mit 165 T. Schweineschmalz gemischt. Die Salbe ist weiss. **Wird Kaliumjodidsalbe mit freiem Jod zusammen verordnet, so ist sie ohne Natriumthiosulfat frisch zu bereiten.** 10 g = 130 Pf.

Natrium jodatum. Natriumjodid (NaJ) wird aus Jod und Natronlauge wie das Jodkalium dargestellt. Es bildet ein weisses, trockenes, kristallinisches, an der Luft feucht werdendes Pulver, das in 0,6 T. Wasser und in 3 T. Weingeist löslich ist. Es enthält 95% wasserfreies Salz, 80% Jod. Beim Erhitzen am Platindrahte färbt es die Flamme gelb. Die wässerige Natriumjodidlösung gibt mit Chlorwasser und Chloroform die Jodreaktion. 1 g = 110 Pf.

Wirkung: Jodkali wirkt energischer als Jodnatrium. Ersteres wird vorzugsweise angewendet.

1. Von der unversehrten Haut wird Jodkalium kaum aufnommen, dagegen erfolgt die Resorption der Jodsalze sehr schnell von den Schleimhäuten aus. Schon nach wenigen Minuten lässt sich Jod im Harn, Speichel, Schweiss, Milch und den meisten Körperflüssigkeiten nachweisen. Da auch die Tränendrüse bei der Ausscheidung beteiligt ist, so muss das Einbringen von Kalomel in den Konjunktivalsack bei innerlicher Anwendung des Jodkaliums unterbleiben, denn es bildet sich das ätzende Quecksilberjodid.

2. Die Wirkung der Jodsalze beruht auf dem Freiwerden von Jod innerhalb des Körpers und ist demnach eine Jodwirkung. Das lebende Protoplasma, Kohlensäure und Wasser sollen nach Binz diejenigen Faktoren sein, die ein fortwährendes Abspalten von Jod bewirken, solange Jodkalium im Blute und den Gewebsflüssigkeiten vorhanden ist. Das Jod übt eine auflösende Wirkung auf pathologische Neubildungen und Zellanhäufungen aus. Diese Wirkung tritt ganz besonders auffällig bei Aktinomykomen und bei syphilitischen Neubildungen hervor.

3. Die Jodsalze bewirken wie das Jod bei fortgesetzten kleinen Gaben eine Abnahme des Fettgewebes (Abmagerung), Schwund der Lymphdrüsen, der Milchdrüse und der Schilddrüse. Nach der Anwendung der Jodsalze zeigen sich oft entzündliche Erscheinungen der Nasenschleimhaut, Luftröhrenschleimhaut und der Speicheldrüsen sowie auch der Hautdrüsen (Jodschnupfen, Jodexantheme).

4. Die Herzmuskulatur wird durch das Jodkalium geschwächt, der Blutdruck herabgesetzt (allgemeine Kaliwirkung).

5. Durch Jodkalium werden Metalle, namentlich Blei und Quecksilber, die in Form von unlöslichen Albuminaten im Körper abgelagert sind, in eine lösliche Form übergeführt und leichter ausgeschieden. Das Jodkalium wird schnell durch den Speichel, den Schweiss und die Milch ausgeschieden. Wochenlang finden sich Jodspuren in dem Speichel, nicht aber im Harne. Das Jod befindet sich in

Form von Jodeiweissverbindungen im Organismus, die in die eiweisshaltigen Sekrete, namentlich den Speichel, übergehen.

Anwendung: 1. Innerlich bei der Aktinomykose der Rinder. Jodkalium gilt zur Zeit als das bestwirkende Mittel. Man gibt während 1—2 Wochen täglich 6,0 in Wasser gelöst. Oertlich (Holzzunge usw.) gleichzeitig Bepinselungen von Jodtinktur oder Lugolscher Lösung.

Bei der Botryomykose der Pferde war der Erfolg unsicher.

2. Zur Verkleinerung der hyperplastischen Schilddrüse (einfacher Kropf), der Lymphdrüsen, der Milchdrüse (bei abnormer Laktation) und zur Resorption der mannigfachen pathologischen, der Rückbildung fähigen Neubildungen, Schwellungen und Verdickungen der Gewebe, die von chronisch entzündlichen Vorgängen begleitet sind, speziell im Gehirn und Rückenmark. Bei Milchtieren nimmt bei innerer Anwendung von Jodsalzen die Milchsekretion ab.

3. Bei chronischen Blei- und Quecksilbervergiftungen.

4. Bei Dämpfigkeit und Herzhypertrophie, Erregung des Herzens.

5. Bei Neurosen (Rohren der Pferde), Neuralgien und beim chronischen Rheumatismus.

6. Aeusserlich ist das Jodkalium 1897 von Schmidt-Kolding gegen die Gebärparese des Rindes empfohlen. Eine Lösung von 10,0 Jodkalium in 1 Liter Wasser wurde durch die Zitzenkanäle in das Euter infundiert und durch Kneten des Euters verteilt. Nachdem festgestellt worden ist, dass durch das Einpumpen von Luft in das Euter dieselben, sogar noch bessere Erfolge wie durch das Jodkalium zu erzielen sind, ist die Jodkalitherapie hinfällig geworden.

Dosis: Grossen Tieren . . . 5—15,0,
Mittelgrossen Tieren . . 2— 5,0,
Hunden . . . . . . 0,2— 1,0.

Natrium jodatum wird bei Herzschwäche gegeben, wenn die Kaliumwirkung auf das Herz vermieden werden muss.

† **Jodipin** ist ein von Merck hergestelltes Jodadditionsprodukt des Sesamöles mit 10 und 25% Jodgehalt. Es entsprechen 1 g Kalium jodatum 7,7 g Jodipin 10% und 3,6 g Jodipin 25%. Innerlich und subkutan anstatt der Jodsalze.

† **Josorptol**, früher Sapogenum Jodi, enthält 10% Jod und wird zur Einreibung gegen akute und chronische Sehnenentzündungen, Knochenhautentzündungen und andere Leiden empfohlen. 10 g = 95 Pf., 100 g = 755 Pf.

† **Jodvasoliment** (mit 6% und 10% Jod) zu den gleichen Indikationen wie Jodvasogen (siehe dieses). 6%: 10 g = 115 Pf., 10% = 160 Pf.

Anhang:

† **Thiosinamin.** Allylthioharnstoff $CS \cdot NH_2NH(CH_3H_5)$ wird durch Zusammenbringen von Allylsenföl und Ammoniak gewonnen und stellt farblose, schwach nach Knoblauch riechende, in Wasser wenig, in Alkohol und Aether leicht lösliche Kristalle dar. Von Hebra zur Erweichung und Resorption von Narbengewebe empfohlen. Da die Anwendung sehr schmerzhaft war, wendet man jetzt nur das Fibrolysin an. 1 g = 20 Pf.

† **Fibrolysin.** Ein in Wasser leicht lösliches Doppelsalz des Thiosinamins mit Natrium salicylicum. Es kommt in 15 proz. Lösung in Ampullen in den Handel. Fibrolysin ist als Mittel zur Auflockerung und Erweichung des Narbengewebes, des Bindegewebes, der Knochenhaut und des Knochens empfohlen worden. Es wird in das Narbengewebe eingespritzt, die Einspritzung wird in Abständen von 1—7 Tagen wiederholt. Bei Hunden habe ich keinen Erfolg durch diese Behandlung erzielen können. Aehnliche Beobachtungen sind bei der Anwendung bei grossen Tieren gemacht worden. Zur Heilung der Dämpfigkeit der Pferde ist das Fibrolysin 1917 empfohlen worden. Eine Nachprüfung hat ergeben, dass dem Fibrolysin eine besondere Heilwirkung dieser Art nicht zukommt.

Herzmittel und Gefässtonica.

Die Arzneimittel dieser Gruppe **steigern die Arbeit des Herzens und den Tonus der Gefässe**. Sie wirken auf den Herzmuskel, die nervösen Apparate des Herzens und auf das vasomotorische Zentrum.

Anwendung finden diese Mittel 1. bei **Herzschwäche** und **Herzkrankheiten**, 2. zur Anregung der **Diurese** bei Hydrops mit niedrigem Blutdruck, 3. zur Beseitigung von drohendem Lungenödem, 4. zur Herabsetzung der Innentemperatur bei akuten, fieberhaften Krankheiten der Lungen.

Folia Digitalis. Fingerhutblätter.

Stammpflanze: Digitalis purpurea; Scrofularineae. Fingerhut wächst in allen west- und mitteldeutschen Gebirgswäldern namentlich auf granithaltigem Waldboden (Harz, Thüringen, Vogesen, Rheingegend).

Nur die getrockneten, von wildwachsenden, blühenden Pflanzen gesammelten Laubblätter sollen verwendet werden.

Eigenschaften: Das Blatt ist höchstens 30 cm lang; die Spreite ist ei-lanzettlich oder länglich-eiförmig, sitzend oder in einen dreikantigen, geflügelten Blattstiel verschmälert, ungleich gekerbt, oberseits dunkelgrün, unterseits blasser und stärker behaart als oberseits. Die Seitennerven erster Ordnung bilden, wie diejenigen zweiter und dritter Ordnung, auf der Unterseite der Spreite ein hervortretendes Netz, in dessen Maschen ein nicht hervortretendes Nervennetz im durchscheinenden Lichte beobachtet werden kann. Fingerhutblätter riechen schwach, eigenartig und schmecken widerlich bitter.

Vor der Aufbewahrung sind Fingerhutblätter über gebranntem Kalk nachzutrocknen. Das Pulver ist gleichfalls über gebranntem Kalk nachzutrocknen und in kleinen ganz gefüllten Gläsern ebenso wie die Fingerhutblätter, vor Feuchtigkeit und Licht geschützt, nicht über 1 Jahr aufzubewahren. Vorsichtig aufzubewahren. 10 g = 20 Pf.

Bestandteile: Die in Wasser löslichen Glykoside Gitalin und Digitaleïn, das nichtglykosidische, in Wasser so gut wie unlösliche, sehr stark wirkende Digitoxin und das saponinartige Digitonin. Die spezifische Herzwirkung der

Digitalisblätter wird durch das Digitoxin, das Gitalin und Digitaleïn vermittelt; das Digitonin hat keinen Anteil an dieser Wirkung.

Präparat: Tinctura Digitalis. Fingerhuttinktur. Aus 1 T. Folia Digitalis und 10 T. Spirutus dilutus bereitet. Fingerhuttinktur ist dunkelgrünbraun, riecht nach Fingerhutblättern und schmeckt bitter. Vorsichtig aufzubewahren. 10 g = 70 Pf.

Wirkung; 1. Die Fingerhutblätter wirken auf den Herzmuskel. Die Elastizität wird gesteigert, der Herzmuskel vermag mit jeder Ventrikelkontraktion eine grössere Arbeit zu leisten als vorher; es wird mehr Blut und unter grösserem Druck in das arterielle System hineingetrieben.

2. reizt die Digitalis das Vaguszentrum und die Vagusendigungen im Herzen, verlangsamt dadurch die Herzkontraktionen und damit die Zahl der Pulse.

3. wird der Blutdruck in den Arterien sehr erhöht durch die Einwirkung auf das Herz selbst, durch die Reizung des vasomotorischen Zentrums und die dadurch bedingte Verengerung der kleinen Arterien. Es kommt damit eine Veränderung der Blutdruckverteilung zustande.

Grössere Digitalisdosen wirken lähmend auf den Vagus; der Puls wird sehr frequent und klein, der Blutdruck sinkt. In dem letzten Stadium einer Digitalisvergiftung wird der Puls immer schneller, klein und unregelmässig, aussetzend, der Blutdruck sinkt unter die Norm, zuletzt erfolgt Herzstillstand in Diastole.

4. Infolge der Steigerung des Blutdruckes nach mittleren Digitalisgaben wird die Harnabsonderung bei herzkranken Tieren — nicht bei gesunden — vermehrt.

5. Grössere Dosen bewirken eine Herabsetzung der inneren Körpertemperatur. Dies beruht darauf, dass mehr Blut in die Hautgefässe hineingetrieben wird, dadurch findet eine grössere Wärmeabgabe durch die Haut statt.

Die Digitalisglykoside werden von den Schleimhäuten langsam resorbiert und langsam durch die Nieren ausgeschieden. Deshalb beobachtet man nach fortgesetzten Digitalisgaben eine kumulative Wirkung. Die Vergiftungserscheinungen bestehen in einer Reizung der Magen-Darmschleimhaut (Erbrechen, Durchfall), in grosser Herzschwäche und in zerebralen Symptomen. Die Nachwirkung der Digitalis soll 8—10 Tage bemerkbar sein.

Anwendung: 1. Bei Herzschwäche infolge von parenchymatösen Veränderungen des Herzmuskels im Gefolge von Infektionskrankheiten namentlich aber bei Herzklappenfehlern im Stadium der gestörten oder noch nicht eingetretenen Kompensation. Die Wirkung der Digitalis äussert sich darin, dass der Puls langsamer, regelmässiger und kräftiger wird; Cyanose und Atemnot verschwinden, der Harn wird reichlicher abgesetzt, die Eiweissausscheidung wird verringert, Ergüsse in die Körperhöhlen und die Gewebe werden resorbiert. Bei Herzhypertrophie oder eingetretener Kompensation (voller, kräftiger Puls) ist Digitalis eher schädlich und darf nicht gegeben werden.

2. Zur Herabsetzung der Körpertemperatur bei Brustseuche und Lungenentzündungen, die mit Herzschwäche einhergehen. Man gibt eine einmalige aber kräftige Dosis, 5—10,0 pro die.

3. Als Diureticum bei wassersüchtigen Zuständen, die auf Herzkrankheiten zurückzuführen sind. Bei anderen Ursachen ist die Digitalis wirkungslos.

4. Bei Albuminurie infolge des niedrigen Blutdruckes bei Herzkrankheiten.

5. Als Antiphlogisticum bei Pneumonien (Regelung und Hebung der Blutzirkulation in den Lungen).

6. Als Diagnosticum bei traumatischer Pericarditis des Rindes (0,02—0,05 Digitalin subkutan). Die peri-

kardialen Herzgeräusche sollen bei der Auskultation leichter gehört werden (Gmelin).

Es gilt als Regel, Digitalis nicht länger als 3—5 Tage zu geben; man lässt dann eine Pause eintreten. Sobald sich kumulative Wirkungen zeigen, setzt man mit der Behandlung aus.

Dosis und Form:

1. Bei Herzschwäche: Grossen Tieren . . 2—5,0,
   Mittelgrossen Tieren 0,5—1,0,
   Kleinen Tieren . . 0,05—0,3.

Von der Tinktur gibt man die 5fache Menge.

2. Als Antipyreticum und Antiphlogisticum sowie als Diureticum gibt man eine einmalige grössere Dosis.

   Grossen Tieren . . . . 5—10,0,
   Mittelgrossen Tieren . . 1—2,0,
   Hunden . . . . . . 0,2—0,5.

Pferden in Form der Pille oder Latwerge, Wiederkäuern als Schüttelmixtur, Hunden als Pulver oder Infusum (1 : 100,0—150,0). Ein Digitalisinfus schimmelt und verdirbt leicht (Bildung von Digitaliresin und Toxiresin). Wegen der Zersetzlichkeit der Digitalisglykoside setzt man dem Infus in der Regel Sirup als Geschmackskorrigens nicht zu. An Stelle des Infuses hat man neuerdings einen kalten Auszug (Maceration) während 12—24 Stunden aus den Blättern bereitet.

† **Folia Digitalis titrata** und **Tinctura Digitalis titrata** sind auf ihren Wirkungswert am Froschherzen eingestellte und deshalb genau dosierbare Präparate für Menschen und kleine Tiere.

† **Digalen.** Digitoxinum solubile Cloëtta. Eine aus Fingerhutblättern bereitete weisse amorphe Masse, die dem Digitoxin entsprechen soll. Es gelangt in Form einer wässerigen Glycerinlösung mit einem Gehalt von 0,03% amorphem Digitoxin in den Handel, so dass 1 ccm der

Lösung 0,3 mg Digitoxin = 0,15 g Fol. Digitalis entspricht. Digalen wird subkutan, intravenös und intramuskulär angewendet. Für das Pferd rechnet man durchschnittlich 15 ccm, für Hunde 3—5 ccm subkutan.

† **Digipuratum.** Extractum Digitalis depuratum. Es soll von allen unnötigen Beimengungen frei sein, den Magen und Darm nicht belästigen und eine energische Digitaliswirkung entfalten. In Pulver und Tabletten à 0,1 g. Hunden 3—4 Tabletten am Tage.

† **Digistrophan.** Ein aus Digitalis und Strophanthus bestehendes Präparat. Es kommt in Tablettenform in 3 Modifikationen in den Handel mit einem Gehalt von 0,1 g Folia Digitalis und 0,05 g Semen Strophanthi.

† **Dialysatum fol. Digitalis** (Golaz), vermittelst Dialyse aus frischen Blättern dargestellte, braune, bitter schmeckende Flüssigkeit, wird an Stelle des Infuses empfohlen. Pferd 7,5 g, Hunden 20—30 Tropfen.

† **Digitalisatum Bürger** wie voriges. Innerlich und subkutan.

Semen Strophanthi. Strophanthussamen.

Stammpflanze: Strophanthus kombé. Apocyneae. Sträucher und Klettergewächse des tropischen Afrika — Senegambien bis zum Zambesigebiet. Die von ihrer Granne befreiten, reifen Samen werden verwendet.

Eigenschaften: Der Samen ist lanzettlich, zusammengedrückt, oben zugespitzt und oft mit dem Grannenreste gekrönt, 9—15, ausnahmsweise bis 22 mm lang, 3—5 mm breit, bis 3 mm dick, dicht angedrückt-behaart, graugrünlich, schwach glänzend. Die Samen riechen schwach, eigenartig und schmecken sehr bitter.

Wird ein trockener Querschnitt des Samens mit einem Tropfen Schwefelsäure, die mit dem vierten Teile ihres Gewichtes Wasser verdünnt ist, bedeckt, so färben sich das

Endosperm und mindestens die äusseren Teile der Keimblätter tiefgrün. **Vorsichtig aufzubewahren.** 10 g = 35 Pf.

Bestandteile: Das Glykosid Strophanthin, fettes Oel, Schleim.

Präparat: Tinctura Strophanthi. Strophanthustinktur. 1 T. mittelfein gepulverte Strophanthussamen werden mit 10 T. verdünntem Weingeist extrahiert. Strophanthustinktur ist klar, gelbbräunlich und schmeckt sehr bitter. 10 g = 70 Pf.

Wirkung und Anwendung: Strophanthustinktur wirkt auf das Herz ähnlich wie Digitalis. Der Unterschied der Wirkung liegt darin, dass Strophanthus rascher und energischer aber weniger nachhaltig wirkt. Die Wirkung auf den Blutdruck ist geringer, eine kumulative Wirkung wird seltener beobachtet. Die Indikationen für die Strophanthustinktur sind dieselben wie für Digitalis. Strophanthus wird in Frage kommen, wenn eine schnelle und energische Wirkung verlangt wird, wie bei Herzschwäche während fieberhafter Krankheiten. Ausserdem wendet man die Strophanthustinktur an bei Klappenfehlern und daraus hervorgehenden wassersüchtigen Zuständen und bei Albuminurie infolge chronischer interstitieller Nephritis.

Dosis und Form: Die Strophanthustinktur wird innerlich verabreicht. Subkutan angewendet entstehen leicht Abszesse oder Hautnekrose. Man gibt:

Grossen Tieren . 10—25,0,

Hunden . . . 10—25 Tropfen 2—3 mal am Tage.

Die Eingeborenen bereiten aus Strophanthussamen ein Pfeilgift (Kombee, Inee, Onagee).

Strophanthine nennt man die aus Strophanthussamen rein abgeschiedenen wirksamen Glykoside. Wegen des wechselnden Gehaltes der Samen und der daraus bereiteten Tinktur an wirksamen Bestandteilen hat man versucht die Strophanthine an Stelle der Droge bzw. der Tinktur therapeutisch zu verwenden.

Man unterscheidet ein amorphes Strophanthin aus Strophanthus hispidus und Stroph. kombé und ein kristallinisches

Präparat aus Strophanthus gratus. Nur das letztere ist, da es genau charakterisiert ist, zu empfehlen. Strophantinum cristallisatum, g-Strophantin ist in 100 T. Wasser löslich.

Versuche, die ich mit Strophanthin bei Tieren in grösserem Umfange anstellte, haben ergeben, dass man Strophanthin per os, subkutan und intravenös anwenden kann. Bei Pferden entstanden nach der subkutanen Anwendung an der Applikationsstelle Anschwellungen, die sich jedoch zurückbildeten. Fröhner beobachtete dagegen bei brustseuchekranken Pferden Abszesse und Hautnekrose. Es würde sich demnach empfehlen, das Mittel intravenös anzuwenden. Bei Hunden wurden die subkutanen Injektionen ohne Nachteil vertragen. Das Strophanthin wirkte schnell und zuverlässig als Tonicum für das Herz und als Diureticum. Per os gab ich Pferden 0,05—0,15 in Pille, subkutan 2—3 mg, intravenös $1/2$—2 mg. Hunden subkutan $1/4$—1 mg. Cf. Monatshefte für praktische Tierheilkunde. Bd. XV. 0,01 g = 5 Pf.

Bulbus Scillae. Meerzwiebel.

Stammpflanze: Urginea maritima; Liliaceae. Am Mittelmeer.

Eigenschaften: Die mittleren Schalen der Zwiebel werden im frischen Zustande in Streifen geschnitten und getrocknet. Sie erscheinen dann als gelblichweisse, durchscheinende, hornartige, kurz brechende, widerlich bitter schmeckende Streifen, die leicht Feuchtigkeit anziehen und zäh werden. Meerzwiebel darf beim Verbrennen höchstens 5% Rückstand hinterlassen. Meerzwiebel ist über gebranntem Kalk gut nachgetrocknet und vor Feuchtigkeit geschützt aufzubewahren. 10 g = 5 Pf.

Bestandteile: Das Glykosid Scillitoxin (Scillaïn) mit starker Wirkung auf das Herz, das scharfe Scillin und Scillipikrin, Zucker, Schleim, ein übelriechendes ätherisches Oel, das Kohlehydrat Sinistrin, Calciumoxalat.

Präparate: 1. Tinctura Scillae. Meerzwiebeltinktur. 1 T. Meerzwiebel und 5 T. verdünnter Weingeist. Die Tinktur ist gelb, schmeckt widerlich bitter. Vorsichtig aufzubewahren. 10 g = 70 Pf.

2. Acetum Scillae. Meerzwiebelessig. Durch 3tägiges Ausziehen von 5 T. Meerzwiebel mit 5 T. Wein-

geist, 9 T. verdünnter Essigsäure, 36 T. Wasser erhalten. Eine klare, gelbliche Flüssigkeit. Geschmack sauer, dann bitter. Vorsichtig aufzubewahren. 10 g = 20 Pf.

3. Oxymel Scillae. Meerzwiebelhonig. 1 T. Meerzwiebelessig, 2 T. gereinigter Honig zu 2 T. eingedampft. 10 g = 80 Pf.

Wirkung und Anwendung: Die frische Meerzwiebel wirkt auf die Haut und die Schleimhäute reizend. Innerlich gegeben rufen grössere Dosen eine Entzündung der Magen-Darmschleimhaut mit Erbrechen und Durchfall sowie eine Nierenentzündung hervor.

Das Scillitoxin wirkt im wesentlichen wie die Digitalisglykoside, nur etwas schwächer.

Früher wurde die Meerzwiebel als Diureticum und Expectorans angewendet. Wegen der reizenden Wirkung auf die Nieren und den Verdauungstractus wendet man die Meerzwiebel nur selten bei kleinen Haustieren an.

Dosis und Form:
Grossen Tieren . . 5—10,0,
Mittelgrossen Tieren 1— 2,0,
Hunden . . . . 0,1— 0,5 in Form des Infuses.

Coffeïnum. Koffeïn.

Vorkommen: Das Koffeïn ist im Kaffee, Tee, Paraguaytee, in der Guaranapaste und den Kolanüssen enthalten. Koffeïn wird gegenwärtig 1. aus Teeabfällen, 2. als Nebenprodukt bei der Fabrikation des koffeïnfreien Kaffees, 3. synthetisch aus der Harnsäure gewonnen.

Eigenschaften: Weisse, glänzende, biegsame Nadeln. Koffeïn löst sich in 80 T. Wasser, in 50 T. Weingeist und in 9 T. Chloroform; in Aether ist es wenig löslich. Die wässerige Lösung ist farblos, reagiert neutral und schmeckt schwach bitter. Die Lösung von 1 T. Koffeïn in 2 T. siedendem Wasser erstarrt beim Erkalten zu einem Kristallbrei. Gerbsäurelösung ruft in der wässerigen Lösung einen starken

Niederschlag hervor, der sich jedoch in einem Ueberschuss des Fällungsmittels wieder löst. Wird eine Lösung von 1 T. Koffeïn in 10 T. Chlorwasser auf dem Wasserbade eingedampft, so verbleibt ein gelbroter Rückstand, der sich bei sofortiger Einwirkung von wenig Ammoniakflüssigkeit schön purpurrot färbt. Vorsichtig aufzubewahren. 1 g = 95 Pf.

Zusammensetzung: Das Koffeïn ist ein Trimethylxanthin, $C_5HO_2N(CH_3)_3 \cdot H_2O$, es leitet sich vom Purinkern ab, und zwar vom Dioxypurin oder Xanthin.

Coffeïnum-Natrium salicylicum. Koffeïn-Natriumsalicylat.

Darstellung: 5 T. Koffeïn und 6 T. Natriumsalicylat werden in 20 T. Wasser gelöst, und die Lösung wird zur Trockne eingedampft.

Eigenschaften: Weisses, amorphes Pulver oder eine weisse, körnige Masse. Gehalt 43,8 % Koffeïn. Koffeïn-Natriumsalicylat ist geruchlos, schmeckt süsslich bitter und löst sich in 2 T. Wasser und in 50 T. Weingeist. Die Lösungen reagieren neutral oder doch nur schwach sauer. Die wässerige Lösung (1 + 9) scheidet auf Zusatz von Salzsäure weisse, in Aether lösliche Kristalle ab; durch Eisenchloridlösung wird die wässerige Lösung, selbst bei starker Verdünnung (1 + 999), blauviolett gefärbt. Vorsichtig aufzubewahren. 1 g = 70 Pf.

† **Theobrominum**, Theobromin, ist ein in den Kakaobohnen enthaltenes Xanthinderivat, und zwar ein Dimethylxanthin, $C_7H_8N_4O_2$. In den Kakaobohnen ist es zu etwa 1,5 %, in den Kakaoschalen zu etwa 0,3 % enthalten. Es wird auch synthetisch dargestellt. 1 g = 185 Pf.

Das Theobromin bildet ein farbloses, aus rhombischen Nadeln bestehendes, geruchloses, allmählich bitter schmeckendes Kristallpulver. 1 T. Theobromin löst sich in 3000 T. kaltem Wasser.

Theobromino-natrium salicylicum. Theobrominnatriumsalicylat. Diuretin.

Darstellung: Aus Theobromin und Natriumsalicylat.

Eigenschaften: Weisses, geruchloses, süsssalzig, zugleich etwas laugenhaft schmeckendes Pulver. Gehalt annähernd 45% Theobromin $C_7H_8O_2N_4$. Theobrominnatriumsalicylat löst sich in der gleichen Gewichtsmenge Wasser, besonders leicht beim Erwärmen. Die wässerige Lösung (1 + 4) ist farblos, bläut Lackmuspapier und wird nach dem Ansäuern mit Essigsäure durch Eisenchloridlösung violett gefärbt. Aus der wässerigen Lösung wird durch Salzsäure sowohl Salicylsäure, als auch nach einiger Zeit Theobromin als weisser Niederschlag abgeschieden. Vorsichtig aufzubewahren. 1 g = 130 Pf.

Theophyllinum. Theophyllin, Theocin, ein Dimethylxanthin $C_7H_8O_2N_4 \cdot H_2O$, ist in den Teeblättern enthalten und wird synthetisch dargestellt. Es bildet feine, farb- und geruchlose, schwach bitter schmeckende Nadeln. Theophyllin löst sich bei Zimmertemperatur schwer in Wasser und in Weingeist, leicht in siedendem Wasser und in siedendem Weingeist. Die Lösungen verändern Lackmuspapier nicht. Vorsichtig aufzubewahren. 1 g = 80 Pf.

† **Agurin.** Theobrominnatrium-Natriumacetat, $C_7H_7N_4O_2$ Na · CH_3 · COONa. Weisses, hygroskopisches Pulver von alkalischer Reaktion. Diureticum wie Diuretin. 1 g = 145 Pf.

† **Folia Theae.** Der chinesische Tee stammt von Thea chinensis, einem kleinen Baum, in Assam und China heimisch, in anderen Ländern angebaut. Die verschiedenen Teesorten enthalten 2—4% Koffeïn und 10—12% Gerbsäure. 10 g = 95 Pf.

† **Semen Coffeae.** Der Kaffee stammt von Coffea arabica, Rubiaceae, in tropischen Ländern angebaut. Die Samen (Bohnen) sind zu zwei in einer anfänglich grünen, dann rotvioletten Beere enthalten.

Der Kaffee enthält 0,6—2% Koffeïn, 5—6% Kaffeegerbsäure, 5% Zucker und verschiedene Salze.

Durch das Rösten des Kaffees bilden sich aromatische Produkte, das Kaffeon oder Kaffeol, aus dem Zucker bildet sich Karamel. 10 g = 95 Pf.

† **Maté** oder **Paraguaytee** stammt von verschiedenen südamerikanischen Ilexarten, namentlich Ilex paraguayensis.
Koffeïngehalt bis 1,6% und 10—16% Gerbsäure.

† **Guarana** ist eine Paste, die aus den Früchten eines südamerikanischen Kletterstrauches, Paullinia sorbilis, bereitet wird. Der Gehalt an Koffeïn beträgt 3,5—6,5% und 6% Tannin. 1 g = 15 Pf.

† **Semen Kolae.** Kolanüsse, Gurunüsse. Der Samen der westafrikanischen Sterculia acuminata. Koffeïngehalt 2%, ausserdem etwas Theobromin, Gerbsäure. 10 g = 65 Pf.

Wirkung: Die Wirkungen des Koffeïns und Theobromins erstrecken sich auf die Zentralnervenapparate, auf die quergestreifte Muskulatur, auf das Herz und die Nieren.

Auf die Zentralnervenapparate wirkt Koffeïn erregend. Beim Menschen hauptsächlich auf das Grosshirn und zwar auf die psychischen Funktionen, bei Tieren mehr auf das Rückenmark. Die Reflexerregbarkeit wird gesteigert, nach grossen Dosen treten tetanische Krämpfe auf. Das Herz schlägt unter dem Einfluss des Koffeïns schneller und befördert eine grössere Blutmenge in derselben Zeiteinheit. Der Blutdruck steigt, weil die Gefässe sich infolge der Erregung des vasomotorischen Zentrums verengern und das Herz besser arbeitet. Die Atmung wird beschleunigt und verstärkt.

Die quergestreifte Muskulatur wird durch Koffeïn und Theobromin zur erhöhten Tätigkeit angeregt. Das Kontraktionsvermögen und die Arbeitsleistung der Muskeln werden gesteigert.

Koffeïn und Theobromin bewirken eine vermehrte Harnabsonderung, die der Hauptsache nach auf einer verstärkten Blutströmung in der Niere mit Erweiterung der Nierengefässe beruhen soll. Früher führte man diese Wirkung auf eine Reizung des Nierenepithels und Blutdrucksteigerung zurück. Theobromin und Theophyllin sollen stärker diuretisch wirken als Koffeïn.

Anwendung: 1. Als Cardiacum bei akuter Herzschwäche im Verlaufe fieberhafter Krankheiten, z. B. Pneumonie, Brustseuche, Staupe, bei Lungenödem und Klappenfehlern. Man gibt die Koffeïn- und Theobrominpräparate allein oder im Wechsel mit Digitalis, namentlich, wenn Digitalis nicht vertragen wird; sie haben auch den Vorzug, nicht kumulativ zu wirken. Zuweilen entfalten die Koffeïn- und Theobrominpräparate eine bessere Wirkung als Digitalis und Strophanthus.

2. Als Diureticum bei allen Arten von Hydropsien.

3. Als Excitans und Analepticum für das Gehirn und Rückenmark, bei Schwächezuständen, Kollaps, lähmungsartiger Schwäche der Nachhand, Kalbefieber. Auch bei narkotischen Vergiftungen — Morphium-, Opium-, Chloroform- und Alkoholvergiftung — leistet Koffeïn gute Dienste.

Dosis und Form:
Grossen Tieren . . . . 5—10,0,
Kleinen Tieren . . . . 0,1— 2,0.
Per os als Pulver, Pille, in Lösung, besonders aber in Form der subkutanen Injektion.

In der Tierheilkunde wendet man auch den überall leicht zu beschaffenden Kaffee in Form des Aufgusses (1:10—20) an. Neben der Wirkung des Koffeïns kommen noch das Kaffeol und die Kaffee-Gerbsäure in Betracht, namentlich beim Erbrechen und bei Darmkatarrhen.

Grossen Tieren gibt man $1/4$—$1/2$ Liter des Aufgusses, kleinen Tieren das Kaffeedekokt esslöffelweise mehrmals am Tage.

Aeusserlich wird Kaffeepulver als Antisepticum und Geruchskorrigens für Jodoform verwendet.

Antiseptica. Desinfektionsmittel.

Die rationelle Antisepsis und Desinfektion sind Errungenschaften der Neuzeit. Sie konnten sich erst entwickeln, seitdem man die Infektionserreger und ihre Lebensweise kennen gelernt hatte. Früher benutzte man zur Desinfektion Stoffe, die nicht auf die Krankheitserreger selbst wirkten, sondern nur gasförmige Produkte der Verwesung absorbierten, üble Gerüche beseitigten. Jetzt hat man diese Stoffe von den eigentlichen Antiseptica abgetrennt und nennt sie desodorisierende Mittel.

Heute wissen wir, dass es sich bei der Antisepsis bzw. Desinfektion um die Bekämpfung verschiedener Arten niederer Organismen handelt. Es ist ferner festgestellt, dass die verschiedenen Bakterienarten denselben Mitteln gegenüber eine sehr verschiedene Widerstandsfähigkeit besitzen, und dass die eine Substanz mehr auf die eine, eine andere Substanz mehr auf eine andere Bakterienart schädlich wirkt. Die Sporen besitzen den Desinfektionsmitteln gegenüber eine weit grössere Resistenz.

Dem Grade der Wirkung nach unterscheidet man Mittel, die die Bakterien nicht abtöten, sondern nur ihr Wachstum und ihre Vermehrung aufheben, Kolyseptica, solche, die die vegetativen Formen der Bakterien, nicht aber deren Sporen vernichten, Antiseptica, und zuletzt Mittel, die auch die Sporen vernichten, Desinficientia.

In der Regel wirken derartige Mittel in der stärksten Verdünnung nur kolyseptisch, in stärkerer Konzentration abtötend auf die Bakterien und in noch höheren Konzentrationen auf die Sporen. Die Wirkungsweise der Antiseptica ist eine verschiedene. Bei Sublimat und anderen Metallsalzen, bei Säuren und Alkalien beruht die antiseptische Wirkung auf Ionenreaktionen. Phenole und Kresole wirken als ungespaltenes Molekül durch molekularchemische Vorgänge. Andere wirken durch Wasserentziehung, durch Oxydations- und Reduktionsprozesse oder durch Aenderung der Reaktion des Substrates.

Für die Auswahl der Mittel ist die Oertlichkeit, die zu desinfizieren ist, bestimmend. Zur Desinfektion der äusseren Haut, von Wunden und Schleimhäuten werden nur die Kolyseptica und Antiseptica in Frage kommen, während man zur Desinfektion von Gegenständen die stärksten Mittel und höhere Konzentrationen in Anwendung bringt. Ferner ist die Giftigkeit und der Preis der Mittel zu beachten.

Hydrargyrum bichloratum. Quecksilberchlorid.

Darstellung: Durch Sublimation von Quecksilbersulfat mit Kochsalz. $HgSO_4 + 2NaCl = HgCl_2 + Na_2SO_4$.

Eigenschaften: Schwere, weisse, durchscheinende, rhombische Kristalle oder strahlig kristallinische Stücke. Quecksilberchlorid gibt beim Zerreiben ein weisses Pulver, schmilzt und verflüchtigt sich beim Erhitzen im Probierrohre vollständig. Quecksilberchlorid löst sich in 16 T. kaltem, 3 T. siedendem Wasser, sowie in 3 T. Weingeist, in etwa 17 T. Aether. In der wässerigen Lösung wird durch Silbernitratlösung ein weisser, durch Schwefelwasserstoffwasser im Ueberschusse ein schwarzer Niederschlag hervorgerufen. Sehr vorsichtig aufzubewahren. 1 g = 30 Pf.

Zusammensetzung: $HgCl_2$, Sublimat, Hydr. bichloratum corrosivum.

Pastilli Hydrargyri bichlorati. Sublimatpastillen. Gehalt annähernd 50 % $HgCl_2$. Aus der mit einem Teerfarbstoff rot gefärbten Mischung von gleichen Teilen fein gepulvertem Quecksilberchlorid und Natriumchlorid werden Zylinder von 1 oder 2 g Gewicht hergestellt, die doppelt so lang als dick sind. Harte, walzenförmige, lebhaft rot gefärbte Pastillen, die nach dem Pulvern leicht in Wasser, aber nur teilweise in Weingeist und Aether löslich sind. Sublimatpastillen müssen in verschlossenen Glasbehältern mit der Aufschrift „Gift" abgegeben werden; jede einzelne Pastille muss in schwarzes Papier eingewickelt sein, das in weisser Farbe die Aufschrift „Gift" und die Angabe des Quecksilberchloridgehaltes in Gramm trägt. Sehr vorsichtig, vor Licht und Feuchtigkeit geschützt, aufzubewahren. 1 Stück (0,5 g) = 25 Pf., (1 g) = 35 Pf.

Wirkung: 1. Sublimat nimmt unter den Desinfektionsmitteln die erste Stelle ein; seine desinfizierende Kraft ist eine sehr grosse. Das Wachstum der meisten Mikroorganismen wird schon durch Sublimat 1 T. in 500000 T. Wasser gehemmt. Zur Abtötung der Milzbrandbazillen genügt eine Sublimatlösung 1:50000. Diese Verhältniszahl ändert sich, wenn statt des Wassers ein anderes Substrat genommen wird; in Nährbouillon z. B. sterben die Bazillen bei einem Verhältnis von 1:40000, in Blutserum erst bei 1:2000. Milzbrandsporen werden durch eine 1 prom. Sublimatlösung in kurzer Zeit vernichtet. Dagegen werden Tuberkelbazillen durch eine 1 prom. Sublimatlösung selbst nach 24 stündiger Einwirkung nicht sicher abgetötet. Der antiseptische Wert einer Sublimatlösung erleidet eine erhebliche Einbusse, wenn sich auf Wunden, Schleimhäuten, überhaupt beim Zusammentreffen mit eiweisshaltigen Sekreten Quecksilberalbuminat bildet. Dies verhindert man durch Zusatz von Kochsalz, organischen oder anorganischen Säuren zu der Sublimatlösung. In der Regel setzt man Kochsalz den Sublimatlösungen zu oder benutzt die Sublimatpastillen. Es bildet sich ein Doppelsalz $HgCl_2 \cdot NaCl$. Dieses Doppelsalz ist unbegrenzt haltbar, während einfache wässerige Sublimatlösungen sich sehr bald unter Abscheidung eines Oxychlorides zersetzen. Die Desinfektionskraft einer Quecksilberchlorid-Kochsalzlösung ist allerdings etwas geringer, da sie weniger freie Quecksilberionen enthält als eine einfache Sublimatlösung. Die Desinfektionskraft einer wässerigen Sublimatlösung wird gesteigert, wenn sie bei höherer Temperatur in Anwendung kommt.

2. Sublimat als lösliches Quecksilbersalz wirkt in Substanz und in stärkeren Lösungen auf Schleimhäute, Wunden und Geschwüre stark ätzend. Bei Berührung mit der äusseren Haut in Form von Lösungen oder Salben entsteht eine entzündliche Reizung. In grosser Verdünnung wirkt Sublimat adstringierend.

3. Auch tierischen und pflanzlichen Parasiten gegenüber ist Sublimat ein heftig wirkendes Gift.

4. Innerlich aufgenommen bewirkt Sublimat in Substanz oder in stärkeren Lösungen eine schwere korrosive Gastroenteritis und Nephritis. Nach der Resorption, die als ein Doppelsalz aus Quecksilberalbuminat und Kochsalz erfolgt, treten die allgemeinen Symptome der Quecksilbervergiftung hervor, die unter „Quecksilber", S. 246, nachzulesen sind.

Kleinste Mengen Sublimat, innerlich verabreicht, bewirken eine Vermehrung der roten Blutkörperchen und eine Zunahme des Körpergewichtes.

Anwendung: 1. Als Wundantisepticum und Desinfektionsmittel. Zur Desinfektion von Wunden und Geschwüren verwendet man eine Sublimatlösung 1:1000 unter Zusatz von Kochsalz (Sublimatpastillen). Die äussere Haut muss vor der Sublimatdesinfektion mit Seife gereinigt und mit Alkohol oder Aether entfettet werden; auch ist für die Hautdesinfektion Sublimatspiritus gebräuchlich.

2. Die Ausspülung des Uterus mit Sublimatlösungen erfordert grosse Vorsicht, da durch die Resorption leicht Quecksilbervergiftungen auftreten können. Wegen der grossen Empfindlichkeit der Rinder gegenüber allen Quecksilberpräparaten unterlasse man die Ausspülung der Scheide

und des Uterus am besten oder wende nur Lösungen 1:5000 an. Stärkere Lösungen reizen auch die Schleimhaut und rufen heftiges Drängen und Pressen hervor.

3. In der Augenheilkunde hat man bei der eiterigen Lidbindehautentzündung (Staupe) Lösungen 1 : 5000 zum Ausspülen des Lidbindesackes benutzt.

4. Gegen tierisch- und pflanzlich-parasitäre Hautkrankheiten und Ektoparasiten wird Sublimat in Form einer $1/_2$—1 proz. Salbe oder wässerigen Lösung angewendet. In allen Fällen ist bei dieser Anwendung wegen der Giftigkeit des Sublimates und der Gefahr des Ableckens oder der Resorption grosse Vorsicht geboten.

Gegen Oxyuren sind Sublimatklystiere (0,01—0,05%) gebräuchlich.

5. Zur Grossdesinfektion von Ställen und Gebrauchsgegenständen ist eine 1 prom. Sublimatlösung nunmehr in die Desinfektionsvorschrift des Reichsviehseuchengesetzes aufgenommen worden. Ställe, Höfe, Geräte usw., die mit Soda- oder Seifenlösung gereinigt wurden, sind vor der Desinfektion mit Sublimatlösung durch Abspülen mit Wasser von den Soda- oder Seifenresten zu befreien. Desinfektionsarbeiten, bei denen grössere Mengen von Sublimat verbraucht werden, wie die Desinfektion von Ställen, Höfen usw., dürfen nur unter tierärztlicher oder polizeilicher Aufsicht ausgeführt werden. Es empfiehlt sich namentlich bei der Desinfektion von Rinderställen auf die Sublimatdesinfektion 24 Stunden später eine Abspülung der mit Sublimat behandelten Gegenstände mit 0,5 proz. Lösung von Schwefelleber (Kalium sulfuratum des Deutschen Arzneibuches) folgen zu lassen.

6. Als Aetzmittel verwendet man Sublimat bei Fisteln (Hufknorpelfistel) in Form von Sublimatstäbchen und Sublimatfäden. Bei Neubildungen, Stollbeule, Piephacke, Hasenhacke in Form von Pasten (1 T. Sublimat : 5—10 T. Mehl und

Wasser oder Weingeist) als 10 proz. Sublimatcollodium und Sublimatspiritus.

Das Viviersche Mittel gegen Strahlkrebs besteht aus Sublimat, Antimonchlorid, Salzsäure und Wasser.

7. Der Sublimatspiritus (0,2—0,5 : 100—200) wird bei nässenden Ekzemen und der Otitis externa der Hunde zum Betupfen der erkrankten Hautstellen und zur Reinigung des äusseren Gehörganges verwendet.

Gegen die Syphilis des Menschen wird Sublimat innerlich (Pillen) und subkutan in wässerigen Lösungen (mit NaCl) angewendet.

8. Gegen die Brüsseler Krankheit, infektiöse Bronchopneumonie der Pferde, sind intravenöse Injektionen von 1 prom. Sublimatlösungen, täglich einmal 40—80 ccm, von Reinhardt mit Erfolg angewendet worden.

† **Sublamin.** Quecksilbersulfatäthylendiamin. Es bildet weisse Nadeln, die in Wasser leicht mit alkalischer Reaktion löslich sind. Es enthält etwa 43 % Quecksilber.

Eiweiss wird durch Sublamin nicht gefällt, es wirkt deshalb nicht ätzend und reizend auf die Gewebe. Es soll eine grosse Tiefenwirkung äussern und Sublimat vollkommen ersetzen. In der Augenheilkunde wendet man Lösungen von 1 : 4000 an. Zur Wundantiseptik Lösungen von 2 : 1000.

Pix liquida. Holzteer.

Darstellung: Der Holzteer des Deutschen Arzneibuches wird durch trockene Destillation aus dem Holze verschiedener Pflanzen aus der Familie der Pinaceae, vornehmlich von Pinus silvestris und Larix sibirica gewonnen. Die aus anderen Holzarten gewonnenen Teere zeigen untereinander manche Verschiedenheiten. Der Nadelholzteer enthält mehr harzartige Bestandteile als der von Laubhölzern gewonnene, dagegen ist der Laubholzteer, besonders der Buchenholzteer, reicher an Phenolen und Kreosot. In den Handel gelangen: Buchenholzteer = Pix liquida fagea, Birkenholzteer = Oleum Rusci s. betulinum,

Wacholderholzteer = Oleum cadinum oder Oleum Juniperi empyreumaticum.

Eigenschaften: Holzteer ist eine dickflüssige, braunschwarze, durchscheinende, etwas körnige Flüssigkeit von eigentümlichem Geruch, in der sich bei mikroskopischer Betrachtung kleine Kristalle erkennen lassen. Holzteer ist in absolutem Alkohol völlig löslich und sinkt in Wasser unter.

Das durch Schütteln von 1 T. Holzteer mit 10 T. Wasser erhaltene Teerwasser ist gelblich, riecht und schmeckt nach Teer und rötet Lackmuspapier. Fügt man zu 10 ccm Teerwasser 20 ccm Wasser und 2 Tropfen Eisenchloridlösung hinzu, so erhält man eine grünbraun gefärbte Flüssigkeit. Eine Mischung aus gleichen Raumteilen Teerwasser und Kalkwasser ist dunkelbraun gefärbt. 10 g = 10 Pf., 100 g = 55 Pf.

Bestandteile: Besonders vorwiegende und wirksame Bestandteile des Holzteeres sind die phenolartigen Verbindungen (Phenol, Kresol, Kreosot), die aromatischen Kohlenwasserstoffe, Paraffin und die harzartigen Stoffe. Vom Steinkohlenteer unterscheidet sich der Holzteer durch das Fehlen basischer Bestandteile (Anilin, Pyridin usw).

Wirkung: 1. Holzteer wirkt örtlich reizend, er erzeugt auf die Haut gebracht Rötung, Schwellung und Brennen. Teerinhalationen wirken reizend auf die Schleimhäute der Luftwege.

2. Teer besitzt hervorragende gärungs- und fäulniswidrige Eigenschaften, vernichtet alle Spaltpilze, namentlich auch die Milzbrandsporen und die Tuberkelbazillen. Räudemilben werden in kurzer Zeit durch Teer getötet.

3. Innerlich gegeben vermehrt Teer in kleinen Dosen die Sekretion der Schleimhäute. Teer wirkt gärungs- und fäulniswidrig bei Magen- und Darmkrankheiten, bei fötider und chronischer Bronchitis und bei Cystitis. Wird Teer in grösseren Dosen innerlich gegeben, oder wird er von

der Haut aus bei umfangreichen Teereinreibungen resorbiert, so treten die Erscheinungen einer **Karbolsäurevergiftung** — Schwindel, Taumeln, Zittern, klonisch-tonische Krämpfe, Lähmungserscheinungen, Nierenentzündung — hervor. Der Harn zeigt eine dunkel-schwarzbraune Farbe und Teergeruch.

Anwendung: 1. **Aeusserlich bei chronischen Hautkrankheiten,** Eczema chronicum dorsi, grindartigen und schuppenden Ekzemen. Teer wirkt austrocknend, beseitigt den Juckreiz und bildet eine Decke (Kruste), unter der die Abheilung schnell stattfindet. Man verwendet eine Mischung mit Vaselin, Fett, Seife oder Weingeist 1 : 10. **Teerliniment** besteht aus 1 T. Teer und Kaliseife und 2 T. Weingeist. Bei akuten Hautentzündungen ist Teer wegen seiner reizenden Eigenschaften nicht geeignet.

2. Als **Wundantisepticum** bei schlecht granulierenden und jauchenden Geschwüren und Wunden. Teer eignet sich vorzüglich zu **Dauerverbänden bei Huf- bzw. Klauenleiden,** besonders auch zur Behandlung von Strahlfäule und Strahlkrebs. Der Teer wird rein oder in Salbenform (1:1—10) oder mit Gips oder Borsäure als Wundstreupulver (1:10—20) als Wundantisepticum angewendet.

3. Gegen **tierische und pflanzliche Hautparasiten** ist die Anwendung in Form des Wiener Teerliniments (Teer und Schwefel je 1 T., Kaliseife und Spiritus ā 2 T. oder des einfachen Teerlinimentes (siehe oben) beliebt. Vorbedingung für die Räudekur der Pferde mit Teerliniment soll ein guter Nährzustand sein. Es soll nur je Einviertel bis Eindrittel der Körperoberfläche eingerieben werden.

4. Zur **Grossdesinfektion** von Stallwänden und Gegenständen, namentlich Holzteilen, verwendet man einen Teeranstrich.

5. **Innerlich** wird Teer zur Unterdrückung von Gärungsvorgängen im Magen und Darme, bei Diarrhoe und Kälberruhr in Form des Teerwassers gegeben.

6. Das Teerwasser dient auch, innerlich gegeben, zur

Desinfektion des Nierenbeckens und der Blase bei Pyelitis und Cystitis.

7. Inhalationen von Teerdämpfen werden bei chronischen Bronchialkatarrhen und Pneumonien, bei der Lungenwurmseuche, bei Bronchiektasien, beim Lungenbrand und bei Katarrhen der Nasenhöhle und der Nebenhöhlen sowie bei Anwesenheit von Oestruslarven angewandt (Qualmbäder).

Innerlich gibt man Teer in Pillenform, in Kapseln und als Teerwasser.

Dosis: Grossen Tieren . . . 10—25,0,
Mittelgrossen Tieren . . 2— 5,0,
Hunden . . . . . . 0,1— 1,0.

† Steinkohlenteer, Pix Lithantracis, wird als Nebenprodukt bei der Leuchtgasfabrikation gewonnen. Der Steinkohlenteer enthält flüchtige und feste Kohlenwasserstoffe, Phenole, Kresole und basische, stickstoffhaltige Körper (Anilin, Pyridin, Chinolin). Steinkohlenteer wird zu Anstrichen in der Grossdesinfektion verwendet. Die antiseptische Wirkung des Steinkohlenteers steht der des Holzteeres nach.

† Knochenteer oder Tieröl (Dippels Oel) wird durch trockene Destillation stickstoffhaltiger tierischer Substanzen, wie Knochen und Horn, gewonnen und stellt eine schwarze, durchdringend riechende Flüssigkeit dar (Oleum animale foetidum).

† Anthrasol. Aus Steinkohlen- und Wacholderholzteer bereitetes Präparat. Es ist hellgelb, dünnflüssig und riecht nach Teer. Anwendung wie Holzteer bei Hautkrankheiten in Form von Salben und Pasten (10—30%).

† Empyroform und Pittylen sind Verbindungen des Holzteers mit Formaldehyd. Ein braunes oder braungelbes, feines, in Weingeist lösliches Pulver. Anwendung wie Teer in Lösung, als Salbe, Paste und in Pulvermischungen bei Hautkrankheiten.

† Pixavon ist eine dunkle, geruchlose, flüssige Teerseife.

† Bolipixin ist eine Mischung von Holzteer mit Bolus alba. Als Darmantisepticum empfohlen.

† Naftalan und Nafalan wird aus dem kaukasischen Petroleum gewonnen. Eine dunkelbraune, bei 65°—70° schmelzende, schwach riechende Masse. Bei Hautkrankheiten, besonders chronischen Ekzemen, als juckreizstillendes und austrocknendes Mittel empfohlen.

† Ichthyol.

Darstellung: Durch trockene Destillation eines bei Seefeld in Tirol vorkommenden, an Petrefakten reichen, bituminösen Schiefers erhält man eine teerartige, übelriechende Flüssigkeit mit einem Schwefelgehalt von etwa 10%, das rohe Ichthyolöl. Durch Einwirkung von konzentrierter Schwefelsäure entstehen Sulfosäuren, deren mit Ammoniak neutralisiertes Gemenge unter dem Namen „Ichthyol" oder Ammonium sulfoichthyolicum in den Handel kommt.

Eigenschaften: Klare, rotbraune, sirupdicke Flüssigkeit von brenzlichem Geruch und Geschmack. Die klare Mischung von Ichthyol und Wasser rötet Lackmuspapier schwach. In Weingeist sowie in Aether löst sich Ichthyol nur teilweise, vollständig jedoch nur in einer Mischung beider zu gleichen Teilen. Ammon. sulfo-ichthyolic. 10 g = 95 Pf.

Wirkung und Anwendung: Innerlich hat man das Ichthyol als Darmantisepticum, namentlich bei der Staupe der Hunde, ferner beim Petechialfieber und der Druse gegeben. Hunden täglich 3 mal 1 Esslöffel einer 3 proz. Lösung, Pferden 50 g in Pillen oder Latwergen.

Aeusserlich wirkt es antiseptisch, gefässverengend, adstringierend, resorbierend und schmerzstillend. In Form eines 10 proz. Linimentes (gleiche Teile Weingeist, Aether und Wasser gemischt) ist es gegen die Sarkoptesräude angewendet worden. Als Salbe, Vasogen oder Vasoliment wird es bei chronischen, juckenden Ekzemen, Sehnen-, Sehnenscheiden-, Gelenk- und Euterentzündungen angewendet. Günstige Wirkungen soll es auch bei Erfrierungen und Verbrennungen zeigen. Die Otitis der Hunde hat man mit einer Mischung von 1 T. Ichthyol mit je 5 T. Olivenöl und Kalkwasser behandelt. Bei chronischer Keratitis ist eine 2—4 proz. wässerige Lösung in das Auge eingeträufelt worden. Bei infektiösem Scheidenkatarrh wird eine Mischung von 1 T. Ichthyol mit 10 T. Glycerin zur Tamponade verwendet.

† **Ichthyanat** und **Tumenol** sind dem Ichthyol gleichwertige Präparate. 10 g = 230 Pf.

† **Thiol, Thigenol** und **Sulfogenol** sind künstlich hergestellte Ersatzmittel des Ichthyols. Thiol wird dargestellt, indem ungesättigte Kohlenwasserstoffe durch Erhitzen mit Schwefel sulfuriert und durch Schwefelsäure in eine lösliche Form übergeführt werden. Es kommt in einer trockenen und flüssigen Form in den Handel. Thiol liquidum 10 g = 145 Pf.

Kreosotum. Kreosot.

Darstellung: Durch Destillation des Buchenholzteers bei 200—220°. Das erhaltene Destillationsprodukt wird in Kalilauge gelöst, die sich abscheidenden Teeröle werden abgegossen und die Rückstände mit Schwefelsäure neutralisiert. Hierdurch wird das Kreosot abgeschieden und dann rektifiziert.

Eigenschaften: Kreosot ist eine klare, schwach gelbliche, im Sonnenlichte sich nicht bräunende, stark lichtbrechende, ölige Flüssigkeit, die Lackmuspapier nicht verändert, durchdringend rauchartig riecht und brennend schmeckt. Es löst sich in Aether, Weingeist und Schwefelkohlenstoff; mit etwa 120 T. heissem Wasser gibt es eine klare Lösung, die sich beim Erkalten trübt und allmählich unter Abscheidung von öligen Tropfen wieder klar wird. Bromwasser erzeugt in der von den öligen Tropfen befreiten Lösung einen rotbraunen Niederschlag; 10 ccm der Lösung werden durch einen Tropfen Eisenchloridlösung unter gleichzeitiger Trübung graugrün oder schnell vorübergehend blau gefärbt; die Mischung wird schliesslich schmutzig braun unter Abscheidung von ebenso gefärbten Flocken. Die weingeistige Lösung färbt sich mit einer geringen Menge Eisenchloridlösung tiefblau, auf weiteren Zusatz dunkelgrün. **Vorsichtig aufzubewahren.** 10 g = 155 Pf.

Bestandteile: Ein Gemenge von Guajakol, $C_6H_4OH \cdot (OCH_3)$ und Kreosol, $C_6H_3(OCH_3)CH_3 \cdot OH$.

Präparat: Pilulae Kreosoti. Kreosotpillen. Jede Pille enthält 0,05 Kreosot. 10 St. = 30 Pf.

Wirkung: 1. Die gärungs- und fäulniswidrigen Eigenschaften des Kreosots übertreffen die der Karbolsäure.

2. Auf die Haut und die Schleimhäute wirkt Kreosot ätzend. Der Aetzschorf ist weiss. Durch Eiweissgerinnung wirkt Kreosot blutstillend.

3. Wird unverdünntes Kreosot per os aufgenommen, so entsteht zunächst eine schwere Gastroenteritis und es treten weiterhin allgemeine Vergiftungserscheinungen hervor, die einer Karbolsäurevergiftung sehr ähnlich sind. Kreosot wird auch von der äusseren Haut leicht resorbiert und kann bei umfangreicher äusserlicher Anwendung eine Kreosotvergiftung hervorrufen.

4. Für Ektoparasiten und Milben ist Kreosot ein heftiges Gift.

Anwendung: 1. Als Wundantisepticum wird das Kreosot jetzt nur selten benutzt. Früher war es namentlich ein Verbandmittel für übelriechende, stark sezernierende Geschwüre. Die Schwerlöslichkeit des Kreosots ist störend für dessen Anwendung.

2. Als ätzendes und blutstillendes Mittel für Strahlkrebs, kleine Neubildungen und parenchymatöse Blutungen.

3. Gegen Lungenwürmer sowie bei putriden Bronchialkatarrhen und Lungengangrän wendet man Inhalationen einer 0,5 proz. Kreosotlösung und intratracheale Injektionen einer öligen 1 proz. Kreosotlösung an (5—10 g).

4. Als Antiparasiticum gegen tierische und pflanzliche Parasiten in Form eines Teerlinimentes mit einem Zusatz von 2% Kreosot. Es dürfen nur kleine Körperstellen täglich fortschreitend eingerieben werden.

5. Innerlich gibt man Kreosot in Pillen, Kapseln, Latwergen oder in schleimigen Flüssigkeiten bei infektiösen Magenkatarrhen und bei Gärungsvorgängen im Verdauungs-

traktus, bei chronischem Erbrechen und Durchfall. Gegen Magenwürmer.

Dosis: Grossen Tieren . . . 5—10,0,
Mittelgrossen Tieren . 1— 2,0,
Kleinen Tieren . . . 0,05— 0,15.

In der Humanmedizin hat die Kreosottherapie seit 1887 eine grosse Bedeutung zur Bekämpfung der Tuberkulose erlangt. Jetzt wendet man häufiger das weniger ätzende Guajacol an.

† **Kreosotum carbonicum.** Kreosotal. Gelbliche, honigartige, fast geruchlose Flüssigkeit. Unlöslich in Wasser, sehr leicht löslich in Weingeist, Aether und fetten Oelen. Kreosotal und Duotal werden innerlich wie Kreosot angewendet. Sie wirken örtlich weniger reizend. Hunden 0,2—0,5, Kreosotal bis 1,0 mehrmals am Tage als Darmdesinfiziens bei Bronchitis und Pneumonie. Zur Tuberkulosebehandlung des Menschen. 1 g = 35 Pf., 10 g = 295 Pf.

Guajacolum carbonicum. Guajacolcarbonat. Duotal. Weisses, kristallinisches, fast geruchloses Pulver. Es ist leicht löslich in Chloroform und heissem Weingeist, unlöslich in Wasser. Anwendung innerlich wie Kreosot. Es wirkt weniger reizend. Hunden 0,2—0,5 mehrmals am Tage als Darmdesinfiziens und bei Bronchitis, Pneumonie. 1 g = 20 Pf.

† **Euguform,** Kondensationsprodukt von Guajacol und Formaldehyd. Farbloses, unlösliches Pulver. Wundantisepticum als Streupulver und in 10·proz. Salbe. 1 g = 30 Pf.

† **Euguformium solubile** ist eine 50 proz. Lösung des Euguform in Aceton.

Acetum pyrolignosum crudum. Roher Holzessig.

Darstellung: Durch trockene Destillation des Holzes.

Eigenschaften: Braune, nach Teer und Essigsäure riechende, sauer und etwas bitter schmeckende Flüssigkeit, aus der sich beim Aufbewahren teerartige Stoffe abscheiden. 100 T. enthalten mindestens 6 T. Essigsäure. 100 g = 35 Pf.

Bestandteile: Mindestens 6% Essigsäure, Methylalkohol, Aceton, 6—10% Holzteer.

Acetum pyrolignosum rectificatum. Gereinigter Holzessig wird durch Destillation des rohen Holzessigs erhalten. Gelbliche, nach Teer und Essigsäure riechende, sauer und etwas bitter schmeckende Flüssigkeit. Gereinigter Holzessig enthält etwa 5% Essigsäure, weniger brenzliche Stoffe, aber mehr Methylalkohol als der rohe Holzessig. 100 g = 40 Pf.

Wirkung und Anwendung: 1. Wegen seiner fäulniswidrigen und antiseptischen Eigenschaften wird gereinigter Holzessig rein oder mit 5—20 T. Wasser verdünnt zum Verband bei schlaffen, schlecht eiternden, jauchigen Wunden verwendet.

2. Gegen Scheidenkatarrh als adstringierendes und sekretionsbeschränkendes Mittel in 1—5 proz. Verdünnung mit Wasser.

Trotz seiner hohen Desinfektionskraft, die einer 5—6 proz. Karbolsäurelösung gleich kommt, ist der Holzessig als Desinfektionsmittel von Seuchenställen durch die Kresole und Phenole verdrängt worden.

Innerlich wird der Holzessig nicht angewendet. In der Technik benutzt man Holzessig zur Schnellräucherung.

Acidum carbolicum. Karbolsäure. Phenol.

Darstellung: Im Grossen wird die Karbolsäure durch fraktionierte Destillation aus Steinkohlenteer, und zwar aus dem bei 180—220° übergehenden Teile, dem sog. schweren Steinkohlenteeröle, gewonnen. Seit 1889 wird die Karbolsäure auch künstlich durch Schmelzen von benzolsulfonsaurem Kalium mit Kalihydrat dargestellt und als synthetische Karbolsäure in den Handel gebracht.

Eigenschaften: Farblose, dünne, lange, zugespitzte Kristalle oder eine weisse, strahlig kristallinische Masse. Karbolsäure riecht eigenartig, färbt sich an der Luft allmählich rosa; sie ist löslich in 15 T. Wasser und ist leicht löslich in Weingeist, Aether, Chloroform, Glycerin, Schwefelkohlenstoff, fetten Oelen und in Natronlauge.

In einer Lösung von 20 T. Karbolsäure in 10 Teilen Weingeist ruft 1 T. Eisenchloridlösung eine schmutziggrüne Färbung hervor, die beim Verdünnen mit Wasser bis zu 1000 T. in eine violette, ziemlich beständige Färbung übergeht. Bromwasser erzeugt selbst noch in einer Lösung von 1 T. Karbolsäure in 50000 T. Wasser einen weissen, flockigen Niederschlag.

In gut verschlossenen Gefässen und vor Licht geschützt vorsichtig aufzubewahren. 10 g = 30 Pf., 100 g = 245 Pf.

Zusammensetzung: $C_6H_5 \cdot OH$.

Acidum carbolicum liquefactum. Verflüssigte Karbolsäure. Verflüssigtes Phenol. 50 T. Karbolsäure werden bei gelinder Wärme geschmolzen und dann mit 5 T. Wasser gemischt. Klare, farblose oder schwach rötliche Flüssigkeit. 10 g = 30 Pf., 100 g = 220 Pf. Vor Licht geschützt vorsichtig aufzubewahren.

Präparat: Aqua carbolisata. Karbolwasser. Aqua phenolata. Gehalt 2 % Karbolsäure. 11 T. verflüssigte Karbolsäure, 489 T. Wasser werden gemischt. Karbolwasser ist klar und farblos. 100 g = 25 Pf.

Wirkung: 1. Die konzentrierte Karbolsäure wirkt auf die Haut, auf Schleimhäute und Wunden stark ätzend durch Wasserentziehung und Koagulation des Eiweisses. Der Aetzschorf ist weiss und trocken.

Eine 5 proz. Lösung ruft auf die Haut gebracht ein Gefühl von Taubsein hervor, stärkere Lösungen machen die Haut vorübergehend gefühllos.

Eine 1 proz. Lösung reizt die Schleimhäute, dagegen werden Wunden durch 1—3 proz. Lösungen nur unbedeutend gereizt. Mehr als 3 proz. Lösungen sind zur Wundbehandlung nicht geeignet.

2. **Karbolsäure ist für niedere Organismen ein starkes Gift.** Eine 2 proz. wässerige Lösung vernichtet alle pathogenen Bakterien innerhalb einiger Minuten bis einer Stunde mit Ausnahme der Tuberkelbazillen und des Wutgiftes, die erst durch 5 proz. Lösungen unschädlich gemacht werden. Tetanusbazillen und Milzbrandsporen werden durch eine 5 proz. Karbolsäurelösung nur schwer und erst nach längerer Zeit (bis 37 Tage) vernichtet.

Karbolsäure verhindert die Fäulnis- und Gärungsvorgänge in flüssigen und festen Gemengen organischer Stoffe. Das Phenol ist schwach ionisiert, seine antiseptische Wirkung ist nicht an das Ion C_6H_5O, sondern an die ungespaltenen Moleküle gebunden.

Eine höhere Temperatur oder ein Zusatz von 3% Kochsalz erhöht den antiseptischen Wert einer Karbolsäurelösung. Nur wässerige Karbolsäurelösungen wirken desinfizierend, Lösungen der Karbolsäure mit reinem Oel oder mit reinem Weingeist bereitet, sind unwirksam.

3. **Pflanzliche und tierische Parasiten** werden durch Karbolsäure abgetötet.

Die Resorption erfolgt von allen Applikationsstellen, auch von der äusseren Haut. Bei der Anwendung der Karbolsäure in Form der Räudebäder, Waschungen, Einreibungen, Uterusausspülungen kann leicht eine Karbolsäurevergiftung entstehen.

Innerlich gegeben rufen kleine Mengen keine auffälligen Erscheinungen hervor. Werden grössere Mengen der Karbolsäure per os oder durch Resorption von der Haut oder von Wunden und Geschwüren aus aufgenommen, so entsteht eine Vergiftung. Die Wirkung der Karbolsäure erstreckt sich vorzugsweise auf das Grosshirn, das verlängerte Mark (vasomotorische und Atmungszentrum), das Rückenmark und auf die Körperparenchyme, besonders auf den Herzmuskel und auf die Nieren. Man beobachtet Benommenheit, Schwindel, Zittern, tonisch-klonische Krämpfe (fehlen beim Menschen), kleinen frequenten Puls, beschleunigtes und angestrengtes Atmen, Schwäche der Nachhand, zuletzt Bewusstlosigkeit und vollständige Lähmung. Der Tod erfolgt durch Herz- und Atmungslähmung.

Der entleerte Harn ist grünlichbraun bis schwarz, verbreitet einen Karbolsäuregeruch, ist eiweisshaltig und enthält viel zelliges Material aus der Niere. Von den Haustieren sind die Katzen am empfindlichsten gegen Karbolsäure.

Die Ausscheidung der Karbolsäure erfolgt zum grössten Teile als phenolsulfonsaures Kalium, ein Teil wird mit Glykuronsäure gepaart, ein anderer Teil zu Hydrochinon und Brenzkatechin oxydiert. Von dem Gehalte des Harnes an Hydrochinon ist die Farbe des Harnes abhängig.

Anwendung: Aeusserlich: 1. Unverdünnte Karbolsäure wird als Aetzmittel bei Strahlkrebs, vergifteten Wunden und kleinen Tumoren benutzt.

2. In 1—3 proz. wässeriger Lösung zur Desinfektion von Wunden, Geschwüren, Instrumenten, des Näh- und Verbandmateriales. Zur Ausspülung des Uterus und der Blase in $1/2$ proz. Lösung.

3. Zu Inhalationen bei alten Bronchialkatarrhen, Bronchiektasien, Lungengangrän, verminöser Pneumonie, Pneumomykose ($1/2$—1 proz. Lösung) und zu Pinselungen bei der Geflügeldiphtherie mit Glycerin (1—2%).

4. Bei parasitären und nichtparasitären Hautkrankheiten, Räude, Herpes, Favus, chronischen Ekzemen, und bei Verbrennungen als Salbe mit Fett oder Seife (2—5%), in weingeistiger oder öliger Lösung (2—10%), mit Glycerin ($1/2$—5%) oder in Form der Räudebäder mit Tabaksabkochung.

5. Karbolwasser wird in Form von Umschlägen, der subkutanen und parenchymatösen Injektion beim Starrkrampf, Erysipel und bei akuter Phlegmone angewendet. Als Vorbeugungsmittel beim seuchenhaften Abortus der Kühe (längere Zeit wöchentlich 1 mal 10 bis

20,0 Karbolwasser subkutan in die Flankengegend) früher empfohlen.

Innerlich hat man die Karbolsäure bei Gärungsvorgängen im Magen- und Darmkanale, bei Infektionskrankheiten und bei Eingeweidewürmern mit sehr zweifelhaftem Erfolge gegeben.

Bei Milch- und Schlachttieren soll Karbolsäure weder innerlich noch äusserlich angewendet werden, da das Fleisch und die Milch der mit Karbolsäure behandelten Tiere sehr bald nach Karbolsäure riechen und schmecken. Aus diesem Grunde ist auch die Desinfektion von Milchviehstallungen und von Aufbewahrungsräumen für Fleisch und Milch mit Karbolsäure zu unterlassen. Bei Katzen darf die Karbolsäure nicht angewendet werden.

Die Karbolsäure wird zur Anfertigung antiseptischer Verbandstoffe verwendet: Karbolgaze, Watte, Jute, Katgut, Seide.

Dosis: Grossen Tieren . . . 5—10,0,
Mittelgrossen Tieren . . 1— 2,0,
Hunden . . . . . . 0,05— 0,2.

Zur schnellen Bereitung von Karbolsäurelösungen kann man zweckmässig die Rademannschen und Salzmannschen Karbolsäurepastillen verwenden.

Cresolum crudum. Rohes Kresol.

Darstellung: Die Rückstände, die nach der Abscheidung der Karbolsäure aus dem schweren Steinkohlenteeröl zurückbleiben, werden von den Kohlenwasserstoffen (Naphthalin usw.) möglichst befreit und dann bei 180—200° überdestilliert.

Eigenschaften: Klare, gelbliche, bei der Aufbewahrung dunkler werdende, brenzlich riechende, neutral reagierende Flüssigkeit, die in viel Wasser bis auf wenige Flocken, in Weingeist und Aether völlig löslich ist. Schüttelt man 10 ccm rohes Kresol mit 50 ccm Natronlauge und 50 ccm Wasser in einem Messzylinder von 200 ccm Inhalt, so dürfen nach halbstündigem Stehen nur wenige Flocken ungelöst bleiben (Naphthalin). Setzt man dann 30 ccm Salzsäure und 10 g Natriumchlorid hinzu, schüttelt und lässt darauf ruhig stehen, so sammelt sich die ölartige Kresolschicht oben an; sie muss mindestens 9 ccm betragen. Eine Mischung von 5 ccm der so abgeschiedenen Kresole und 300 ccm Wasser muss sich mit 0,5 ccm Eisenchloridlösung blauviolett färben. 100 g = 175 Pf.

Zusammensetzung: Die Isomere Ortho-, Meta- und Parakresol $C_6H_4CH_3OH$. Gehalt mindestens 56% m-Kresol.

Liquor Cresoli saponatus. Kresolseifenlösung.

Darstellung: 120 T. Leinöl, 27 T. Kaliumhydroxyd, 41 T. Wasser, 12 T. Weingeist werden verseift. Darin werden 200 T. rohes Kresol durch Umschütteln gelöst. Kresolseifenlösung enthält annähernd 50% rohes Kresol.

Eigenschaften: Klare, rotbraune, ölartige Flüssigkeit, die Lackmuspapier bläut, nach Kresol riecht und in Wasser, Glycerin, Weingeist und in Petroleumbenzin klar löslich ist. Gibt man 3 Tropfen Kresolseifenlösung zu 6 ccm einer Natriumchloridlösung (1 + 99), so darf diese höchstens leicht opalisierend getrübt werden (höher siedende Kohlenwasserstoffe, Harzseife). 100 g = 140 Pf.

Präparat: Aqua cresolica. Kresolwasser. Gehalt 5% rohes Kresol. 1 T. Kresolseifenlösung und 9 T. Wasser werden gemischt. Für Heilzwecke ist destilliertes, für Desinfektionszwecke gewöhnliches Wasser zu verwenden. 500 g = 110 Pf.

Mit destilliertem Wasser hergestelltes Kresolwasser ist hellgelb und klar. Mit gewöhnlichem Wasser hergestelltes Kresolwasser darf etwas trübe sein; ölige Tropfen dürfen sich jedoch aus ihm nicht abscheiden.

† Lysol ist eine dunkelrotbraune, klare, nach Kresol und Seife riechende Flüssigkeit, die der Kresolseifenlösung fast gleich ist. Lysol enthält etwa 50% Kresol und geringe

Mengen Kohlenwasserstoffe gelöst in einer Leinölseife. 100 g
= 195 Pf.

Eine mit gewöhnlichem Wasser angefertigte Lysollösung wird infolge der entstehenden Erdalkaliseifen etwas trübe.

† **Betalysol, Saprokresol, Phenolin, Kresapol, Kresol-Raschig** sind lysolähnliche Desinfektionsmittel.

Eine 0,3 proz. Lysollösung tötet die in Bouillon befindlichen, sehr widerstandsfähigen Eiterkokken in 30 Minuten. Eine 10 proz. Lysollösung bei 55° C. tötete Milzbrandsporen in 5 Stunden; durch eine 0,2 proz. Lösung bei 60° wurden Eiterkokken in 3 Minuten vernichtet.

† **Bacillol.** Das Bacillol enthält etwa 46,7 % Kresol. Das Kresol ist mit Hilfe einer Natronseife (sulfuriertes ölsaures Natron) löslich gemacht. Eine braune, sirupöse, klare Flüssigkeit von stark alkalischer Reaktion und kresolartigem Geruche. Mit Wasser ist es in jedem Verhältnis zu einer klaren oder schwach opaleszierenden, gelblichen Flüssigkeit mischbar. 100 g = 190 Pf.

† **Solveol** besteht aus einer Lösung von Rohkresol in einer konzentrierten wässerigen Auflösung von kresotinsaurem Natrium. Bräunliche, neutral reagierende, mit Wasser klar mischbare Flüssigkeit. 100 g = 170 Pf.

† **Solutol** enthält Rohkresole, die durch Kresolnatrium gelöst worden sind. Eine braune, teerartig riechende, ölartige, klare Flüssigkeit, die mit gleichen Gewichtsteilen Wasser klar mischbar ist. 100 g = 65 Pf.

† **Kreolin.** Als Kreolin bezeichnet man Präparate, in denen Teeröle mit einem verhältnismässig geringen Gehalt an Kresolen durch geeignete Hilfsmittel derart in Lösung gebracht werden, dass die Lösung beim Verdünnen mit Wasser eine milchige Flüssigkeit bildet. Diese Hilfsmittel sind entweder Harzseife oder konzentrierte Schwefelsäure. 100 g = 250 Pf.

† **Kreolin-Pearson** ist ein Gemenge von Harzseifen mit kresolhaltigen Teerölen oder mit Rohkresol. Kreolin-Pearson

ist eine dunkelbraune, sirupöse, teerartige Flüssigkeit, die sich mit Wasser zu einer schwach alkalischen, milchartigen Emulsion mischen lässt. In Weingeist und Aether löst es sich in jedem Verhältnis, in verdünntem Weingeist im Verhältnis 1 : 7. Aus der wässerigen Lösung scheiden sich beim Stehen Teerbestandteile ab, die auf der Lösung schwimmen oder sich zu Boden setzen. Bestandteile: 10—27% Kresole, 66 und mehr Prozent Kohlenwasserstoffe, Pyridinbasen und Harzseife.

Dem Kreolin ähnliche Kresolpräparate sind: Desinfektol, Mariol, Sapokarbol II, Izal, Cyllin, Creosapol u. a.

† **Kresol-Schwefelsäure.** Die Kresole können, worauf Laplace hingewiesen hat, durch Behandeln mit Schwefelsäure löslich gemacht werden. Derartige Präparate werden unter den Namen „Kreolin-Artmann", Sanatol (Automors) u. a. in den Handel gebracht.

Die Kresolschwefelsäurepräparate eignen sich wegen ihrer ätzenden Eigenschaften nur für die Grossdesinfektion — die Desinfektion von Ställen, Eisenbahnwagen, Rampen usw.

Eine Kresolschwefelsäuremischung ist aufgenommen in die Desinfektionsanweisung des Reichsviehseuchengesetzes in Form einer 3 proz. wässerigen Lösung.

† **Tricresol** (Schering) ist ein Gemisch der reinen isomeren Kresole. Eine wasserhelle, klare Flüssigkeit, die sich zu 2% klar in Wasser löst. Cresolum liquefactum-Nördlinger ist Orthocresol mit einer geringen Menge Wasser.

† **Phobrol** ist eine Lösung von 50% Chlor-m-Kresol in ricinolsaurem Kali. Eine dunkelrotbraune, klare Flüssigkeit von öliger Konsistenz und nicht unangenehmem Geruch. In Weingeist ist es klar löslich. Die wässerigen Lösungen sind etwas getrübt. Es soll einen hohen Desinfektionswert besitzen. Als Wundantisepticum werden $1/2$ proz. wässerige Lösungen empfohlen.

† **Fawestol** ist ein in Wasser klar lösliches Kresol mit rund 100% Kresol und mit geringfügigem Zusatz eines die Löslichkeit fördernden Mittels.

Wirkung: Die Kresole besitzen einen bedeutend höheren Desinfektionswert als die Karbolsäure und sind weniger giftig. Ferner wirken die Kresolpräparate desodorisierend, namentlich das Kreolin und ähnliche Präparate. Die Kresole sind billiger als die Karbolsäure. Als Nachteil derjenigen Kresolpräparate, die mit Wasser eine milchige Emulsion bilden, wird ihre Undurchsichtigkeit in Lösungen angesehen.

Anwendung der Kresolpräparate: Aeusserlich:
1. Als relativ ungiftige, wenig reizende und sehr wirksame Wundantiseptica in 1—3 proz. wässeriger Lösung. In eiweisshaltigen Flüssigkeiten (Blut, Wundsekret) erleidet die antiseptische Kraft des Kreolins eine erhebliche Abschwächung.

2. In der Geburtshilfe zum Ausspülen der Geburtswege bei entzündlichen Zuständen und dem Zurückbleiben der Nachgeburt in einer $1/2$—1 proz. Lösung. Neben der Ungiftigkeit macht sich die desodorisierende Wirkung besonders geltend. Zur Behandlung des ansteckenden Scheidenkatarrhes der Rinder werden Spülungen mit einer warmen $1 1/2$ proz. Bacillollösung empfohlen. Auch Blasenkatarrhe und Blasenblutungen werden durch Ausspülungen mit einer $1/2$—1 proz. Lösung der Kresolpräparate, namentlich des Kreolins, behandelt.

3. Bei Stomatitis ulcerosa und der Geflügeldiphtherie wurde Kreolin mit gutem Erfolge in Form eines 2 proz. Maulwassers oder in Form von Pinselungen (2—5%) angewendet.

4. Gegen infektiöse Conjunctivitis und Keratitis mit Ulcus corneae bei der Staupe der Hunde dient eine $1/2$—1 proz. Lösung als reinigendes und sekretionsbeschränkendes Mittel.

5. Zu Inhalationen in 1 proz. Lösung bei Rhinitis, Bronchitis, Bronchiektasien und Pneumonie, namentlich bei der Staupe der Hunde, Kopfkrankheit der Rinder.

6. Als Antiparasiticum gegen Ektoparasiten und alle parasitären Hautkrankheiten der Haustiere; Zecken, Läuse, Flöhe, Haarlinge, Federlinge werden durch Waschungen mit einem 3 proz. oder durch Bäder mit 1—3 proz. Kreolinwasser, Kresolseifenwasser, Bacillolwasser abgetötet.

Die Räude der Hunde wird mit Kreolin in Form eines Linimentes (Kreolin und Sapo kalinus ãa 1 T. ad Spiritus 10 T.) in der Weise behandelt, dass täglich $1/_3$ Körperoberfläche eingerieben und dieses Verfahren 3 mal nacheinander wiederholt wird; nachher wird abgebadet.

Die Behandlung der Schafräude erfolgt nach Fröhner zunächst durch eine vorbereitende Schmierkur, indem 3—5 Tage hindurch die sichtbar erkrankten Stellen nach der Schur mit einer Salbe von Kreolin und Spiritus ãa 1 T., Sapo viridis 8 T. eingerieben werden. Alsdann wird in $2^1/_2$ proz. Kreolinwasser bei 30° gebadet und das Bad nach 7 Tagen wiederholt. Die Schafe sollen 3 Minuten im Bade bleiben und darauf durchgebürstet werden.

7. Bei nicht parasitären Hautkrankheiten, chronischen Ekzemen, Hitzausschlag, Hautjucken, Pferdemauke und anderen Hauterkrankungen werden die Kresolpräparate als Liniment, mit Spiritus und als Salbe (2—20 proz.) angewendet.

8. Zur Desinfektion von Ställen und infizierten Gegenständen sind die Kresolpräparate sehr geeignet und wirksam, da eine 3—5 proz. Lösung die Rotzbazillen, Milzbrandbazillen und Tuberkelbazillen, Eiterkokken, Rotlaufbazillen und die Erreger der Geflügelcholera sicher in kurzer Zeit vernichtet. Das Wutgift geht bereits durch eine 1 proz. Lösung in kurzer Zeit zugrunde. Widerstandsfähiger sind die Milzbrandsporen und die Erreger der Schweinepest. Eine 8 proz.

Bacillollösung tötet Milzbrandsporen in 10 Minuten stets sicher (Glage).

Ein 2,5 proz. Kresolwasser sowie eine 3 proz. Kresolschwefelsäurelösung sind unter die Desinfektionsmittel der Anweisung für das Desinfektionsverfahren bei Viehseuchen aufgenommen. Zur Desinfektion bei der Schweinepest soll ein 6 proz. Kresolwasser verwendet werden.

Innerlich gibt man Kreolin bei Magen- und Darmkatarrhen, die mit Gärung und Zersetzung einhergehen oder infektiöser Natur sind, und gegen Eingeweidewürmer.

Auch gegen Milzbrand ist Kreolin innerlich angeblich mit günstigem Erfolge gegeben worden. 1—2 stündlich wurden 15,0 (1 Esslöffel) bis zum Abfall der Temperatur auf 39° gegeben.

Dosis und Form:
          Grossen Tieren . . . . 10—25,0,
          Mittelgrossen Tieren . . 0,5— 1,0,
          Kleinen Tieren . . . . 0,5— 2,0.
Wiederkäuern in Lösung, Pferden in Pillenform.

Resorcinum. Resorcin.

Darstellung: Resorcin wird durch Schmelzen von Galbanum und anderen Harzen mit Aetzkali oder durch Schmelzen von benzoldisulfonsaurem Kalium mit Aetzkali erhalten.

Eigenschaften: Farblose oder schwach gefärbte Kristalle. Resorcin riecht schwach eigenartig, schmeckt süsslich und kratzend und löst sich in 1 T. Wasser und 1 T. Weingeist. Beim Erhitzen verflüchtigt es sich. Bleiessig fällt aus der wässerigen Lösung (1 + 19) einen weissen Niederschlag aus. Beim vorsichtigen Erwärmen von 0,05 g Resorcin mit 0,1 g Weinsäure und 10 Tropfen Schwefelsäure erhält man eine dunkelkarminrote Flüssigkeit. Vor Licht geschützt aufzubewahren. 1 g = 25 Pf.

Zusammensetzung: $C_6H_4(OH)_2$, Metadioxybenzol oder Resorcin.

Wirkung: In Substanz oder konzentrierter Lösung wirkt Resorcin auf Schleimhäute ätzend. Von der unverletzten Haut wird es nicht resorbiert, dagegen leicht von den Schleimhäuten und dem Unterhautgewebe. Resorcin wirkt in $1/2$ bis 1 proz. Lösung ähnlich wie die Karbolsäure gärungs- und fäulniswidrig.

Nach der Resorption wirkt Resorcin ähnlich der Karbolsäure. Der Harn nimmt eine dunkle bis schwarzbraune Farbe an. Der Tod erfolgt bei sehr grossen Gaben durch Respirationslähmung.

Anwendung: Innerlich wird Resorcin bei Gärungsvorgängen im Magen und Darm, hartnäckigem Erbrechen, Kälberdurchfall, Staupediarrhoe empfohlen: Kälbern 2 bis 4,0 und Hunden 0,1—0,5 pro dosi.

Aeusserlich wendet man Resorcin bei chronischen Hautkrankheiten in Salbenform oder in weingeistiger Lösung (5—10%) an. In der Wundbehandlung benutzt man eine 1—2 proz. Lösung, Watte oder Gaze. In der Augenheilkunde und zum Ausspülen des Uterus und der Blase (Cystitis) wird eine 0,5—1 proz. Lösung verwendet. Gegen Strahlkrebs ist Resorcin als Streupulver empfohlen worden.

Pyrogallolum. Pyrogallol.

Darstellung: Durch Erhitzen von Gallussäure auf 200 bis 210°.

Eigenschaften: Leichte, weisse, glänzende Blättchen oder Nadeln. Pyrogallol schmeckt bitter und sublimiert bei vorsichtigem Erhitzen unzersetzt. Es löst sich in 1,7 T. Wasser, in 1,5 T. Weingeist und in 1,5 T. Aether. Die wässerige Lösung ist farblos und färbt sich an der Luft allmählich braun. Schüttelt man Pyrogallol mit Kalkwasser, so färbt sich die Flüssigkeit zunächst violett, alsbald aber tritt Braunfärbung und Schwärzung unter flockiger Trübung ein. Die frisch bereitete, wässerige Lösung des Pyrogallols wird durch eine frisch bereitete Lösung von Ferrosulfat indigoblau, durch Eisenchloridlösung braunrot gefärbt; aus Silbernitratlösung scheidet sie Silber aus. Vor Licht geschützt aufzubewahren. 1 g = 30 Pf.

Zusammensetzung: $C_6H_3(OH)_3$, Trioxybenzol, Pyrogallol oder Pyrogallussäure.

Wirkung und Anwendung: Pyrogallol besitzt stark reduzierende Eigenschaften und wirkt in 1—2 proz. Lösung ähnlich wie die Karbollösung fäulniswidrig. Pyrogallol wird sehr leicht (auch von der äusseren Haut) resorbiert und kann alsdann eine Auflösung der roten Blutkörperchen und eine Methämoglobinurie hervorrufen.

Pyrogallol wird ausschliesslich äusserlich in Form von 5—10 proz. Salben gegen chronische Ekzeme sowie pflanzlich-parasitäre Haut- und Haarkrankheiten angewendet. Wegen der leichten Resorption sind nur kleine Mengen der Salbe auf einmal einzureiben.

Naphthalinum. Naphthalin.

Darstellung: Naphthalin bildet sich bei der trockenen Destillation vieler Kohlenstoffverbindungen. Seine Darstellung erfolgt aus dem Steinkohlenteer. Das rohe, rötlich gefärbte Naphthalin wird durch Pressen und Waschen gereinigt.

Eigenschaften: Glänzende, farblose Kristallblätter. Naphthalin riecht durchdringend und schmeckt brennend würzig; es ist löslich in Aether, Weingeist, Chloroform, Schwefelkohlenstoff und flüssigem Paraffin, unlöslich in Wasser. Naphthalin verdampft schon bei Zimmertemperatur langsam; es verbrennt mit leuchtender und russender Flamme. 10 g = 25 Pf.

Zusammensetzung: $C_{10}H_8$.

Wirkung: 1. Naphthalin besitzt stark antiseptische und desinfizierende Eigenschaften. Es ist auch für Schimmelpilze, Ektoparasiten und Räudemilben ein heftiges Gift.

2. Durch länger fortgesetzte Naphthalingaben entsteht bei Kaninchen Reizung der Harnwege und Trübung der Linse, Naphthalinstar. Der Harn nach Naphthalingebrauch färbt sich dunkel und hält sich lange unzersetzt.

Nach meinen Untersuchungen bewirkt Naphthalin bei Pferden in einer Menge von 30,0 innerlich gegeben eine Auflösung der roten Blutkörperchen und Methämoglobinbildung. Pferde gingen unter den Erscheinungen von Ikterus, Hämoglobinurie und Methämoglobinurie zugrunde.

Anwendung: Früher wurde das Naphthalin als Expectorans, Darmdesinficiens, Antisepticum und gegen Darmwürmer empfohlen.

Aeusserlich wird es zu Dauerverbänden in der Wundantiseptik an Stelle von Jodoform, in Form der Salbe oder als Streupulver für sich allein oder mit Acid. boricum und Cortex Quercus (1:10—20) angewandt. Als Räudemittel hat sich Naphthalin nicht bewährt. Gegen Herpes wurde es mit Erfolg angewendet. Als Konservierungsmittel und zum Abhalten der Insekten von wunden Hautstellen wird Naphthalin gleichfalls verwendet.

Dosis und Form:

Grossen Tieren . . . . 5—15,0,
Mittelgrossen Tieren . . 2— 5,0,
Kleinen Tieren . . . . 0,1— 1,0.

In Pulverform, Latwerge, Pillen oder Schüttelmixtur.

Naphtholum. Beta-Naphthol.

Darstellung: Naphthalin wird mit rauchender Schwefelsäure auf 200° erhitzt. Die entstandene Naphthalinsulfonsäure liefert mit Kaliumhydroxyd geschmolzen das Naphthol.

Eigenschaften: Farblose, glänzende Kristallblättchen oder ein weisses, kristallinisches Pulver. β-Naphthol riecht schwach phenolartig und schmeckt brennend scharf, jedoch hält dieser Geschmack nicht lange an. β-Naphthol löst sich in etwa 1000 T. Wasser; es ist leicht löslich in Weingeist,

Aether, Chloroform, Kali- und Natronlauge sowie beim gelinden Erwärmen in fetten Oelen.

Eine wässerige Lösung des β-Naphthols zeigt auf Zusatz von Ammoniakflüssigkeit eine violette Fluoreszenz. Versetzt man eine wässerige Lösung von β-Naphthol mit Chlorwasser, so entsteht eine weisse Trübung, die durch überschüssige Ammoniakflüssigkeit gelöst wird; diese Lösung nimmt eine grüne, später braune Färbung an. Eisenchloridlösung färbt die wässerige Lösung des β-Naphthols grünlich; nach einiger Zeit erfolgt eine Abscheidung von weissen Flocken. Vor Licht geschützt aufzubewahren. 10 g = 95 Pf.

Zusammensetzung: $C_{10}H_7OH$, Naphthalinhydroxyd oder β-Naphthol.

Wirkung: β-Naphthol wirkt kräftig antiseptisch, fäulnis- und gärungswidrig. Die giftigen Eigenschaften sind geringer als die des nichtoffizinellen α-Naphthols.

Von der Haut aus wird es leicht resorbiert. Es kann eine Nephritis und Hämoglobinurie verursachen. Durch den Harn wird es teils unzersetzt, teils als Naphtholschwefelsäure ausgeschieden. Die Vergiftungserscheinungen nach umfangreicher Einreibung gegen Hautjucken beim Pferde bestanden in Speichel- und Tränenfluss, Niesen, Husten, Erbrechen, Durchfall, epileptiformen Krämpfen, Harndrang, lähmungsartiger Schwäche, Albuminurie und Hämoglobinurie.

Anwendung: Naphthol wird an Stelle von Teer bei Räude und nichtparasitären chronischen Hautkrankheiten in Salbenform, auch in Weingeist oder Oel gelöst (1—10.100) angewendet. Vorsicht ist bei der Anwendung geboten. Bei Katzen soll β-Naphthol nicht angewendet werden.

† **Epicarin.** Das Kondensationsprodukt von Naphthol und Kresotinsäure, ein braunes, leichtes, in Wasser, Oel und Glycerin unlösliches, in Aether und Weingeist leicht lösliches Pulver. Epicarin ist als Räudemittel bei der Sarcoptesräude der Hunde empfohlen worden. Die Wirkung ist unsicher. In schweren Fällen ist Epicarin unwirksam. 1 g = 75 Pf., Epicarin p. u. v.: 1 g = 30 Pf.

Chrysarobinum. Chrysarobin. Die durch Umkristallisieren aus Benzol gereinigten Ausscheidungen aus den Höhlungen der Stämme von Andira araroba; Papilionaceae, Brasilien, Bahia.

Chrysarobin ist ein Abkömmling der Chrysophansäure, ein gelbes, leichtes, kristallinisches Pulver, das sich in etwa 300 T. siedendem Weingeist löst. Streut man Chrysarobin auf Schwefelsäure, so entsteht eine rötlichgelbe Lösung. Wird Ammoniakflüssigkeit mit Chrysarobin geschüttelt, so nimmt die Mischung im Laufe eines Tages eine karminrote Farbe an. 1 g = 40 Pf.

Chrysarobin wirkt reizend auf die Haut und die Schleimhäute. Die Haut wird violettbraun gefärbt, es entsteht Rötung und Schwellung. Es wird bei jeder Art der Applikation resorbiert und zum Teil als Chrysophansäure ausgeschieden. Saurer Harn erscheint gelbgrünlich, alkalischer Harn rot. Innerlich gegeben oder von der Haut aus resorbiert bewirkt Chrysarobin Erbrechen, Durchfall, Albuminurie und Nephritis.

Chrysarobin wird nur äusserlich in Form von 10—20 proz. Salben oder weingeistigen Lösungen bei Herpes, Favus, Eczema chronicum und Eczema squamosum angewendet. Man reibe nur kleine Stellen ein und verhindere das Ablecken.

Acidum benzoïcum. Benzoesäure.

Darstellung: Benzoesäure wird durch Sublimation aus dem getrockneten und gepulverten Benzoeharz gewonnen.

Eigenschaften: Benzoesäure färbt sich beim Aufbewahren gelblich bis bräunlichgelb, riecht benzoeartig und zugleich schwach brenzlich, jedoch weder brandig noch harnartig. Benzoesäure ist schwer löslich in Wasser, leicht in Weingeist, Aether, Chloroform und in fetten Oelen. Benzoesäure ist mit Wasserdämpfen flüchtig. Beim Erhitzen in einem Probierrohr schmilzt Benzoesäure zuerst zu einer gelblichen bis bräunlichen Flüssigkeit und sublimiert dann vollständig oder mit Hinterlassung eines geringen, braunen Rückstandes. 10 g = 175 Pf.

Zusammensetzung: $C_6H_5 \cdot COOH$, Benzoesäure.

Aus Pflanzenfresserharn (Hippursäure) gewonnene Benzoesäure besitzt Harngeruch; Benzoesäure künstlich aus Benzotrichlorid $C_6H_5 \cdot CCl_3$ durch Erhitzen mit Wasser dargestellt, ist geruchlos.

Wirkung: 1. Eingeatmet reizt Benzoesäure die Schleimhäute, ruft Husten und Niesen hervor.

2. Benzoesäure besitzt stark gärungs- und fäulniswidrige Eigenschaften. Sie ist für Bakterien ein intensives Gift; in einzelnen Fällen übertrifft die Benzoesäure sogar die Wirkung der Karbolsäure und der Salicylsäure, weil die Benzoesäure weniger von den in faulenden Flüssigkeiten befindlichen Salzen gebunden wird.

3. Die Benzoesäure verhält sich innerlich gegeben ähnlich wie die Salicylsäure, sie setzt die erhöhte Körpertemperatur herab, ist dabei nur wenig giftig (weniger als Salicylsäure) und wird meist gut vertragen. Nach der Resorption verbindet sich die Benzoesäure mit Glykokoll zu Hippursäure und wird als solche mit dem Harne ausgeschieden.

Anwendung: 1. Aeusserlich wird die Benzoesäure in der Wundbehandlung wie Salicylsäure und Karbolsäure in 1—2 proz. wässerig-weingeistiger Lösung, als Wundwatte (3—10 proz.) und zu desinfizierenden Salben verwendet.

2. Innerlich als exzitierendes Expectorans bei Bronchitis und Pneumonie mit spärlicher und stockender Schleimabsonderung (Hundestaupe).

3. Als Antipyreticum und Antirheumaticum bei akutem Gelenkrheumatismus.

Ausserdem hat man die Benzoesäure bei Urämie, harnsaurer Diathese, Pyelitis und Cystitis gegeben.

Bestandteil von Tinct. Opii benzoïca und Sebum salicylatum.

Dosis: Als Expectorans für grosse Tiere 3— 5,0,
für Hunde . . 0,1— 0,5.
Als Antipyreticum für grosse Tiere 25—50,0,
für Hunde . . 0,25— 2,0.

Acidum salicylicum. Salicylsäure.

Vorkommen und Darstellung: Salicylsäure kommt in den Blüten von Spiraea ulmaria und in dem ätherischen

Oele von Gaultheria procumbens (Wintergrünöl) vor. Ursprünglich wurde sie aus der Rinde von Salixarten gewonnen. Fabrikmässig seit 1873 (Kolbe) durch Einwirkung von Kohlensäure auf Natriumphenylat (Karbolsäure und Natriumhydrat) unter Steigerung der Temperatur von 100 auf 220°. $C_6H_5ONa + CO_2 = C_6H_4(OH) \cdot COONa$. Das hierbei entstehende Natriumsalicylat wird mit Salzsäure zersetzt; die sich ausscheidende Salicylsäure wird nochmals umkristallisiert.

Eigenschaften: Leichte, weisse, nadelförmige, geruchlose Kristalle von süsslichsaurem, kratzendem Geschmack. Salicylsäure löst sich in etwa 500 T. Wasser, leicht in Weingeist, Aether, in Fetten und in fetten Oelen und in heissem Chloroform. Salicylsäure schmilzt bei etwa 157° und verflüchtigt sich bei weiterem, vorsichtigen Erhitzen unzersetzt, bei schnellem Erhitzen aber unter Entwicklung des Karbolsäuregeruchs. Die wässerige Lösung wird durch Eisenchloridlösung dauernd blauviolett, in starker Verdünnung rotviolett gefärbt. 1 g = 10 Pf.

Zusammensetzung: $C_6H_4(OH) \cdot COOH$, Orthooxybenzoesäure.

Natrium salicylicum. Natriumsalicylat $C_6H_4 \cdot OH \cdot COONa$ wird durch Sättigen einer Natriumcarbonatlösung mit Salicylsäure und Abdampfen zur Trockne erhalten. Weisse, geruchlose, kristallinische Schüppchen von süsssalzigem Geschmack. Natriumsalicylat löst sich in 1 T. Wasser und in 6 T. Weingeist. Beim Erhitzen in einem Probierrohr entwickelt Natriumsalicylat weisse, nach Phenol riechende Dämpfe und gibt einen kohlehaltigen, mit Säuren aufbrausenden, die Flamme gelb färbenden Rückstand. Die wässerige Lösung (1 + 9) scheidet auf Zusatz von Salzsäure weisse, in Aether leicht lösliche Kristalle ab. Selbst eine stark verdünnte Lösung (1 + 999) wird durch Eisenchloridlösung blauviolett gefärbt. 1 g = 15 Pf., 10 g = 95 Pf.

Wirkung: 1. Oertlich wirkt die Salicylsäure (nicht ihre Salze) auf Schleimhäute reizend und ätzend. Wird die

Salicylsäure in Salbenform, in öliger oder weingeistiger Lösung auf die Haut eingerieben, so wirkt sie **epidermislösend (keratolytisch)**. Von der Haut, den Schleimhäuten und Wunden wird die Salicylsäure leicht resorbiert.

2. Nach der Resorption wirken die Salze der Salicylsäure und die freie Salicylsäure ganz gleich. Im Blute oder schon im Darm geht die freie Säure in das Natriumsalz über.

3. Die freie Salicylsäure ist ein **Antisepticum**, namentlich ein gutes **Colysepticum**. Die Entwickelung der meisten Krankheitserreger wird durch eine 2 prom. wässerige Salicylsäurelösung gehemmt. Salicylsäure ist weniger wirksam als die Karbolsäure. Die Wirksamkeit der Salicylsäure wird verringert, wenn Alkalien zugegen sind, die die Säure binden. Die Salze der Salicylsäure besitzen keine oder nur ganz geringe antiseptische Eigenschaften. Die Lösungen der Salicylsäure in Weingeist, Glycerin oder Oelen wirken nicht antiseptisch.

Salicylsäure und ihre Verbindungen wirken auffällig schmerzstillend und heilend bei **Gelenk- und Muskelrheumatismus**.

4. Die Körpertemperatur wird bei fiebernden Tieren und allen fieberhaften Krankheiten, mit Ausnahme bei Pyämie und Septikämie, auffällig (zuweilen um 1—2°) herabgesetzt. Bei gesunden Tieren bewirkt sie dagegen nur einen geringen Temperaturabfall. Die fieberherabsetzende Wirkung beruht wahrscheinlich auf einer Lähmung des Wärmeregulierungszentrums, nach anderen Autoren auf Wärmeverlust durch die erweiterten Hautgefässe.

5. Die Salicylsäure verringert in grösseren Dosen die **Pulszahl und die Atemfrequenz, setzt den Blutdruck herab**, regt die Schweisssekretion, die Harnabsonderung und die Gallenausscheidung an. Sehr grosse Dosen wirken als Herz- und Atmungsgift. Pflanzenfresser zeigen sich gegen fortgesetzte kleine und einmalige grosse Gaben

sehr widerstandsfähig, dagegen zeigen Hunde nach toxischen Gaben (1 g Salicylsäure pro 5 kg Körpergewicht) Erbrechen, Atemnot, unregelmässigen, aussetzenden Puls, Konvulsionen, Kaukrämpfe, erhöhte Reflexerregbarkeit, tetanische Krämpfe, Lähmungserscheinungen.

Wird Salicylsäure in grösseren Dosen oder längere Zeit per os gegeben, so entsteht leicht eine Nierenentzündung mit Albuminurie. Schon in den gebräuchlichen Dosen beeinflusst sie den Stoffwechsel; die Stickstoffmenge des Harns nimmt um 10—12% zu.

Die Ausscheidung der Salicylsäure findet schnell durch alle Sekrete, namentlich den Harn, als Natriumsalz und gepaart mit Glykokollsäure als Salicylursäure statt.

Anwendung: Innerlich, und zwar das in Wasser leicht lösliche und örtlich nicht reizende Natriumsalicylat oder ähnliche Verbindungen:

1. Als ein spezifisch schmerzstillendes Mittel bei Gelenk- und Muskelrheumatismus.

2. Als Antipyreticum, namentlich bei rheumatischen Fiebern. Bei Septikämie und Pyämie sind Salicylsäure und ihre Salze wirkungslos.

3. Gegen Blasenkatarrh. Die Salicylsäure steigert die Harnabsonderung und wirkt bei ihrer Ausscheidung durch die Nieren desinfizierend auf die Blasenschleimhaut.

4. Die freie Salicylsäure hat man innerlich bei Gärungsprozessen im Magen und Darmkanale, namentlich bei der Ruhr der jungen Tiere, mit gutem Erfolge angewandt. Auch beim Schweinerotlauf und der Geflügelseuche wurde die Salicylsäure als Heilmittel und Vorbeugungsmittel versucht.

5. Aeusserlich wird die Salicylsäure als ein ungiftiges, aber schwach wirkendes Wundantisepticum angewendet, das die Karbolsäure und die Kresolpräparate nicht ersetzen kann. Wegen der Schwerlöslichkeit in Wasser wendet man eine wässerig-weingeistige Lösung (2 T.

Salicylsäure, 10 T. Weingeist, 100 T. Wasser) an. Die wässerige Lösung wird bei Augenkrankheiten und anderen Schleimhautleiden sowie als Wundantisepticum, namentlich bei Katzen verwendet.

Die Instrumente werden durch Salicylsäure angegriffen.

6. Eine 5—10 proz. weingeistige Lösung der Salicylsäure hat sich bei Herpes tonsurans und Favus sehr wirksam gezeigt. Das gegen Sarkoptes- und Akarusräude der Hunde empfohlene 3 proz. Salicylöl dürfte wirkungslos sein.

7. Bei Euterentzündungen reibt man das Euter mit einer 5 proz. Salicylsäuresalbe ein.

8. Wegen der epidermislösenden Wirkung wendet man Salicylsäure in weingeistiger oder öliger Lösung, sowie auch als Salbe bei chronischen, schuppenden Ekzemen, Schwielenbildung und Verdickungen der Haut an. Bei der Otorrhoe der Hunde benutzt man einen 3—5 proz. Salicylspiritus zum Reinigen des äusseren Gehörganges oder das Salicylsäurestreupulver zum Einpudern.

9. Zu Inhalationen bei Lungengangrän und Kavernenbildung in den Lungen in Form einer 1—2 prom. Lösung.

10. Salicylsäure wurde als Aetzmittel bei Strahlkrebs empfohlen. Die kranken Stellen werden freigelegt, abgespült und mit Salicylsäure bestreut, darüber ein Druckverband mit Teer angelegt. Der Verband wird wöchentlich 1—2 mal gewechselt.

11. Bei nässenden Ekzemen, Brandwunden, Furunculosis und Intertrigo wendet man die Salicylsäure in Salbenform (1:10—30) oder als Streupulver mit Amylum oder Talcum sowie in Form des Pulvis salicylicus cum Talco (s. Talcum) an. Auch kann Sebum salicylatum Verwendung finden.

12. Zur Konservierung von Nahrungsmitteln (Milch, Fleisch, Wein usw.).

Bestandteil von Adeps benzoatus, der Pasta Zinci salicylata, des Pulvis salicylicus cum Talco und von Sebum salicylatum.

Dosis und Form: Die Salicylsäure und auch das Natriumsalz gibt man in Form der Pille, Latwerge, als Pulver oder Lösung.

Grossen Tieren . . .	25—50,0,
Kälbern	1— 5,0,
Schafen und Ziegen . .	1— 2,0,
Lämmern	0,5— 1,0,
Schweinen	2— 5,0,
Hunden	0,25— 2,0.

Acidum acetylosalicylicum. Acetylsalicylsäure. Aspirin.

Darstellung: Durch Erhitzen von Salicylsäure mit Essigsäure am Rückflusskühler oder im Autoklaven etwa 2 Stunden bei 150°.

Eigenschaften: Weisse Kristallnädelchen von schwach säuerlichem Geschmack. Acetylsalicylsäure löst sich in 300 T. Wasser, leicht in Weingeist. Die wässerige Lösung rötet Lackmuspapier. Kocht man 0,5 g Acetylsalicylsäure mit 10 ccm Natronlauge 2—3 Minuten lang und fügt nach dem Erkalten verdünnte Schwefelsäure hinzu, so scheidet sich unter vorübergehender, schwacher Violettfärbung ein weisser, kristallinischer, aus Salicylsäure bestehender Niederschlag aus. Seine wässerige Lösung färbt sich mit Eisenchloridlösung violett. 1 g = 20 Pf., 10 g = 170 Pf. Aspirin 1 g = 35 Pf., 10 g = 285 Pf.

Zusammensetzung: $C_6H_4 \cdot O \cdot CO \cdot CH_3 \cdot COOH$.

Wirkung und Anwendung: Innerlich wie Acid. salicylicum und Natrium salicylicum.

Dosis: Grossen Tieren . 25—100,0 (zu teuer),
Hunden . . . 0,25— 2,0.

† **Diplosal.** Acidum salicylosalicycum. Salicylsalicylsäure $C_6H_4(OH)CO \cdot OC_6H_4COOH$. Schwach bitterlich schmeckende Kristalle, fast unlöslich in Wasser. 1 g des Diplosal bildet nach der Spaltung im Organismus 1,07 Salicylsäure. Ein Ersatzmittel für die Salicylsäure bzw. Natriumsalicylat. Dosis: Kleinen Hunden 0,1—0,5, grossen Hunden 0,5—2,0. 1 g = 30 Pf., 10 g = 255 Pf.

Phenylum salicylicum. Phenylsalicylat. Salol.

Darstellung: Durch Erhitzen von Natrium salicylicum und Phenolnatrium bei höherer Temperatur mit Phosphoroxychlorid.

Eigenschaften: Weisses, kristallinisches Pulver. Phenylsalicylat riecht und schmeckt schwach aromatisch, ist in Wasser fast unlöslich, löst sich aber in 10 T. Weingeist, leicht in Chloroform und sehr leicht in Aether. Die weingeistige Lösung gibt mit verdünnter Eisenchloridlösung 1 + 19 eine violette Färbung. Eine Lösung von etwa 0,2 g Phenylsalicylat in wenig Natronlauge scheidet beim Uebersättigen mit Salzsäure Salicylsäure ab; gleichzeitig tritt Phenolgeruch auf. 1 g = 40 Pf., 10 g = 330 Pf.

Zusammensetzung: $C_6H_4OH \cdot COOC_6H_5$, Salicylsäure-Phenyläther oder Salol.

Wirkung: Salol passiert unverändert den Magen und wird erst im Dünndarm unter der Einwirkung des pankreatischen Saftes in Salicylsäure und Phenol zerlegt. Es wirkt wie diese beiden Substanzen, nur milder und wird besser vertragen. Die Ausscheidung erfolgt als Salicylsäure und Salicylursäure sowie als Phenolsulfonsäure. Der Harn ist dunkel gefärbt.

Anwendung: 1. Aeusserlich wird Salol als Antisepticum in Form von Streupulver auf Wunden und Geschwürsflächen (1—10 %) verwendet.

2. Zum Reinigen der Ohren bei der Otorrhoe benutzt man eine 2 proz. weingeistige Lösung.

3. Zu desinfizierenden Maulwässern bei Stomatitis.

4. Bei Verbrennungen soll sich eine Salbe Salol 4,0, Cocaïn. hydrochl. 0,25, Ungt. Paraffini 50,0 bewährt haben.

5. Innerlich wird Salol als Antirheumaticum statt Natrium salicylicum bei akutem Gelenk- und Muskelrheumatismus und zur Desinfektion der Harnwege bei Pyelitis und Cystitis sowie als Desinfiziens des Darmkanales bei infektiösen Darmentzündungen gegeben. Grosse Dosen können eine Salicylsäure- und Karbolsäurevergiftung hervorrufen.

Dosis und Form:
Grossen Tieren . . . 15—25,0 (Pferden als Pille oder Latwerge),
Mittelgrossen Tieren . 2— 5,0,
Hunden . . . . 0,25— 1,0 in Pulverform.

† **Rheumasan** und **Ester-Dermasan** sind weiche, aromatische, überfettete Salicylseifen mit freier Salicylsäure und Salicyl-Estern. Sie wurden zur externen Salicyltherapie bei akuten Knochenhaut-, Knochen-, Gelenk-, Sehnen- und Sehnenscheidenerkrankungen, bei Euterentzündungen und rheumatischen Leiden angewendet. Die Applikation erfolgt täglich 1—2 mal durch 5—10 Minuten langes Einreiben. 10 g = 90 Pf.

† **Chinosolum purissimum** oder **Orthooxychinolinum sulfuricum** $(C_9H_7NO) \cdot SO_4H_2$. Chinosol ist ein schwefelgelbes, in Wasser leicht lösliches, safranähnlich riechendes, die Hände gelblich färbendes Pulver. In Alkohol und Aether ist Chinosol nicht löslich. Chinosol besitzt antiseptische und kolyseptische Eigenschaften und ist wenig giftig. Staphyloc. pyog. aureus wird durch eine $1/2$ proz. Chinosollösung in 3 Minuten und durch eine 1 proz. Lösung in 1 Minute abgetötet. Eine 1 proz. Lösung tötet Milzbrandsporen erst in 50 Minuten, eine 3 proz. in 30 Minuten, eine 5 proz. in 20 Minuten, eine 10 proz. in 10 Minuten (Günther, Dissertation, Berlin 1911). Es wird als Ersatzmittel für Karbolsäure und Sublimat in 1 prom. Lösung empfohlen, in wässeriger Lösung als Salbe und Streupulver bei Wunden und Geschwüren, Conjunctivitis, Eczema und Intertrigo angewendet. Für die Grossdesinfektion ist es zu teuer. Die Instrumente werden durch Chinosol schwarz gefärbt. 1 g = 50 Pf., 10 g = 385 Pf.

Anilinfarbstoffe.

† **Pyoktanin.** Methylviolett — Anilinfarbstoff. Pyoktanin wird als ein vorzügliches Antisepticum in Form eines Streupulvers (2 proz.), als Stift oder in Lösung 1 : 100 in der Wundantiseptik angewendet. Es besitzt sehr gute granulationsanregende Eigenschaften (in Pulverform) und beschränkt die Sekretion der Wunden und Geschwürsflächen. Unangenehm ist die intensive Blaufärbung; die durch Pyoktanin verursachten blauen Flecken sind durch Seifenspiritus zu beseitigen. 1 g = 15 Pf.

† **Amidoazotoluol-azo-β-Naphthol.** Biebricher Scharlachrot, ein in die Reihe der Naphtholazofarbstoffe gehörender Farbstoff. Dunkelrotbraunes Pulver. Löslich in Chloroform, Fetten, fetten Oelen, Vaseline, Paraffin. Begünstigt die Epithelneubildung und wird zur Epithelisierung grösserer Hautdefekte, namentlich bei Brandwunden und nässenden Ekzemen in Form einer 4—8 proz. Salbe und als Streupulver mit Bolus alba angewendet. Die Salbe wird aufgestrichen und durch einen Verband bedeckt. Nach 24 Stunden Verbandwechsel.

† **Pellidol** ist das Diacetylderivat des Amidoazotoluols. Ein blassrotgelbes Pulver ohne Färbeeigenschaften. Anwendung wie Amidoazotoluol. 1 g = 35 Pf.

† **Azodermin.** Durch Acetylisierung der Amidogruppe entgiftetes Amidoazotoluol. Hellziegelrotes Pulver. An Stelle von Scharlachrot und Amidoazotoluol.

† **Azodelen** ist ein Gemisch gleicher Teile von Pellidol und Jodolen. Es besitzt neben der epithelisierenden Wirkung antiseptische Eigenschaften. In Form der 2—4 proz. Salbe und als Streupulver. 1 g = 35 Pf.

† **Methylenblau** (medicinale). Methylenum coeruleum. Chlorhydrat des Tetramethylthionins; dunkelgrünes Pulver, bronzeglänzend, in Wasser blau löslich. Gegen infektiöse Darmleiden, akute Schweineseuche und Schweinepest 0,1—0,3 täglich einmal per os. Ausserdem gegen Blasenkatarrh. Malaria des Menschen. 1 g = 40 Pf.

† **Trypanrot.** Ein zu den Benzoëpurpurinen gehöriger Farbstoff. Rotbraunes, in Wasser lösliches Pulver.

† **Trypanblau.** Diazofarbstoff aus Toluidin und naphthol-amidodisulfosaurem Natrium.

Trypanrot ist gegen Trypanosomen, Trypanblau bei der Piroplasmosis der Hunde (5 ccm einer 1 proz. wässerigen Lösung subkutan) und Rinder (Blutharnen) angewendet worden.

† **Trypaflavin, Brillantgrün, Safranin, Trypasafrol** sind gleichfalls gegen Trypanosomen und die Rinderpiroplasmose sowie gegen die Maul- und Klauenseuche angepriesen, aber als wirkungslos befunden.

Carbo Ligni pulveratus. Gepulverte Holzkohle.

Darstellung: Käufliche Meilerkohle wird in genügend geschlossenen Gefässen erhitzt, bis keine Dämpfe mehr entweichen, und nach dem Erkalten sogleich fein gepulvert.

Eigenschaften: Gepulverte Holzkohle muss schwarz sein und darf an Weingeist nichts abgeben; sie muss ohne Flamme verbrennen und darf dabei höchstens 5% Rückstand hinterlassen. 10 g = 10 Pf., 100 g = 95 Pf.

Wirkung: Im trockenen Zustande besitzt die Kohle die Eigenschaft Fäulnisgase zu absorbieren und zu oxydieren, namentlich Ammoniak und Schwefelwasserstoff, und zwar das 55 fache Volumen. Aehnlich dem Platinmohr verdichtet (ozonisiert) die feingepulverte, frischgeglühte Kohle den von ihr aufgenommenen Sauerstoff und macht ihn zu Oxydationsprozessen besonders geeignet. Die Kohle absorbiert Gase, Farb- und Riechstoffe, Bitterstoffe, Alkaloide, Enzyme; gewisse Salze und Metalloxyde werden, mit Kohle geschüttelt und eine Zeitlang mit Kohle zusammengelassen, zersetzt oder beim Filtrieren von ihr zurückgehalten. Gifte und Bakterientoxine werden von Kohle, wenn sie in genügender Menge innerlich gegeben wird, vollständig und anhaltend absorbiert und unschädlich gemacht. Uebelriechendes Wasser wird durch Filtrieren mit Kohle wieder verwendbar.

Carbo animalis seu ossium besitzt ein grösseres Absorptionsvermögen als Holzkohle.

Anwendung: Aeusserlich dient Kohle als Desodorans und Desinficiens bei jauchigen Wunden und Geschwüren.

Innerlich wird Kohle bei abnormen Gärungsvorgängen und Gasansammlungen im Intestinaltraktus und bei infektiösen Darmkatarrhen angewendet.

† **Carbovent** ist der geschützte Name für eine besonders zum innerlichen Gebrauch bestimmte Tierkohle. Bei Darmkatarrhen, Futtervergiftungen und Kälberruhr mit Erfolg an-

gewendet. Kälbern 10—15,0 3 mal täglich, Ferkeln 5,0, Rindern 300,0, Pferden 300—600,0.

† **Incarbon** ist eine zur Einspritzung in die Blutbahn bestimmte Zubereitung aus Merckscher Tierblutkohle. Bei Intoxikations- und Infektionskrankheiten empfohlen.

Acidum boricum. Borsäure.

Vorkommen und Darstellung: 1. Frei als das Mineral Sassolin; 2. in Lösung in geringer Menge in manchen Mineralwässern (Aachen, Wiesbaden); 3. in den Wasserdämpfen (Fumaroli oder Suffioni), die in vulkanischen Gegenden, wie in den Maremmen von Toskana, auf der ligurischen Insel Volcano und in Kalifornien aus der Erde strömen. Diese Dämpfe werden in mit Wasser gefüllte Bassins geleitet und kondensiert. Durch Verdampfen des Wassers in Pfannen kristallisiert die Borsäure aus und wird durch Umkristallisieren gereinigt; 4. für medizinische Zwecke wird die Borsäure durch Zerlegen von Borax mit Salzsäure dargestellt.

Eigenschaften: Farblose, glänzende, schuppenförmige, fettig anzufühlende Kristalle. Beim Erhitzen auf ungefähr 160° entsteht eine glasig geschmolzene Masse, die sich bei starkem Erhitzen aufbläht. Borsäure löst sich in 25 T. Wasser sowie in etwa 25 T. Weingeist, auch in Glycerin. Die wässerige Lösung (1 + 49) färbt nach Zusatz von Salzsäure Kurkumapapier beim Eintrocknen braunrot. Diese Färbung geht beim Befeuchten mit Ammoniakflüssigkeit in Grünschwarz über. Lösungen von Borsäure in Weingeist verbrennen mit grüngesäumter Flamme. 10 g = 50 Pf.

Zusammensetzung: H_3BO_3.

Präparat: Ungt. Acidi borici. Borsalbe. 1 T. Acid. boric., 9 T. Vaselinum album. Borsalbe ist durchscheinend weiss. Bei Verbrennungen, Ekzemen, Exkoriationen. 10 g = 45 Pf.

Wirkung: Die Borsäure wirkt nur hemmend auf die Entwicklung der Mikroorganismen, sie tötet sie aber nicht.

Auch Schimmelpilze werden durch Borsäure nicht vernichtet. Auf Schleimhäute, Wunden und Geschwüre wirkt Borsäure **sekretionsbeschränkend** und **austrocknend**.

Bei innerlicher Verabreichung vermindert die Borsäure Gärungsvorgänge im Magen und Darmkanal und wirkt schwach antiseptisch auf die Harnwege (Blase). Kleinere Dosen werden längere Zeit gut vertragen, grössere Mengen rufen eine Vergiftung hervor. Beim Menschen hat man Durchfall, Schwindel, Erbrechen, Nierenreizung, Erregungs- und Lähmungserscheinungen sowie eigentümliche Hautaffektionen beobachtet. Durch das Tierexperiment wurde als Todesursache eine aufsteigende zentrale Lähmung nachgewiesen. Die an Menschen angestellten Versuche von Förster, Rubner und Rost ergaben eine verringerte Ausnutzung der Nahrung im Darm mit starker Abmagerung. Borsäure wird ausserdem leicht resorbiert, aber langsam ausgeschieden, es findet eine Aufspeicherung im Körper statt. Wegen ihrer schädlichen Eigenschaften ist die Borsäure als Konservierungsmittel für Nahrungsmittel seit dem Jahre 1902 verboten.

Anwendung: 1. Borsäure findet als sehr mildes, geruchloses, nicht reizendes und ungiftiges Antisepticum und sekretionsbeschränkendes Mittel bei Wunden, Geschwüren und Schleimhautleiden eine sehr ausgedehnte Verwendung. In Form der 2—4 proz. wässerigen Lösung dient Borsäure zur **Desinfektion von Wunden**, namentlich bei Katzen, als **Augenwasser** bei Conjunctivitis und Hornhautentzündungen, zu Spülungen der Blase und der Scheide bei kleinen Tieren. Die Borsalbe wird auf Wunden, Geschwüre, bei Ekzem an den Zitzen und bei Blepharitis auf die erkrankten Stellen aufgestrichen. In Form des Streupulvers (rein oder mit anderen Arzneistoffen) wird die Borsäure bei der Otorrhoe der Hunde, Intertrigo, nässenden Ekzemen und als Wundstreupulver verwendet. **Borkreolin** = Borsäure mit 2% Kreolin.

2. Innerlich wird Borsäure bei abnormen Gärungsvorgängen im Magen und Darme und bei Cystitis gegeben.

Dosis und Form:
>   Grossen Tieren . . . .   10—25,0,
>   Mittelgrossen Tieren . .   2— 5,0,
>   Hunden . . . .   0,5— 2,0.

Als Latwerge, Pille, Pulver oder in Lösung.

Borax. Natriumborat.

Darstellung: Borax wird entweder durch Reinigung des in Tibet und Indien unter dem Namen Tinkal natürlich vorkommenden Borax oder durch Sättigen der Borsäure mit Soda gewonnen.

Eigenschaften: Harte, weisse Kristalle oder kristallinische Stücke, die beim Erhitzen unter Aufblähen schmelzen und sich in ungefähr 25 T. kaltem, in 0,5 T. siedendem Wasser und reichlich in Glycerin lösen, in Weingeist aber unlöslich sind. Die alkalisch reagierende, wässerige Lösung färbt nach dem Ansäuern mit Salzsäure Kurkumapapier braun; diese Färbung tritt besonders beim Trocknen des Papiers hervor und geht beim Besprengen mit wenig Ammoniakflüssigkeit in Grünschwarz über. 10 g = 50 Pf., 100 g = 400 Pf.

Zusammensetzung: $Na_2B_4O_7 \cdot 10 H_2O$.

Wirkung und Anwendung: 1. Borax wirkt wie die Borsäure entwicklungshemmend, sekretionsbeschränkend und gärungswidrig. Man wendet Borax in 2—4 proz. wässeriger Lösung zu denselben Indikationen wie die Borsäure an. Früher als Konservierungsmittel für Fleisch und Milch.

2. Innerlich gegeben soll Borax die Diurese anregen und ein Lösungsmittel für harnsaure Salze (Uratsteine) sein.

Dosis und Form:
>   Grossen Tieren . . . .   10—25,0,
>   Mittelgrossen Tieren . .   2— 5,0,
>   Hunden . . . .   0,5— 2,0.

† **Natrium perboricum.** Natriumperborat. Siehe Hydrogenium peroxydatum.

Aqua chlorata. Chlorwasser.

Darstellung: Durch Einleiten von Chlorgas in Wasser. Gehalt 0,4—0,5°/₀ wirksames Chlor.

Eigenschaften: Klare, gelbgrüne, in der Wärme flüchtige, erstickend riechende Flüssigkeit, die blaues Lackmuspapier nicht rötet, sondern bleicht. 10 g = 5˙Pf., 100 g = 50 Pf.

Chlorwasser ist vor Licht geschützt in gut verschlossenen vollständig gefüllten Flaschen aufzubewahren.

Wirkung und Anwendung: Chlorwasser besitzt stärkere desodorisierende und desinfizierende Eigenschaften als Chlorgas. Eine 0,2 proz. Lösung von Chlor in Wasser tötet in 15 Sekunden Milzbrandsporen. Früher wurde Chlorwasser auch innerlich bei manchen Infektionskrankheiten angewendet. Gegenwärtig wird es nur äusserlich als Augenwasser (1 T. mit 10—20 T. Wasser) bei infektiöser Conjunctividis und Hornhautabszessen, zur Reinigung von schlecht eiternden, jauchigen Geschwüren und zur Desinfektion von spezifisch infizierten Wunden durch Schlangenbisse und bei Tollwut angewendet.

Calcaria chlorata. Chlorkalk.

Darstellung: Chlorkalk wird fabrikmässig durch Einwirkung von Chlorgas auf gelöschten Kalk (Calciumhydroxyd), der auf dem Boden von Kammern ausgebreitet ist, dargestellt.

$$2Ca(OH)_2 + 4Cl = Ca(ClO)_2 + CaCl_2 + 2H_2O$$

Kalkhydrat.   Chlor.   Calciumhypochlorid.   Chlorcalcium.   Wasser.

Eigenschaften: Weisses oder weissliches Pulver von eigenartigem Geruch. Chlorkalk ist in Wasser nur teilweise löslich. Die wässerige Lösung bläut zunächst Lackmuspapier und bleicht es dann. Bei längerem Liegen an der Luft wird Chlorkalk feucht und verliert allmählich sein wirksames Chlor. Durch Wärme und Licht wird seine Zersetzung begünstigt. 100 g = 25 Pf.

Wässerige Lösungen von Chlorkalk sind frisch zu bereiten und filtriert abzugeben. Chlorkalk ist kühl und trocken aufzubewahren.

Zusammensetzung: Ein Gemenge von Calciumhypochlorid, Chlorcalcium und Calciumhydroxyd.

Wirkung: Der Chlorkalk wirkt wegen seines Gehaltes an Chlor stark desinfizierend, wegen des Aetzkalkgehaltes örtlich ätzend, adstringierend und austrocknend. Das Chlorgas hat grosse Neigung sich mit den im Moleküle der organischen Substanzen enthaltenen Wasserstoffatomen zu verbinden, macht Sauerstoff frei und wirkt deshalb oxydierend sowie zerstörend auf alle organischen Substanzen, so auch auf das Protoplasma der Mikroorganismen. Chlorgas beseitigt auch übelriechende Gase, namentlich Schwefelwasserstoff und Schwefelammonium in faulenden Massen und wirkt deshalb desodorisierend.

Anwendung: Aeusserlich wird Chlorkalk in 2—5 proz. Lösung zu Waschungen, Umschlägen und Verbänden übelriechender und vergifteter Wunden und Geschwüre, seltener bei Schleimhautleiden in 0,2—0,5 proz. Lösung angewendet. Eine ausgedehnte Anwendung findet der Chlorkalk zur Grossdesinfektion. Nach der Desinfektionsvorschrift des Reichsviehseuchengesetzes wird der Chlorkalk in Form einer dicken Chlorkalkmilch 1:3 oder als dünne Chlorkalkmilch 1:20 zur Desinfektion von verseuchten Räumen und Gegenständen verwendet. Milzbrandbazillen werden durch eine 1 proz. Chlorkalkmilch in kurzer Zeit ebenso sicher wie die Bakterien der Hühnercholera, des Schweinerotlaufes und der Schweinepest vernichtet. Die dicke Chlorkalkmilch tötet die Milzbrandsporen. Die desinfizierende Wirkung bei Rotz und Tuberkulose ist unzureichend. In stark eiweisshaltigen Flüssigkeiten büssen Chlor und Chlorkalk an ihrer desinfizierenden Wirkung ein.

† **Fumigatio Chlori.** Chlorräucherung. Man entwickelt Chlorgas: 1. durch Zusammenbringen von 1 T. gepulvertem Braun-

stein, 1 T. Kochsalz und 2 T. verdünnter Schwefelsäure, 2. durch Zusammenbringen von 2 T. Chlorkalk mit 3 T. Salzsäure.

Die früher häufig angewendete Räucherung mit Chlorgas zu Desinfektionszwecken wird kaum noch angewendet, da solche nur wirksam ist, wenn der betreffende Raum mindestens 1 bis $1^1/_2$ Volumprozente Chlorgas enthält und genügende Feuchtigkeit vorhanden ist. Auch muss das Chlorgas mit dem Krankheitserreger überall in Berührung kommen. Diese Bedingungen für eine wirksame Räucherung sind für gewöhnlich nicht zu erfüllen. Die Chlorgasdesinfektion gilt nur als eine Oberflächendesinfektion. Soll die Chlorgasräucherung angewendet werden, so sind die Räume sorgfältig zu schliessen, etwa 6 Stunden gut verschlossen zu halten, nachher sorgfältig zu lüften.

† **Chlortorf** wird durch Behandeln von Torfmüll mit Natronlauge und Chlor hergestellt. Es bildet sich hierbei wohl Natriumhypochlorit, das mit dem Torfmull in eine innige Verbindung tritt. Chlortorf ist zur Permanentdesinfektion verseuchter Ställe empfohlen.

† **Antiformin** ist eine Mischung von Alkalihypochlorid mit Kali- oder Natronlauge. Bakterien werden in 2—5 proz. wässerigen Lösungen durch Antiformin aufgelöst, nicht aber Tuberkelbazillen. Antiformin wird in 15 proz. Lösung benutzt, um Tuberkelbazillen aus tuberkulösem Material abzuscheiden und für den Nachweis zugänglicher zu machen. Bei Schlangenbissen und schlecht granulierenden Wunden als Antisepticum empfohlen. 10 g = 40 Pf.

† **Kaliumhypochloritlösung**, unterchlorigsaure Kaliumlösung, KClO, in Aqua. Liquor Kalii hypochlorosi, Eau de Javelle.

† **Natriumhypochloritlösung**, unterchlorigsaure Natriumlösung, NaClO in Aqua, Eau de Labarraque.

Die Hypochlorite sind leicht zersetzbar und starke Oxydationsmittel. Deshalb von hohem Desinfektionswert und zur Wundantisepsis sowie Grossdesinfektion sehr empfehlenswert, zumal sie billig sind.

Für die Wundantisepsis hat während des Krieges eine Natriumhypochloritlösung mit einem Zusatz von Borsäure unter dem Namen Dakinsche Lösung eine grössere Bedeutung erlangt.

† **Dakinsche Lösung.** Vorschrift nach von Bruns: 200,0 Chlorkalk werden mit 10 Liter Wasser und 140,0 Soda gemischt, ordentlich durchgeschüttelt und filtriert. Man fügt dann 25—40,0 Borsäure zum Neutralisieren hinzu. Die Vorschriften von Dobbertin und Silbersiepe weichen von dieser Vorschrift etwas ab und sind in Rezeptsammlungen nachzulesen.

Eine wasserhelle Flüssigkeit von neutraler Reaktion, die etwas nach Chlor riecht. Sie enthält 0,5% Natriumhypochlorit und ist durch den Zusatz von Borsäure neutralisiert.

Dakinsche Lösung wird zu Spülungen, Umschlägen, zur Tamponade und feuchten Verbänden bei stark infizierten und jauchigen Wunden und Geschwüren empfohlen. Die leichte Abstossung des nekrotischen Gewebes, gute Granulationsbildung, vorzügliche antiseptische und desodorisierende Wirkung ist beobachtet worden. Ein technische Anweisung für die Behandlung mit Dakinscher Lösung hat Silbersiepe gegeben. Die Lösung soll kühl und vor Licht geschützt aufbewahrt werden.

Von der Firma Braun in Melsungen werden konzentrierte Lösungen in den Handel gebracht, die vor dem Gebrauche mit der entsprechenden Menge Wasser zu verdünnen sind.

† **Calciumhypochlorit** „Caporit", das unterchlorigsaure Salz des Kalkes, $Ca(OCl_2)$, ist ein weisses, hygroskopisches Pulver mit schwachem Chlorgeruch. In Wasser ist es leicht löslich. Die Lösung zeigt schwach alkalische Reaktion und Chlorgeruch. Caporit soll trocken, kühl und vor Licht geschützt aufbewahrt werden.

Mit etwa 1 prom. wässerigen Lösungen sind in der Chirurgie bei infizierten, stark eiternden und jauchenden Wunden, Geschwüren, Abszessen, phlegmonösen Prozessen u. a. Leiden sehr gute Erfolge erzielt worden. Bei Schleimhautleiden wurden 0,3 prom. Lösungen verwendet. Caporit wurde ausserdem als 5 und 10 proz. Streupulver und in Form einer 5 und 10 proz. Salbe bei Geschwüren und bei verschiedenen Hautleiden mit gutem Erfolge angewandt. Die Herstellung der Lösung kann überall und leicht vorgenommen werden. Das Präparat ist nicht teuer.

Jodoformium. Jodoform.

Darstellung: Jodoform entsteht bei der Einwirkung von Wasser und Weingeist auf Jod und Alkalicarbonate. Neuerdings wird das Jodoform auch auf elektrolytischem Wege dargestellt.

Eigenschaften: Kleine, glänzende, hexagonale, fettig anzufühlende Blättchen oder Tafeln, oder ein kristallinisches Pulver von citronengelber Farbe. Jodoform riecht durchdringend, etwas safranartig; es ist unlöslich in Wasser und mit den Dämpfen des siedenden Wassers flüchtig. Jodoform löst sich in 70 T. Weingeist, in 10 T. Aether, es ist ferner löslich in Chloroform, Kollodium, schwer in fetten Oelen, kaum in Glycerin. Beim Erhitzen von Jodoform entwickeln sich violette Dämpfe. 1 g = 125 Pf., 10 g = 1015 Pf.

Zusammensetzung: CHJ_3, Trijodmethan.

Wirkung: Das reine, trockene Jodoform besitzt keine antiseptische Wirkung. Auf Wunden und Geschwüren dagegen wird Jodoform durch das Wundsekret teilweise langsam gelöst. Aus dem gelösten Jodoform wird durch die Einwirkung der lebenden Zellen fortgesetzt **freies Jod** abgespalten, das eine **antibakterielle und antitoxische** Wirkung entfaltet. Dadurch schwinden die Entzündungserscheinungen, die Wundsekretion wird beschränkt, die Granulation wird angeregt und es bildet sich als Schutzwall ein keimfreier Wundgrund gegen das weitere Eindringen von Infektionserregern.

Jodoform wirkt **lähmend** auf die **Leukozyten** und beschränkt deren Auswanderung. Auf freiliegende Nervenendigungen wirkt Jodoform **anästhesierend.** Man rühmt auch seine spezifisch **antituberkulöse** Wirkung (Bruns).

Jodoform wird von der äusseren Haut kaum, von Wunden und Geschwüren langsam, schneller und leichter von den serösen Häuten, der Unterhaut und den Schleimhäuten als eine Eiweiss- oder Alkaliverbindung resorbiert. Die Ausscheidung erfolgt in Form von organischen Jodverbindungen, als Jodnatrium und jodsaures Natrium durch den Harn. Nach der Resorption vermag Jodoform eine akute oder chronische Vergiftung hervorzurufen.

Bei der akuten Jodoformvergiftung der Hunde beobachtet man Erbrechen, Durchfall oder Verstopfung, Benommenheit bis Betäubung, dazwischen Erregungserscheinungen mit Tobsucht und Krämpfen, grosse Herzschwäche, Albuminurie, Hämaturie, Oligurie. Die Temperatur fällt erheblich und unter Lähmungserscheinungen tritt der Tod ein. Durch die Sektion wird eine fettige Entartung aller Parenchyme, namentlich des Herzmuskels, nachgewiesen.

Die chronische Jodoformvergiftung zeigt eine grosse Aehnlichkeit mit der chronischen Jodvergiftung.

Die Ausscheidung des Jodoforms geschieht sehr langsam, hauptsächlich durch den Harn, teilweise als Jodnatrium, jodsaures Natrium und in Form einer organischen Jodverbindung. Als Antidot gegen Jodoformvergiftung werden Alkalien (Natr. bicarbonic.) innerlich gegeben.

Anwendung: Das Jodoform wird in der Chirurgie bei der Behandlung von frischen und alten, schlecht granulierenden Wunden, bei Geschwüren, Fistelkanälen, bei der Otorrhoe der Hunde, in der Augenheilkunde bei Hornhautgeschwüren und Keratitis in umfangreicher Weise in Anwendung gebracht. Man verwendet Jodoform als Streupulver rein oder gemischt mit Bolus, Talcum, Borsäure, Eichenrinde, als Jodoformstäbchen (bei Fisteln), als Jodoformäther (1 : 5—10), Jodoformkollodium (1 : 10), Jodoformsalbe (1 : 5—20), Jodoformgaze und Watte. Als ein resorptionsbeförderndes Mittel wird das Jodoform in Salbenform, als Jodoformvasogene, Vasoliment und Jodoformkollodium bei chronischen Gelenkentzündungen und Drüsenanschwellungen angewendet.

Innerlich findet es kaum Anwendung. Es kann zu denselben Indikationen wie das Jodkalium gegeben werden. Der unangenehme Geruch des Jodoforms wird durch Beimischung von gebranntem Kaffee, Perubalsam, ätherischen Oelen, Kreolin, Cumarin etwas abgeschwächt.

Der unangenehme Geruch des Jodoforms hat zur Herstellung und Verwendung zahlreicher Ersatzpräparate geführt. Die bekanntesten sind:

Aristol, Dithymoldijodid (Jod und Thymol), Jodofon mit nur 4% Jod, Nosophen (Tetraphenolphthaleïn), Xeroform siehe Wismutpräparate, Losophan (Trijodmetakresol), Loretin (Jodoxychinolinsulfonsäure), Jodoformin (eine Verbindung von Jod mit Hexamethylentetramin), Jodoformogen, Jodeigone, Jodalbacid, Jodolen (Jodeiweissverbindungen), Isoform (Parajodanisol), Sozojodol (Jodparaphenolsulfosäure), Ibol (Jod mit

Kohle), **Noviform** (Tetrabrombrenzkatechinwismut mit 30 % Wismut. Tiefgelbes, geruchloses Pulver), **Novojodin**, braunes, amorphes, unlösliches Pulver, aus gleichen Teilen Hexamethylendijodid und Talk bestehend. Als Streupulver auf Wunden von energischer Wirkung.

Bismutum subgallicum. Basisches Wismutgallat. Dermatol.

Darstellung: Durch Auflösen von Wismutnitrat in Eisessig unter Zusatz von Wasser und Gallussäure.

Eigenschaften: Gehalt mindestens 46,6 % Wismut. Basisches Wismutgallat ist ein in Wasser, Weingeist und Aether unlösliches, citronengelbes, amorphes, geruch- und geschmackloses Pulver, das beim Erhitzen ohne zu schmelzen verkohlt und beim Glühen einen graugelben Rückstand hinterlässt. 1 g = 75 Pf., 10 g = 580 Pf.

Zusammensetzung: $C_6H_2(OH_3) \cdot COOBi(OH_2)$.

Wirkung und Anwendung: Dermatol wirkt antiseptisch, austrocknend und sekretionsbeschränkend. Dermatol wird als Streupulver, rein oder mit Amylum oder in Form einer 10—20 proz. Salbe angewendet bei Wunden, Verbrennungen, Exkoriationen, Intertrigo, nässenden Ekzemen und Otorrhoe.

Innerlich gegeben besitzt es desinfizierende und adstringierende Eigenschaften. Es kann Hunden bei Durchfällen gegeben werden (0,1—1,0).

† **Bismutum subgallicum oxyjodatum.** Airol. Jodiertes Dermatol. $C_6H_2(OH_3)COOBi \cdot OHJ$. Ein geruch- und geschmackloses, graugrünes Pulver. Airol ist in den gewöhnlichen Lösungsmitteln unlöslich. Auf Wundflächen verwandelt sich das Präparat in eine rote, basische Verbindung. Bism. subgallic. oxyjodat. 1 g = 100 Pf.

Das Airol wirkt auf Wunden, Geschwüre und nässende Hautstellen antiseptisch, sekretionsbeschränkend und trocknend; es ist ungiftig und reizt die Wunden nicht. Airol wird als Streupulver rein oder mit Talkum (1:5), in

Salbenform (10—20%), als Airolkollodium (10%), Airolglycerin (10%) und nach Bruns als Airolpaste (Airol, Mucilag. Gummi arab., Glycerin ãã 10,0, Bolus alb. 20,0) angewendet.

† **Bismutum dithiosalicylicum.** Basisch-dithiosalicylsaures Wismut. Thioform. Ein graugelbes, geruch- und geschmackloses, in Wasser unlösliches Pulver. Thioform wird als austrocknendes Jodoformersatzmittel empfohlen. 1 g = 100 Pf.

† **Bismutum tribromphenylicum.** Tribromphenolwismut oder Xerofotm $(C_6H_2Br_3O)_2 \cdot BiOH + Bi_2O_3$. Ein feines, gelbes, geruch- und geschmackloses, in Wasser und Alkohol unlösliches Pulver, das gegen 60% Wismutoxyd und 50% Tribromphenol enthält. 1 g = 10 Pf. Bism. tribromphenyl. 1 g = 65 Pf. Xeroform 1 g = 65 Pf.

Xeroform wird äusserlich als Wundantisepticum, innerlich als Darmantisepticum empfohlen.

Argentum colloïdale. Kolloidales Silber. Collargolum.

Darstellung: Durch Reduktion von Silbersalzen in sehr grosser Verdünnung.

Eigenschaften: Grün- oder blauschwarze, metallisch glänzende Blättchen, die sich in Wasser kolloidal lösen. Die wässerige, kolloidale Lösung (1 + 49) ist undurchsichtig und erscheint im auffallenden Licht trübe. Beim Verdünnen mit sehr viel Wasser wird sie durchsichtig und klar, erscheint jedoch im auffallenden Lichte ebenfalls trübe. Vor Licht geschützt aufzubewahren. 0,1 g = 40 Pf., 1 g = 310 Pf. Collargol 0,1 g = 50 Pf., 1 g = 400 Pf.

Präparat: Unguentum Argenti colloïdalis. Silbersalbe. 15 T. kolloidales Silber, 5 T. Wasser, 73 T. Benzoeschmalz und 7 T. gelbes Wachs werden gemischt. Silbersalbe ist schwarz. 1 g = 70 Pf. Ungt. Credé 1 g = 90 Pf.

Wirkung und Anwendung: Die Lösungen von kolloidalem Silber sind keine echten Lösungen, sondern äusserst feine Verteilungen (Suspensionen). Die Lösungen sind braun und selbst bei starker Verdünnung nicht ganz durchsichtig. Ins Blut injiziert verursachen die kolloïdalen Metalle eine Steigerung der Temperatur und Hyperleukozytose. Die Wirkung verschiedener Gifte und Bakterientoxine soll geschwächt werden.

Argentum colloïdale ist in der Menschenmedizin in Form von Ungt. Credé bei Strepto- und Staphylomykosen, septischen Erkrankungen, Lymphangitis, Phlegmonen, Septikämie mit wechselndem Erfolge angewendet worden.

In der Tierheilkunde wurde das Collargol zuerst von Dieckerhoff 1898 in Form einer intravenösen Injektion (0,5 Collargol in 50,0 Wasser gelöst) bei Morbus maculosus des Pferdes in Anwendung gebracht, von Roeder als Rotzdiagnosticum (0,4 : 40,0) empfohlen. Auch ist das kolloidale Silber gegen andere Infektionskrankheiten (Druse, infektiöse Darmkatarrhe, Maul- und Klauenseuche usw.) intravenös angewendet worden. Zahlreiche Mitteilungen über eine derartige Behandlung lauten ungünstig. Wegen der Gefahr einer Thrombose wird sogar vor der intravenösen Injektion gewarnt. Mit der Silbersalbe habe ich bei der Furunkulose des Hundes (Nasenrücken und an anderen Stellen) vielfach gute Erfolge erzielt.

Argentum proteïnicum. Albumosesilber. Protargol. Gehalt mindestens 8 % Silber. Feines, braungelbes, in Wasser leicht lösliches Pulver. 1 g = 70 Pf. Protargol 1 g = 65 Pf.

Lösungen von Albumosesilber sind kalt und jedesmal frisch zu bereiten. Vor Licht geschützt aufzubewahren. In 2 proz. Lösung bei Staupeblennorrhoe.

† **Actol** oder **Argentum lacticum.** Milchsaures Silber, $AgC_3H_5O_3 + H_2O$. Weisses, geruchloses, fast geschmackloses Pulver. In Wasser und eiweisshaltigen Flüssigkeiten ist Actol im Verhältnisse 1 : 18 löslich. 0,1 g = 20 Pf. Actol 0,1 g = 40 Pf.

In Substanz wirkt Actol auf Wunden reizend. Eine Lösung von 1 : 1000 soll pathogene Mikroben binnen 5 Minuten töten, eine Lösung von 1 : 80000 soll die Entwickelung von Spaltpilzen vollständig hemmen. Actoltabletten werden wegen ihrer antiseptischen Eigenschaft und Ungiftigkeit anstatt Sublimatpastillen empfohlen. Sie kommen im Gewichte von 0,2 in den Handel.

† **Itrol** oder **Argentum citricum.** Citronensaures Silber, $C_6H_5O_7Ag_3$, ist ein feines, leichtes, gut zerstäubbares, haltbares, geruch- und fast geschmackloses, in 3800 T. Wasser lösliches Pulver. Vor Licht und Luft geschützt aufzubewahren. 0,1 g = 20 Pf. Itrol 0,1 g = 40 Pf.

Zur bequemen Herstellung von Lösungen werden Itroltabletten à 0,1 in den Handel gebracht. Itrol übt eine wesentlich geringere Reizwirkung als Actol aus und wird dem Actol in der Wundbehandlung vorgezogen. Eine Lösung 1 : 4000 tötet binnen 10 Minuten alle Spaltpilze ab. Die Silberpräparate sind in der Wundantiseptik, in der geburtshilflichen Praxis und bei Hufkrankheiten in der Tierheilkunde angewendet worden. Die Behandlung von infektiösen Bindehautkatarrhen bei der Staupe der Hunde sowohl mit einer 1 prom. Actollösung als auch mit Itrol in Pulverform ergab nach meinen Beobachtungen günstige Resultate. Mit gutem Erfolge wurde auch Itrolpulver bei der Otorrhoe der Hunde verwendet.

† **Largin** ist eine Silbereiweissverbindung mit einem Silbergehalt von 11%. Das weissgraue Pulver löst sich bis zu 10,5% in Wasser von Zimmertemperatur. 0,1 g = 10 Pf.

Den Silbereiweissverbindungen werden hervorragende baktericide Wirkungen bei sehr geringer Reizwirkung nachgerühmt. Sie besitzen auch eine grosse Tiefenwirkung, weil sie mit Eiweiss und Kochsalz keine Verbindungen eingehen. Sie finden in der Wundbehandlung in Form des Pulvers und der Lösung Anwendung.

Weitere Silberpräparate sind:

† **Argoninum,** Silber-Caseïn, feines, weisses Pulver mit 4% Silber; **Argentaminum,** Aethylendiaminsilberphosphat, farblose, alkalische Flüssigkeit; **Ichtharganum,** eine Ichthyolsilberverbindung, 30% Silber und 15% Schwefel enthaltend. Braunes, in Wasser lösliches Pulver. Das Präparat ist bei Tieren wiederholt per os, intravenös und in Form der Salbe angewendet worden. Es wird namentlich als Heilmittel gegen den ansteckenden Scheidenkatarrh des Rindes gerühmt. Auch bei anderen Infektionskrankheiten ist es versucht. Der hohe Preis ist zu beachten.

Anhang:

† **Dymal** ist salicylsaures Didym, ein feines, rötliches, geruchloses Pulver, das als Nebenprodukt bei der Fabrikation der Glüh-

strümpfe gewonnen wird. Als reizloses, sekretionsbeschränkendes Antisepticum bei Wunden, Hautkrankheiten, Otitis externa und Verbrennungen empfohlen. In Substanz als Streupulver oder als 10 proz. Salbe mit Lanolin.

Innerlich als Darmantisepticum und Stypticum empfohlen. Grossen Tieren 15—30,0, Hunden 2—4,0, mehrmals am Tage.

Kalium chloricum. Kaliumchlorat.

Darstellung: Früher durch Einleiten von Chlorgas in Kalilauge. Dann durch Einleiten von Chlorgas in die billige Kalkmilch, Zusatz von Chlorkalium, worauf Kaliumchlorat auskristallisiert. Jetzt hauptsächlich durch ein elektrolytisches Verfahren.

Eigenschaften: Farblose, glänzende, blätterige oder tafelförmige, luftbeständige Kristalle oder ein Kristallmehl. Kaliumchlorat ist in 17 T. Wasser sowie in 130 T. Weingeist klar löslich. Die wässerige Lösung (1 + 19) färbt sich beim Erwärmen mit Salzsäure grüngelb und entwickelt Chlor; auf Zusatz von Weinsäurelösung scheidet sie allmählich einen weissen, kristallinischen Niederschlag aus. 10 g = 20 Pf.

Zusammensetzung: $KClO_3$, chlorsaures Kali.

Wirkung: Die antiseptische Wirkung des chlorsauren Kalis, die auf der Abgabe von Sauerstoff beruht, ist eine geringe, denn in Lösung und bei gewöhnlicher Temperatur oxydiert es organische Stoffe nur wenig, passiert zu 90—95 % unverändert den Körper; selbst durch starke Lösungen (1 : 30) wird das Wachstum der Bakterien kaum gehindert. Chlorsaures Kali wird sehr schnell resorbiert und sehr bald durch alle Sekrete, namentlich durch den Harn und Speichel, ausgeschieden. Bei seiner Ausscheidung mit dem Speichel soll es desinfizierend auf die Maulschleimhaut wirken, dem Harn soll es antiseptische Eigenschaften verleihen und dadurch eine Desinfektion des Nierenbeckens und der Blase bewirken. In kleinen Dosen innerlich gegeben, ruft es keine besonderen Erscheinungen hervor, nur wird die **Harnmenge** etwas **vermehrt**.

In grossen Dosen wirkt Kalium chloricum giftig. Es gehört zu den **Blutgiften**. Das Hämoglobin wird in **Methämoglobin** umgewandelt, die roten Blutkörperchen quellen auf und zerfallen; sie verkleben auch miteinander und verursachen Thromben, Infarkte und Blutaustritte. Es entsteht Ikterus, Nephritis, Hämoglobinurie, Methämoglobinurie, Albuminurie, Oligurie und Urämie. Bei Tieren sind Vergiftungen bei der Anwendung des chlorsauren Kalis noch nicht beobachtet worden, beim Menschen dagegen sehr oft aufgetreten.

Anwendung: Chlorsaures Kali wird hauptsächlich äusserlich zu **Maulwässern** bei Stomatis ulcerosa, sowie bei akuten Rachenkatarrhen (Tonsillitis) in 1—5 proz. Lösung angewendet. Die **Neubildung des Epithels** soll bei Wunden und Geschwüren durch Kalium chloricum angeregt werden.

Innerlich wird es bei Pyelitis und Cystitis gegeben.

Dosis und Form:
  Grossen Tieren . . . . 5—10,0,
  Mittelgrossen Tieren . . 2— 5,0,
  Hunden . . . . . . 0,1— 1,0.

Man verordnet Kalium chloricum für sich allein in wässeriger Lösung. Wird Kalium chloricum mit entzündlichen Körpern, Schwefel, Schwefelantimon, Kohle, Zucker, Stärke, Phosphor, Salicylsäure, Harzen usw. zusammengerieben oder mit einem Tropfen Schwefelsäure in Berührung gebracht, so erfolgt eine **Explosion!**

Kalium permanganicum. Kaliumpermanganat.

Darstellung: Braunstein (Mangansuperoxyd, MnO_2), Aetzkali und ein Oxydationsmittel (Salpeter oder Kaliumchlorat) werden mit Wasser befeuchtet, eingetrocknet und geglüht; es entsteht Kaliummanganat (K_2MnO_4). Die Kaliummanganatlösung wird durch Kochen oder Einleiten von Kohlensäure in Kaliumpermanganat übergeführt.

Eigenschaften: Dunkelviolette, fast schwarze, stahlbau glänzende, trockene Prismen. Kaliumpermanganat löst sich in 16 T. Wasser mit blauroter Farbe. Die wässerige Lösung (1 + 999) wird durch schweflige Säure sofort entfärbt, die mit verdünnter Schwefelsäure versetzte Lösung wird durch Ferrosulfatlösung sofort, durch Oxalsäurelösung allmählich entfärbt. Durch Weingeist und andere reduzierende Stoffe wird die Lösung unter Abscheidung eines braunen Niederschlages entfärbt. Viele brennbare Stoffe entzünden sich beim Zusammenreiben mit trockenem Kaliumpermanganat unter Explosion. Vor Licht geschützt aufzubewahren. 10 g = 105 Pf.

Zusammensetzung: $KMnO_4$, übermangansaures Kali.

Wirkung: Infolge seiner Eigenschaft, leicht Sauerstoff an oxydierbare Körper abzugeben, zerstört das Kaliumpermanganat Farb-, Riechstoffe, Fäulniserreger und unterdrückt deshalb Gärungs- und Fäulnisprozesse. Die oxydierende Wirkung ist eine schnell vorübergehende. Sobald das übermangansaure Kali seinen Sauerstoff abgegeben hat, besitzt es keine fäulniswidrige Wirkung mehr. Die antiseptische Wirkung steht der anderer Antiseptica (Sublimat, Karbolsäure) nach. Eiterkokken, Milzbrandbazillen und Rotzbazillen werden durch eine 5 proz. Lösung sofort vernichtet. Milzbrandsporen werden durch eine 5 proz. Lösung erst nach 24 Stunden abgetötet. Kal. permanganic. gilt als ein Specificum gegen Schlangengift in Form der parenchymatösen Injektion in die Nähe der Bissstelle (1 proz.). Das Wutgift wird durch eine 1 proz. Lösung in 10 Minuten zerstört.

In Substanz oder in konzentrierter Lösung wirkt Kaliumpermanganat auf Schleimhäute und Wunden ätzend, in verdünnter Lösung reinigt es die Wunden und befördert den Heilungsprozess.

Anwendung: Innerlich wird Kal. permanganic. in 0,5—1 proz. Lösung als Antidot bei der akuten Phosphor-, Blausäure-, Cyankalium- und Morphiumvergiftung gegeben.

Aeusserlich benutzt man eine 1 proz. Lösung als Desinficiens und Desodorans für unreine Wunden, bei Stomatitis ulcerosa und zur Desinfektion der Geburtswege. Gegen die Morphiumvergiftung sind auch 1 proz. wässerige Lösungen zu Magenausspülungen verwendet worden. Bei Schlangenbiss sind Injektionen um die Bissstelle wirksam. Gegen das Hautjucken der Pferde hat man Waschungen mit einer 1 proz. Lösung angewendet.

Man verwendet Kalium permanganicum in Form der wässerigen Lösung.

Hydrogenium peroxydatum solutum. Wasserstoffsuperoxydlösung.

Darstellung: Durch Zerlegung der Superoxyde der Alkalien oder alkalischen Erden mittels Säuren nach verschiedenen Methoden.

Eigenschaften: Gehalt mindestens 3 Gewichtsprozent Wasserstoffsuperoxyd H_2O_2. Klare, farb- und geruchlose, schwach bitter schmeckende Flüssigkeit, die Lackmuspapier schwach rötet und sich bei Zimmertemperatur sehr langsam, beim Kochen oder bei Berührung mit gewissen Stoffen wie Braunstein sehr rasch unter Entwickelung von Sauerstoff zersetzt. 10 g = 5 Pf., 100 g = 40 Pf.

Zusammensetzung: H_2O_2.

† **Perhydrol** ist ein von E. Merck hergestelltes, sehr reines Präparat, das 30% H_2O_2 enthält. Hydrogen. peroxydat. 30% 10 g = 35 Pf.

† **Hydrogenium peroxydatum medicinale purum Merck mit 15% H_2O_2.**

Wirkung und Anwendung: Die Wirkung des Wasserstoffsuperoxyds beruht auf der Abspaltung gasförmigen

Sauerstoffs bei der Berührung mit Blut, Eiter, Bakterien, Geweben usw.

Dadurch wirkt es 1. **desinfizierend**: Durch eingehende bakteriologische Untersuchungen ist festgestellt, dass eine 3 proz. Wasserstoffsuperoxydlösung stark bakterizide und entwicklungshemmende Eigenschaften besitzt. Nach Honsell ist dieselbe Lösung an antiseptischer Kraft einer 1 prom. Sublimatlösung gleich, in eiweissreichen, zellarmen Medien sogar überlegen; 2. **desodorisierend**: Selbst die übelsten Wundgerüche werden durch Wasserstoffsuperoxydanwendung schnell beseitigt. Dies tritt besonders bei sehr vernachlässigten, älteren Wundprozessen zutage; 3. **hämostatisch**: Blut besitzt die grösste katalytische Kraft für Wasserstoffsuperoxyd und zeigt bei Berührung mit ihm fast momentane Gerinnung des Fibrins. Hierdurch erklärt sich die prompte blutstillende Wirkung bei Kapillarblutungen; 4. **mechanisch reinigend**: Auf Wunden gebracht, spaltet Wasserstoffsuperoxyd unter lebhafter Schaumentwicklung Sauerstoff ab. Dadurch werden Bakterien, Eiter, abgestorbenes Gewebe usw. von der Unterlage losgerissen und eine gründliche, schonende Reinigung der Wundflächen erreicht.

Man verwendet zur Desinfektion einfacher Wunden, Ablösung festklebender Verbandstoffe, ferner zu Spülungen am Auge sowie zu Scheidenspülungen Lösungen mit 3% Wasserstoffsuperoxyd; zur Reinigung und Desodorisation stark verunreinigter, eiternder Wunden sowie zur Behandlung schwerer Gelenk- und Sehnenverletzungen Lösungen mit 5% Wasserstoffsuperoxyd; zur Behandlung von Fisteln und Abszessen, ferner bei Otitis externa Lösungen mit 10—15% Wasserstoffsuperoxyd.

† **Zincum peroxydatum.** Zinkperhydrol, Ektogan, ZnO_2. Zinksuperoxyd besteht aus gleichen Teilen Zinkperoxyd und Zinkoxyd. Ein weisses, in Wasser unlösliches Pulver. Es wirkt desinfizierend und austrocknend, ohne die Ge-

webe zu reizen. In Form der Salbe und des Streupulvers mit Talcum bei Wunden, Geschwüren,. nässenden Ekzemen, Brandwunden und der Ohrenentzündung. 1 g = 10 Pf., 10 g = 70 Pf.

† **Natrium perboricum.** Natriumperborat. Ein weisses, zu etwa 2% in Wasser sich lösendes Pulver. Es enthält 10% aktiven Sauerstoff und vereinigt die Wirkung des Wasserstoffsuperoxydes mit der des Borax. Für die Behandlung der Otitis der Hunde in Pulverform geeignet. 10 g = 95 Pf.

† **Perhydrit, Ortizon** und **Hyperol.** Verbindungen von Karbamid mit Wasserstoffsuperoxyd als festes Wasserstoffsuperoxyd zur Herstellung von Lösungen.

Formaldehyd solutus. Formaldehydlösung.

Darstellung: Durch Oxydation des Methylalkohols ($H \cdot CH_2OH$). Ein Gemisch von Methylalkohol-Dampf und Luft wird über eine erhitzte Kupferspirale geleitet. Das gasförmige Formaldehyd wird in Wasser aufgefangen.

$$H \cdot CH_2OH + CuO = H_2O + Cu + H \cdot COH$$
Methylalkohol. \hspace{4cm} Formaldehyd.

Eigenschaften: Gehalt 35% Formaldehyd. Klare, farblose, stechend riechende, wässerige, wechselnde Mengen Methylalkohol enthaltende Flüssigkeit, die Lackmuspapier nicht verändert oder höchstens schwach rötet. Formaldehydlösung löst sich in Wasser und Weingeist in jedem Verhältnis, nicht in Aether. Spez. Gewicht 1,079—1,081. Aus ammoniakalischer Silbernitratlösung scheidet Formaldehydlösung allmählich metallisches Silber ab. Alkalische Kupfertartratlösung wird beim Erhitzen mit Formaldehydlösung unter Abscheidung eines roten Niederschlages entfärbt. Vorsichtig und vor Licht geschützt aufzubewahren. 10 g = 20 Pf., 100 g = 170 Pf.

Zusammensetzung: $H \cdot COH$. Methylaldehyd, Formalin, Formol. Der Aldehyd der Ameisensäure.

Wirkung und Anwendung: 1. Formaldehyd wirkt unverdünnt oder in konzentrierter Lösung auf die Gewebe entzündungserregend, stark ätzend. Die Haut wird hart, lederartig, es erfolgt Mumifikation. Die Aetzwirkung erstreckt sich tief in die Gewebe.

Fröhner hat unverdünntes Formalin zur Behandlung des Strahlkrebses der Pferde empfohlen. Die Wucherungen werden bepinselt, nötigenfalls wird die Pinselung nach 3 bis 4 Wochen wiederholt. Die Wucherungen werden in eine feste, hornartige Masse umgewandelt, die sich später abstösst.

2. Formaldehydlösung wirkt stark entwicklungshemmend und sicher abtötend auf die Bakterien und Sporen. Milzbrandbazillen werden von einer Lösung 1:20000, Milzbrandsporen durch eine 1 prom. Lösung innerhalb einer Stunde vernichtet. Eine 1 proz. Formaldehydlösung (30 ccm Formalin ad 1000 ccm Wasser) ist aufgenommen unter die Desinfektionsmittel der Anweisung für das Desinfektionsverfahren bei Viehseuchen. Für die Wundantiseptik ist Formaldehydlösung wegen der stark reizenden Eigenschaften nicht geeignet. Das Gleiche gilt von einer Desinfektion der Schleimhäute.

3. Formaldehyd ist ein vorzügliches Konservierungsmittel für anatomische Präparate. Seine härtenden Eigenschaften bewahren die Form der Präparate und diese entfärben sich weniger als bei der Aufbewahrung in Weingeist.

4. Formaldehydgas wird zur Desinfektion von geschlossenen Räumen verwendet. Zu diesem Zweck wird die käufliche Formaldehydlösung in geeigneten Apparaten mit Wasser verdampft oder zerstäubt oder das Formaldehyd durch ein anderes Verfahren entwickelt.

Zur wirksamen Formaldehydgasdesinfektion ist eine vollkommene Abdichtung des Raumes und eine Luftwärme in dem Raum von mindestens 10° erforderlich. Ausserdem muss Wasser in dem Raume verdampft werden und die Formaldehyddämpfe müssen in dem geschlossenen Raume

6—7 Stunden einwirken. Nach der Desinfektion wird das unangenehm riechende Formaldehyd durch Einleiten von Ammoniak in Hexamethylentetramin verwandelt und der Raum gut gelüftet. Die Formaldehyddesinfektion ist aber immer nur eine **Oberflächendesinfektion**, denn Formaldehyd kann nur so weit in die Tiefe dringen, als er durch das hygroskopische und eingelagerte Wasser getragen wird. Die Formaldehydgasdesinfektion ist ausserdem teuer. Für die Desinfektion von Ställen und Eisenbahnwagen ist sie nicht geeignet. Das gleiche gilt von der **Autandesinfektion**.

† **Autan** ist ein Gemisch von 29 T. Paraform (polymerisiertem Formaldehyd) und 71 T. Baryumsuperoxyd. Wird Autan mit Wasser übergossen, so erfolgt alsbald unter Temperaturerhöhung und Schaumbildung eine starke Entwicklung von Formaldehydgasen und Wasserdämpfen. Autan wird zur Formaldehydgasdesinfektion in geschlossenen Räumen benutzt.

† **Autoform** besteht aus Festoform (mit Seife in feste Form gebrachte Formaldehydlösung) und Kalium permanganicum in getrennter Packung. Wie Autan zur Formaldehydgasraumdesinfektion.

Hexamethylentetramin siehe Harnantiseptica S. 116.

† **Glutol** oder **Formalingelatine**. Eine Mischung von Formaldehydlösung und Gelatine. Ein gröbliches, grauweisses, geruchloses, in Wasser unlösliches Pulver. Als gutes Desinficiens für frische Wunden, insbesondere Gelenk- und Sehnenscheidenwunden, empfohlen. 1 g = 30 Pf.

† **Amyloform**, eine Verbindung von Formaldehyd und Stärkemehl, ein weisses, geruchloses Pulver. In Berührung mit den lebenden Zellen und dem Wundsekrete wird Amyloform in seine Bestandteile zerlegt. Das freigewordene Formaldehyd übt eine vorzügliche antiseptische Wirkung aus.

Amyloform ist ein gutes **Trockenantisepticum**. Unreine und vernachlässigte Wunden erlangen bei der Amyloformbehandlung sehr bald frisches, gesundes Aussehen. Nekrotische Gewebsfetzen werden in kurzer Zeit abgestossen. Die Neubildung von Granulationsgewebe findet sehr schnell statt; die Wundsekretion wird beschränkt. Die Epithelneubildung ist sehr lebhaft.

Tannoform siehe S. 166.

† **Phenyform,** eine Verbindung von Formaldehyd und Phenol, ein Wundantisepticum.

† **Boluphen.** Ein Formaldehyd-Phenolkondensationsprodukt mit Bolus. Ein gelblichweisses, geruch- und geschmackloses, sehr feines, leichtes Pulver. Es besitzt ein sehr grosses Absorptionsvermögen und eine gute antiseptische Wirkung. Antisepticum und Desodorans als Pulver, Salbe und Paste.

† **Empyroform** (Holzteer und Formaldehyd) in Form des Pulvers, der Salbe und der Lösung bei Hautkrankheiten.

† **Pittylen** wie Empyroform.

† **Euguform** (Formaldehyd und Guajakol) bei Hautleiden und Brandwunden, gegen Maul- und Klauenseuche empfohlen, jedoch nicht bewährt.

† **Formamint.** Eine lockere Verbindung von Formaldehyd mit Laktose.

† **Lysoform** ist ein formaldehydhaltiges Desinfektionsmittel in Form einer alkoholischen Kaliseifenlösung. Es wird in 1 proz. Lösung zu Spülungen, in 2—3 proz. Lösung zur Desinfektion der Hände empfohlen. 10 g = 30 Pf., 100 g = 220 Pf.

† **Septoform** soll aus einem Kondensationsprodukte des Formaldehyds in einer spirituösen Kaliumlinoleatseife gelöst bestehen. Parfümiert ist das Septoform mit Melissen- und Geraniumöl. Es wird als Desinficiens, Antisepticum, Desodorans und Antiparasiticum in einer 3- oder 5 proz. Lösung empfohlen. 100 g = 380 Pf.

† Weitere formaldehydhaltige Desinfektionsmittel in flüssiger Form sind: Morbicid, Melioform, Parisol u. a.

† **Nafalan** und **Naftalan** sind Destillationsprodukte des Asphaltes und der harzfreien Naphtha, am Kaukasus gewonnen,

die unter Zusatz von 2,5—4 % wasserfreier Seife gelatinös gemacht werden. Als Decksalbe bei Verbrennungen und verschiedenen Hautkrankheiten, Mauke.

Fiebermittel.

Fiebermittel, Antifebrilia, Antipyretica werden angewendet, um die erhöhte Körpertemperatur herabzusetzen. Dies kann geschehen durch Arzneimittel, die schädigend oder vernichtend auf die das Fieber erregenden Stoffe (Bakterien, Toxine, Blutparasiten) einwirken: Chinin, Salicylsäure, Kampfer, Salvarsan, oder durch Mittel, die eine narkotische Wirkung auf die wärmeregulierenden Zentren des verlängerten Markes ausüben: Acetanilid, Pyrazolonum, Phenacetin, Pyramidon u. a. Einige der Fiebermittel wirken auch beschränkend auf den Stoffwechsel und auf die Wärmeproduktion, andere erhöhen die Wärmeabgabe durch die Haut. Zu den letzteren gehören auch Digitalis und Strophanthus. Diese erhöhen den Blutdruck und die Blutzirkulation in der Haut und damit erfolgt eine gesteigerte Wärmeabgabe. Die Alkoholica und die neueren Fiebermittel rufen eine Erweiterung der Hautgefässe hervor und bewirken eine erhöhte Wärmeausstrahlung.

Cortex Chinae. Chinarinde.

Stammpflanze: Cinchona succirubra; Rubiaceae. Dieser ursprünglich an den Abhängen der Anden von Peru und Bolivia nur wildwachsende Baum liefert zur Zeit keine Handelsware mehr. Das Arzneibuch schreibt vielmehr vor, dass die Rinde von kultivierten Pflanzen abstammen soll. Derartige Anpflanzungen wurden von Engländern und

Holländern auf Java, Sumatra und in Indien (am Himalayagebirge, auf Ceylon, Malabar) angelegt und versorgen zur Zeit die ganze Welt mit Chinarinde.

Eigenschaften: Die 2—5 mm dicke, getrocknete Stamm- und Zweigrinde bilden Röhren oder Halbröhren von 1—4 cm Durchmesser. Die graubräunliche Aussenseite zeigt grobe Längsrunzeln und feinere Querrisse, die rotbraune Innenseite ist fein längsstreifig. Die Rinde bricht mürbe, im äusseren Teile ziemlich glatt, im inneren Teile kurzfaserig. Chinarinde riecht schwach, eigenartig und schmeckt stark bitter und zusammenziehend. 10 g = 35 Pf.

Bestandteile: 1. Zahlreiche Alkaloide, von denen das Chinin und Chinidin, weniger das Cinchonin und Cinchonidin bemerkenswert sind. Das Deutsche Arzneibuch schreibt vor, dass die Chinarinde mindestens 6,5% Alkaloide enthalten soll. 2. Säuren: die Chinagerbsäure, die Chinasäure und Chinovasäure; 3. ein bitteres Glykosid, das Chinovin; 4. das Spaltungsprodukt der Chinagerbsäure, das Chinarot: Von den Alkaloiden der Chinarinde findet zur Zeit das Chinin bzw. dessen Salze allein Anwendung.

Der Gehalt an Alkaloiden, der den Wert der Chinarinde bestimmt, ist sehr schwankend und von der Bodenbeschaffenheit, dem Klima und der Höhenlage abhängig.

Präparate: 1. Extractum Chinae aquosum. Wässeriges Chinaextrakt ist ein dünnes, rotbraunes, in Wasser trübe lösliches Extrakt. Gehalt mindestens 6,18% Alkaloide (Chinin und Cinchonin). 1 g = 40 Pf.

2. Extractum Chinae spirituosum. Weingeistiges Chinaextrakt ist ein trockenes, rotbraunes, in Wasser trübe lösliches Extrakt. Gehalt mindestens 12% Alkaloide. 1 g = 205 Pf.

3. Extractum Chinae fluidum. Chinafluidextrakt. Gehalt mindestens 3,5% Alkaloide. Chinafluidextrakt ist klar,

rotbraun, riecht und schmeckt kräftig nach Chinarinde und ist in Wasser und Weingeist fast klar löslich. 10 g = 60 Pf.

4. **Tinctura Chinae.** Chinatinktur wird aus 1 T. grob gepulverter Chinarinde und 5 T. verdünntem Weingeist bereitet. Chinatinktur ist rotbraun und schmeckt stark bitter. Gehalt mindestens 0,74% Alkaloide. 10 g = 75 Pf.

5. **Tinctura Chinae composita.** Zusammengesetzte Chinatinktur wird aus 6 T. grob gepulverter Chinarinde, 2 T. mittelfein zerschnittener Pomeranzenschalen, 2 T. mittelfein zerschnittener Enzianwurzel, 1 T. grob gepulvertem Zimt und 50 T. verdünntem Weingeist bereitet. Zusammengesetzte Chinatinktur ist rotbraun, riecht würzig und schmeckt würzig, bitter. 10 g = 80 Pf.

6. **Vinum Chinae.** Chinawein wird aus 20 T. grob gepulverter Chinarinde, 50 T. Zucker, 20 T. verdünntem Weingeist, 1 T. Salzsäure und 500 T. Xereswein bereitet. Chinawein ist rotbraun und schmeckt bitter. 10 g = 80 Pf.

Wirkung: Die Wirkung der Chinarinde wird bedingt durch die Alkaloide, namentlich das Chinin, den Bitterstoff Chinovin, die Chinasäure und Chinagerbsäure; sie ist daher neben der antipyretischen der Alkaloide eine adstringierende, tonisierende und antiseptische. Deshalb kann die Rinde für viele Zwecke durch die Alkaloide nicht ersetzt werden. Als Antipyreticum wendet man jetzt nur das Chinin an.

Anwendung: Innerlich als Adstringens und Tonicum bei Diarrhoen, Nephritis und Cystitis. Als bitteres Magenmittel bei Verdauungsschwäche der kleinen Haustiere. Als Roborans bei anämischen Zuständen, Hydropsien, anhaltenden Eiterungen und in der Rekonvaleszenz nach erschöpfenden, fieberhaften Krankheiten (Hundestaupe).

Aeusserlich in Pulverform als Streupulver bei schlaffen, schlecht eiternden Geschwüren, bei Gangrän, Decubitus und bei der Otorrhoe der Hunde.

Dosis und Form:
Pferden . . . . 10—20,0 als Latwerge oder Pille,
Rindern . . . . 20—50,0,
Mittelgrossen Tieren 5—10,0,
Hunden . . . . 1— 2,0 in Form des Pulvers oder als Dekokt (10—15,0 : 200,0) zweckmässig mit 1,0 Schwefel- oder Salzsäure bereitet.

Ein Teil der Chinagerbsäure wird beim Kochen in Chinarot umgewandelt.

Chininum hydrochloricum. Chininhydrochlorid.

Eigenschaften: Weisse, nadelförmige Kristalle. Chininhydrochlorid schmeckt bitter und gibt mit 3 T. Weingeist und mit 34 T. Wasser farblose, neutral reagierende, nicht fluoreszierende Lösungen. 5 ccm der wässerigen Lösung (1 + 199) werden durch Zusatz von 1 ccm Chlorwasser und Ammoniakflüssigkeit im Ueberschuss grün gefärbt (Talleiochinreaktion). In der wässerigen Lösung (1 + 199) ruft verdünnte Schwefelsäure eine starke blaue Fluoreszenz hervor. Die wässerige, mit Salpetersäure angesäuerte Lösung des Chininhydrochlorids gibt mit Silbernitratlösung einen weissen Niederschlag. 1 g = 215 Pf.

Zusammensetzung: $C_{20}H_{24}O_2N_2 \cdot HCl \cdot 2H_2O$. Gehalt 83 % Chinin.

Chininum sulfuricum. Chininsulfat $(C_{20}H_{24}O_2N_2)_2 \cdot H_2SO_4$ $8H_2O$) wird durch Neutralisieren des Chinins mit Schwefelsäure dargestellt. Es bildet weisse, feine, leicht verwitternde Kristallnadeln von bitterem Geschmacke, die sich in etwa 800 T. kaltem, in 25 T. siedendem Wasser lösen. Die wässerige Lösung ist neutral und zeigt keine Fluoreszenz. Ein Tropfen verdünnter Schwefelsäure ruft in der wässerigen Lösung (1 + 999) starke blaue Fluoreszenz hervor. Durch die Talleiochinreaktion wird Chininsulfat wie Chininhydrochlorid nachgewiesen. Durch Zusatz von Baryumnitratlösung zu einer mit Salpetersäure angesäuerten Chininsulfatlösung entsteht ein weisser Niederschlag. Gehalt 75,3% Chinin. **Vor Licht geschützt aufzubewahren.** 1 g = 175 Pf.

Chininum ferro-citricum. Eisenchinincitrat. Gehalt 9 bis 10% Chinin und 21% Eisen. Glänzende, durchscheinende, dunkelrotbraune Blättchen. Eisenchinincitrat schmeckt eisenartig und bitter. In Wasser ist Eisenchinincitrat langsam in jedem Verhältnisse löslich, wenig löslich dagegen in Weingeist. Die mit Salzsäure angesäuerte wässerige Lösung gibt sowohl mit Kaliumferrocyanid, als auch mit Kaliumferricyanidlösung eine blaue, mit Jodlösung eine braune Fällung. 1 g = 90 Pf.

Chininum tannicum. Chinintannat wird durch Fällen von Chininlösungen mit Tannin erhalten. Gehalt 30—32% Chinin. Gelblichweisses, amorphes, geruchloses Pulver. Chinintannat schmeckt sehr schwach bitter und kaum zusammenziehend. In Wasser ist es nur wenig, etwas mehr in Weingeist löslich. Die Lösungen werden durch Eisenchloridlösung blauschwarz gefärbt. 1 g = 105 Pf.

In der Regel wendet man Chininhydrochlorid an; es ist leichter löslich, reicher an Chinin und wird besser vertragen wie Chininum sulfuricum.

Wirkung des Chinins: Das Chinin ist schon in kleinen Dosen ein starkes Gift für die niederen Organismen, Infusorien, Bakterien und einzelne Fermente. Es wirkt deshalb gärungs- und fäulniswidrig. Gegenüber den Kokken, Bazillen und Bakterien zeigt Chinin ein sehr verschiedenes Verhalten. Einzelne sind sehr empfindlich, andere sehr widerstandsfähig. Die Entwicklung der Milzbrandbazillen wird erst bei einer Konzentration von 1:625 gehemmt. Die Wirkung der Hefe, der alkoholischen, Buttersäure- und Milchsäuregärung wird aufgehalten. Es verhindert die Schimmelbildung in Flüssigkeiten. Die Fermente Pepsin, Diastase, Trypsin werden wenig durch Chinin beeinflusst.

Chinin wirkt als Protoplasmagift lähmend auf die Amöben und die weissen Blutkörperchen. Es vermindert ihre Zahl im Blute und beschränkt die Auswanderung aus den Gefässen. Auf die Muskel- und Nervenzellen wirkt Chinin gleichfalls lähmend. Die roten Blutkörperchen erscheinen nach der Chininbehandlung grösser, sie halten den Sauersoff fester gebunden.

Das Chinin setzt die Temperatur bei gesunden Tieren nur unerheblich herab, stärker bei fieberhaften Zuständen. Bei den Sumpffiebern und Malaria gilt es als ein spezifisches fieberwidriges Mittel, es tötet die Blutparasiten.

Der Gesamtstoffwechsel wird durch Chinin erheblich herabgesetzt. Die Ausscheidung von Stickstoff und Schwefelsäure durch den Harn und von Kohlensäure durch die Lungen wird vermindert.

Chinin wirkt örtlich im geringen Grade reizend. Bei subkutaner Anwendung beobachtet man häufig Entzündung des Unterhautgewebes, Abszessbildung, Phlegmone.

Innerlich gegeben bewirkt es zuweilen Erbrechen. Kleine Dosen regen den Appetit an. Die Pulsfrequenz und der Blutdruck werden durch kleine Gaben erhöht, durch grosse herabgesetzt. Die Milz wird unter der Chininbehandlung kleiner, man nimmt an, dass dies die Folge einer Kontraktion der glatten Muskelfasern ist. Auch der Uterus soll zu Kontraktionen angeregt werden und sich verkleinern.

Grössere Chiningaben wirken lähmend auf das Gehirn (Chininrausch, Seh- und Gehörstörungen), das verlängerte Mark und das Herz. Nach sehr grossen Dosen kann durch Atmungs- und Herzlähmung der Tod eintreten.

Die Resorption erfolgt ziemlich schnell von allen Schleimhäuten. Die grösste Menge wird innerhalb 48 Stunden durch den Harn ausgeschieden.

Anwendung: Innerlich: 1. Als Antipyreticum bei der Malaria des Menschen; Chinin gilt hier als ein spezifisches Heilmittel und Prophylacticum. Auch bei den durch Blutparasiten bedingten Krankheiten der Haustiere ist das Chinin angewendet worden. Bei der Piroplasmose der Rinder soll es in Dosen von 20 g gute Dienste geleistet haben. Jedenfalls würde es bei Hämatozoenkrankheiten der Haustiere zu versuchen sein. Mit weniger gutem Erfolge ist es bei pyämischen und septikämischen Fiebern gegeben worden. Gegen das Fieber bei der Brustseuche der Pferde, bei der Hundestaupe und bei der infektiösen Anämie der Pferde erwies sich Chinin fast wirkungslos. Antifebrin und Antipyrin leisten mehr und sind billiger.

2. Bei der Leukämie und zur Verhinderung der Auswanderung von weissen Blutkörperchen bei umfangreichen Eiterungen.

3. Beim Menschen bei Neuralgien, Milztumor, Keuchhusten und Heufieber.

Aeusserlich wird das Chinin als Antisepticum in der Wundbehandlung und in der Augenheilkunde bei Bindehaut- und Hornhautleiden angewendet (1—2 proz. Lösung).

Dosis: Pferden . . . 10—20,0,
Rindern . . . 10—25,0,
Hunden . . . 0,25— 1,0.

† **Aethylhydrocupreïn** oder **Optochinum hydrochloricum** und **Optochinum basicum**. Optochin, ein Abkömmling des Alkaloides Cupreïn, zeigt eine spezifisch abtötende Wirkung gegenüber den Pneumokokken, die es schon bei Lösungen 1 : 300000 vernichtet. Es wird bei der Pneumonie innerlich und bei der Pneumokokkeninfektion des Auges (Ulcus serpens corneae) äusserlich angewendet. Lähmung des Opticus (Amaurosis) ist zuweilen nach der innerlichen Anwendung des Optochins beobachtet worden. In das Auge träufelte man eine 1 proz. Lösung des Optochinum hydrochloricum, gegen die Pneumonie gab man innerlich das weniger giftige Optochinum basicum. 0,1 g = 45 Pf.

† **Eucupin** und **Vuzin**, ersteres ein Isoamylhydrocupreïn, letzteres ein Isoctylhydrocupreïn, sind nach Klapp zur Tiefenantisepsis in der Wundbehandlung mit sehr gutem

Erfolge, namentlich bei Gasgangrän angewendet worden. Die Lösung 1:10000 bzw. 1:1000 ist unter Zusatz von 0,5 Novocain, 0,00182 Suprarenin. bitartar. und 0,6 Natr. chlorat. auf je 1 Liter Lösung, frisch zu bereiten.

Das Eucupin ist bei Pferden von Schern empfohlen worden.

Acetanilidum. Antifebrin.

Darstellung: Antifebrin wird durch Kochen von Anilin ($C_6H_5NH_2$) mit Eisessig dargestellt.

Eigenschaften: Weisse, glänzende Kristallblättchen. Antifebrin ist geruchlos, schmeckt schwach brennend und ist in 230 T. Wasser, in 4 T. Weingeist sowie leicht in Aether und Chloroform löslich. Beim Erhitzen von 0,1 g Antifebrin mit 5 ccm Kalilauge tritt der Geruch des Anilins auf; wird die Flüssigkeit nach Zusatz einiger Tropfen Chloroform von neuem erhitzt, so tritt der widerliche Isonitrilgeruch auf. Werden 0,2 g Antifebrin mehrere Minuten lang mit 2 ccm Salzsäure gekocht, so entsteht eine klare Lösung. Mischt man diese Lösung mit 4 ccm Karbolsäurelösung und fügt Chlorkalklösung hinzu, so entsteht eine schmutzig-violettblaue Färbung, die auf Zusatz von Ammoniakflüssigkeit im Ueberschuss in ein beständiges Indigoblau übergeht. **Vorsichtig aufzubewahren.** 10 g = 140 Pf., 100 g = 1125 Pf.

Zusammensetzung: $C_6H_5 \cdot NH \cdot CO \cdot CH_3$.

Wirkung und Anwendung: Das Antifebrin ist dasjenige der neueren Fiebermittel, das in der Tierheilkunde ganz besonders bevorzugt wird. Es wirkt 4 mal stärker temperaturherabsetzend als das Pyrazolonum, ist wesentlich billiger als die anderen Antipyretica und ruft bei Tieren keine Vergiftungserscheinungen hervor, wenn es in den üblichen Mengen verabreicht wird. Die fieberherabsetzende Wirkung äussert sich bereits nach 1—2 Stunden, sie erreicht ihren Höhepunkt nach 3—5 Stunden und hält oft bis zu 10 Stunden an. Beim Menschen sind nach der Anwendung des Antifebrins oft Vergiftungen beobachtet worden. Es traten Cyanose infolge von Methämoglobinämie, Schweissausbruch, Kollapserscheinungen auf. Fröhner konnte bei Pferden, Rindern, Schafen, Ziegen und Hunden erst dann eine Giftwirkung des Antifebrins beobachten, wenn sehr grosse Mengen verabreicht wurden (Rind, Schaf, Ziege 1,0, Hund 0,5, Pferd über 0,85 pro Kilo Körpergewicht).

Antifebrin wirkt auch beruhigend und schmerzstillend. Es kann deshalb bei nervösen Leiden, namentlich bei Krampfzuständen, gegeben werden.

Bei der Hufrehe der Pferde ist es mit Vorteil angewendet worden (4 Dosen zu 15 g 6 stündlich), von anderen wird der Nutzen bestritten.

Aeusserlich wurde Antifebrin als reizloses, nicht giftiges, die Eiterung beschränkendes Antisepticum versucht.

Der nach der Behandlung mit Acetanilid abgesetzte Harn ist dunkelgefärbt durch eine Sulfonverbindung des Acetylparaamidophenols.

Dosis und Form: Man verabreicht eine einmalige grössere oder mehrere kleinere Dosen, in der Regel genügen zwei Gaben am Tage.

	Als Einzeldosis:	Als Tagesdosis:
Grossen Tieren	25—40,0,	50—100,0,
Schafen und Ziegen	2— 5,0,	5— 15,0,
Schweinen	1— 2,0,	2— 5,0,
Hunden	0,25— 1,0.	0,5— 2,0.

In Pulver-, Pillen- und Latwergenform. Wiederkäuern als Schüttelmixtur.

Phenacetinum. Phenacetin $C_6H_4\diagup\!\!\!\genfrac{}{}{0pt}{}{NH \cdot CO \cdot CH_3}{OC_2H_5}$ wird durch Kochen von Essigsäure und Paraamidophenetol erhalten. Es bildet farblose, glänzende Kristallblättchen, ohne Geruch und ohne Geschmack. Sie geben mit 1400 T. kaltem und mit etwa 80 T. siedendem Wasser sowie mit etwa 16 T. Weingeist Lösungen, die Lackmuspapier nicht verändern. Beim Schütteln mit Salpetersäure wird Phenacetin gelb gefärbt. Kocht man 0,2 g Phenacetin mit 2 ccm Salzsäure 1 Minute lang, verdünnt hierauf die Lösung mit 20 ccm Wasser und filtriert nach dem Erkalten, so nimmt die Flüssigkeit auf Zusatz von 6 Tropfen Chromsäurelösung allmählich eine rubinrote Färbung an. **Vorsichtig aufzubewahren.** 1 g = 70 Pf., 10 g = 550 Pf.

Phenacetin wird wie das ihm nahestehende Acetanilid als **Antipyreticum, Antirheumaticum** und als **nervenberuhigendes Mittel** angewendet. Phenacetin soll in geringerem Grade unangenehme Nebenwirkungen besitzen wie Acetalinid und das Pyrazolonum. Beim Menschen hat aber auch das Phenacetin Cyanose und Hämoglobinämie hervorgerufen.

Dosis und Form wie Acetanilid. Für grosse Tiere ist es zu teuer.

Lactylphenetidinum. p-Lactylphenetidin. Lactophenin $C_6H_4\diagup^{NH \cdot CO \cdot CH(OH) \cdot CH_3}_{OC_2H_5}$ wird durch Erhitzen von p-Phenetidin mit Milchsäure auf 130—180° dargestellt.

Farblose, durchscheinende Kristallnädelchen. p-Lactylphenetidin ist geruchlos und schmeckt schwach bitter; es löst sich in 500 T. Wasser und in 10 T. Weingeist. Beim Schütteln mit Salpetersäure wird p-Lactylphenetidin gelb gefärbt. Wird die Lösung von 0,2 g p-Lactylphenetidin in 2 ccm Salzsäure 1 Minute lang gekocht, hierauf mit 20 ccm Wasser verdünnt und filtriert, so nimmt die Flüssigkeit auf Zusatz von 6 Tropfen Chromsäurelösung eine rubinrote Färbung an. **Vorsichtig aufzubewahren.** Lactylphenetidin 1 g = 40 Pf., Lactophenin 1 g = 40 Pf.

Wirkung und Anwendung: Lactophenin wird wie Acetanilid und Phenacetin angewendet. Bei der Hundestaupe hat es sich bewährt, bei der Brustseuche der Pferde dagegen nicht. Dem Lactophenin werden ausserdem beruhigende und schlafmachende Wirkungen zugeschrieben. Bei Rheumatismus und Neuralgie wirkt es schmerzlindernd. Hunden gibt man Dosen von 0,5—1,0 als Pulver mehrmals am Tage.

Pyrazolonum phenyldimethylicum. Phenyldimethylpyrazolon. Antipyrin.

Darstellung: Durch Kondensation von Phenylhydrazin und Acetessigester.

Eigenschaften: Tafelförmige, farblose Kristalle von kaum wahrnehmbarem Geruch und schwach bitterem Geschmack, die sich in 1 T. Wasser, 1 T. Weingeist, 1,5 T. Chloroform und in 80 T. Aether lösen. Die wässerige Lösung (1 + 99) gibt mit Gerbsäurelösung eine reichliche, weisse Fällung. 2 ccm der wässerigen Lösung (1 + 99) werden durch 2 Tropfen rauchende Salpetersäure grün gefärbt; erhitzt man das Gemisch zum Sieden und fügt einen weiteren Tropfen rauchende Salpetersäure hinzu, so färbt es sich rot. 2 ccm der wässerigen Lösung (1 + 999) geben mit 1 Tropfen Eisenchloridlösung eine tiefrote Färbung, die auf Zusatz von 10 Tropfen Schwefelsäure in Hellgelb übergeht. Phenyldimethylpyrazolon darf beim Verbrennen höchstens 0,1 % Rückstand hinterlassen. Vorsichtig aufzubewahren. 1 g = 20 Pf., 10 g = 155 Pf. Antipyrin 10 g = 165 Pf.

Zusammensetzung: $C_6H_5 \cdot N \begin{smallmatrix} N(CH_3) \cdot C \cdot CH_3 \\ CO \cdot CH \end{smallmatrix}$

Wirkung und Anwendung: 1. Antipyrin setzt die Körpertemperatur um 1—2° bei allen Fiebern mit Ausnahme bei den septikämischen und pyämischen herab. Die Apyrexie dauert 6—10 Stunden an. Bei gesunden Tieren wird die Körpertemperatur nur gering herabgesetzt. Irgendwelche unangenehme Nebenwirkungen sind bei der arzneilichen Anwendung bei Tieren nicht beobachtet. Fröhner hat durch Versuche bei Rindern und Schafen nachgewiesen, dass Antipyrin ein Atmungs- und Krampfgift, dagegen kein Blutgift ist, wenn es in Mengen von etwa 1,0 pro Kilo Körpergewicht gegeben wird. Derartige Mengen werden zu arzneilichen Zwecken nicht verwendet. Hunde zeigen sich selbst gegen sehr grosse Dosen indifferent. Beim Menschen ist zuweilen eine **Idiosynkrasie** gegen Antipyrin beobachtet, indem sehr bald Exantheme, Uebelkeit, Erbrechen, Schwellung der Augenlider und Schweissausbruch hervortraten.

2. Antipyrin wirkt **schmerzlindernd** bei Neuralgien, Muskel- und Gelenkrheumatismus. Auch soll es lokal angewendet eine **blutstillende** Wirkung bei Nasen- und Blasenblutungen besitzen (5 proz. Lösung).

Antipyrin wird schnell resorbiert und sehr bald unverändert durch den Harn ausgeschieden. Antipyrinharn färbt sich nach Zusatz von Eisenchlorid **tiefrot**. Wegen des höheren Preises wendet man Antipyrin nur bei **kleineren Tieren** an. Antipyrin kann auch subkutan und intratracheal angewendet werden. Nach der subkutanen Injektion treten nicht selten Abszesse auf.

Dosis und Form:
Grossen Tieren . . 15—20,0. Pferden als Pille und
                         Latwerge (teuer),
Mittelgrossen Tieren . 5—10,0. Wiederkäuern in Lösung,
                         Schweinen als Latwerge (teuer),
Kleinen Tieren . . 0,25—2,0 als Pulver, in Lösung oder
                         in Form der subkutanen Injektion.

Wegen der Zersetzlichkeit des Antipyrins wird es für sich allein verordnet.

Pyrazolonum phenyldimethylicum salicylicum. Salicylsaures Phenyldimethylpyrazolon. Salipyrin ($C_{11}H_{12}N_2O \cdot C_7H_6O_3$) bildet ein weisses, grobkristallinisches Pulver oder sechsseitige Tafeln von schwach süsslichem Geschmacke. 1 g = 10 Pf. Salipyrin 1 g = 25 Pf.

Salipyrin vereinigt die Wirkung seiner Bestandteile und wird als **Antipyreticum** und **Antirheumaticum** empfohlen.

Beim Menschen gegen Gebärmutterblutungen. Als Fiebermittel wird es in der doppelten Dosis des Antipyrins gegeben.

Pyramidon. Pyrazolonum dimethylaminophenyldimethylicum.
Dimethylamino-Phenyldimethylpyrazolon $C_{13}H_{17} \cdot N_2O$.

Kleine, farblose Kristalle, die sehr leicht in Weingeist, weniger leicht in Aether und in 20 T. Wasser löslich sind. Die wässerige Lösung bläut Lackmuspapier schwach. Eisenchloridlösung färbt die mit Salzsäure schwach angesäuerte Lösung (1 + 20) blauviolett. Vor Licht geschützt und vorsichtig aufzubewahren. 0,1 g = 5 Pf., 1 g = 40 Pf. Pyramidon 0,1 g = 5 Pf., 1 g = 50 Pf.

Pyramidon wirkt ähnlich dem Antipyrin temperaturherabsetzend. Die Wirkung ist milder und anhaltender. Die Entfieberung dauert etwa 6 Stunden an. Ausserdem wirkt es schmerzstillend. Hunden 0,2—2,0 per os oder 0,05—1,0 pro die in Form der subkutanen Injektion.

Nervenmittel.

Die Nervenmittel wirken entweder auf das gesamte Nervensystem oder auf einzelne Abschnitte desselben. Es sind funktionelle Wirkungen in dem betroffenen Nervengebiete, die in der Hauptsache eine Herabsetzung oder eine Steigerung der Funktion zur Folge haben.

Nervenmittel, die die Funktionen des Grosshirns herabsetzen oder lähmen, werden der Art und dem Grade ihrer Wirkung nach als Narcotica, allgemeine Anästhetica, Hypnotica und Sedativa bezeichnet. Andere Nervenmittel dagegen wirken in spezifischer Weise auf das Rückenmark. Sie steigern die Reflexerregbarkeit bis zum Ausbruch von tetanischen Krämpfen (Strychningruppe).

Man benutzt auch Nervenmittel, die besondere Beziehungen zu einzelnen Zentren in der Medulla oblongata besitzen (Gefäss-, Atmungs-, Wärme-, Krampf- und Brechzentrum). Noch andere Nervenmittel wirken anregend auf die motorischen Endapparate der Iris, der Darmwand oder des Uterus. Die Gruppe von Nervenmitteln, die die peripheren sensiblen Nerven vorübergehend lähmt und das betreffende Gebiet empfindungslos macht, führt den Namen lokale Anästhetica.

Narcotica.
Opium. Opium.

Abstammung: Der in Kleinasien durch Anschneiden der unreifen Früchte von Papaver somniferum, einer Papaveracee gewonnene, an der Luft eingetrocknete Milchsaft. Gehalt des bei 60° getrockneten Opiums mindestens 12%. Morphin $C_{17}H_{19}O_3N$.

Eigenschaften: Opium kommt in Form verschieden grosser, rundlicher, mehr oder weniger abgeplatteter, in Mohnblätter gehüllter, meist mit den Früchten einer Rumex-Art bestreuter Stücke in den Handel. Diese sind innen dunkelbraun, hier und da mit helleren Körnern durchsetzt, in frischem Zustande weich und zähe; mit der Zeit werden sie durch Austrocknen hart und spröde und brechen dann uneben. Der Geruch des Opiums ist eigenartig, betäubend, der Geschmack stark bitter und etwas scharf.

Vor dem Pulvern sind die Opiumstücke von den Rumex-Früchten und den derben Blattrippen zu befreien, zu zerschneiden und bei einer 60° nicht übersteigenden Wärme zu trocknen.

Opium darf nur zur Herstellung von Extractum Opii, Opium pulveratum, Tinctura Opii crocata und Tinctura Opii simplex verwendet werden. Wird Opium als Bestandteil eines Arzneimittels oder einer

Arznei verordnet, so ist Opiumpulver zu verwenden. Vorsichtig aufzubewahren.

Opium pulveratum. Opiumpulver. Gehalt 10% Morphin ($C_{17}H_{19}O_3N$). Zur Herstellung von Opiumpulver sind die Opiumstücke, unter Beachtung des bei Opium Gesagten, in ein mittelfeines Pulver zu verwandeln. Nachdem der Morphingehalt dieses Pulvers festgestellt worden ist, wird es durch Zusatz von Reisstärke auf einen Gehalt von 10% Morphin eingestellt. 0,1 g = 10 Pf., 1 g = 90 Pf.

Bestandteile: Das Opium enthält etwa 20 Alkaloide, meist an Meconsäure gebunden, Eiweiss, Zucker, Schleim und indifferente Stoffe. Arzneiliche Verwendung finden nur die Alkaloide Morphin und Codeïn. Als Nebenalkaloide sind zu nennen Pseudomorphin, Narcotin, Narceïn, Papaverin, Laudanin und Thebaïn.

Präparate: 1. Extractum Opii. Opiumextrakt. Gehalt 20% Morphin ($C_{17}H_{19}O_3N$). Opiumextrakt ist graubraun, schmeckt bitter und ist in Wasser trübe löslich. Vorsichtig aufzubewahren. 0,1 g = 20 Pf.

2. Pulvis Ipecacuanhae opiatus. Doversches Pulver. Gehalt 10% Opiumpulver, entsprechend 1% Morphin. Zu bereiten aus 1 T. Opiumpulver, 1 T. feingepulverter Brechwurzel, 8 T. feingepulvertem Milchzucker. Doversches Pulver ist hellbraun und riecht kräftig nach Opium. Vorsichtig aufzubewahren. 1 g = 15 Pf.

Das Doversche Pulver wirkt schmerzstillend und beruhigend auf den Darm, gleichzeitig sekretionsbefördernd und das Abhusten erleichternd bei Katarrhen der Luftwege und Pneumonie. Man verordnet es bei Darmkatarrhen und Erkrankungen der Atmungsorgane der Hunde, besonders bei der Staupe. 0,25—0,5 mehrmals am Tage.

3. Tinctura Opii simplex. Einfache Opiumtinktur. Gehalt 1% Morphin ($C_{17}H_{19}O_3N$). Zu bereiten aus 15 T. mittelfein gepulvertem Opium, 70 T. verdünntem

Weingeist, 70 T. Wasser. Durch Zusatz eines Gemisches von gleichen Teilen Wasser und verdünntem Weingeist wird die Tinktur auf den vorgeschriebenen Morphingehalt gebracht. Einfache Opiumtinktur ist rötlichbraun, riecht nach Opium und schmeckt bitter. Vorsichtig aufzubewahren. 1 g = 15 Pf., 10 g = 120 Pf.

Für die Opiumtinktur ergeben sich dieselben Indikationen wie für das Opium. Die Hauptwirkung ist die schmerzstillende und beruhigende für den Darm. Die Tinktur wird per os und als Klysma verordnet. Pferden 50—150,0, Fohlen 10—25,0, Rindern 50—200,0, Kälbern 5—20,0, Schafen und Ziegen 10—50,0, Schweinen 10—30,0, Lämmern 1—3,0, Hunden 1—5,0, Katzen 0,2—2,0, Hühnern 8 bis 10 Tropfen; Stubenvögeln 1—3 Tropfen.

Aeusserlich als Zusatz zu Stärkeklystieren früher als schmerzstillender Zusatz zu Augenwässern, jetzt durch Cocaïn ersetzt.

4. Tinctura Opii benzoïca. Benzoesäurehaltige Opiumtinktur. Gehalt 0,5 % Opium oder 0,05 % Morphin. Zu bereiten aus 1 T. Anisöl, 2 T. Kampfer, 4 T. Benzoesäure, 10 T. einfacher Opiumtinktur, 183 T. verdünntem Weingeist. Der Kampfer und die Benzoesäure werden in dem verdünnten Weingeist gelöst und das Anisöl und die einfache Opiumtinktur hinzugemischt. Benzoesäurehaltige Opiumtinktur rötet Lackmuspapier, ist gelbbraun, riecht aromatisch und schmeckt gewürzhaft süss. Vorsichtig aufzubewahren. 10 g = 70 Pf.

Wegen des Gehaltes an Benzoesäure, Kampfer und Anisöl wird diese Tinktur hauptsächlich als Expectorans verwendet. Das Morphin wirkt ausserdem hustenreizmildernd. Hunden 10—20 Tropfen mit Wasser oder Tee mehrmals am Tage.

5. Tinctura Opii crocata. Safranhaltige Opiumtinktur. Gehalt 1 % Morphin ($C_{17}H_{19}O_3N$). Zu bereiten aus 15 T. mittelfein gepulvertem Opium, 5 T. Safran, 1 T.

grobgepulverten Gewürznelken, 1 T. grobgepulvertem Ceylonzimt, 70 T. verdünntem Weingeist, 70 T. Wasser. Durch Zusatz eines Gemisches von gleichen Teilen Wasser und verdünntem Weingeist wird die Tinktur auf den vorgeschriebenen Morphingehalt gebracht. Safranhaltige Opiumtinktur ist dunkelgelbrot, in der Verdünnung rein gelb, riecht nach Safran und schmeckt bitter. **Vorsichtig aufzubewahren.** 1 g = 20 Pf., 10 g = 170 Pf.

Wegen der aromatischen Bestandteile hat diese Tinktur einen besseren Geschmack. Da sie teurer ist als Tinct. Opii simplex, so wird sie selten angewendet. Dosis wie Tinctura Opii simplex.

Wirkung: Die Opiumwirkung beruht im wesentlichen auf der Wirkung des Morphins und der anderen im Opium enthaltenen Alkaloide. Da von diesen das Morphin bei weitem überwiegt, so ist die Wirkung des Opiums in der Hauptsache mit der Morphinwirkung übereinstimmend und zwar eine beruhigende, schmerzstillende, schlafmachende, die Absonderungen beschränkende. Das Opium wirkt nicht in dem Grade beruhigend, schmerzstillend und schlafmachend wie das Morphin, es besitzt aber im höheren Grade als das Morphin die Eigenschaft, beruhigend und schmerzstillend auf den Darmkanal zu wirken. Es wird langsamer ausgelaugt, bleibt mit der Schleimhaut bzw. den Darmganglien länger in Berührung und wird langsamer resorbiert.

Die Alkaloide Codeïn und Papaverin wirken ähnlich, jedoch schwächer als das Morphin. Das Thebaïn und Laudanin wirken nicht beruhigend, sondern als Krampfgift erregend auf das Rückenmark, selbst bis zum Ausbruch von tetanischen Krämpfen.

Anwendung: Innerlich wird das Opium als Beruhigungsmittel für den Darm angewendet, wenn die Peristaltik herabgesetzt und schmerzstillend gewirkt werden soll. Am häufigsten wendet man das Opium bei

Darmkatarrhen und entzündlichen Zuständen der Bauchorgane, besonders auch bei ruhrartigen Durchfällen der jungen Tiere in Verbindung mit Calc. carbonic. crud., Magnesia usta, Magnesiumcarbonat und Natrium bicarbonicum an. Bei Staupediarrhoen mit Kalomel oder Bismutum subnitricum zusammen. Bei anhaltendem Erbrechen dient Opium in kleinen Dosen als ein Beruhigungsmittel. Man verordnet Opium in Form des Pulvers, als Tinktur und als Pulv. Ipecacuanhae opiatus. Auch werden in besonderen Fällen Suppositorien mit Opium oder Extr. Opii verordnet. Zur allgemeinen Narkose für Hunde wird stets Morphium verwendet.

Aeusserlich wird die Opiumtinktur nur noch als Zusatz für Stärkeklystiere bei Dickdarmkatarrhen der kleinen Tiere verwendet. Augenwässern und Salben setzt man an dessen Stelle jetzt Cocaïn zu.

Dosis des Opiums:

Pferden	5—20,0,
Rindern	10—30,0,
Fohlen, Kälbern, Ziegen, Schafen, Schweinen	1— 3,0,
Hunden	0,1 — 0,5,
Katzen	0,05— 0,2,
Grossem Geflügel	0,1,
Kleinem Geflügel	0,05.

Die Dosis der Opiumtinktur ist im Text angegeben.

Gerbsäure und gerbsäurehaltige Stoffe sollen mit Opium nicht zusammen verordnet werden.

Morphinum hydrochloricum. Morphinhydrochlorid.

Darstellung: Das Morphin ist das erste Alkaloid, dessen chemische Reindarstellung gelang. Im Jahre 1806 wurde es von dem Apotheker Sertürner aus dem Opium abgeschieden. Die Darstellung geschieht zurzeit ausschliesslich in chemischen Fabriken. Nur das Morphinhydrochlorid ist gebräuchlich.

Eigenschaften: Weisse, seidenglänzende, oft büschelförmig vereinigte Kristallnadeln oder weisse, würfelförmige Stücke von mikrokristallinischer Beschaffenheit.

Morphinhydrochlorid löst sich in 25 T. Wasser und in 50 T. Weingeist. Die Lösungen sind farblos, reagieren neutral und schmecken bitter. Silbernitratlösung ruft in der wässerigen Lösung eine weisse, käsige Fällung hervor. Ein Tropfen Eisenchloridlösung färbt 5 ccm der wässerigen Lösung (1 + 49) blau.

Wird ein Körnchen Morphinhydrochlorid in einem trockenen Probierröhrchen in 5 Tropfen Schwefelsäure gelöst und diese Lösung 15 Minuten lang im Wasserbade erwärmt, so nimmt sie nach dem Erkalten auf Zusatz einer Spur Salpetersäure eine blutrote Färbung an.

Trägt man ein Gemisch von 1 T. Morphinhydrochlorid und 4 T. Zucker in Schwefelsäure ein, so färbt sich das Gemisch rot; durch Zusatz eines Tropfens Bromwasser wird die Rotfärbung noch verstärkt. Wird ein Körnchen Morphinhydrochlorid mit Schwefelsäure, von der 1 ccm mit 1 Tropfen Formaldehydlösung vermischt ist, verrieben, so tritt zunächst eine rote, bald in violett und blauviolett übergehende Färbung ein.

Wird Morphinum aceticum zu Einspritzungen unter die Haut verordnet, so ist Morphinhydrochlorid abzugeben.

Vorsichtig aufzubewahren. 0,1 g = 90 Pf.

Zusammensetzung: $C_{17}H_{19}O_3N \cdot HCl \cdot 3H_2O$.

Wirkung: Morphin wirkt nach der Resorption auf das Grosshirn, auf die Zentren des verlängerten Markes und auf das Rückenmark, teils lähmend, teils erregend. Das Experiment lehrt, dass die Empfindlichkeit gegen Morphin mit der höheren Entwicklung der Zentren zunimmt. Daraus ergibt sich, dass der Mensch auf Morphin stärker reagiert als alle Tiere. Auch bei den einzelnen Tierarten bestehen wesentliche Unterschiede in der Empfindlichkeit und in der Art der Wirkung auf die Zentralnervenapparate.

Pferde, Rinder, Ziegen, Schafe, Schweine und Katzen zeigen nach Morphium grosse Unruhe und Bewegungstrieb, niemals kommt es aber zu einer eigentlichen Narkose. Pferde werden unruhig, sie scharren und stampfen, führen Manegebewegungen und andere Zwangsbewegungen aus. Die Schmerzempfindung und die Berührungsempfindlichkeit werden herabgesetzt. Rinder äussern psychische und motorische Erregungserscheinungen, sie brüllen und drängen auf den Kot und Harn und zeigen Blähsucht. Auch Schafe und Ziegen äussern grosse Unruhe, sie beissen in Gegenstände und führen Zwangsbewegungen aus. Auffällige Erregungserscheinungen zeigen auch die Schweine. Bei Katzen treten heftige Erregungserscheinungen hervor; zuweilen kommt es zu tetanischen Krämpfen. Anders verhält sich der Hund. Nach der Verabreichung von Morphin beobachtet man zuerst ein Stadium der Erregung mit Unruhe, Bellen, Heulen, Speichelfluss, Würgen, Erbrechen, Kotabsatz und beschleunigter Atmung. Dieses Stadium der Morphinwirkung tritt bei Hunden verschieden heftig und in verschiedener Dauer hervor. Dann folgen Beruhigung, stundenlanger Schlaf und eine Herabsetzung oder ein Erlöschen der Schmerzempfindung. Eine Herabsetzung der Schmerzempfindung mit Abneigung vor Bewegungen und eine gewisse Lethargie beobachtet man bei Hunden schon bei kleinen Morphindosen, ohne dass Schlaf eintritt. Die Wirkung des Morphins auf das verlängerte Mark äussert sich zuerst nur bei kleinen und mittleren Gaben in beschleunigter Atmung, beschleunigtem Puls, Erbrechen, Temperatursteigerung, später und namentlich bei grösseren Morphindosen in Verlangsamung des Pulses und der Atemzüge, Temperaturabfall, beim Hunde um mehrere Grade. Nach sehr grossen Dosen erfolgt Atmungslähmung und zuletzt Lähmung der motorischen Herzganglien.

Das Rückenmark wird in der Weise betroffen, dass die Reflexerregbarkeit abnimmt oder wie bei dem Schweine und der Katze gesteigert wird.

Auf die Darmperistaltik wirkt das Morphin auffällig beruhigend. Beim Hunde bewirkt Morphium häufig zunächst Darmentleerungen. Schmerzen in den Bauchorganen werden durch Morphium unterdrückt.

Die Erregbarkeit der sensiblen Nerven der Respirationsschleimhaut wird durch Morphin herabgesetzt. Daneben beschränkt es alle Sekretionen, namentlich die des Bronchialsekretes.

Morphium bewirkt vom Gehirn aus eine Verengerung der Pupille (zentrale Myosis) bei Tieren, die mit Narkose auf Morphin reagieren, dagegen bei Tieren (Katze), die mit Aufregungszuständen reagieren, eine Erweiterung. Bei örtlicher Anwendung bleibt die Wirkung aus. Beim Menschen wird zuweilen Harnverhaltung durch Zunahme des Tonus des Sphincter vesicae und Lähmung des Detrusor vesicae beobachtet; auch tritt manchmal Zucker im Harne auf. Ob Morphin bei der subkutanen Anwendung auf die sensiblen Nerven an der Applikationsstelle schmerzstillend wirkt, wird teils angenommen, teil verneint.

Morphinhydrochlorid wird von den Schleimhäuten und der Unterhaut schnell resorbiert. Innerlich gegeben tritt die Wirkung nach 20—30 Minuten ein, per rectum verabreicht nach 10—15 Minuten, bei subkutaner Anwendung nach 5—10 Minuten.

Die Ausscheidung erfolgt teilweise unverändert und zum grössten Teile durch die Magen-Darmschleimhaut, selbst bei subkutaner Anwendung. Sie beginnt schon wenige Minuten nach der Einverleibung. Hunde erbrechen deshalb häufig infolge der Reizung der Magenschleimhaut. Ein Teil des Morphins wird als Oxydimorphin mit dem Harne ausgeschieden. Ob Morphin auch durch die Milchdrüse ausgeschieden wird, ist zurzeit noch nicht erwiesen.

Anwendung: 1. Bei Hunden zur allgemeinen Narkose vor Operationen 0,02—0,15 g subkutan. Man beachte etwaige Herzfehler bei der Dosierung.

Für Pferde, Rinder, Schafe, Ziegen, Schweine und Katzen ist das Morphin wegen seiner erregenden Wirkung zur Beruhigung und zur Narkose nicht geeignet.

Beim Pferde injiziert man vor dem Chloroformieren 0,5 bis 1,0, um den Chloroformbedarf zu verringern. Auch wendet man eine Morphium-Chloralhydratnarkose an.

2. Als schmerzstillendes Mittel bei der Kolik der Pferde. Beschädigungen durch das rücksichtslose Niederwerfen der Pferde werden verhindert. Auch wendet man das Morphium als ein örtlich schmerzstillendes Mittel bei Schulterlahmheiten des Pferdes und Muskelrheumatismus der Hunde an.

3. Zur Beruhigung widerspenstiger und bösartiger Pferde vor dem Beschlagen, vor dem Niederlegen bei der Ausführung kleiner Operationen (Brennen) (0,4—0,6).

4. Als beruhigendes und schmerzstillendes Mittel und zur Herabsetzung der Darmperistaltik bei Durchfällen, Bleikolik, Darmblutungen, Erbrechen, Bauchfellentzündung. Meist wird in diesen Fällen das Opium vorgezogen.

5. Zur Verminderung des Hustenreizes bei Kehlkopf- und Bronchialkatarrhen. Für Hunde verwendet man eine Lösung mit Bittermandelwasser (0,1 : 15,0) mehrmals täglich 10—15 Tropfen oder eine Morphiummixtur (0,1 : 150,0) tee- bis esslöffelweise. Bei Pferden sind gegen chronische Laryngitis intratracheale Injektionen von Morphium mit Bittermandelwasser angewendet worden.

6. Als Beruhigungsmittel bei psychischer Erregung und Krämpfen im Verlaufe der Gehirnhyperämie und Gehirnentzündung bei der Hundestaupe, besonders auch bei der Eklampsie säugender Hündinnen.

7. Als Antidot bei Vergiftungen mit Strychnin, Atropin, Scopolamin.

Gerbsäure, Metallsalze, kaustische und kohlensaure Alkalien sollen mit Morphium nicht zusammen verordnet werden.

Dosis und Form:
Pferd . . 0,3 —0,6 \} subkutan in
Hund . . 0,02—0,15 ∫ wässeriger Lösung.

Codeïnum phosphoricum. Kodeinphosphat.

Vorkommen und Darstellung: Das Kodein ist bis zu 0,75 % im Opium enthalten und wird jetzt auch synthetisch aus dem Morphium dargestellt.

Eigenschaften: Feine, weisse Nadeln oder ansehnliche Kristalle. Kodeinphosphat schmeckt bitter und löst sich in annähernd 3,2 T. Wasser, schwerer in Weingeist. 0,01 g Kodeinphosphat gibt mit 10 ccm Schwefelsäure eine farblose oder vorübergehend blassrötliche Lösung; setzt man einen Tropfen Eisenchloridlösung hinzu, so färbt sich die Lösung beim Erwärmen blau. Die blaue Farbe der erkalteten Lösung geht durch Zusatz eines Tropfens Salpetersäure in eine tiefrote über. In der wässerigen Lösung (1 + 19) ruft Silbernitratlösung einen gelben Niederschlag hervor, der in Salpetersäure löslich ist. Vorsichtig aufzubewahren. 0,1 g = 95 Pf.

Zusammensetzung: $C_{17}H_{17}NO(OH)(OCH_3) \cdot H_3PO_4 \cdot 2H_2O$.

Wirkung und Anwendung: Kodein bewirkt weder eine Narkose noch eine Verlangsamung der Darmperistaltik. Bei schmerzhaften Zuständen der Bauchorgane übt es eine gute, beruhigende Wirkung aus. Es wird besonders als ein hustenreizmilderndes Mittel bei der Laryngitis chronica der Hunde und anderen Reizzuständen der Respirationsschleimhaut angewendet. In der Menschenheilkunde wird als Vorzug des Kodeins noch hervorgehoben, dass eine Angewöhnung wie beim Morphium nicht eintritt. Es wird für Hunde in der dreifachen Menge wie Morphium in Tropfenform, als Mixtur oder Kodeinsirup verordnet.

Aethylmorphinum hydrochloricum. Aethylmorphinhydrochlorid. Dionin. $C_{17}H_{18}O_2N(OC_2H_5) \cdot HCl \cdot 2H_2O$. Weisses, aus feinen Nädelchen bestehendes Kristallpulver. Aethylmorphinhydrochlorid ist geruchlos und schmeckt bitter; es löst sich in 12 T. Wasser und in 25 T. Weingeist. Die Lösungen verändern Lackmuspapier nicht. **Vorsichtig aufzubewahren.** 0,1 g = 80 Pf. Dionin 0,1 g = 95 Pf.

Diacethylmorphinum hydrochloricum. Salzsaures Diacetylmorphin. Heroinhydrochlorid. $C_{17}H_{17}ON(O \cdot CO \cdot CH_3)_2 \cdot HCl$. Weisses, kristallinisches, geruchloses Pulver, das bitter schmeckt und leicht löslich in Wasser, schwerer löslich in Weingeist, unlöslich in Aether ist. Die wässerige Lösung rötet Lackmuspapier. **Vorsichtig aufzubewahren.** 0,1 g = 95 Pf. Heroinhydrochlorid 0,1 g = 85 Pf.

Die von mir angestellten Versuche ergaben, dass das Diacetylmorphin bei Pferden, Rindern und Ziegen eine Narkose nicht hervorruft. Beim Pferde bewirken 0,05 g subkutan injiziert eine heftige Erregung mit Zwangsbewegungen, Schreckhaftigkeit und Schwäche der Nachhand. Beim Hunde wird durch Heroin eine tiefe Narkose, Erlöschen der Reflexerregbarkeit und vollständige Unempfindlichkeit hervorgerufen. Der Puls und die Atmung werden nur vorübergehend beeinflusst. Die Temperatur sinkt um 1—2°. Das Heroin kann zur Narkose der Hunde bei Operationen, 0,01 für kleine Hunde. 0,025—0,06 für grosse Hunde. verwendet werden.

† **Peronin** oder salzsaures Benzylmorphin, $C_{17}H_{18}NO_3 (C_6H_5CH_2)$, bildet grauweisse, glänzende Nädelchen, die in 133 T. Wasser löslich sind.

Dionin und Peronin verhalten sich in ihrer Wirkung ähnlich dem Kodein. Peronin ist in Form einer lauwarmen. 1—2 proz. wässerigen Lösung ein lokales Anästheticum für das Auge. 0,1 g = 120 Pf.

† **Pantopon.** Pantopon enthält die Gesamtalkaloide des Opiums als salzsaure Salze. 1 g = 0,5 Morphin + 0,4 Nebenalkaloide. Pantopon kann auch subkutan und zwar in der doppelten Dosis wie Morphium angewendet werden. Bei Hunden leistet es recht gute Dienste bei Durchfällen im Verlauf der Staupe und bei heftigem Husten. Für eine wünschenswerte Narkose ist es nicht ausreichend. Dagegen soll es für eine Pantopon-Chloroformnarkose beim Hunde zu empfehlen sein. 0,1 g = 155 Pf.

† **Laudanonum.** Ein dem Pantopon ähnliches Präparat. 0,02 = 0,01 Morphin. Es enthält die sechs Hauptalkaloide des Opiums. Es steht in seiner Wirkung dem Opium am nächsten. Laudanon II hat reinere Morphinwirkung, da es weniger Nebenalkaloide enthält. 0,1 g = 60 Pf.

† **Holoponum.** Ein ähnliches, durch „Ultrafiltration" erhaltenes Präparat. 10 T. entsprechen 1 T. Opium.

† **Narcophinum.** Narcophin ist das mekonsaure Salz des Morphins und des Narkotins, von der Formel $C_7H_4O_7 \cdot C_{17}H_{19}NO_3 \cdot C_{22}H_{23}NO_7 \cdot 4H_2O$. Es enthält auf ein Molekül Mekonsäure je ein Molekül Morphin und Narkotin. Ein weisses, lösliches Pulver von bitterem Geschmack. Nach den Angaben des Herstellers sollten $3^1/_2$ T. Narcophin etwa 1 T. Morphin entsprechen. Doch sollte die Wirkung eine länger dauernde sein; andererseits sollten unangenehme Nebenwirkungen, die nach Morphiumdarreichung ja öfter beobachtet werden, ausbleiben, wie Erbrechen, Benommenheit, Störungen des Atemzentrums. 0,1 g = 60 Pf.

Chloralum hydratum. Chloralhydrat.

Darstellung: Man leitet getrocknetes Chlorgas in absoluten Alkohol. Es entsteht Chloral oder Trichloraldehyd, CCl_3CHO. Durch Aufnahme von Wasser geht Chloral in Chloralhydrat über.

Eigenschaften: Farblose, durchsichtige, trockene, nicht zusammenklebende Kristalle. Chloralhydrat riecht stechend und schmeckt schwach bitter; es ist luftbeständig und löst sich leicht in Wasser, Weingeist und Aether, weniger leicht in fetten Oelen und Schwefelkohlenstoff, langsam in 5 T. Chloroform. Beim Erwärmen mit Natronlauge gibt Chloralhydrat eine trübe, unter Abscheidung von Chloroform sich klärende Lösung. Vorsichtig aufzubewahren. 1 g = 10 Pf., 10 g = 85 Pf., 100 g = 680 Pf.

Zusammensetzung: $CCl_3 \cdot CH(OH)_2$.

Wirkung: 1. Das Chloralhydrat wirkt ähnlich dem Morphin lähmend auf das Grosshirn, auf das verlängerte Mark, auf das Rückenmark sowie auf die motorischen Herzganglien. Ein Exzitationsstadium wie beim Morphin und Chloroform wird selten beobachtet, zuweilen beim Hunde.

Chloralhydrat ruft bei richtig gewählter Dosis bei Tieren einen tiefen und mehrere Stunden andauernden Schlaf hervor, aus dem sie ohne Nachteil nach einiger Zeit erwachen. Während der Dauer der Wirkung ist die Atmung verlangsamt; der Blutdruck fällt, die Innentemperatur ist herabgesetzt. Grössere Dosen wirken auch auf das Rückenmark. Die Reflexe erlöschen, es erfolgt Muskelerschlaffung. Die Schmerzempfindung wird herabgesetzt, wenn auch nicht in dem Masse wie durch Chloroform oder Morphium.

Nach sehr grossen Dosen (Pferden 150—200,0 per os oder rektal) erfolgt der Tod durch Herz- und Atmungslähmung.

2. Chloralhydrat wirkt in Substanz und in stärkeren Lösungen auf die Schleimhäute, auf Wunden und in die Unterhaut gebracht stark reizend, selbst ätzend.

3. Chloralhydrat wirkt gärungs- und fäulniswidrig. Eine 5 proz. Lösung ist ein sehr gutes Konservierungsmittel für tierische Teile.

4. Die Resorption erfolgt schnell von allen Schleimhäuten und von der Unterhaut.

Die Ausscheidung geschieht durch den Harn in Form der Urochloralsäure (Trichloräthylglykuronsäure). Der Harn reduziert Fehlingsche Lösung, täuscht Zucker vor.

Anwendung: 1. Chlorhydrat wird innerlich oder als Klystier in stark verdünnter Lösung mit schleimigen Substanzen (Gummi-, Leinsamen- oder Haferschleim) angewendet.

Zur subkutanen Injektion ist es nicht geeignet, dagegen ist es in Form der intravenösen Infusion von Pfeiffer, Casper u. a. angewendet worden. Vennerholm hatte diese Applikationsform schon früher empfohlen, Fröhner, Bayer u. a. warnten vor dieser Applikationsform wegen der Gefahr einer Thrombophlebitis. Zahlreiche Angaben haben die Gefährlichkeit dieser Anwendungsart bei Pferden bestätigt.

Das Chloralhydrat wird zur allgemeinen Narkose bei Pferden angewendet. Nach Eberlein und Rehse werden Pferde durch Entziehung des Futters und des Getränkes vorbereitet, um 40—50,0 Chloralhydrat in $1/2$ Eimer Wasser gelöst als Trinkwasser aufzunehmen. Die Narkose erfolgt schon nach 5—10 Minuten. Die Verabreichung ist billig, einfach und zuverlässig. Von anderer Seite wird behauptet, dass viele Pferde trotz Durstens das Chloralhydratwasser nicht aufnehmen. Die rektale Applikation ist von Fröhner angewendet und empfohlen worden. 150,0 Chloralhydrat werden in 3 Liter Wasser gelöst und der Lösung 75,0 Gummi arab. zugesetzt. Die frischbereitete Mischung wird lauwarm in das Rektum eingebracht. Konzentrierte und ältere Lösungen bewirken eine Proctitis. Nach Pfeiffer und Casper in Form der intravenösen Injektion (50 g Chloralhydrat in 250 g sterilem Wasser gelöst), mit einem Pfeifferschen Infusionsapparat in die Jugularis eingeführt. Die Lösung muss sicher in die Vene, nicht in die Subcutis oder Venenwand gelangen, weil sonst leicht Phlegmone, Phlebitis und Thrombose eintreten können. Caemmerer hat auf Grund von mehr als 500 Chloralhydratnarkosen auf die Vorzüge der intravenösen Anwendung hingewiesen, die Technik erörtert und angegeben, dass er keine Embolie, keine Phlebitis und keine Periphlebitis feststellen konnte, dass sich nie ein Todesfall oder eine Störung der Atmung oder des Pulses zugetragen habe. Die Durchschnittsdosis gibt er für leichte Narkose mit 33,0, für mittlere Narkose mit 45,0, für tiefe Narkose mit 51,0 Chloralhydrat an. Stärkere als 7,5 proz. Lösungen sollen nicht infundiert werden.

2. An Stelle des Morphiums kann Chloralhydrat als Beruhigungsmittel bei Kolik sowie bei bösartigen und widerspenstigen Pferden vor dem Beschlagen oder dem Niederlegen gegeben werden.

3. Bei Stuten und Kühen leistet es gute Dienste, um das lästige Drängen und Pressen bei Gebärmuttervorfällen vor und nach der Reposition und während der Geburtshilfe zu beseitigen.

4. Chloralhydrat wendet man bei allen psychischen und motorischen Gehirnerregungserscheinungen an, am

meisten in der Hundepraxis bei Krämpfen und nervöser Erregung im Verlaufe der Staupe.

5. Das Chloralhydrat ist ein vorzüglich krampfstillendes Mittel, namentlich als Klystier bei der Strychninvergiftung; auch gegen Tetanus ist es gegeben worden.

Dosis und Form:
Grossen Tieren . . 25—50,0 intravenös,
Mittelgrossen Tieren . 5—10,0,
Hunden . . . . . . 0,5— 5,0 per os oder rektal,
Katzen . . . . . . 0,5— 1,0 als Klysma.

Die Dosen für die Narkose der Pferde sind im Text angegeben.

Bei entzündlichen Zuständen des Verdauungstraktus soll es nur in Form des Klystiers angewendet werden.

Chloralum formamidatum. Chloralformamid ($CCl_3CH(OH)NH \cdot CHO$) wird durch Mischen von wasserfreiem Chloral mit Formamid ($H \cdot CONH_2$) erhalten. Es bildet farblose, glänzende, geruchlose, schwach bitter schmeckende Kristalle, die sich langsam in etwa 30 T. kaltem Wasser sowie in 2,5 T. Weingeist lösen. Beim Erwärmen mit Natronlauge gibt Chloralformamid eine trübe, unter Abscheidung von Chloroform sich klärende Lösung, deren Dämpfe Lackmuspapier bläuen. Vorsichtig aufzubewahren. 1 g = 20 Pf.

Die Wirkung des Chloralformamids ist milder als die des Chloralhydrats. Man verwendet die $1^1/_2$ fache Dosis des Chloralhydrats. Der Digestionsapparat, das Herz, die Gefässe und die Atmung werden durch Chloralformamid weniger leicht als durch Chloralhydrat beeinflusst. Als Ammoniumsalz soll es sogar auf das Herz und die Respiration schwach exzitierend wirken.

Sulfonalum. Sulfonal.

Darstellung: In ein Gemisch von Aethylmercaptan (C_2H_5SH) und Aceton ($CH_3 \cdot CO \cdot CH_3$) wird trockenes Salzsäuregas geleitet. Es entsteht Mercaptol, das durch Oxydation mit Kalium permanganicum Sulfonal liefert.

Eigenschaften: Farb-, geruch- und geschmacklose, prismatische Kristalle, die sich in 500 T. kaltem und in 15 T. siedendem Wasser, in 65 T. kaltem und in 2 T. siedendem Weingeist sowie in 135 T. Aether lösen. Beim Erhitzen von 0,1 g Sulfonal mit gepulverter Holzkohle im Probierrohre tritt der Geruch des Mercaptans auf. **Vorsichtig aufzubewahren.** 1 g = 145 Pf.

Zusammensetzung: $(CH_3)_2C \cdot (SO_2C_2H_5)_2$, Dimethylmethan-Disulfonäthyl.

Wirkung und Anwendung: Das Sulfonal wird als Hypnoticum angewendet. Wegen seiner Schwerlöslichkeit kommt es erst nach einigen Stunden zur Wirkung und ruft in Dosen von 0,5—4,0 bei gesunden und kranken Hunden einen ruhigen, 6—12 Stunden anhaltenden Schlaf hervor. Sulfonal wird vom Magen gut vertragen, es beeinflusst das Herz und den Blutdruck nicht.

Nach den Versuchen von Fröhner bewirkt Sulfonal bei Pferden, Rindern und Schafen keinen Schlaf, sondern eine lähmungsartige Schwäche der Nachhand. Bei der Sektion fand sich eine hämorrhagische Enteritis und Ulzerationen auf der Darmschleimhaut.

Beim Menschen sind wiederholt Vergiftungen durch Sulfonal beobachtet worden (Muskelschwäche, Hämoglobinämie, Nephritis, Hämatoporphyrinurie). Bei Tieren wirkten erst sehr grosse Dosen (0,5—1,0 pro Kilo Körpergewicht) giftig.

Sulfonal wird namentlich in der Hundepraxis bei Gehirnkrankheiten mit Erregungserscheinungen, Krämpfen, Zuckungen, Zwangsbewegungen und Tobsuchtsanfällen gegeben. Cagny gab 20 g Sulfonal einem Pferd mit gekochtem Hafer zusammen vor einer Operation als Beruhigungsmittel mit gutem Erfolge. Bei Pferden vor dem Niederlegen in Dosen von 20—25,0 von Blasse empfohlen.

Dosis: Grossen Hunden 2—4,0,
Kleinen Hunden 0,5—2,0 in Pulverform.

Methylsulfonalum. Methylsulfonal. Trional, $C_2H_5 \cdot CH_3 \cdot C \cdot (SO_2C_2H_5)_2$ bildet farblose, glänzende, geruchlose Kristalltafeln, die bei 76⁰ schmelzen und sich leicht in Aether und Weingeist lösen. Methylsulfonal löst sich in 320 T. kaltem, leichter in heissem Wasser zu einer bitter schmeckenden, neutral reagierenden Flüssigkeit. 0,1 g Trional mit 0,1 g gepulverter Holzkohle erhitzt liefert den charakteristischen Geruch des Mercaptans. **Vorsichtig aufzubewahren.** 1 g = 105 Pf. Anwendung wie Sulfonal. Trional 1 g = 105 Pf.

† **Tetronal** oder **Diäthylmethan-Disulfonäthyl** $(C_2H_5)_2C \cdot (SO_2 \cdot C_2H_5)_2$. Trional und Tetronal sollen schneller und nachhaltiger hypnotisch wirken als Sulfonal. Wegen des hohen Preises kommen diese Präparate für die Tierheilkunde nicht in Frage. 0,1 g = 10 Pf.

Acidum diaethylbarbituricum. Diäthylbarbitursäure. Veronal.

Eigenschaften: Farblose, durchscheinende Kristallblättchen. Diäthylbarbitursäure ist geruchlos und schmeckt schwach bitter; sie löst sich in 170 T. Wasser, leicht in Weingeist, Aether, Chloroform und Natronlauge. Durch Kochen mit Kalilauge wird Veronal in Ammoniak, Diäthylessigsäure und Kohlensäure gespalten. **Vorsichtig aufzubewahren.** 1 g = 60 Pf. Veronal 1 g = 95 Pf.

Zusammensetzung: $(C_2H_5)_2C \genfrac{<}{>}{0pt}{}{CO-NH}{CO-NH} CO$. Diäthylmalonylharnstoff.

Wirkung und Anwendung: Veronal ist ein gutes Sedativum und Schlafmittel für Hunde. Die Wirkung tritt nach 1—2 Stunden ein und hält viele Stunden an. Rektal wirkt es schneller und heftiger.

Dosis: 0,2—1 g je nach der Grösse der Tiere.

† **Medinal.** Veronalnatrium. Das in Wasser leicht lösliche Natriumsalz der Diäthylbarbitursäure. Anwendung wie Veronal in derselben Dosis. 1,0 g = 90 Pf. Natr. diaethylbarbituric. 1,0 g = 60 Pf.

† **Luminal.** Phenyläthylbarbitursäure. Weisses, fast geruchloses, schwach bitter schmeckendes Kristallpulver. Für Hunde wie Veronal. 0,1 g = 15 Pf.

† **Nirvanol.** Phenyläthylhydantonin. Farblose, geruch- und geschmackfreie Kristallnädelchen. Kaum in Wasser löslich. Als Schlaf- und Beruhigungsmittel für Hunde 0,3—1,0. 1 g = 95 Pf.

† **Hypnon, Acetophenon oder Methyl-Phenylketon,** $C_6H_5 \cdot CO \cdot CH_3$, gehört zu den gemischten Ketonen. Es bildet eine farblose, in Weingeist, Aether und Oelen lösliche Flüssigkeit. Sedativum und Hypnoticum. Dosis für Hunde 0,5—2 g, in Kapseln oder Emulsion. Für grosse Tiere ist es wirkungslos. 10 g = 285 Pf.

† **Urethanum. Aethylmethan.** Carbaminsäureäthyläther, $CONH_2 \cdot NH_2OC_2H_5$, wird durch Erhitzen von salpetersaurem Harnstoff mit Alkohol erhalten. Weisse, geruch- und geschmacklose, in Wasser leicht lösliche Kristalle. Urethan ist ein Hypnoticum und Sedativum für Hunde bei Gehirnreizungserscheinungen, Krämpfen, Zuckungen, Zwangsbewegungen. Von Müller wird die Wirkung als unsicher angegeben. Bei Pferden war es wirkungslos. Dosis für Hunde 2—10 g. 1 g = 20 Pf.

Paraldehyd. Paraldehyd $(CH_3 \cdot CHO)_3$ entsteht durch Einleiten von Salzsäuregas bei mittlerer Temperatur in Aldehyd $CH_3 \cdot CHO$. Hierbei polymerisiert sich das Aldehyd, indem je 3 Moleküle desselben zu Paraldehyd zusammentreten.

Klare, farblose, sehr schwach sauer reagierende Flüssigkeit von eigentümlich ätherischem, jedoch nicht stechendem Geruche und brennend kühlendem Geschmacke. Spez. Gewicht von 0,998—1,000. Bei starker Abkühlung erstarrt Paraldehyd zu einer kristallinischen Masse. Paraldehyd löst sich in 10 T. Wasser zu einer Flüssigkeit, die sich beim Erwärmen trübt. Mit Weingeist und Aether mischt er sich in jedem Verhältnisse. Vorsichtig und vor Licht geschützt aufzubewahren. 10 g = 75 Pf.

Wirkung und Anwendung: Paraldehyd wirkt ähnlich dem Morphin lähmend auf das Grosshirn und macht Schlaf. Bei grösseren Gaben geht diese Narkose auf das Rückenmark über; die Reflexe erlöschen.

Bei Tieren ist die Anwendung des Paraldehyds als Hypnoticum nicht zu empfehlen, da es nach den Versuchen von Fröhner bei Pferden und den Versuchen von Popow bei Hunden eine Auflösung der roten Blutkörperchen bewirkt.

Bei Hunden wird durch 10—25,0 Paraldehyd eine tiefe Narkose herbeigeführt, bei Pferden dagegen nicht. Von Kellar, New York, ist es bei Pferden angewendet und empfohlen worden.

Amylenum hydratum. Amylenhydrat, $(CH_3)_2 \cdot C\genfrac{}{}{0pt}{}{C_2H_5}{OH}$, wird aus Amylen (C_5H_{10}) und konzentrierter Schwefelsäure dargestellt. Klare, farblose, flüchtige Flüssigkeit, die Lackmuspapier nicht verändert. Amylenhydrat riecht eigenartig, schmeckt brennend und ist in Weingeist, Aether, Chloroform, Glycerin und fetten Oelen in jedem Verhältnis löslich. Amylenhydrat löst sich in 8 T. Wasser. Vorsichtig und vor Licht geschützt aufzubewahren. 1 g = 30 Pf.

Amylenhydrat ist 1887 als Hypnoticum empfohlen. Beim Menschen rufen 2—4,0 g per os gegeben 6—8 stündigen Schlaf hervor. Negotin hält das Präparat auf Grund seiner Versuche wegen seiner ätzenden, reizenden Eigenschaften für die Anwendung in der Tierheilkunde nicht geeignet.

Kalium bromatum. Kaliumbromid.

Vorkommen und Darstellung: Kaliumbromid kommt in kleinen Mengen im Meerwasser und in einigen Mineralquellen vor (Kreuznach). Fabrikmässig stellt man Bromkalium durch Eintragen von Brom in Kalilauge, Verdampfen zur Trockne und Glühen des Rückstandes mit Holzkohlenpulver dar. Das mit entstehende Kaliumbromat wird hierbei zu Kaliumbromid reduziert.

Eigenschaften: Gehalt mindestens 98,7% Kaliumbromid, entsprechend 66,3% Brom. Farblose, würfelförmige, glänzende, luftbeständige Kristalle oder ein weisses, kristallinisches Pulver. Kaliumbromid löst sich in 1,7 T. Wasser und in etwa 200 T. Weingeist. Setzt man zur wässerigen Lösung einige Tropfen Chlorwasser und schüttelt dann mit Chloroform, so färbt sich dieses rotbraun; mit Weinsäurelösung versetzt, liefert die wässerige Lösung (1 + 19) allmählich eine weisse, kristallinische Ausscheidung. Beim Er-

hitzen am Platindraht muss Kaliumbromid die Flamme von Anfang an violett färben. 10 g = 75 Pf., 100 g = 580 Pf.
Zusammensetzung: KBr, Bromkalium.

Natrium bromatum. Natriumbromid (NaBr) wird durch Einbringen von Brom in Natronlauge in derselben Weise wie Bromkalium dargestellt. Gehalt mindestens 94,3% Natriumbromid, entsprechend 73,2% Brom. Weisses, kristallinisches Pulver, das, am Platindrahte erhitzt, die Flamme gelb färbt. Setzt man zur wässerigen Lösung einige Tropfen Chlorwasser und schüttelt dann mit Chloroform, so färbt sich dieses rotbraun. Natriumbromid löst sich in 1,2 T. Wasser und in 12 T. Weingeist. 10 g = 75 Pf.

Ammonium bromatum. Ammoniumbromid (NH_4Br) erhält man durch Sublimation von Kaliumbromid mit Ammoniumsulfat oder durch Eintragen von Brom in überschüssiges Ammoniak. Gehalt mindestens 97,9% Ammoniumbromid entsprechend 79,9% Brom. Weisses, kristallinisches beim Erhitzen flüchtiges Pulver. Ammoniumbromid ist in Wasser klar löslich und entwickelt beim Erwärmen mit Natronlauge Ammoniak. Die wässerige Lösung rötet Lackmuspapier schwach. Setzt man zur wässerigen Lösung einige Tropfen Chlorwasser und schüttelt dann mit Chloroform, so färbt sich dieses rotbraun. 10 g = 75 Pf.

Wirkung der Bromsalze: Die Bromsalze werden von den Schleimhäuten leicht resorbiert und durch die Nieren, Milch-, Tränen-, Speichel- und Schweissdrüsen langsam ausgeschieden. Es werden also grössere Mengen der Bromsalze im Organismus lange Zeit zurückgehalten. In Substanz oder in konzentrierter Lösung wirken die Bromsalze auf die Schleimhäute reizend.

Nach der Resorption wirken die Bromsalze in der Art auf das Grosshirn, dass die Reflexerregbarkeit der cerebrospinalen Zentren und in ganz besonderer Weise die gesteigerte Erregbarkeit der sensiblen und motorischen

Gebiete des Gehirnes herabgesetzt werden. Es wird angenommen, dass diese Wirkung durch die Ablagerung von freiem Brom in die Nervenzellen zustandekommt, wodurch deren Leitungsfähigkeit herabgesetzt wird.

Während kleine Gaben nur eine geringe psychische Depression hervorrufen, beobachtet man nach grösseren Gaben, dass die Schleimhäute des Larynx und Pharynx, der Nase und die Cornea auf äussere Eingriffe sehr wenig reagieren und bei Berührung Reflexe nicht auslösen, obgleich die Berührungsempfindung erhalten geblieben ist. Oeftere kleinere Dosen oder eine einmalige grosse Gabe bewirken auch ein Erlöschen der Reflexe der Scheiden- und Harnröhrenschleimhaut und der äusseren Haut. Der Geschlechtstrieb wird vermindert oder erlischt ganz, der Gang wird schwankend und unsicher.

Setzt man die Brombehandlung längere Zeit ohne Unterbrechung fort, so erfolgt eine chronische Bromvergiftung. Die Sensibilität ist herabgesetzt, beim Menschen die Sprache langsam und schleppend, es entsteht Gedächtnisschwäche, die sexuellen Funktionen sind vermindert oder aufgehoben. Der Gang ist schwankend und ataktisch, es besteht Zittern. Die Schleimhäute der Augen, des Kehlkopfes, der Nase, der Bronchien und des Magendarmkanales sind entzündet. Verschiederartige Hautausschläge, infolge Entzündung der drüsigen Organe der Haut bei der Ausscheidung des Broms entstanden (Aknepusteln, Urticaria, Exantheme), treten hervor. Grosse Muskelschwäche und Abmagerung mit psychischer Depression werden im weiteren Verlauf beobachtet.

Bei längerer Anwendung des Kaliumbromid kommt die Kaliwirkung dieses Salzes gleichfalls zur Geltung und äussert sich in Herzschwäche, einem kleinen, unregelmässigen und aussetzenden Pulse und Temperaturabfall.

Die letale Dosis für Hunde wird mit 30 und mehr

Gramm, beim Pferde mit 250 g angegeben; der Tod erfolgt durch Herzlähmung.

Anwendung: 1. Die Bromsalze sind sehr wirksam bei allen Krankheiten mit cerebrospinaler Erregung und gelten als Specifica bei der Behandlung der Epilepsie. Man gibt die Bromsalze bei Gehirnerregungserscheinungen und Krämpfen im Verlaufe der Staupe und bei den nach der Staupe zurückbleibenden krampfhaften Muskelzuckungen.

2. Bei Starrkrampf und Strychninvergiftung.

3. Bei Krampfhusten, nervösem Herzklopfen und zur Beruhigung des Geschlechtstriebes (Stiersucht und Rossigkeit, 100,0 pro die).

4. Zur Herabsetzung der Reflexerregbarkeit bei Operationen in der Rachenhöhle und am Kehlkopf wendete man Bromkali innerlich, in Form von Pinselungen und Inhalationen an, jetzt mehr das Cocaïn.

Wegen der Herzwirkung des Kalisalzes wird das milder wirkende Natriumbromid bei Herzschwäche und jungen Tieren dem Kaliumsalz vorgezogen. Auch verordnet man für Hunde: Kal. bromat., Natr. bromat. ā̄ 4,0, Ammon. bromat., 2,0, Aq. dest. ad 200,0 (Mixtura nervina).

Dosis und Form:

Grossen Tieren . . 20—50,0 pro dosi, bis 100,0 pro die.
Pferden in Pillen oder Latwergen, die frisch bereitet zu verbrauchen sind,
Mittelgrossen Tieren 3— 5,0 ⎫ in wässeriger Lösung
Grossen Hunden . 1— 2,0 ⎬ ohne Sirupzusatz
Kleinen Hunden . . 0,25— 1,0 ⎭ 2—3mal täglich.

Als Klysma werden die Bromsalze in stark verdünnter Lösung in der $1\frac{1}{2}$ fachen Menge als per os angewendet.

† **Bromipin** ist ein Bromadditionsprodukt des Sesamöles. Eine gelbliche, rein ölige Flüssigkeit, die 10% oder $33\frac{1}{3}$% Brom enthält. 1 g Kal. bromat. entspricht 6,7 g Bromipin 10 proz. und 2 g Bromipin $33\frac{1}{3}$%. Als Ersatz der Bromalkalien. Innerlich, rektal und subkutan.

† **Bromalin**, Hexamethylentetraminbromäthylat, ein weisses, kristallinisches Pulver, das sich in Wasser leicht zu einer fast geschmacklosen Flüssigkeit löst. Ersatzmittel für Bromalkalien. 1 g = 15 Pf.

† Bromalhydrat, Tribromaldehydhydrat, leicht löslich in Wasser, Bromural, Monobromisovalerianylharnstoff, ein Schlafmittel, Bromokoll, Bromtanninverbindung, Bromeiweiss, Bromeigone, Albumenbromat, Bromalbacid, Bromeiweissverbindung mit 6% Brom, Sabromin, Kalksalz der Dibrombehensäure, Adalin, Bromdiäthylacetylharnstoff, Neuronal, Bromdiäthylacetamid, sind sämtlich Ersatzmittel für die Bromalkalien, die für Hunde 0,5—2,0 als Beruhigungs- und Schlafmittel gegeben werden können. 1 g = 75 Pf.

Amylium nitrosum. Amylnitrit ($C_5H_{11}NO_2$) wird durch Sättigung von salpetriger Säure mit Amylalkohol dargestellt. Es bildet eine klare, gelbliche, flüchtige Flüssigkeit von nicht unangenehmem, fruchtartigem Geruche, von brennendem, gewürzhaftem Geschmacke, kaum löslich in Wasser, in allen Verhältnissen mit Weingeist und Aether mischbar. Amylnitrit verbrennt mit leuchtender und russender Flamme. Spez. Gewicht 0,875 bis 0,885. Siedepunkt 95—97°. Vorsichtig und vor Licht geschützt aufzubewahren. 1 g = 10 Pf.

Beim Menschen rufen wenige Tropfen eingeatmet sehr rasch Rötung des Gesichts und Halses, Klopfen der Karotiden, Steigerung der Herzaktion und Pulsfrequenz hervor. Durch Versuche an Tieren wurde ein starkes Fallen des Blutdrucks mit Narkose des Gehirns nachgewiesen. Diese Erscheinungen kommen durch starke Erweiterung der Gefässe infolge Lähmung des Zentrums für die Vasokonstriktoren und Lähmung der peripheren Gefässnerven zustande. Von Anderen wird nur eine periphere auf die Gefässwand gerichtete Wirkung angenommen. Grössere Mengen bewirken eine Auflösung der roten Blutkörperchen mit Hämoglobinämie, zuweilen mit Konvulsionen und Meliturie.

Amylnitrit ist bei krankhaften Zuständen angewendet worden, die mit Gefässkrampf und Gehirnanämie einhergehen. Bei Epilepsie und Ohnmachten, hervorgerufen durch plötzliche Blutleere des Gehirns, bei Neuralgien und Gefässkrampf infolge Bleivergiftung, bei Kollapszuständen, Cocaïn- und Chloroformvergiftung hat man Amylnitrit in Form von Inhalationen, innerlich und subkutan in Anwendung gebracht. Von englischen Tierärzten ist Amylnitrit beim Tetanus des Pferdes in Dosen von 1—2,5 g subkutan angewendet. Fröhner konnte bei Krampfzuständen der Hunde keinen wesentlichen Erfolg erzielen.

Zwei weitere in der Menschenheilkunde gebräuchliche Nitrite:

das Nitroglycerin, $C_3H_5(NO_3)_3$, sowie das offizinelle Natriumnitrit, $NaNO_2$, die denselben Zwecken wie das Amylnitrit dienen, finden in der Tierheilkunde kaum Anwendung.

Suprarenin hydrochloricum. Suprareninhydrochlorid. o-Dioxyphenyläthanolmethylaminhydrochlorid.

Gewinnung und Darstellung: Wird aus den Nebennieren abgeschieden oder synthetisch dargestellt. Es kommt auch unter den Namen Adrenalin usw. in den Verkehr. In der Regel in Form von sterilisierten Lösungen 1 : 1000, die mit einem Konservierungsmittel versetzt sind. Rote oder trüb gewordene Lösungen dürfen nicht abgegeben werden. **Vor Licht geschützt und sehr vorsichtig aufzubewahren.** Suprarenin hydrochlor. sol. (0,1 proz.) 1 g = 30 Pf.

Zusammensetzung:

$$C_6H_3\begin{cases}CH(OH)\cdot CH_2\cdot NH\cdot CH_3\cdot HCl\\OH\\OH\end{cases}$$

Wirkung und Anwendung: Die Hauptwirkung des Suprarenins und der anderen genannten Präparate ist bei örtlicher Anwendung auf die Gefässwand gerichtet und besteht in Gefässkontraktion der Venen, Kapillaren und Arterien, es entsteht Anämie. Die Haut- und die Schleimhautgefässe werden am meisten betroffen. Bei innerlicher, subkutaner und intravenöser Anwendung tritt eine Verengerung der vom Nervus splanchnicus versorgten Eingeweidearterien ein. Der Blutdruck wird erheblich erhöht, der Puls wird langsam, die Systole vollständiger. Suprarenin wird als gefässverengerndes, anästhesierendes, örtliche Blutleere bewirkendes und blutstillendes Mittel in der Chirurgie und Augenheilkunde in Verdünnungen von 1 : 1000 bis 5000 angewendet in Form von Bepinselungen und subkutaner bzw. parenchymatöser Injektion. Besonders häufig wendet man das Adrenalin mit Kokain und Novocaïn an. Die erzeugte Blutleere verhindert die Resorption und verlängert die Anästhesie, zugleich wird die Giftwirkung des Kokains verringert. Auch als **innerliches Blutstillungsmittel** wird es bei Lungenblutungen, Nasenbluten, Blutharnen usw. empfohlen. Bei Conjunctivitis und Iritis in den Lidsack geträufelt, verengert es die Gefässe und verringert die Entzündungserscheinungen. Auch bei Herzkollaps hat man es in der Form der intravenösen Injektion angewendet. Per os für kleine Tiere 5 bis 30 Tropfen, subkutan 1 ccm der 1 prom. Lösung.

Herba Lobeliae. Lobelienkraut.

Stammpflanze: Lobelia inflata; Lobeliaceae. Eine krautartige Pflanze Nordamerikas. Die getrockneten, gegen Ende der Blütezeit gesammelten oberirdischen Teile der Pflanze sollen verwendet werden.

Eigenschaften: Der furchig-kantige, im unteren Teile oft rotviolette Stengel ist rauhhaarig. Die Blätter sind einfach, wechselständig, blassgrün, fiedernervig, die unteren bis 7 cm lang, länglich, stumpf, in den kurzen Blattstiel verschmälert, die oberen kleiner, eiförmig bis lanzettlich, sitzend, alle ungleich kerbig gesägt und beiderseits zerstreut behaart. Die in den beblätterten Trauben angeordneten Blüten sind etwa 7 mm lang, fünfzählig. Die weissliche oder hellbläuliche, fünfzipfelige Blumenkrone ist zweilippig, die Oberlippe bis zum Grunde gespalten. Lobelienkraut riecht schwach und schmeckt anfangs schwach, dann scharf und kratzend. Vorsichtig aufzubewahren. 10 g = 25 Pf.

Bestandteile: Lobelin, ein flüssiges Alkaloid.

Präparat: Tinctura Lobeliae. Lobelientinktur. Herba Lobeliae 1 T., Spirit. dilut. 10 T. Lobelientinktur ist braungrün, von wenig hervortretendem Geruche und widerlich kratzendem Geschmacke. 10 g = 70 Pf.

Wirkung und Anwendung: Das Lobelin wirkt in kleinen Dosen erregend, in grossen Dosen lähmend auf das Atmungszentrum. Es lähmt auch die Vagusendigungen in der Lunge. Die Tiefe und Frequenz der Atmung werden gesteigert. Grössere Dosen rufen Erbrechen und Durchfall hervor. Lobelienkraut wird in Form des Infuses und der Tinktur als Antiasthmaticum bei Dyspnoe infolge von chronischer Bronchitis, Herzaffektionen usw. beim Menschen angewendet.

Beim Hunde kann die Tinktur mit Aq. Amygdal. amar. zu gleichen Teilen, bei Dyspnoe infolge von Emphysema pulmonum und Bronchitis chronica täglich 3 mal 10 bis 20 Tropfen versuchsweise gegeben werden.

Amygdalae amarae. Bittere Mandeln.

Stammpflanze: Prunus amygdalus; Amygdaleae. Süd-Frankreich, Sizilien und Afrika.

Eigenschaften: Bittere Mandeln sind unsymmetrisch eiförmig, abgeplattet, durchschnittlich 2 cm lang, bis 1,2 cm breit; an dem einen Ende sind sie zugespitzt, am entgegengesetzten abgerundet. Ihre Samenschale ist braun. Die Keimblätter sollen stark bitter und nicht ranzig schmecken. Die Samenschale lässt sich nach dem Einweichen des Samens in heissem Wasser als eine Haut von dem Keimling abziehen. Bittere Mandeln müssen beim Kauen stark bitter und nicht ranzig schmecken. 10 g = 120 Pf.

Bestandteile: 1. Das Glykosid Amygdalin, 2. das Ferment Emulsin und fettes Oel.

Aqua Amygdalarum amararum. Bittermandelwasser wird durch Destillation aus den zerkleinerten, durch Pressen von dem fetten Oele befreiten bitteren Mandeln erhalten. Das Destillat wird auf seinen Gehalt an Cyanwasserstoff geprüft und nötigenfalls mit einer Mischung aus 1 T. Weingeist und 3 T. Wasser verdünnt, dass in 1000 T. 1 T. Cyanwasserstoff enthalten ist. Spez. Gewicht 0,970—0,980.

Das in den bitteren Mandeln vorhandene Ferment Emulsin wirkt bei Gegenwart von Wasser und Wärme auf das Glykosid Amygdalin, es bildet sich Blausäure (Cyanwasserstoff), Bittermandelöl (Benzaldehyd) und Zucker.

$$C_{20}H_{27}NO_{11} + 2H_2O = HCN + C_6H_5 \cdot CHO + 2C_6H_{12}O_6$$
Amygdalin   Blausäure   Benzaldehyd   Zucker.

Eigenschaften: Bittermandelwasser ist klar oder nur sehr schwach weisslich getrübt. Es darf Lackmuspapier kaum röten. Spez. Gewicht 0,970—0,980. Sein eigenartiger, starker Geruch soll auch nach Bindung der Blausäure mittels Silbernitratlösung verbleiben. Es enthält 0,1% Cyanwasserstoff HCN. Vorsichtig und vor Licht geschützt aufzubewahren. 10 g = 30 Pf., 100 g = 240 Pf.

Für Aqua Lauro-Cerasi darf Bittermandelwasser abgegeben werden.

Wirkung und Anwendung der Blausäure: 1. Oertlich wirkt die Blausäure anästhesierend. Sie wird von allen Applikationsstellen schnell resorbiert.

2. Die Blausäure wirkt zuerst erregend, sehr bald aber lähmend auf die Nervenzentren der Medulla oblongata und auf das gesamte Nervensystem. Namentlich sind es das Atmungs-, das Krampf-, das Gefäss- und Vaguszentrum, die zuerst erregt, dann aber schnell gelähmt werden. Die Lähmung geht auf das Grosshirn und Rückenmark über, zuletzt werden die motorischen Ganglien des Herzens gelähmt.

3. Die Gewebsatmung erlischt, indem die Sauerstoffentnahme durch die oxydablen Bestandteile der Körperzellen gemindert oder aufgehoben wird. Die Blausäure verhindert also, dass die Gewebe Sauerstoff aufnehmen. Das Blut behält in den Venen dieselbe hellrote Farbe und ungefähr die gleiche Sauerstoffmenge, die es in den Arterien hat.

4. Blausäure setzt in grösseren, nicht giftigen Dosen die Innentemperatur herab.

5. Blausäure ist niederen Tieren und Pflanzen gegenüber ein Protoplasmagift, sie besitzt antiseptische Eigenschaften.

Bei der Blausäurevergiftung unterscheidet man 1. ein dyspnoisches Stadium mit beschleunigter, angestrengter

Atmung, Taumeln, rauschartigem Zustand, Defäkation bei Hunden und Katzen, Erbrechen, Speichelfluss, 2. ein **Krampfstadium** mit Zittern, Zuckungen, Krampfanfällen, Streckkrämpfen der Extremitäten, hochgradiger Atemnot, 3. ein **Lähmungsstadium**; kurzer Krampf und Atmungslähmung. Zuweilen stürzen die Tiere mit einem lauten Schrei nieder und verenden. Geflügel zeigt sich gegen kleinste Mengen Blausäure sehr empfindlich.

6. Zur Herabsetzung der **Fiebertemperatur** hat man früher die Blausäure mit gutem Erfolge innerlich bei Pferden angewendet (Lustig).

In der **Therapie** wendet man die Blausäure jetzt nur in Form des Bittermandelwassers an, um die Sensibilität und Reflexerregbarkeit der Respirationsschleimhaut herabzusetzen bei Kehlkopfkatarrhen, Bronchitis und Pneumonie.

Hunden gibt man Bittermandelwasser mit Morphium in Tropfenform oder als Mixtur. Bei Pferden ist es gegen chronische Kehlkopfkatarrhe mit Morphium in Form der intratrachealen Injektion (2:200, 2 mal täglich je 10 g) angewendet worden.

Dosis des Bittermandelwassers:
    Grossen Tieren . .   10—50,0,
    Mittelgrossen Tieren   2—10,0 (Schweinen 2—5,0),
    Hunden . . . .   0,5 — 3,0,
    Katzen . . . . .   0,25— 1,0.

† **Kalium cyanatum.** Kaliumcyanid. Eine weisse, grobkörnige Salzmasse oder weisse Stäbchen, nach Blausäure riechend, an der Luft zerfliesslich, in Wasser sehr leicht löslich. Sehr vorsichtig aufzubewahren. 1 g = 5 Pf.

Zur Tötung von Pferden intravenös, in die Brusthöhle oder ins Herz 4—8 g, Hunden 0,25—1 g in wässeriger Lösung, der man unmittelbar vor der Injektion etwas Essigsäure oder Essig zugefügt hat. Per os Pferden 8—10 g, Hunden 1—3 g. Katzen einige Tropfen einer 10 proz. Lösung in den Lidsack.

Allgemeine Anästhetica.

Chloroformium. Chloroform.

Das Chloroform ist im Jahre 1831 von Soubeiran (Paris) und Liebig (Giessen) unabhängig von einander dargestellt worden. Simpson hat das Chloroform zuerst im Jahre 1847 zur Narkose benutzt.

Darstellung: 1. Nach der Methode von Soubeiran durch Destillation von Chlorkalk, Alkohol und Wasser bei einer Temperatur, die 70° nicht übersteigt. Das erhaltene rohe Chloroform wird nach verschiedenen Verfahren gereinigt. Es bildet sich bei der Destillation zuerst Trichloraldehyd oder Chloral, das durch den im Chlorkalk stets vorhandenen Aetzkalk in Chloroform und ameisensaures Calcium zerlegt wird.

2. Nach dem Verfahren von Liebig durch Einwirkung von Aetzalkalien auf Chloralhydrat.

Eigenschaften: Gehalt 99—99,4% reines Chloroform und 1—0,6% absoluter Alkohol. Klare, farblose, flüchtige Flüssigkeit. Chloroform riecht eigenartig, schmeckt süsslich, ist in Wasser sehr wenig löslich und in allen Verhältnissen löslich in Weingeist, Aether, fetten und ätherischen Oelen. Spez. Gewicht 1,485—1,489.

Schüttelt man 20 ccm Chloroform mit 10 ccm Wasser und hebt sofort 5 ccm Wasser ab, so darf dieses Lackmuspapier nicht röten und, wenn es vorsichtig über eine mit gleich viel Wasser verdünnte Silbernitratlösung geschichtet wird, keine Trübung hervorrufen (Salzsäure). Beim Schütteln von Chloroform mit Jodzinkstärkelösung darf weder die Stärkelösung gebläut, noch das Chloroform gefärbt werden (Chlor).

Chloroform darf nicht erstickend riechen (Phosgen). Mit Chloroform getränktes bestes Filtrierpapier darf nach dem Verdunsten des Chloroforms nicht riechen. Schüttelt man 20 ccm Chloroform und 15 ccm Schwefelsäure in einem 3 cm weiten, mit Schwefelsäure gespülten Glasstöpselglase häufig, so darf sich die Schwefelsäure innerhalb 1 Stunde nicht färben (organische Verunreinigungen). 10 g = 85 Pf., 100 g = 655 Pf.

Chloroformium pro narcosi, Narkosechloroform, muss den an Chloroform gestellten Anforderungen genügen, jedoch darf sich beim Schütteln mit Narkosechloroform die Schwefelsäure innerhalb 48 Stunden nicht färben.

Schüttelt man 20 ccm Narkosechloroform, 15 ccm Schwefelsäure und 4 Tropfen Formaldehydlösung in einem 3 cm weiten, mit Schwefelsäure gespülten Glasstöpselglase häufig, so darf innerhalb einer halben Stunde die Schwefelsäure nicht gefärbt werden (organische Verunreinigungen).

Narkosechloroform ist in braunen, ganz gefüllten und gut verschlossenen Flaschen von höchstens 60 ccm Inhalt aufzubewahren. Vorsichtig und vor Licht geschützt aufzubewahren. 100 g = 850 Pf.

Zusammensetzung: $CHCl_3$, Chloroform, Trichlormethan.

Präparat: Oleum Chloroformii. Chloroformöl. 1 T. Chloroform und 1 T. Erdnussöl werden gemischt. Klare, gelbe, nach Chloroform riechende Flüssigkeit. 10 g = 50 Pf.

Wirkung: 1. Chloroform erzeugt auf der Haut Verdunstungskälte, bei gehinderter Verdunstung Wärmegefühl, Rötung, Brennen, zuletzt Entzündung der Haut und Herabsetzung der Sensibilität der betreffenden Stelle. Eine wässerige Chloroformlösung wirkt antiseptisch.

2. Innerlich gegeben tötet Chloroform die Darmparasiten. Gelangen grössere Mengen in den Magen, so entsteht eine Gastroenteritis. Die Resorption erfolgt von allen Schleimhäuten, am schnellsten von der Schleimhaut des Respirationstraktus.

Nach der Inhalation von Chloroformdämpfen wirkt Chloroform zuerst erregend und bald darauf lähmend auf die Zentralnervenapparate.

Das Stadium der Erregung (Exzitationsstadium) äussert sich in Aufregung und Unruhe und ist bei den einzelnen Tieren mit Bezug auf die Dauer und die Symptome verschieden. Pferde wiehern, führen mit dem Kopfe und den Beinen Bewegungen aus, sind sehr unruhig. Hunde werden sehr aufgeregt, bellen und heulen zuweilen. Das Erregungsstadium beginnt nach einigen Minuten und erstreckt sich über mehrere, bis 10—15 Minuten. Die Pupillen sind während dieser Zeit erweitert, die Atmung und der Puls sind etwas beschleunigt. Alsdann setzt das Stadium der Betäubung (Depressionsstadium) ein. Zuerst wird das Grosshirn gelähmt, das Bewusstsein schwindet. Alsdann folgt Lähmung des Rückenmarkes mit Erlöschen der Sensibilität, der willkürlichen und reflektorischen Bewegungen. Die gesamte willkürliche Muskulatur erschlafft. Die Pupillen sind verengt. Die Lähmung geht nunmehr auf die Medulla oblongata (das respiratorische und vasomotorische Zentrum) über. Atem- und Pulsfrequenz werden herabgesetzt, erfolgen aber regelmässig, der Blutdruck sinkt infolge der Erweiterung der peripheren Gefässe. Die Körpertemperatur fällt um 1—2°. Wird die Chloroformierung vorsichtig fortgesetzt, so kann ein Tier mehrere Stunden in der Narkose erhalten werden.

Während der Chloroforminhalation kann eine Chloroformvergiftung erfolgen. Diese ereignet sich, wenn die Chloroformnarkose zu lange fortgesetzt wird oder sehr grosse Mengen Chloroform inhaliert werden, namentlich aber, wenn zu wenig frische Luft während der Chloroforminhalationen zugeführt wird. Man muss deshalb beim Chloroformieren stets ein Nasenloch frei lassen.

Auch unreines Chloroform begünstigt die Vergiftung. Manche Tiere reagieren auf Chloroform stärker, sie zeigen eine Idiosynkrasie. Herzschwäche, Fettherz und Klappenfehler können auch die Ursache für eine Chloroformvergiftung abgeben.

Bei Operationen kündigt sich eine Chloroformvergiftung durch unregelmässige oder aussetzende Atmung, unregelmässigen und aussetzenden Puls, Dunkelfärbung des abfliessenden Blutes und plötzliche Erweiterung der Pupille an.

Es kommt aber auch vor, dass der Tod ganz plötzlich, gleich beim Beginn der Chloroformeinatmung durch Atmungs- und Herzlähmung eintritt. Man beschuldigt hierfür namentlich die Inhalation zu konzentrierter Chloroformdämpfe. Der Tod kann auch noch einige Zeit nach der Chloroformnarkose eintreten, wenn durch die längere Chloroformierung eine fettige Entartung des Herzmuskels eingetreten ist. Auch die Nieren, die Leber, die Skelettmuskulatur und die Gefässe zeigen dann die Erscheinungen der fettigen Entartung.

Wird Chloroform in die Unterhaut gebracht oder ausserhalb des Körpers dem Blute zugesetzt, so zerstört es die roten Blutkörperchen und geht mit dem Blutfarbstoff eine chemische Verbindung ein. Das Auftreten von Gallenfarbstoff im Harn und Icterus nach mehrstündigem Chloroformieren der Hunde lässt vermuten, dass diese schwere Schädigung der roten Blutkörperchen auch während des Lebens stattfindet.

Ein Teil des Chloroforms wird durch die Lungen unverändert ausgeschieden, ein anderer Teil zersetzt mit dem Harne. Im allgemeinen sind die Meinungen über die Umwandlung im Körper geteilt.

Anwendung: 1. Die ausgedehnteste Anwendung findet das Chloroform in der Chirurgie als allgemeines Anästheticum bei schmerzhaften Operationen beim Pferde. Für alle anderen Tiere ist es nicht empfehlenswert.

Für Katzen und Hunde ist die Narkose gefährlich wegen der Gefahr der Atmungs- und Herzlähmung. Beim Rinde tritt nach heftiger Erregung eine Narkose ein, die bei einem Verbrauch von etwa 50—140,0 Chloroform bis zu 1 Stunde anhält. Sehr häufig erfolgt Atemnot infolge einer Tympanitis. Schafe und Ziegen erbrechen sehr oft und gehen durch Aspiration der erbrochenen Massen an Erstickung oder nachfolgender Bronchopneumonie zugrunde. Daneben zeigt sich oft eine starke Tympanitis. Schweine vertragen die Chloroformnarkose gut und bedürfen hierzu 20—100,0 Chloroform. Auch Hühner können durch Chloroform in Narkose versetzt werden. Das Exzitationsstadium ist kurz oder fehlt.

Im Mittel verwendet man beim Pferde 110,0; beim Fohlen 15—20,0. Mittelgrosse Tiere bedürfen im Mittel 25,0, Hunde 8—50,0, im Mittel 15,0. Schweine 20—100,0, Hühner im Mittel 50 Tropfen.

Als Regeln für die Chloroformierung gelten: 1. Verwendung von tadellosem Chloroform; 2. Ausschluss von Tieren, die mit Herz- und Lungenleiden behaftet, ferner von sehr fetten, schwächlichen oder blutarmen Tieren; 3. Zuführung von reichlichen Luftmengen; 4. eine unbehinderte Atmung; bei Operationen in der Maul- und Rachenhöhle sorge man zur Vermeidung von Erstickung für Blutabfluss durch geeignete Kopflagerung; 5. Ueberwachung der Atmung, des Pulses, der Pupille und des abfliessenden Blutes. Die Narkose erfolgt durchschnittlich in 10—20 Minuten, das Wiedererwachen nach Aufhören der Inhalation alsbald, spätestens nach 5—10 Minuten.

An Stelle des reinen Chloroforms wird beim Pferde, um den Chloroformverbrauch und die Giftwirkung zu verringern, eine Mischung mit Aether (1:1—5), zur Verkürzung des Exzitationsstadiums eine vorhergehende Morphiuminjektion (0,25—0,5) empfohlen. Auch eine Injektion von Skopolamin oder Atropin (0,005) und Morphium (0,1—0,15) vor der Chloroformnarkose soll die Narkose schneller eintreten lassen und vertiefen.

2. Die Chloroformnarkose wird auch zur Beseitigung der Muskelspannung bei der Einrichtung von Knochenbrüchen und bei der Reposition von Hernien eingeleitet.

3. In der Geburtshilfe, um krampfhafte Wehen und störendes Drängen zu beseitigen, bei Uterus- und Scheidenvorfällen.

4. Gegen verschiedene Arten von Krämpfen, Eklampsie der säugenden Hündinnen, bei Starrkrampf und Strychninvergiftung.

5. Als Beruhigungsmittel für sehr widerspenstige

Pferde, stehend inhaliert, an Stelle von Morphium oder Chloralhydrat.

6. **Innerlich mit Ricinusöl Hunden 0,5—4,0, Pferden und Rindern 25—50,0 als Bandwurmmittel.** Auch bei der **Krampfkolik, bei Krämpfen und chronischem Erbrechen** ist Chloroform innerlich gegeben worden.

7. **Aeusserlich** wird Chloroform mit Kampferöl oder Bilsenkrautöl oder als Ol. Chloroformii zu **schmerzstillenden Einreibungen bei Rheumatismus** und ähnlichen Leiden angewendet.

Chloroformwasser verhindert die faulige Zersetzung von organischen Substanzen (Harn, Blut usw.) und dient als **Konservierungsmittel für Arzneilösungen** sowie als ein Lösungsmittel für viele Arzneistoffe.

† **Chloroform Pictet** ist das durch Gefrierenlassen des gewöhnlichen Chloroforms in Kristallform erhaltene Präparat, das den höchsten Grad der Reinheit besitzen soll.

† **Chloroform Anschütz** oder Salicylid-Chloroform wird durch Reinigen des Rohchloroforms mit Salicylsäureanhydrid (Salicylid) erhalten.

Aether. Aether.

Darstellung: Durch Destillation von 9 T. konzentrierter Schwefelsäure und 5 T. Alkohol. Es bildet sich zuerst Aethylschwefelsäure $C_2H_5(HSO_4)$, die sich bei 140° mit dem stets noch vorhandenen Alkohol zu Aether und freier Schwefelsäure umsetzt.

Eigenschaften: Klare, farblose, leicht bewegliche, eigenartig riechende und schmeckende, leicht flüchtige und sehr leicht entzündbare Flüssigkeit. Aether ist in Wasser wenig löslich und in jedem Verhältnis löslich in Weingeist, fetten und ätherischen Oelen. Spez. Gewicht 0,720. Mit Aether getränktes bestes Filtrierpapier darf nach dem Verdunsten des Aethers nicht riechen. 10 g = 135 Pf.

Aether pro narcosi, Narkoseäther, muss den an Aether gestellten Anforderungen genügen, jedoch darf bei der Prüfung mit Kaliumhydroxyd auch innerhalb 6 Stunden und bei der Prüfung mit Kaliumjodidlösung innerhalb 3 Stunden keine Färbung auftreten. Werden 10 ccm Narkoseäther mit 1 ccm Nesslerschem Reagenz wiederholt geschüttelt, so darf keine Färbung oder Trübung, höchstens eine schwache, weisse Opaleszenz auftreten. Narkoseäther ist in braunen, ganz gefüllten und gut verschlossenen Flaschen von nicht mehr als 150 ccm Inhalt, kühl und vor Licht geschützt aufzubewahren. 100 g = 1445 Pf.

Zusammensetzung: $(C_2H_5)_2O$. Aethyläther, auch Schwefeläther genannt.

Präparat: Spiritus aethereus. Aetherweingeist. Hoffmannstropfen. 1 T. Aether und 3 T. Weingeist werden gemischt. Aetherweingeist ist klar, farblos, neutral, völlig flüchtig. Früher gab man Aetherweingeist bei Herzschwäche als Excitans mit Wasser verdünnt innerlich. 10 g = 90 Pf.

Wirkung: 1. Auf der Haut verdunstet Aether noch schneller als Chloroform und ruft starke Abkühlung und Empfindungslosigkeit hervor.

2. Aether wird von den Schleimhäuten und der Subcutis schnell resorbiert. Innerlich gegeben bewirkt Aether in kleinen Dosen eine Reizung der Magenschleimhaut mit vermehrter Absonderung und gesteigerter Peristaltik des Magens und Darmes. In grossen Dosen kann Aether durch Ueberführung in Dampfform die Eingeweide stark aufblähen (auch bei der Anwendung per Klysma) und die Atmung beeinträchtigen.

3. In Gaben von 10—25,0 für grosse Tiere, 5—10,0 für mittelgrosse und 0,5—2,0 für Hunde ist Aether ein gutes Excitans für das Gehirn und Herz. Er erhöht den Blutdruck und die Körperwärme, beschleunigt auch die Respiration. Bei der Verdunstung im Magen und Darme wirkt Aether beruhigend und schmerzstillend.

4. Eingeatmet wirkt der Aether ähnlich dem Chloroform. Bei der Aethernarkose dauert das Exzitationsstadium länger und ist heftiger. Die Aethernarkose erfolgt langsamer, sie ist aber ungefährlicher als die Chloroformnarkose, da das Herz selbst bei länger andauernden Inhalationen weder degenerativ noch funktionell gefährdet wird. Eine Erschlaffung der Gefässe tritt zwar auch ein, das Herz arbeitet aber kräftig weiter. In der Aethernarkose tritt ein völliges Erlöschen der Reflexe nicht ein.

Anwendung: 1. Zur Narkose wird Aether an Stelle von Chloroform neuerdings in der Menschenmedizin empfohlen. Es wird darauf hingewiesen, dass die Aethernarkose grosse Mengen Aether und wenig Luftzutritt erfordere im Gegensatz zum Chloroform. Todesfälle ereignen sich bei der Aethernarkose sehr viel seltener als beim Chloroform. Wegen der starken Reizung der Schleimhäute und der damit verbundenen Sekretion der Drüsen der Bronchialschleimhaut kann während der Aethernarkose Lungenödem eintreten. Auch kann durch Aspiration des sehr vermehrt abgesonderten Speichels eine Pneumonie entstehen.

Bei Pferden und Hunden hat sich Aether als allgemeines Anästheticum nicht bewährt. Hunde sind zuerst sehr aufgeregt und die Narkose dauert nur kurze Zeit. Bei Katzen ist dagegen eine vollkommene Anästhesie durch 20—80,0 Aether in kurzer Zeit zu erreichen. Das Fleisch von Schlachttieren nimmt Aethergeruch an.

2. Als Excitans bei Herzschwäche, allgemeinen Schwächezuständen, Kollaps wird Aether in Form der subkutanen Injektion angewendet. Durch Kampferzusatz wird die Wirkung nachhaltiger. Auch hat man Aetherweingeist in das Trinkwasser gegeben.

3. Als schmerz- und krampfstillendes Mittel bei schmerzhaften Zuständen der Bauch- und Beckenhöhle, Kolik, gibt man Pferden 25—50,0 mit abgekühltem Kamillen- oder Kümmeltee, Hunden 2—5,0 mit Zucker, Tee oder Wein per os.

4. Aeusserlich wird Aether in Form des Aetherspray zur Kälteanästhesie für die Haut benutzt sowie zur Entfettung der Haut vor Operationen oder vor der Aufpinselung von Jodoformkollodium, zur Entfettung des Hufhornes vor der Auftragung von Hufkitt.

5. In Form von spirituösen Einreibungen ist Aether ein erregendes, schwach reizendes und auch schmerzstillendes Mittel (Bestandteil des Restitutionsfluids).

6. Aether wird als ein Lösungsmittel für viele Arzneistoffe verwendet (Jodoformäther, 1 T. Jodoform, 5 T. Aether).

Dosis als Excitans bei subkutaner Anwendung:
Grossen Tieren . . . . 10—25,0,
Mittelgrossen Tieren . . 5—10,0,
Hunden . . . . 0,5— 2,0.

Aether aceticus. Essigäther oder Aethylacetat, $CH_3 \cdot COOC_2H_5$, wird durch Destillation eines Acetats mit Alkohol und Schwefelsäure erhalten. Klare, farblose, leicht entzündbare Flüssigkeit. Essigäther riecht eigenartig, erfrischend und ist in Weingeist und Aether in jedem Verhältnis, in Wasser wenig löslich. Essigäther besitzt nur **exzitierende** und krampfstillende Eigenschaften. Zur Narkose ist Essigäther nicht geeignet. 10 g = 105 Pf.

Aether chloratus. Aethylchlorid.

Darstellung: Im grossen durch Erhitzen eines Gemisches von Aethylalkohol und möglichst konzentrierter Salzsäure unter Druck.

Eigenschaften: Klare, farblose, leicht flüchtige, eigenartig riechende, in Wasser wenig, in Weingeist und Aether in jedem Verhältnis lösliche Flüssigkeit. Aethylchlorid verbrennt mit grüngesäumter Flamme. Spez. Gewicht bei 0° 0,921. Siedepunkt 12° bis 12,5°. 5 ccm Aethylchlorid dürfen beim Verdunsten in einer Glasschale keinen Rückstand hinterlassen. In zugeschmolzenen oder mit Schraubenverschluss versehenen Glasröhren an einem kühlen, vor Licht geschützten Ort aufzubewahren.

Zusammensetzung: C_2H_5Cl.

Wirkung und Anwendung: Aethylchlorid besitzt einen sehr niedrigen Siedepunkt, verdunstet deshalb auf der Haut sofort und ruft eine starke Abkühlung und **lokale Anästhesie** hervor.

Zur **allgemeinen Narkose für Hunde** ist Aethylchlorid gleichfalls geeignet und zwar für kurzdauernde Operationen. Mit Hilfe einer geeigneten Maske wird Chloräthyl inhaliert. Das Exzitationsstadium ist kurz oder fehlt ganz. Die Narkose kündigt sich durch verlangsamte, aber tiefe Atmung an. Es erfolgt Muskelerschlaffung, Mydriasis und tiefer Schlaf. Die Narkose kann durch weitere Inhalation von kleinen Mengen Chloräthyl verlängert werden. Der Verbrauch an Chloräthyl beträgt 8—10 g. Nach Entfernung der Maske erwachen die Tiere sofort und laufen munter umher. Nachwirkungen werden niemals beobachtet.

Aether bromatus. Aethylbromid, C_2H_5Br, ist eine klare, farblose, flüchtige, stark lichtbrechende, ätherisch riechende, in Wasser unlösliche Flüssigkeit. In nicht mehr als 100 ccm fassenden, gut verschlossenen Flaschen vor Licht geschützt aufzubewahren. Bromäthyl darf nicht mit dem giftigen Aethylenbromid ($C_2H_4Br_2$) verwechselt werden. 1 g = 10 Pf., 10 g = 80 Pf.

Beim Menschen erzeugt Bromäthyl (5—20,0) eingeatmet eine innerhalb 5 Minuten eintretende, aber auch ebenso schnell verschwindende allgemeine Anästhesie.

Bromäthyl wird in der Zahnheilkunde zur Anästhesie benutzt. Bei Hunden war nach meinen Versuchen die durch 10 bis 40 g hervorgerufene Anästhesie nur von kurzer Dauer. Die länger fortgesetzte Narkose wurde ohne Nachteil vertragen. Nach Anderen soll das Erregungsstadium bei der Bromäthernarkose sehr heftig auftreten und die Narkose eine wenig tiefe sein.

† **Bromoformium.** Bromoform, $CHBr_3$, ist eine farblose, chloroformartig riechende Flüssigkeit von süsslichem Geschmacke. Vorsichtig und vor Licht geschützt aufzubewahren. 1 g = 15 Pf.

Bromoform kommt zurzeit für die Tierheilkunde als Anästheticum nicht in Betracht. In der Menschenheilkunde wird es gegen Keuchhusten der Kinder angewandt.

Lokale Anästhetica.

Folia Coca. Kokablätter.

Abstammung: Die getrockneten Laubblätter von Erythroxylum coca, Erythroxyleae; Peru, Bolivien, Brasilien.

Eigenschaften: Das dünnlederige, steife, kahle, netzadrige Blatt ist kurz gestielt, bis 10 cm lang, bis 4 cm breit, lanzettlich, bis breit-eiförmig oder fast verkehrt-eiförmig, ganzrandig, am oberen Ende schwach ausgerandet oder kurz zugespitzt mit aufgesetztem Spitzchen, das aber meist abgebrochen ist. Auf der Unterseite verläuft auf jeder Seite des Mittelnervs je ein zarter Streifen in flachem Bogen vom Grunde bis zur Spitze. Kokablätter sind auf der Oberseite dunkelgrün, auf der Unterseite heller gefärbt und riechen und schmecken schwach teeartig. 10 g = 20 Pf.

Der Vorrat an Kokablättern ist alljährlich zu erneuern.

Bestandteile: Bis zu 1 % Kokain und andere Alkaloide.

Cocaïnum hydrochloricum. Kokainhydrochlorid.

Herkunft und Darstellung: Das Alkaloid Kokain ist in den Blättern von Erythroxylon coca enthalten. Das Kokain wird auch synthetisch dargestellt.

Eigenschaften: Ansehnliche, farblose, durchscheinende, geruchlose Kristalle, die in Wasser und Weingeist leicht löslich sind. Die Lösungen (1 + 99) besitzen bitteren Geschmack und rufen auf der Zunge eine vorübergehende Unempfindlichkeit hervor. In der wässerigen, mit Salzsäure angesäuerten Lösung ruft Quecksilberchlorid einen weissen, Jodlösung einen braunen, Kalilauge einen weissen, in Weingeist und in Aether leicht löslichen Niederschlag hervor. Silbernitrat erzeugt in der wässerigen, mit Salpetersäure angesäuerten Lösung des Kokainhydrochlorids einen weissen Niederschlag. Vorsichtig aufzubewahren. 0,1 g = 65 Pf., 1 g = 525 Pf.

Zusammensetzung: $C_{17}H_{21}NO_4 \cdot HCl + 2H_2O$. Kokain ist der Methyläther des Ecgonins. Beim Erhitzen mit Salzsäure oder durch Kochen mit Wasser zerfällt das Kokain in Ecgonin, Methylalkohol und Benzoesäure.

Wirkung: Kokain lähmt vorübergehend die Endigungen der sensiblen Nerven. Auf der unverletzten, mit Epidermis bedeckten Haut, äussert Kokain diese lähmende Wirkung nicht. Wird dagegen eine 2—20 proz. wässerige Lösung auf die Schleimhaut gebracht, so ruft sie nach 5 Minuten eine durchschnittlich 5—15 Minuten anhaltende und durch erneute Applikation beliebig zu verlängernde Unempfindlichkeit gegen Berührung, Temperaturwechsel und Schmerz hervor. Die Reflexerregbarkeit schwindet, die Geschmacksempfindung der Zunge erlischt. Durch Verengerung der kleinsten Arterien werden die Schleimhäute blass, trocken und rauh, sie schwellen ab.

Bringt man eine 2—5 proz. Kokainlösung ins Auge, so wird zunächst die Lidbindehaut leicht gereizt, dann entsteht nach wenigen Minuten eine vollkommene Anästhesie der Conjunctiva und Cornea. Die Pupille erweitert sich bis zu mittlerer Weite und es treten auch Akkommodationsstörungen hervor. Die Anästhesie ist eine Folge der Lähmung der Trigeminusendigungen, die Mydriasis und die Akkommodationsstörung sind die Folge einer Reizung der Sympathicusfasern im Dilatator pupillae. Der intraokulare Druck wird herabgesetzt.

Injiziert man Kokainlösungen in die Nähe von Nervenbahnen, so werden die sensiblen Nerven gelähmt und das von den betreffenden Nerven versorgte Gebiet wird gefühllos (regionäre, Leitungs-Anästhesie). Die Anästhesie wird verlängert, wenn man die Blutzirkulation in dem Gebiete herabsetzt durch Anlegen einer Ligatur oder mit Hilfe von Suprarenin.

Innerlich gegeben wird die Empfindlichkeit der Magenschleimhaut herabgesetzt, das Hungergefühl aufgehoben, die

Schweiss- und Speichelsekretion wird vermindert. Kleine Dosen wirken erregend auf das Gehirn, namentlich auf die psychomotorischen Zentren der Grosshirnrinde. Das Atmungs- und Gefässzentrum werden erregt, durch grössere Gaben gelähmt. Die Erregung des Rückenmarkes äussert sich durch erhöhte Reflexerregbarkeit (Schreckhaftigkeit, Zittern), die Peristaltik ist gesteigert. Der Tod erfolgt bei sehr grossen Gaben durch Atmungslähmung nach vorausgegangenen tonisch-klonischen oder auch tetanischen Krämpfen und Zwangsbewegungen.

Anwendung: 1. Zur Anästhesie des Auges bei Operationen und bei Entfernung von Fremdkörpern sind einige Tropfen einer 5 proz. Lösung, die in den Lidsack eingeträufelt werden, erforderlich. Die Wirkung tritt innerhalb 2—5 Minuten ein und dauert 5—10 Minuten an. Bei tiefer gehenden Operationen muss das Kokain länger einwirken und die Einträufelung von 5 zu 5 Minuten wiederholt werden. Andere zugängliche Schleimhäute werden mit einer 5 proz. Kokainlösung bepinselt und dadurch gefühllos gemacht.

2. Eine grosse Bedeutung hat das Kokain für die örtliche Anästhesie in der Chirurgie erlangt. Hauptsächlich werden die kutane und subkutane Injektion für die örtliche Anästhesie verwendet. Die Anästhesie ist dabei zum Teil eine terminale (Aufhebung der Erregbarkeit der sensiblen Nervenendigungen), zum Teil eine Leitungsanästhesie, regionäre (Unterbrechung der Leitfähigkeit sensibler Nervenbahnen).

Durch einen Suprareninzusatz zu Kokainlösungen werden die Anästhesie verlängert, die anästhesierende Wirkung erhöht und die Giftigkeit des Kokains vermindert, da es am Orte der Applikation länger festgehalten wird und nur allmählich zur Resorption gelangt. Beim Pferde injiziert man 0,1—1,15, beim Hunde 0,05—0,1 mit einem Zusatz von 5—10 Tropfen einer 1 prom. Suprareninlösung für die Injektion.

Die Infiltrationsanästhesie nach Schleich besteht in der Injektion einer Lösung von Kokainhydrochlorid und Kochsalz ãã 0,2, Morphiumhydrochlorid 0,025 in 100,0 Wasser. Die Lösung lässt sich einfacher herstellen, indem man Kokain- und Morphiumhydrochlorid in entsprechender Menge in physiologischer Kochsalzlösung löst. Durch die Injektion in die Haut werden Quaddeln gebildet. Nachdem man die Haut durch zahlreiche Quaddeln unempfindlich gemacht hat, infiltriert man die tieferen Gewebe. Das Operationsfeld ist wegen der Quellung und Infiltration des Gewebes schwer zu übersehen, das Verfahren ist auch zu umständlich. Die Anästhesie betrifft nur die Endorgane, nicht die Nervenfasern. Die Infiltrationsanästhesie wird deshalb bei Tieren selten angewendet. Häufig wird die kutane und subkutane Injektion angewendet bei kleinen Operationen und anderen schmerzhaften Eingriffen.

3. Die Lumbalanästhesie nach Bier (1899) wird durch Injektion einer Kokainlösung in den Rückenmarkskanal hervorgerufen. Auch bei Pferden, Rindern und Hunden hat man dieses Verfahren versucht. Man injiziert grossen Tieren 1—3 ccm, Hunden 1 ccm einer 2 proz. Kokainlösung.

4. Kokainlösungen sind in Form der subkutanen Injektionen bei Pferden (0,15—0,4 im Verlaufe der Nerven injiziert) benutzt worden, um den Sitz einer Lahmheit festzustellen, weil nach der Injektion die Empfindung in dem von dem anästhesierten Nerven versorgten Gebiete und damit die Lahmheit vorübergehend zum Verschwinden gebracht wird. Die Anästhesie erfolgt ungefähr nach 15 Minuten und dauert $1/2$—1 Stunde an. Die Lahmheit verschwindet, falls sie ihren Sitz unterhalb der Injektionsstelle hat. Das sehr brauchbare Verfahren ist wegen der Empfindungslosigkeit des betreffenden Teiles nicht ungefährlich, da Brüche des Fessel-, Kronen- und Hufbeines oder Zerreissungen des Bandapparates eintreten können.

5. Als schmerzlinderndes Mittel wird Kokain in Form der Salbe (1:10) oder eines Linimentes (0,1—0,2 Kokain

mit 30,0 Kalkwasser und 20,0 Olivenöl) bei schmerzhaften Wunden und Schrunden an den Zitzen der Milchdrüse, bei Verbrennungen, juckenden Ekzemen und Pruritus ani angewendet.

6. Innerlich wurde Kokain als Beruhigungsmittel für die Magenschleimhaut bei chronischem Erbrechen der Hunde, 0,03—0,05 in wässeriger Lösung mehrmals täglich, angewendet. In der Menschenheilkunde dient es als Excitans bei Vergiftungen durch Narcotica.

Nur frisch bereitete Lösungen sollen Verwendung finden. Von verschiedenen Firmen werden 0,01—0,1 g enthaltende Kokaintabletten zur Herstellung von frischen Lösungen in den Handel gebracht.

Anaesthesin. Anästhesin. p-Aminobenzoesäureäthylester. $C_6H_4 \cdot NH_2 \cdot COOC_2H_5$. Weisses, feines, kristallinisches Pulver, das schwer in Wasser von 15°, etwas leichter in siedendem Wasser sowie in 50 T. Olivenöl löslich ist. Die wässerige Lösung verändert Lackmuspapier nicht, schmeckt schwach bitter und ruft auf der Zunge eine vorübergehende Unempfindlichkeit hervor. Vorsichtig aufzubewahren. 1 g = 55 Pf.

Aeusserlich als lokales Anästheticum bei Krankheiten der Nase, des Rachens und Kehlkopfes aufzupudern oder in Lösung aufzupinseln. In Salben (5—10 proz.) bei juckenden Hautaffektionen und Afterjucken. Bei Proktitis in Suppositorien (0,2—0,5 : Oleum Cacao 2,0). Innerlich bei schmerzhaften Magenleiden und Erbrechen der kleinen Tiere 0,2 bis 0,5 mehrmals täglich.

Eucain B. Eucain B. Trimethylbenzoxypiperidinum hydrochloricum. Trimethylbenzoxypiperidinhydrochlorid. $(CH_3)_3 \cdot C_5H_7N \cdot (O \cdot CO \cdot C_6H_5) \cdot HCl$. Weisses, kristallinisches Pulver von schwach bitterem Geschmack, leicht löslich in Weingeist und Chloroform, unlöslich in Aether. Salzsaures Trimethylbenzoxypiperidin löst sich in 30 T. Wasser;

diese Lösung verändert Lackmuspapier nicht. In der wässerigen, mit Salpetersäure angesäuerten Lösung (1 + 30) ruft Silbernitratlösung einen weissen Niederschlag hervor. Salzsaures Trimethylbenzoxypiperidin darf beim Verbrennen höchstens 0,1 % Rückstand hinterlassen. **Vorsichtig aufzubewahren.** 0,1 g = 15 Pf.

Lokales Anästheticum wie Kokain. In 2 proz. Lösung in der Augenheilkunde, in 2,5 proz. Lösung zur regionären Anästhesie. Eucain B. ist weniger giftig als Kokain, die Lösungen lassen sich ohne Zersetzung aufkochen. Es hat nur den Nachteil, dass es Hyperämie anstatt Anämie hervorruft.

Novocain. Novocain. p-Aminobenzoyldiaethylaminoaethanolum hydrochloricum. $NH_2 \cdot C_6H_4 \cdot COOC_2H_4 \cdot N(C_2H_5)_2 \cdot HCl$. Farb- und geruchlose Nädelchen von schwach bitterem Geschmack, die auf der Zunge eine vorübergehende Unempfindlichkeit hervorrufen. Salzsaures p-Aminobenzoyldiäthylaminoäthanol löst sich in 1 T. Wasser und in 30 T. Weingeist. Die wässerige Lösung (1 + 9) reagiert neutral. Schmelzpunkt 156°. Salzsaures p-Aminobenzoyldiäthylaminoäthanol darf beim Verbrennen höchstens 0,1 % Rückstand hinterlassen. **Vorsichtig aufzubewahren.** 0,1 g = 25 Pf.

Novocain hat sich als das beste Ersatzmittel für das Kokain erwiesen. Die Lösungen sind sterilisierbar. Da seine Wirkung schneller vorübergeht, so wird es mit Suprareninzusatz angewendet. Es ist 10 mal weniger giftig als Kokain. Für die Leitungsanästhesie wird eine 1—2 proz. Lösung, der 5—8 Tropfen einer 1 prom. Adrenalinlösung zugesetzt sind, verwendet. Für die Schleimhautanästhesie eine 5 proz. Lösung.

Stovaïne. Stovain. Benzoylaethyldimethylaminopropanolum hydrochloricum. Weisses, kristallinisches Pulver, leicht löslich in Weingeist, fast unlöslich in Aether. Salzsaures Benzoyläthyldimethylaminopropanol löst sich in

2 T. Wasser. Die Lösung rötet Lackmuspapier und ruft auf der Zunge vorübergehende Unempfindlichkeit hervor. Schmelzpunkt 175°. **Vor Licht geschützt und vorsichtig aufzubewahren.** 0,1 g = 10 Pf.

Als Ersatzmittel des Kokains, namentlich für die **Rückenmarksanästhesie** beim Hunde in einer Dosis von 2—7 mg pro Kilo Körpergewicht empfohlen. Die Lösungen sind sterilisierbar. Es wirkt etwas reizend auf die Gewebe. Es soll halb so giftig sein wie Kokain.

Tropacocaïnum hydrochloricum. Tropakokainhydrochlorid. $(C_6H_5 \cdot CO)C_8H_{14}ON \cdot HCl$. Farblose Kristalle oder weisses, kristallinisches Pulver. Tropakokainhydrochlorid ist in Wasser sehr leicht löslich, die Lösung verändert Lackmuspapier nicht. Tropakokainhydrochlorid schmilzt bei 271° unter Zersetzung. In der wässerigen Lösung (1 + 99) ruft Jodlösung einen braunen, Kaliumdichromatlösung nach dem Ansäuern mit Salzsäure einen hellorangegelben Niederschlag hervor; Silbernitratlösung erzeugt in der mit Salpetersäure angesäuerten Lösung einen weissen Niederschlag. Tropakokainhydrochlorid darf beim Verbrennen höchstens 0,1 % Rückstand hinterlassen. **Vorsichtig aufzubewahren.** 0,1 g = 20 Pf.

Die Wirkung ist erheblich schwächer, seine Giftwirkung wesentlich geringer als die des Kokains. Für die Lumbalanästhesie wird es gern benutzt. Man setzt der Lösung eine 14 proz. Gummiarabicum-Lösung zu. Es eignet sich nicht zur Kombination mit Suprarenin (Adrenalin), dessen gefässverengernde Wirkung es aufhebt.

† **Alypin.** Salzsaurer Benzoyl-Tetramethyldiaminoäthylisopropylalkohol. Ein weisses, in Wasser leicht lösliches Kristallpulver. Die Lösungen sind durch Kochen ohne Zersetzung sterilisierbar: Alypin ist ein Ersatzpräparat des Kokains. Es ist viel weniger giftig als Kokain. Es erzeugt keine Ischämie und Mydriasis. Die Wirkung tritt später ein als beim Kokain und erfordert grössere Dosen. Ein Adrenalinzusatz ist für das Alypin nicht zweckmässig. 0,1 g = 10 Pf.

† **Acoïne**, die Alkyloxyphenylguanidine, sollen ungiftig sein, schon in 1 prom. Lösung eine 15 Minuten anhaltende Anästhesie des Auges hervorrufen, die bei stärkerer Konzentration (1 : 100) bis 40—80 Minuten anhalten soll. 0,1 g = 15 Pf.

† **Orthoform** und **Orthoform „Neu"** oder p-Amido-m-Oxybenzoesäuremethylester bildet ein weisses, leichtes, geruch- und geschmackloses, kristallinisches, in Wasser schwer lösliches Pulver. In Alkohol und Aether ist es leicht löslich. Auf Wunden, Geschwüren, Hautstellen mit freiliegenden Nervenenden wirkt Orthoform anästhesierend. Die Wirkung soll sehr bald eintreten und längere Zeit (bis 30 Stunden) anhalten. 1 g = 105 Pf.

† **Nirvanin** oder salzsaures Diäthylglycocoll-p-Amido-o-Oxybenzoesäuremethylester bildet farblose, in Wasser leicht lösliche prismatische Kristalle. Es wird zur subkutanen Injektion als lokales Anästheticum empfohlen und soll mit dem Orthoform die lang anhaltende Wirkung teilen. Auf Wunden und Geschwüre gebracht, ruft es länger anhaltende Schmerzlosigkeit hervor. Eine 10 proz. Mischung mit Bolus alba wirkte bei schwerer Otorrhoe der Hunde vorzüglich schmerzstillend und austrocknend. 0,1 g = 10 Pf.

† **Aneson** oder Aceton-Chloroform bildet eine wässerige Lösung des tertiären Trichlorbutylalkohols. Es wird subkutan und auf die Schleimhäute gebracht als ein örtliches Betäubungsmittel angewendet.

Folia Belladonnae. Tollkirschenblätter.

Stammpflanze: Atropa belladonna: Solaneae. In mitteldeutschen Wäldern wildwachsend. Die getrockneten, zur Blütezeit gesammelten Laubblätter wildwachsender Pflanzen sollen verwendet werden. Gehalt mindestens 0,3% Hyoscyamin.

Eigenschaften: Das Blatt ist bis über 20 cm lang, bis 10 cm breit, eiförmig, am oberen Ende zugespitzt, nach unten in den kurzen halbstielrunden Blattstiel verschmälert, ganzrandig, fiebernervig, dünn und brüchig, fast kahl, oberseits bräunlichgrün, unterseits graugrün. Bei Betrachtung mit der Lupe erkennt man, besonders auf der Unterseite, zahlreiche erhöhte, weissliche Pünktchen. Tollkirschenblätter riechen schwach betäubend und schmecken etwas bitter. Das Pulver

der Tollkirschenblätter darf beim Verbrennen höchstens 15%
Asche hinterlassen. Vorsichtig aufzubewahren. 10 g
= 25 Pf.

Bestandteile: Die Alkaloide Hyoscyamin und Atropin, zu 0,5%.

Präparat: Extractum Belladonnae. Tollkirschenextrakt. Gehalt mindestens 1,5% Hyoscyamin $C_{17}H_{23}O_3N$. Tollkirschenextrakt ist dick, dunkelbraun und in Wasser fast klar löslich. Es wird aus den getrockneten Blättern bereitet. 1 g = 130 Pf.

Wirkung und Anwendung: Früher wurden die Belladonnablätter zu schmerzstillenden Umschlägen, als Infus zu Klystieren, Waschungen und Spülungen verwendet.

Atropinum sulfuricum. Atropinsulfat.

Vorkommen und Darstellung: Das Atropin ist in den verschiedenen Teilen von Atropa belladonna, Hyoscyamus niger, Datura stramonium, Scopolia japonica und Duboisia myoporoides enthalten. Diese Pflanzen enthalten hauptsächlich Hyoscyamin; im Verlaufe der Verarbeitung geht dieses zum grössten Teil in Atropin über.

Das Atropin wird fabrikmässig aus der Belladonnawurzel (0,3—0,4%) gewonnen. Die Samen enthalten 0,33%, die Blätter 0,2%.

Eigenschaften: Weisses, kristallinisches Pulver. Atropinsulfat löst sich in 1 T. Wasser und in 3 T. Weingeist; in Aether und Chloroform ist es fast unlöslich. Die Lösungen schmecken bitter und nachhaltig kratzend.

Gibt man zu 0,01 g Atropinsulfat, das im Probierrohre bis zum Auftreten weisser Nebel erhitzt wurde, 1,5 ccm Schwefelsäure, erwärmt dann bis zur beginnenden Bräunung und setzt sofort vorsichtig 2 ccm Wasser hinzu, so tritt ein eigenartiger Geruch auf; nach Zusatz eines kleinen Kristalls von Kaliumpermanganat riecht die Flüssigkeit nach Bittermandelöl.

Wird 0,01 g Atropinsulfat mit 5 Tropfen rauchender Salpetersäure in einem Porzellanschälchen im Wasserbade eingetrocknet, so hinterbleibt ein kaum gelblich gefärbter Rückstand, der nach dem Erkalten beim Uebergiessen mit weingeistiger Kalilauge eine violette Farbe annimmt. **Sehr vorsichtig aufzubewahren.** 0,1 g = 205 Pf.

Zusammensetzung: Ohne absolut identisch zu sein besitzen die Alkaloide Atropin, Daturin, Hyoscyamin und Duboisin die Formel $C_{17}H_{23}NO_3$.

Das Atropin und die genannten Isomere werden beim Erhitzen mit Säuren und starken Basen in Tropin und Tropasäure gespalten. Aus Tropasäure und Tropin kann beim Erwärmen mit Salzsäure wieder Atropin erhalten werden. Tropin geht auch mit anderen Oxysäuren Verbindungen ein, die Tropeïne genannt werden, z. B. Tropin + Mandelsäure = Homatropin.

Wirkung: Atropin wird schnell resorbiert und äussert seine Wirkung subkutan einverleibt nach 2—3 Minuten, per os gegeben nach 5—10 Minuten.

1. Bringt man einige Tropfen einer wässerigen Atropinlösung in das Auge, so entsteht eine Erweiterung der Pupille, eine Akkommodationsstörung und eine Zunahme des intraokularen Druckes. Das Auge ist auf den Fernpunkt eingestellt, die Fähigkeit, das Auge für den Nahpunkt einzustellen, ist verloren gegangen. Die Mydriasis beruht auf einer Lähmung der Endapparate des Oculomotorius in dem Ringmuskel der Iris, die gestörte Akkommodation auf einer Lähmung des Ciliarmuskels.

2. Atropin verringert oder unterdrückt die Sekretion der Speichel-, Schleim-, Schweiss- und Milchdrüsen. Auch die Harnabsonderung, die Pankreas- und Magensaftsekretion werden herabgesetzt. Die durch Muskarin, Eserin, Arekolin oder Pilokarpin hervorgerufene Mehrabsonderung wird durch Atropin zur Norm zurückgeführt.

3. Atropin wirkt lähmend auf den Splanchnicus und die motorischen Ganglien in der Darmwand.

Kleinere Dosen wirken deshalb erregend auf die Peristaltik, grössere Dosen lähmen die Darmwandung und rufen Kotstauungen, Gasansammlungen und hierdurch event. Verlagerungen und Zerreissungen des Darmrohres oder des Magens hervor.

Die lähmende Wirkung des Atropins auf die glatte Muskulatur der Harnblase und des Uterus tritt deutlich hervor, wenn sich diese Organe im Zustande einer krampfhaften Kontraktion befinden.

4. Kleine Atropingaben bewirken in kurzer Zeit eine auffällige Erregung des Herzens und des vasomotorischen Zentrums. Durch Lähmung der peripheren Herzvagusfasern tritt eine bedeutende Pulsbeschleunigung ein. Der Blutdruck wird erhöht. Kaninchen, Ziegen und Schafe sind weniger empfindlich gegenüber Atropin.

5. Die psychischen und motorischen Gehirnzentren werden hochgradig erregt. Man beobachtet Unruhe, tobsuchtsartige Anfälle, ungeordnete Bewegungen, Zwangsbewegungen, zuweilen auch Krämpfe. Diese Gehirnerregungserscheinungen gehen später in eine Depression über, die mit Tobsuchtsanfällen (beim Menschen Atropindelirien) abwechseln.

Eine gleiche erregende Wirkung macht sich auch am verlängerten Mark und am Rückenmark bemerkbar. Die Zahl der Atemzüge ist erheblich vermehrt. Durch grosse Atropingaben erfolgt Lähmung der vasomotorischen Zentren, Lähmung der Muscularis der Gefässe, plötzlicher Abfall des Blutdruckes und Lähmung der Herzganglien. Der Tod erfolgt durch Atmungslähmung.

Das Atropin wird im Körper nicht zersetzt, sondern unverändert mit dem Harn innerhalb 24 Stunden ausgeschieden.

Anwendung: 1. Aeusserlich als Mydriaticum zur Erweiterung der Pupille: a) zu Untersuchungszwecken als 0,2 proz. Lösung (0,05 : 25,0), b) zur Lösung von Synechien und bei Operationen an der Iris als 1—2 proz. Lösung, c) bei parenchymatöser Keratitis und Conjunctivitis mit Lichtscheu als $1/2$ proz. Lösung. Schwache Lösungen wirken nach 5—15 Minuten. Die Wirkung hält

1—3 Tage, bei starken Lösungen bis 8 Tage an. Die Akkommodationsstörung verschwindet etwas früher. Bei Glaukom und Corneageschwüren soll Atropin wegen der Erhöhung des intraokularen Druckes nicht angewendet werden. Katzen speicheln nach der Atropinanwendung. Alte Lösungen verursachen oft eine Entzündung der Bindehaut.

2. Atropin ist ein vorzügliches, schnell wirkendes Excitans für das Herz und die Lunge. Subkutane Atropininjektionen werden bei Lungenödem, drohender Herz- und Atmungslähmung mit Erfolg angewendet; ferner bei der Chloroform-, Digitalis-, Chloralhydrat-, Aether-, Morphin-, Muskarin-, Eserin-, Pilokarpin- und Arekolinvergiftung.

3. Zur Verminderung von abnormer Speichel-, Schleim- und Schweisssekretion. Namentlich wird Atropin angewendet, wenn infolge von Pilokarpin-, Arekolin- oder Eserininjektionen eine starke Schleimabsonderung in die Bronchien erfolgt und Lungenödem droht.

4. Bei Krampfzuständen der glatten Muskulatur des Darmes (Bleikolik), der Blase und des Uterus (Cervix) benutzte man früher die Folia Belladonnae als Infus zu Klystieren, das Extractum Belladonnae in Form der Salbe oder in Suppositorien zur Erschlaffung der Muskulatur und zur Beseitigung des Krampfes. Zu diesem Zwecke kann auch das Atropin Verwendung finden.

5. Die Anwendung von Atropin-Morphiuminjektionen bei der Schulterlahmheit der Pferde ist nicht ratsam, da Atropin in Verbindung mit Morphium eine Lähmung mit Lageveränderungen des Darmes, Verstopfung, Tympanitis, Magen- und Darmruptur hervorrufen kann.

Dosis und Form:

Grossen Tieren . . 0,02 —0,1 ⎫ in Form der
Mittelgrossen Tieren 0,01 —0,03 ⎬ subkutanen In-
Hunden . . . . 0,005—0,05 ⎭ jektion.

Die Art und Form der Anwendung des Atropins in der Augenheilkunde sind im Texte angegeben.

Folia Hyoscyami. Bilsenkrautblätter.

Stammpflanze: Hyoscyamus niger; Solaneae. Einheimisch. Gehalt mindestens 0,07 % Hyoscyamin ($C_{17}H_{23}O_3N$).

Eigenschaften: Die grundständigen Blätter sind bis 30 cm lang; ihre Spreite ist länglich eiförmig, in den Blattstiel übergehend, sehr grob, bald tiefer, bald seichter gezähnt. Die kleineren Stengelblätter sind sitzend, spitz und tragen jederseits 1—4 grosse, breite, zugespitzte Zähne. Der Geruch des frischen Krautes ist betäubend, der Geschmack bitter und scharf. Vorsichtig aufzubewahren. 10 g = 20 Pf.

Bestandteile: Die Alkaloide Hyoscyamin und Hyoscin oder Skopolamin. Dies sind Isomere des Atropins und unterscheiden sich in ihrer physiologischen Wirkung nur wenig.

Präparate: 1. Extractum Hyoscyami. Bilsenkrautextrakt wird aus den grob gepulverten Blättern bereitet. Gehalt 0,5 % Hyoscyamin. Es ist dick, dunkelbraun und in Wasser nicht klar löslich. Vorsichtig aufzubewahren. 1 g = 120 Pf.

2. Oleum Hyoscyami. Bilsenkrautöl wird durch Extraktion der getrockneten Bilsenkrautblätter mit Erdnussöl im Wasserbade unter Zuhilfenahme von Weingeist und Ammoniakflüssigkeit dargestellt. Bilsenkrautöl ist braungrün und riecht eigenartig nach Bilsenkraut. 10 g = 35 Pf.

Wirkung und Anwendung der Bilsenkrautblätter wie Folia Belladonnae. Das Bilsenkrautöl wird zu schmerzstillenden Einreibungen verwendet.

Scopolaminum hydrobromicum. Skopolaminhydrobromid.

Vorkommen: In der Wurzel von Scopolia atropoides, Süddeutschland, in dem Bilsenkraute und in der in Australien einheimischen Solanee Duboisia myoporoides.

Eigenschaften: Ansehnliche, farblose, rhombische Kristalle. In Wasser und in Weingeist löst sich Skopolaminhydrobromid leicht zu einer farblosen, bitter und zugleich kratzend schmeckenden Flüssigkeit, die Lackmuspapier schwach rötet. In Aether und in Chloroform ist es nur wenig löslich.

In der wässerigen Lösung (1 + 19) wird durch Silbernitratlösung ein gelblicher Niederschlag hervorgerufen, durch Natronlauge wird die Lösung nur vorübergehend weisslich getrübt, durch Ammoniakflüssigkeit dagegen nicht verändert. Die Reaktion mit rauchender Salpetersäure und weingeistiger Kalilauge wie bei Atropin. Sehr vorsichtig aufzubewahren. 0,1 g = 200 Pf.

Zusammensetzung: $C_{17}H_{21}O_4N \cdot HBr \cdot 3H_2O$.

Wirkung und Anwendung: 1. Die mydriatische Wirkung ist stärker als die des Atropins. Es wirkt in 1 prom. Lösung schneller und energischer als eine 2 proz. Atropinlösung. Die Pupillenerweiterung geht schneller zurück als beim Atropin.

2. Auf das Herz, die Speichel- und Schweisssekretion und den Darm wirkt es wie Atropin. Die Atmung, das vasomotorische Zentrum und das Rückenmark werden durch Skopolamin nicht betroffen.

3. Beim Menschen wirkt Skopolamin auf das Grosshirn beruhigend und einschläfernd. Bei Tieren übt es keine beruhigende Wirkung auf das Grosshirn auf.

Es wird innerlich und subkutan als Excitans für das Herz gegeben, namentlich bei Chloroformvergiftung. Pferden 0,01—0,05, Hunden 0,005—0,01.

Aeusserlich als Mydriaticum in 0,1—1 proz. Lösung.

Homatropinum hydrobromicum. Homatropinhydrobromid.

Darstellung: Durch Erhitzen von Tropin mit Mandelsäure bei Gegenwart von Salzsäure.

Eigenschaften: Weisses, geruchloses, kristallinisches, leicht in Wasser, schwerer in Weingeist lösliches Pulver. In der wässerigen Lösung (1 + 19) bewirken Quecksilberchloridlösung sowie ein sehr geringer Ueberschuss von Kalilauge eine weisse, Silbernitratlösung eine gelbliche, Jodlösung eine braune Fällung. Reaktion mit rauchender Salpetersäure und weingeistiger Kalilauge wie bei Atropin. Sehr vorsichtig aufzubewahren. 0,1 g = 255 Pf.

Zusammensetzung: $C_{16}H_{21}O_3N \cdot HBr$. Homatropin gehört zu den Tropeïnen und besteht aus Tropin und Mandelsäure.

Wirkung und Anwendung: Wie Atropin. Die Mydriasis erfolgt nach $1/4$—$1/2$ Stunde; sie erreicht etwa nach 1 Stunde ihren Höhepunkt und dauert nur 6 bis 12 Stunden an.

Homatropinhydrobromid wird nur in der Augenheilkunde angewendet.

Eine Verbindung von Homatropin und Ephedrin ist das Mydrin, dessen Vorzug in einer sehr schnell erfolgenden und nach wenigen Stunden vorübergehenden Pupillenerweiterung bestehen soll.

Folia Stramonii. Stechapfelblätter.

Stammpflanze: Datura stramonium; Solaneae. Gegenwärtig durch ganz Europa verbreitet; Heimat Kaspisches und Schwarzes Meer. Die Blätter werden zur Blütezeit gesammelt.

Eigenschaften: Der lange Blattstiel ist walzig, auf der Oberseite von einer engen Furche durchzogen. Die höchstens 20 cm lange und bis 15 cm breite Spreite ist breit-eiförmig oder- eilänglich, zugespitzt, am Grunde gerade abgeschnitten oder etwas keil- oder herzförmig, ungleich- oder doppelbuchtig gezähnt, lebhaft grün, glatt, dünn und brüchig, fast kahl. Stechapfelblätter riechen schwach betäubend und schmecken bitter und salzig. Vorsichtig aufzubewahren. 10 g = 60 Pf.

Bestandteile: Ein Gemenge der Alkaloide Atropin und Hyoscyamin, früher Daturin, jetzt auch Daturaatropin genannt.

Wirkung und Anwendung: Die Wirkung der Folia Stramonii unterscheidet sich kaum von derjenigen der Folia Belladonnae. In der Menschenheilkunde werden die Stechapfelblätter in Form der Stramoniumzigarren gegen Asthma geraucht.

† **Duboisin** im Alkaloid der in Australien einheimischen Duboisia myoporoides besteht nach neueren Untersuchungen aus Hyoscin und Scopolamin. Das Salz Duboisinum sulfuricum dient den gleichen Zwecken wie Scopolaminum hydrobromicum. 0,1 g = 215 Pf.

Secale cornutum. Mutterkorn.

Abstammung: Das auf der Roggenpflanze gewachsene, bei gelinder Wärme getrocknete Sclerotium des Pilzes Claviceps purpurea. Dieser Pilz entwickelt sich in Form von gestielten runden Köpfchen, die bei Feuchtigkeit und Wärme aus dem Mutterkorn hervorsprossen und als fertiles Fruchtlager bezeichnet werden. In dem Köpfchen dieser Pilze entstehen an deren Peripherie Hohlräume, Perithekien (Vertiefungen oder Einstülpungen), mit einem Inhalte von länglichen Sporenschläuchen, in denen sich fadenförmige Sporen befinden. Gelangen die Sporen, mit dem Winde fortgetragen, auf die Fruchtboden des Roggens, des Weizens, der Gerste und anderer Gräser, wie Lolium perenne, Triticum repens usw., so entwickelt sich durch Entartung und Auswachsen des Fruchtknotens ein neuer Pilzkörper, das Mutterkorn. Diese Entwicklung findet in zwei Perioden statt. Die erste, gleichsam provisorische Entartung des Fruchtknotens wird als Sphacelia, die definitive dagegen als Dauermycel, Sclerotium oder Mutterkorn bezeichnet. Russland und Spanien liefern die meiste Handelsware.

Eigenschaften: Mutterkorn ist schwärzlich-violett, oft matt bereift, gerade oder gekrümmt, stumpf dreikantig, beiderseits verjüngt, oft längsgefurcht, zuweilen querrissig, 10 bis 35 mm lang und 2,5—5 mm dick. Es schmeckt fade. Nach dem Zerkleinern mit heissem Wasser übergossen, darf es nur den ihm eigenartigen, aber keinen ammoniakalischen oder ranzigen Geruch zeigen. Mutterkorn ist spröde; die Querbruchfläche ist glatt, am Rande tief violett, in der Mitte weisslich oder hellrötlich-violett. Mutterkorn ist über gebranntem Kalk zu trocknen und in gut verschlossenen Gefässen aufzubewahren. Es darf nicht länger als 1 Jahr aufbewahrt und nicht in gepulvertem Zustande vorrätig gehalten werden. 10·g = 190 Pf.

Bestandteile: Die Hauptbestandteile des Mutterkorns sind bis jetzt als wenig beständige und chemisch nicht reine Verbindungen abgeschieden und mit verschiedenen Namen belegt worden. Es sind teils alkaloide Körper, das Ergotinum (Ergotoxin) und das Cornutin (letzteres soll durch Zersetzung aus dem Ergotinin hervorgehen, teils sind es stickstoffhaltige Säuren, namentlich die Sphacelinsäure.

Die gleichfalls in dem Mutterkorn enthaltene Ergotinsäure — ein Glykosid — wirkt auf die Gefässe und den Uterus nicht ein, dagegen lähmend auf das Gehirn und Rückenmark.

Präparate: 1. Extractum Secalis cornuti. Mutterkornextrakt. Es wird aus dem grobgepulverten Mutterkorn durch Ausziehen mit Wasser und Weingeist und durch Eindampfen des Auszuges bereitet. Mutterkornextrakt ist dick rotbraun, riecht eigenartig und rötet Lackmuspapier schwach. In Wasser sowie in einem Gemisch gleicher Teile Wasser und Weingeist ist es klar löslich. 1 g = 185 Pf.

2. Extractum Secalis cornuti fluidum. Mutterkornfluidextrakt. Es wird durch das Perkolationsver-

fahren aus grob gepulvertem Mutterkorn und einem Gemisch aus Weingeist und Wasser bereitet. Dem Extrakt wird Salzsäure hinzugesetzt. Mutterkornfluidextrakt ist rotbraun und klar, riecht eigenartig und rötet Lackmuspapier. Im Wasser ist es klar löslich, auf Zusatz eines gleichen Raumteils Weingeist wird es stark getrübt. 1 g = 30 Pf.

Wirkung: Das Mutterkorn (Cornutin) bewirkt **heftige Kontraktionen der glatten Muskulatur des Uterus, der Gefässe sowie auch des Darmes und der Harnblase**. Diese Wirkung äussert sich besonders stark am trächtigen Uterus durch Reizung der uterinen Zentren. Cornutin verursacht ausserdem eine Reizung der Magendarmschleimhaut, Speicheln, Erbrechen und Durchfall, Verminderung der Herzkontraktionen durch Vagusreizung sowie Steigerung des Blutdruckes durch Reizung der vasomotorischen Zentren. Die **Wirkung der Sphacelinsäure ist auf das vasomotorische Zentrum gerichtet. Infolgedessen tritt eine sehr starke Verengerung der kleinen Gefässe ein**. Dauert diese längere Zeit an, so erfolgt **hyaline Thrombose und Brand** des von dem thrombosierten Gefässe abhängigen Gebietes, namentlich an den peripheren Körperteilen. Die Sphacelinsäure ist deshalb als die Hauptursache der Mutterkornvergiftung anzusehen, die bei Menschen und Tieren in früheren Zeiten oft beobachtet wurde. Die Erscheinungen der **Mutterkornvergiftung** beim Geflügel, bei Schweinen, Kühen und Pferden bestanden bei der **akuten Vergiftung** in Speicheln, Erbrechen, Durchfall, Entzündung und Ulzerationen der Maul- und Darmschleimhaut (Erscheinungen, die der Maul- und Klauenseuche und der Rinderpest ähnlich gewesen sein sollen), Abortus, Prolapsus uteri, lähmungsartiger Schwäche, Benommenheit, Schwindel, Schlafsucht, krampfhaften Kontraktionen der Beugemuskeln (Ergotismus spasmodicus). Bei der **chronischen Vergiftung** kam es beim Geflügel bald zur Nekrose des Kammes, der Kehllappen, des Schnabels und der Zehen. Beim Schweine bilden sich Brandblasen an den

Ohren und dem Rüssel. Bei Kühen und Pferden erfolgt ein Absterben der Fussenden, Ohren, Zitzen und der Schweifrübe (Ergotismus gangraenosus).

Anwendung: 1. Zur Verstärkung und Anregung der Geburtswehen bei verzögerter Geburt infolge von Wehenschwäche, niemals bei mechanischen Geburtshindernissen und zur Hervorrufung des Abortus. Bei der Legenot des Geflügels.

2. Zur Anregung der Kontraktionen des Uterus bei zurückgebliebener Nachgeburt, bei Metritis und Uterusneubildungen

3. Bei al der inneren Blutungen, namentlich Uterusblutungen. Bei Erschlaffung der Gefässwände, mit Hämophilie und Neigung zu Blutungen.

4. Bei Mastdarmvorfällen und Incontinentia urinae.

Bei Aneurysmen und Varicen konnte eine günstige Wirkung nicht beobachtet werden.

Dosis und Form:

Pferden	15—25,0,
Rindern	25—50,0,
Schafen und Ziegen . .	5—10,0,
Schweinen	2— 5,0,
Hunden	0,5— 2,0,
Geflügel	0,2— 0,5.

Als Pulver oder in Form des Aufgusses.

Dosis des Extraktes:

Grossen Tieren	5—10,0,
Schafen und Ziegen . .	2— 5,0,
Schweinen	0,5— 2,0,
Hunden	0,2— 1,0.

In Pillen, Latwergen, Lösung und in Form der subkutanen Injektion mehrmals täglich.

Rhizoma Hydrastis. Hydrastisrhizom.

Stammpflanze: Hydrastis canadensis; Ranunculaceae. Nordamerika.

Eigenschaften: Hydrastisrhizom mit einem Gehalt von mindestens 2,5% Hydrastin, ist dunkelgraubraun, innen grünlichgelb oder graugelb, 5—8 mm dick, bis 6 cm lang, hin und her gebogen, bisweilen verzweigt, stellenweise beinahe knollig verdickt, dicht quergeringelt, längsrunzelig, hart. Es trägt mehrere Stengelnarben, an der Spitze zuweilen Ueberreste des Stengels und meist ringsherum zahlreiche, 4—5 cm lange, etwa 1 mm dicke, brüchige, längsrunzelige, innen gelbe Wurzeln, die fast glatt brechen. Der Wurzelstock bricht hornartig. Hydrastisrhizom riecht schwach und schmeckt bitter; es färbt beim Kauen den Speichel gelb 1 T. Hydrastisrhizom gibt mit 100 T. Wasser einen gelben, bitter schmeckenden Auszug. 10 g = 225 Pf.

Bestandteile: Die Alkaloide Hydrastin $C_{21}H_{21}NO_6$ und Berberin $C_{20}H_{17}NO_4$.

Präparat: Extractum Hydrastis fluidum. Hydrastis-Fluidextrakt wird durch das Perkolationsverfahren hergestellt. Es enthält mindestens 2,2% Hydrastin. Hydrastis-Fluidextrakt ist dunkelbraun; 1 Tropfen erteilt 200 ccm Wasser eine deutlich gelbe Färbung. 10 g = 345 Pf.

Wirkung und Anwendung: Hydrastis-Fluidextrakt verengert die Gefässe und erhöht den Blutdruck. Namentlich verengern sich die Gefässe des Uterus und der übrigen Bauch- und Beckenorgane. Bei Blutungen, Schwellungen und Entzündungen der Gebärmutter hat man durch die Behandlung mit dem Fluidextrakt gute Erfolge erzielt. Hydrastis-Fluidextrakt und Hydrastin sollen auch eine peripher erregende Wirkung auf den Uterus besitzen. Jedoch wird Secale cornutum geeigneter sein, wenn die Wehen angeregt und verstärkt werden sollen. Ob sich Hydrastis-Fluidextrakt dafür eignet, die Eihäute auszutreiben, ist nicht erwiesen. Man wendet das Präparat gegen Uterus- und Darmblutungen und beim Blutharnen an.

Beim **Petechialfieber** der Pferde bewirken 5—10,0 Fluidextrakt eine Abnahme der Infiltrationen (Hutyra). Die Behandlung mit dem Fluidextrakt ist z. Z. sehr teuer.

Dosis: Grossen Tieren 20—60,0,
Hunden . . . 15—20 Tropfen mehrmals am Tage.

Hydrastininum hydrochloricum. Hydrastininhydrochlorid. $C_{11}H_{11}O_2N \cdot HCl$. Schwach gelbliche, nadelförmige Kristalle oder ein gelblichweisses, kristallinisches, geruchloses Pulver von bitterem Geschmack, leicht löslich in Wasser und in Weingeist, schwer löslich in Aether und in Chloroform. Die wässerige Lösung (1 + 19) ist schwach gelb gefärbt und zeigt blaue Fluoreszenz, die besonders bei starker Verdünnung mit Wasser hervortritt. Vorsichtig aufzubewahren. 0,01 g = 65 Pf.

Hydrastininhydrochlorid verengert die Gefässe und erhöht den Blutdruck. Grosse Gaben rufen zentrale Lähmung hervor. Das Herz wird durch Hydrastinin nicht betroffen. Es wird bei Uterusblutungen, hervorgerufen durch Endometritis oder Tumoren, in Form der subkutanen Injektion (0,05—0,2 für einen Hund) angewendet. Auch innerlich mit Aqua Cinnamomi. (Z. Z. zu teuer.)

† **Yohimbinum hydrochloricum.** Das Alkaloid der Rinde von Corynanthe yohimbe, Rubiaceae, eines in Kamerun wachsenden Baumes wird als Yohimbinum hydrochloricum angewendet. Weisse Blättchen oder ein kristallinisches Pulver, in kaltem Wasser und Weingeist schwer löslich, leicht in heissem Wasser. In grossen Dosen ruft Yohimbin bei Säugetieren Speichelfluss, Unruhe, fibrilläre Muskelzuckungen, Krämpfe und dann Lähmungserscheinungen der Zentralnervenapparate, blutige Durchfälle, Hämaturie, Herzschwäche und Tod durch Atmungslähmung hervor. In kleinen Dosen bewirkt es eine Erweiterung der peripheren Gefässe, namentlich eine starke Hyperämie der Geschlechtsteile und wird daher gegen Impotenz verordnet. Es wird sowohl bei männlichen als auch bei weiblichen Tieren zur Anregung des Geschlechtstriebes empfohlen und per os und in Form der subkutanen Injektion verabreicht. Oeftere kleine

Dosen sollen am wirksamsten sein. Grossen Tieren 0,05, Schweinen, Schafen und Ziegen 0,01, Hunden 0,001 3—5 mal am Tage in Form von Tabletten, in wässeriger Lösung per os oder subkutan. Die subkutane Form ist vorzuziehen. 0,1 g = 525 Pf.

† **Yohimvetol** ist ein denaturiertes Präparat mit 50% Yohimbin. Grossen Tieren 0,1—0,3, Schafen, Ziegen und Schweinen 0,01—0,2, Hunden 0,002—0,005. 1 g = 1500 Pf.

Yohimvetol wird von der Fabrik (Spiegel-Güstrow) auch in Form von Tabletten in den Handel gebracht. Rotgefärbte Tabletten enthalten 0,1 g Yohimbin-Spiegel (für Pferde, Rinder und Schweine), graugefärbte enthalten 0,01 g Yohimbin-Spiegel (für Ziegen, Schafe, grosse und mittlere Hunde, grosse und mittlere Kaninchen), gelbgefärbte enthalten 0,001 g Yohimbin-Spiegel (für kleine Hunde, kleine Kaninchen und Geflügel).

Yohimbin ist ausserdem gegen Metritis chronica und spinale Lähmungen empfohlen worden.

† **Yohimbin „Schmidt"** ist nach den Untersuchungen von Kobert eine Mischung von Yohimbin mit Veratrin.

Semen Strychni. Brechnuss.

Stammpflanze: Strychnos nux vomica; Loganiaceae. Ein in Ostindien wachsender, niedriger Baum, dessen orangenähnliche Früchte die harten, platten Samen in ein weiches Fruchtfleisch eingebettet enthalten. Die reifen Samen sollen mindestens 2,5% Alkaloide (Strychnin und Brucin) enthalten.

Eigenschaften: Der Samen ist scheibenförmig, annähernd kreisrund, oft etwas verbogen, etwa 2—2,5 cm breit und 3—5 mm dick, graugelb oder grünlichgrau, seidenglänzend, sehr hart. Der Nabel liegt in der Mitte der einen flachen Seite. Die Hauptmasse des Samens besteht aus einem hornartigen, etwas durchscheinenden, weissgrauen Endosperm, das mit einer kreisrunden, spaltenförmigen Höhlung versehen ist und den geraden, ungefähr 7 mm langen Keimling einschliesst. Dieser kehrt sein dickes Würzelchen dem oft etwas zugeschärften Samenrande zu, an dem sich hier eine zäpfchenförmige Erhöhung befindet. Brechnuss schmeckt sehr bitter. **Vorsichtig aufzubewahren.** 10 g = 15 Pf.

Bestandteile: Mindestens 2,5% Alkaloide, Strychnin $C_{21}H_{22}O_2N_2$ und Brucin $C_{23}H_{26}O_4N_2$, wovon wenig mehr als die Hälfte auf Strychnin entfällt.

Präparate: 1. Extractum Strychni. Brechnussextrakt. Gehalt 16% Alkaloide (Strychnin und Brucin). Brechnussextrakt, das einen höheren Gehalt an Alkaloiden aufweist, ist mit Milchzucker auf den vorgeschriebenen Gehalt einzustellen. Brechnussextrakt ist braun, in Wasser trübe löslich und schmeckt sehr bitter. **Vorsichtig aufzubewahren.** 0,1 g = 20 Pf.

2. Tinctura Strychni. Brechnusstinktur. Gehalt 0,25% Alkaloide (Strychnin und Brucin). Zu bereiten aus 1 T. grob gepulverter Brechnuss und 10 T. verdünntem Weingeist. Die Tinktur wird, falls sie einen höheren Gehalt an Alkaloiden aufweist, durch Zusatz von verdünntem Weingeist auf den vorgeschriebenen Gehalt an Alkaloiden gebracht. Brechnusstinktur ist gelb und schmeckt sehr bitter **Vorsichtig aufzubewahren.** 10 g = 70 Pf.

Wirkung und Anwendung: Die Brechnuss und ihre Präparate werden selten angewendet. Sie wirken in kleinen Dosen als ein bitteres Magenmittel anregend auf den Appetit und die Verdauung. Die gepulverten Brechnüsse und die Brechnusstinktur werden deshalb bei Verdauungsschwäche und bei Darmkatarrhen gegeben.

Dosis und Form

	des Pulvers:	der Tinktur:
Pferden . . .	2—10,0,	5—10,0,
Rindern . . .	3—15,0,	5—15,0,
Schafen, Ziegen	1— 4,0,	1— 5,0,
Hunden . . .	0,05— 0,5.	5—10 Tropfen.

Das Pulver der Brechnuss würde beim Pferde als Pille oder Latwerge, beim Rinde als Pulver oder als Dekokt mit

Wasser, Bier oder Wein, die Tinktur bei kleinen Tieren für sich allein oder mit Opiumtinktur zusammen gegeben werden.

Zu allen anderen Indikationen wendet man nur das Alkaloid Strychninum nitricum in Form der subkutanen Injektion an.

Strychninum nitricum. Strychninnitrat.

Darstellung: Aus dem Samen von Strychnos nux vomica.

Eigenschaften: Farblose, sehr bitter schmeckende Kristallnadeln. Strychninnitrat löst sich in 90 T. Wasser sowie in 70 T. Weingeist; in Aether, Chloroform und in Schwefelkohlenstoff ist es fast unlöslich. Beim Kochen eines Körnchens Strychninnitrat mit Salzsäure tritt Rotfärbung ein. Aus der wässerigen Lösung scheidet Kaliumdichromatlösung rotgelbe Kriställchen ab, die, nach dem Abfiltrieren und Auswaschen mit Wasser mit Schwefelsäure in Berührung gebracht, vorübergehend eine blauviolette Färbung annehmen. 0,05 g Strychninnitrat lösen sich in 1 ccm Schwefelsäure ohne Färbung; beim Verreiben mit einem Körnchen Kaliumpermanganat nimmt diese Lösung eine wenig beständige blauviolette Färbung an. Sehr vorsichtig aufzubewahren. 0,1 g = 15 Pf.

Zusammensetzung: $C_{21}H_{22}N_2O_2HNO_3$.

Wirkung: Das Strychnin wirkt in eigenartiger Weise auf das Rückenmark. Es steigert die Reflexerregbarkeit bis zum Ausbruche von tetanischen Krämpfen. Bei Verabreichung einer leicht toxischen Dosis beobachtet man, dass die geringste Reizung eines sensiblen Nerven an Stelle einer einfachen Erhöhung der Reflexbewegung allgemeine Konvulsionen hervorruft. Strychninkrämpfe werden alsdann durch die geringsten äusseren Reize, Gehör- und Gesichtseindrücke, heftigen Luftzug und Berührung ausgelöst. Der Tetanus befällt sämtliche Skelettmuskeln, besonders auch die Atmungsmuskeln. Die Sinnesnerven werden durch Strychnin gleichfalls erregt. Beim Menschen ist der

Geruch verschärft, die Sehkraft erhöht, das Sehfeld erweitert. Durch die direkte Reizung des vasomotorischen Zentrums wird der Blutdruck erhöht. Diese Blutdrucksteigerung wird noch vermehrt durch den tetanischen Gefässkrampf der peripheren Gefässe. Die Temperatur steigt während der Krämpfe um mehrere Grad.

Die Atmung ist wegen der heftigen Erregung des Atmungszentrums, wegen des bestehenden Tetanus der Inspirationsmuskeln und wegen Glottiskrampf, ausserordentlich erschwert und angestrengt. Die Herztätigkeit ist wegen der enormen Muskelanstrengung gesteigert.

Das Gehirn wird durch die Strychninwirkung nur indirekt betroffen. Das Bewusstsein bleibt erhalten, solange nicht durch Behinderung der Atmung Erstickungsanfälle und Bewusstlosigkeit eintreten. Der Tod bei der Strychninvergiftung erfolgt entweder auf der Höhe eines Krampfanfalles durch Erstickung oder durch allgemeine Lähmung.

Kleine Strychningaben wirken als Bittermittel und regen den Appetit an; Strychnin besitzt auch gärungs- und fäulniswidrige Eigenschaften und erhöht die Peristaltik.

Von den Schleimhäuten und der Subcutis wird Strychnin sehr schnell resorbiert. Je nach der Art der Applikation machen sich die Vergiftungssymptome bereits nach 5 Minuten bis nach mehreren Stunden bemerklich. Die Ausscheidung des Strychnins erfolgt in unveränderter Form durch den Harn, den Schweiss, den Speichel und die Galle. Sie geschieht sehr langsam, ein Teil des Strychnins wird im Körper (Leber und Zentralnervensystem) deponiert.

Anwendung: 1. Bei motorischen Lähmungen jeder Art, sofern die Leitungsfähigkeit der Nerven und die Erregbarkeit der Muskelsubstanz noch erhalten ist. Bei der Kreuzlähme der Pferde, bei Parese und Paralyse der Nachhand der Hunde, bei Lähmungen der peripheren Nerven, Recurrens- (Kehlkopfpfeifen), Trigeminus-, Facialis-, Radialis-, Cruralislähmung, bei Lähmungen des Schweifes, der Harnblase, des Mastdarmes und des Penis kann das Strychnin versucht werden.

Bei **Amblyopie** und **Amaurosis** ist die subkutane Anwendung des Strychnins in der Umgebung des Auges zuweilen von Erfolg begleitet und deshalb zu versuchen.

2. Als **Antidot** bei Vergiftungen durch **Narcotica, Chloroform** und **Chloralhydrat.**

Dosis und Form des Strychninnitrats: Die Verabreichung des Strychnins geschieht in der Regel in Form der subkutanen Injektion. Für die sichere Dosierung muss das Körpergewicht des Tieres als Unterlage dienen. Nach Feser rechnet man $^1/_{10}$ mg Strychnin auf das Kilo Körpergewicht. Als Regel gilt ferner, dass man wegen der Kumulativwirkung nach 3 tägiger Anwendung einen Tag aussetzt und stets frische Lösungen verwendet. Strychnin wird ferner in Form der intratrachealen Injektion beim Kehlkopfpfeifen der Pferde angewendet. Man rechnet $^1/_{20}$ mg pro Kilo Körpergewicht (0,03—0,06 für ein Pferd). Ganz allgemein beträgt die Menge des täglich 1 mal subkutan anzuwendenden Strychnins für

Pferde	0,05 —0,1,
Rinder	0,05 —0,15,
Schafe, Ziegen und Schweine	0,002 —0,005,
Hunde	0,001 —0,003,
Katzen	0,0005—0,001.

† Folia Nicotianae. Tabakblätter.

Stammpflanze: Nicotiana tabacum, virginischer Tabak; Solaneae. Angebaut. In Amerika einheimisch.

Eigenschaften: Die an der Luft ohne weitere Behandlung getrockneten Laubblätter von Nicotiana tabacum sind eiförmig bis lanzettlich, zugespitzt, am Grunde abgerundet, gestutzt oder in den Blattstiel verschmälert. Die mehr oder weniger zahlreichen mehrzelligen Haare und die Drüsenhaare mit 1—20 zelligem Köpfchen sind mit feiner, längsstreifiger

Cuticula versehen. Die Oxalatzellen enthalten Kristallsand. Die Tabakblätter schmecken scharf und sollen braun sein.

Bestandteile: Das Nicotin ($C_{10}H_{14}N_2$) ist ein flüssiges, flüchtiges, sauerstofffreies Alkaloid. Es stellt eine farblose oder leicht gelbliche, durchsichtige, an der Luft sich allmählich verdickende und bräunende Flüssigkeit von starkem Tabakgeruch und scharfem, brennendem Geschmack dar. Das Nicotin reagiert stark alkalisch und ist mit Wasser, Weingeist, Aether und fetten Oelen leicht mischbar.

Der Gehalt an Nicotin ist bei den einzelnen Tabaksorten ein sehr verschiedener und schwankt zwischen 1 bis 7 %. Die geringeren Tabaksorten enthalten mehr Nicotin. Neben dem Nicotin ist noch Nicotianin, der aromatisch riechende Tabakkampfer, in den Blättern enthalten. An Stelle des virginischen Tabaks verwendet man billigere Tabaksorten, Nicotiana rustica, Bauerntabak, mit fast eirunden Blättern und grünlich-gelben Blüten (die Blüten von Nicotiana tabacum sind blassrot), sowie Nicotiana macrophylla, Maryland-Tabak, mit breiten, eirunden, fast herzförmigen Blättern an.

Wirkung: Das Nicotin gehört zu den stärksten Giften. Es übt eine reizende Wirkung auf die Schleimhäute und die Drüsen aus. Die Absonderung der Drüsen des Verdauungstraktus wird angeregt. Nach grösseren Gaben beobachtet man Uebelkeit, Speicheln, Würgen, Erbrechen, Durchfall (Magen-Darmentzündung). Das Nicotin wird von der unverletzten Haut und von den Schleimhäuten leicht resorbiert. Nach der Resorption wirkt es zuerst erregend, sehr bald jedoch lähmend auf das Grosshirn, auf das verlängerte Mark und auf das Rückenmark. Die Tiere zeigen zuerst Unruhe und Aufregung, nachher Benommenheit bis zur Bewusstlosigkeit. Die Atmung ist zuerst beschleunigt, später keuchend, angestrengt und verlangsamt. Zittern und fibrilläre Zuckungen treten infolge der Erregung des Rückenmarkes hervor, es können sogar Krämpfe und Tetanus der quergestreiften Muskulatur auftreten. Auf diese Erregung folgt sehr bald ein Erlöschen der Reflexe und vollkommene Lähmung des Rückenmarkes (Niederstürzen und das Unvermögen aufzustehen). Die glatte Muskulatur, namentlich die Darmmuskulatur, wird heftig erregt und zu tetanischen Kontraktionen angeregt (Erregung der Zentren im Rückenmark und Reizung der Darmganglien). Auch die Muskulatur der Blase, des Uterus sowie der Sphincter iridis werden zu Kontraktionen angeregt. Die Pupille ist zuerst verengert, nachher erweitert.

Auf die Vagusendigungen im Herzen und das Vaguszentrum wirkt Nicotin erst erregend mit Verlangsamung des Pulses, nachher lähmend mit Beschleunigung und Arhythmie des Pulses. Der Blutdruck steigt zuerst durch Reizung des vasomotorischen Zentrums, nachher wird das Zentrum gelähmt, der Blutdruck fällt.

Nicotin ist ein heftiges Gift für Ektoparasiten und Milben.

Anwendung: Innerlich wird der Tabak in Form des Pulvers oder als Tabakabkochung bei chronischen Verdauungsstörungen der Rinder, Paresis intestinalis, unterdrücktem Wiederkauen und Verstopfung angewendet. Man setzt dem Tabaksdekokt Natr. sulfuricum und fette Oele zu. Bei der Kolik der Pferde sind Tabakklystiere und früher auch Tabakrauchklystiere empfohlen worden.

Aeusserlich gilt der Tabak als ein bewährtes Mittel gegen Ektoparasiten (1—5 proz. Dekokt) und parasitäre Hautkrankheiten, namentlich gegen Schafräude. Zur Verhütung von Vergiftungserscheinungen. durch die Resorption des Nicotins sollen nicht mehr als 5 T. Tabak auf 100 T. Wasser zum Dekokt verwendet werden.

Das früher in Preussen amtlich empfohlene Räudebad besteht aus einem Tabakdekokt (7,5 kg : 250 l Wasser) mit einem Zusatz von je 1 kg Karbolsäure und Pottasche. Das Zündelsche Bad besteht aus 260 T. eines 2 proz. Tabakdekoktes mit 1,5 T. Karbolsäure, je 3 T. Soda und Schmierseife und 1 T. Aetzkalk. Man rechnet auf 100 Schafe ungefähr 250 Liter Badeflüssigkeit. Nach Kaiser werden 2 Liter Nicotina (Tabakextrakt mit 4%, Nicotingehalt) mit 300 Litern Wasser verdünnt und dieser Mischung $1^1/_4$ kg Karbolsäure mit 2 kg Soda hinzugefügt.

Zur Behandlung der Pferderäude soll nach den Erfahrungen während des Krieges eine 5 proz. Tabaksabkochung nicht ausreichend sein.

Das in der Menschenheilkunde zur Behandlung von Scabies in Form einer 1 prom. Salbe empfohlene Nicotinum salicylicum (Eudermol) hat sich selbst in einer 1 proz. Salbe oder spirituösen Lösung für die Behandlung der Sarcoptesräude beim Hunde als zu schwach erwiesen. Dasselbe gilt von der „Nicotiana"-Seife, die 0,4 g Nicotin enthalten soll.

Dosis der Tabakblätter:

Rindern	25—50,0,
Pferden	10—25,0,
Mittelgrossen Tieren . .	2— 5,0,
Hunden	0,25— 0,5.

Tubera Aconiti. Aconitknollen.

Stammpflanze: Aconitum napellus; Ranunculaceae. Deutsches Mittelgebirge. Die zu Ende der Blütezeit gesammelten, von den Wurzeln befreiten, rasch getrockneten Tochterknollen wildwachsender Pflanzen.

Eigenschaften: Die Knolle ist rübenförmig, am unteren Ende in eine mehr oder weniger erhaltene, schlanke Spitze auslaufend, bis über 2 cm dick und 4—8 cm lang, hart, prall oder etwas längsrunzelig, aussen dunkelbraun, innen weiss. An der Spitze zeigt sie eine Knospe oder deren Ueberreste, oben seitlich die Bruchnarbe des kurzen Verbindungsstückes mit der Mutterknolle und stellenweise die hellen Narben der abgeschnittenen Wurzeln. Der Bruch ist kurz und mehlig. Die Knollen sind geruchlos und schmecken anfangs süsslich, dann kratzend und schliesslich scharf würgend. Vorsichtig aufzubewahren. 10 g = 15 Pf.

Bestandteile: Ein Gemenge verschiedener Alkaloide, deren Zusammensetzung und relative Mengenverhältnisse von dem Standorte der Pflanze abhängig sind. Der wichtigste Bestandteil ist das Alkaloid Aconitin, $C_{34}H_{45}NO_{11}$, das in farblosen, rhombischen Tafeln kristallisiert. Ferner enthält die Droge zwei amorphe Alkaloide: Pikroaconitin und Aconin.

Präparat: Tinctura Aconiti. Aconittinktur. 1 T. Aconitknollen und 10 T. verdünnter Weingeist. Aconittinktur ist braungelb, riecht schwach und schmeckt anfangs schwach bitter, später nachhaltig brennend-kratzend. Vorsichtig aufzubewahren. 10 g = 70 Pf.

Wirkung: 1. Das Aconitin äussert eine örtliche Wirkung auf die sensiblen, motorischen und sekretorischen Nerven, die in einer heftigen Reizung und Erregung mit nachfolgender Anästhesie und Lähmung besteht. Durch diese Wirkung beobachtet man nach inneren Gaben zuerst Reizung der Maulschleimhaut, Speicheln, Würgen, Erbrechen und Durchfall, fibrilläre Muskelzuckungen, dann Unempfindlichkeit der Schleimhäute, der Zunge, der peripheren Körperteile und der äusseren Haut, Lähmung der Muskulatur.

2. Das Zentralnervensystem wird erst erregt, dann gelähmt. Nach der Resorption beobachtet man Pulsverlangsamung, Sinken des Blutdruckes und Temperaturabfall. Diese Wirkung kommt durch Reizung des vasomotorischen Zentrums und der intrakardialen Hemmungsapparate zustande, die später in eine Lähmung des Herzens in Diastole übergeht. Das Atmungszentrum wird gleichfalls erst erregt, später gelähmt. Zuweilen erfolgen auch Krämpfe durch Erregung des Krampfzentrums mit nachfolgender Lähmung. Die Pupille ist erweitert (spastische Mydriasis), später verengt. Das Bewusstsein bleibt bis zum Tode erhalten.

Anwendung: 1. Früher zur Herabsetzung der Körpertemperatur bei Pneumonie und anderen fieberhaften, entzündlichen Krankheiten.

2. **Als Anästheticum bei Neuralgien und Rheumatismus.**

Heute gehört Aconitum in der Tierheilkunde zu den kaum noch angewandten Mitteln.

Wegen der unsicheren Wirkung der Tubera Aconiti und der daraus bereiteten Tinktur würde man besser das schärfer charakterisierte deutsche Aconitinum cristallisatum anwenden.

Dosis und Form:
Grossen Tieren 0,005 —0,01 } Aconitinum cristallisatum
Kleinen Tieren 0,0005—0,001 } oder Aconit. nitricum.
In Pillenform oder als subkutane Injektion.

	Tubera Aconiti:	Tinctura Aconiti:
Grossen Tieren	2—5,0,	10—25,0,
Kleinen Tieren	0,1—0,5.	0,5— 1,0.

Semen Colchici. Zeitlosensamen.

Stammpflanze: Colchicum autumnale; Colchiaceae. Einheimisches Wiesenunkraut, das im Herbst blüht (Wiesensafran). Erst im Frühjahre entwickelt sich zwischen den Blättern eine dreifächerige, längliche Kapselfrucht, die im Juni zur Reife gelangt und die sehr zahlreiche Samen enthält.

Eigenschaften: Zeitlosensamen ist eiförmig-kugelig oder fast kugelig, oft etwas kantig, durch den Nabelstrangrest etwas zugespitzt, 2—3 mm dick, matt rotbraun und sehr hart. Bei Betrachtung mit der Lupe erscheint die Oberfläche feingrubig punktiert oder feinrunzelig. Die Samen schmecken sehr bitter. **Vorsichtig aufzubewahren.**

Bestandteile: Das Alkaloid Colchicin ($C_{22}H_{25}NO_6$), fettes Oel, Eiweiss.

Präparate: 1. Tinctura Colchici. Zeitlosentinktur. 1 T. Zeitlosensamen und 10 T. verdünnter Weingeist. Zeitlosentinktur ist gelb und schmeckt bitter. 10 g = 70 Pf.

Wenn Vinum Colchici verordnet wird, so ist dafür Tinctura Colchici abzugeben. Vorsichtig aufzubewahren.

Wirkung: Die Zeitlosensamen, ihre Präparate und das Colchicin bewirken nach der Aufnahme in den Körper:

1. eine sich langsam entwickelnde heftige Magen-Darmentzündung unter Erbrechen, blutigem Durchfall, Kolikerscheinungen und Tympanitis;

2. ruft das Colchicin eine heftige Reizung oder Entzündung der Nieren mit Polyurie, Albuminurie oder Hämaturie hervor. Pflanzenfresser sind weniger empfindlich als Fleischfresser.

Die Ausscheidung des Colchicins erfolgt langsam durch den Harn, die Milch und den Kot als Oxydicolchicin;

3. entsteht nach der Resorption allmählich eine Lähmung der Zentralnervenapparate, die durch Störungen der Empfindung und der Muskeltätigkeit gekennzeichnet ist. Die Sensibilität der Haut wird herabgesetzt, zuweilen tritt vollkommene Empfindungslosigkeit ein. Eine lähmungsartige Schwäche befällt zuerst die hinteren Extremitäten. Sie breitet sich aufsteigend auf die vorderen Extremitäten aus und geht dann auf das Halsmark und das Gehirn über. Die willkürlichen und die Reflexbewegungen erlöschen, unter Betäubung und Konvulsionen erfolgt der Tod durch Atmungslähmung. Das Herz und der Blutdruck scheinen wenig betroffen zu werden.

Anwendung: Die Colchicumpräparate wurden in der Menschenmedizin als Diuretica bei wassersüchtigen Zuständen, als Drastica und als spezifische Mittel gegen Gicht und Rheumatismus angewendet.

Man gibt Hunden täglich 1—2 mal 10—20 Tropfen der Tinctura Colchici gegen Rheumatismus. Auch bei mangelhafter Verdauung und Tympanitis der Rinder gab man 5,0 Tinktur mit Wasser verdünnt.

Rhizoma Veratri. Weisse Nieswurz.

Stammpflanze: Veratrum album; Liliaceae. Hohes, perennierendes Kraut der Bergwiesen in Mittel- und Südeuropa. Alpenwiesen. Der mit Wurzeln besetzte, getrocknete Wurzelstock wird verwendet.

Eigenschaften: Der Wurzelstock ist umgekehrt-kegelförmig oder fast walzenförmig, einfach oder mehrköpfig, bis 8 cm lang und 2—3 cm dick, aussen graubraun oder schwarzbraun, innen weisslich, durch Blattreste beschopft und ringsum mit gelblichen oder hellgelblichbraunen, grob querrunzligen, ungefähr 3 mm dicken und bis 30 cm langen Wurzeln besetzt. Weisse Nieswurz schmeckt etwas bitter und anhaltend scharf. Das Pulver wirkt niesenerregend. Vorsichtig aufzubewahren. 10 g = 25 Pf.

Bestandteile: Die Alkaloide Jervin, Rubijervin, Pseudojervin, Protoveratrin und Veratralbin.

Veratrin ist in Veratrum album nicht enthalten.

Präparat: Tinctura Veratri. Nieswurztinktur. 1 T. grob gepulverte weisse Nieswurz und 10 T. verdünnter Weingeist. Nieswurztinktur ist dunkelrötlich-braun und schmeckt bitter, kratzend. Vorsichtig aufzubewahren. 10 g = 70 Pf.

Semen Sabadillae. Sabadillsamen. Die reifen Samen von Schoenocaulon officinale, einem Zwiebelgewächs in Mexiko, Venezuela. Sabadillsamen ist länglich-lanzettlich, 5—9 mm lang, bis 2 mm dick, am einen Ende ziemlich abgerundet, am anderen scharf zugespitzt, etwas gekrümmt, unregelmässig kantig, mit fein längsrunzeliger, glänzend schwarzbrauner, dünner Samenschale. Sabadillsamen sind geruchlos und schmecken anhaltend bitter und scharf. Der beim Pulvern von Sabadillsamen entstehende Staub verursacht Niesen. Vorsichtig aufzubewahren. 10 g = 70 Pf.

Präparat: Acetum Sabadillae. Sabadillessig. Zu bereiten aus 5 T. zerquetschtem Sabadillsamen, 5 T. Wein-

geist, 9 T. verdünnter Essigsäure, 36 T. Wasser. Sabadillessig ist klar, gelbbraun und riecht sauer. Vorsichtig
aufzubewahren. 100 g = 220 Pf.

Anwendung: Zur Vertilgung von Ektoparasiten (Läusen) in Form von Waschungen und Einreibungen.

Veratrinum. Veratrin.

Stammpflanze: Schoenocaulon officinale, ein Zwiebelgewächs in Mexiko. Das Veratrin wird durch Auskochen des Sabadillsamen mit salzsäurehaltigem Wasser gewonnen.

Eigenschaften: Weisses, lockeres, heftig zum Niesen reizendes Pulver oder weisse, amorphe Massen. In siedendem Wasser löst sich Veratrin nur wenig; die filtrierte Lösung schmeckt scharf, nicht bitter und bläut Lackmuspapier nur langsam. Veratrin löst sich in 4 T. Weingeist, in 2 T. Chloroform und in 10 T. Aether. Diese Lösungen bläuen angefeuchtetes rotes Lackmuspapier. In verdünnter Schwefelsäure und in Salzsäure löst es sich klar. Beim Kochen mit Salzsäure liefert Veratrin eine rote Lösung, die ihre Färbung mehrere Tage lang bewahrt. Wird Veratrin mit 100 T. Schwefelsäure verrieben, so tritt zunächst eine grünlich-gelbe Fluoreszenz, darauf allmählich eine starke Rotfärbung auf.

Veratrin darf beim Verbrennen höchstens 0,1 % Rückstand hinterlassen. Sehr vorsichtig aufzubewahren. 0,1 g = 45 Pf.

Zusammensetzung: Veratrin besteht aus einem innigen Gemenge zweier isomeren Alkaloide von der Formel $C_{32}H_{49}NO_9$, nämlich aus dem kristallisierbaren Cevadin und dem amorphen in Wasser löslichen Veratridin. Die kleinen Mengen Sabadin, Sabadinin und Sabadellin kommen nicht in Betracht.

Wirkung: Das Veratrin bzw. Rhizoma Veratri wirken auf die Haut gebracht zuerst reizend und erregend, nachher die Empfindung herabsetzend, schmerzstillend. Veratrin wird auch von der Haut aus resorbiert. Auf die Schleimhäute wirkt Veratrin heftig reizend, es erfolgt Niesen, Husten, Tränenfluss. Die Absonderung der Drüsen wird angeregt. Bei innerlicher oder subkutaner Anwendung bewirken kleinste Veratringaben eine vermehrte Absonderung des Speichels und des Magensaftes, lebhaftere peristaltische Bewegungen des Magens und des Darmrohres, öftere Darmentleerungen und bei Wiederkäuern gesteigertes Wiederkauen. Nach der Resorption wirkt das Veratrin zuerst erregend auf die sensiblen und motorischen Nervenendigungen und die quergestreifte Muskulatur, nachher lähmend auf diese Teile. Die Tiere zeigen sich sehr aufgeregt und unruhig. Sie trippeln und springen hin und her, werfen sich zuweilen auch nieder. Hierauf folgt eine Abstumpfung und Anästhesie der Haut an der Applikationsstelle.

Die Skelettmuskeln verkürzen sich auf Reize normal, sie dehnen sich aber nur langsam wieder aus, die Gesamtleistung des Muskels wird erhöht. Hierauf folgt aber eine gewisse Ermüdung und bei sehr grossen Gaben eine Lähmung des Muskels.

Der Tonus des Herzmuskels wird zuerst in gleicher Weise gekräftigt und erhöht. Nachher folgt eine Lähmung des Herzmuskels und der motorischen Herzganglien. Veratrin erregt wie Digitalis zuerst die herzhemmenden Vagusfasern und wirkt pulsverlangsamend, nachher lähmt es die Hemmungsvorrichtungen des Vagus. Durch kleine Gaben werden das Gefäss- und Atmungszentrum in der Medulla oblongata erregt. Der Blutdruck steigt, die Atmung erfolgt schneller. Grössere Mengen lähmen diese Zentren, der Blutdruck fällt, die Atmung ist verlangsamt, die Innentemperatur fällt um 1—3°. Der Tod erfolgt unter Kollapserscheinungen durch Herzlähmung. Das Gehirn wird durch Veratrin wenig betroffen, das Bewusstsein bleibt bis zum Eintritt von Ernährungsstörungen des Gehirns frei.

Anwendung: 1. Als sicheres, oft sehr heftig wirkendes Brechmittel beim Schweine. 5—30 mg Veratrin, in Weingeist gelöst, subkutan oder 0,3—1,5 des Nieswurzpulvers mit Fett oder Honig zur Latwerge, auch mit Essig gekocht als Klysma. Bei Hunden wendet man zweckmässiger das Apomorphin als Brechmittel an.

2. Als Pepticum (Ruminatorium) und Stomachicum zur Belebung und Anregung der Pansentätigkeit bei Paresis intestinalis, atonischer Verdauungsschwäche und Magenüberladung des Rindes. Man gibt Rindern 5—10,0, Schafen und Ziegen 2—5,0 des Nieswurzpulvers täglich 2—3 mal mit Natr. sulfuricum, Natr. chloratum und Tartarus stibiatus oder in Form der Nieswurztinktur 10—20,0, mit Wasser verdünnt sowie Veratrin 0,05—0,15 in Weingeist gelöst per os, seltener subkutan.

3. Als Erregungsmittel für das Muskel- und Nervensystem bei Muskelermüdung und Muskelschwäche, Festliegen der Kühe vor und nach der Geburt, Herzschwäche und Coma, Kollaps, Dummkoller der Pferde, Vergiftungen. Früher wurde die Tinctura Veratri mit Wasser verdünnt beim Dummkoller intravenös injiziert.

4. Nur bei kräftigen Tieren als Antipyreticum bei Pneumonie und rheumatischen Fiebern (selten).

5. Als Diagnosticum bei der traumatischen Perikarditis als Arecovetrol (siehe dieses S. 70).

6. Aeusserlich wird Veratrin (0,05—0,15 in 5,0 Weingeist gelöst) an der Schulter und Hüfte bei Pferden gegen Rheumatismus subkutan injiziert. Man beginne mit kleinen Dosen und lasse die Pferde, die oft grosse Unruhe nach der Injektion zeigen, bis zur Beruhigung führen oder beaufsichtigen.

7. Das Nieswurzpulver oder ein mit Essig bereitetes Dekokt, sowie der gepulverte Sabadillsamen und der Sabadillessig werden zur Abtötung von Federlingen, Flöhen, Haarlingen und Läusen verwendet. Das Pulver wird zwischen die Haare und Federn eingestreut. Zürn empfiehlt auch eine Mischung von Anispulver und Sabadill-

samenpulver in die Nester des Geflügels zu streuen. Das Dekokt dient zu Waschungen.

Früher wurden Nieswurzstücke zum Zwecke einer kräftigen Reizung und Ableitung unter die Haut gebracht (am Triel beim Rinde).

In der Menschenmedizin wendet man eine Veratrinsalbe bei Neuralgien im Bereiche des 5. Nerven an.

Dosis

	des Rhizoma Veratri:	der Tinctura Veratri:
Grossen Tieren	5—10,0,	10—20,0,
Mittelgrossen Tieren	2— 5,0,	4—10,0,
Hunden	0,01— 0,02.	

des Veratrins:

Grossen Tieren	0,05 —0,15,
Mittelgrossen Tieren	0,005—0,03,
Hunden	0,001—0,005.

† **Herba Conii.** Schierling von Conium maculatum; Umbelliferae. Einheimisches Unkraut auf Schutthaufen, an Hecken und unbebauten Stellen. Die aus getrockneten Laubblättern und blühenden Stengelspitzen bestehende Droge ist kahl, der Stengel am Grunde rotbraun gefleckt, rund, hohl, zart gestreift, unten fingerdick. Die bis über 20 cm lange, im Umrisse breit-eiförmige Spreite der grundständigen Blätter ist dreifach gefiedert und von einem mit ihr ungefähr gleich langen, hohlen Stiele getragen. Die Droge riecht, besonders beim Zerreiben mit Kalkwasser, nach Coniin und schmeckt widerlich salzig, bitter und scharf. 10 g = 10 Pf.

Schierling enthält ein flüchtiges, flüssiges Alkaloid, das Coniin $C_8H_{17}N$. Der Coniingehalt der Pflanze nimmt beim Trocknen und Aufbewahren ab. Das Coniin bildet eine farblose oder gelbliche, ölartige, alkalische, in der Wärme flüchtige Flüssigkeit von eigentümlichem, durchdringendem Geruch.

Schierling bzw. das Coniin wirkt zuerst reizend, nachher anästhesierend auf die sensiblen Nervenenden der

Haut und der Schleimhäute. Nach der Resorption bewirkt es eine Lähmung der peripheren Endigungen der motorischen Nerven, später auch der motorischen Zentren. Der Tod erfolgt durch Lähmung der Atmungsmuskeln. Das Gehirn und Herz werden weniger betroffen.

Früher hat man Schierling innerlich als Antispasmodicum bei Asthma, Chorea, Tetanus und äusserlich zu schmerzstillenden Kataplasmen angewendet. Zur Zeit wendet man Schierling therapeutisch nicht mehr an.

† **Curare, Woorara, Urari.** Pfeilgift. Curare stellt ein wässeriges Extrakt verschiedener Strychnosarten dar, das von den Indianern des Orinoco und des Amazonenstromes bereitet und zum Vergiften der Pfeile benutzt wird. Curare ist ein trockenes, opiumähnliches Extrakt von dunkelbrauner Farbe und bitterem Geschmack. R. Böhm unterscheidet Tubocurare in Bambusröhren, Calebassencurare in Flaschenkürbissen und Topfcurare in Tontöpfen. 0,1 g = 40 Pf.

Die Curaresorten verschiedener Herkunft zeigen grosse Verschiedenheiten bezüglich der Qualität und der Intensität der Wirkung. Das Curarin ist der wirksame Bestandteil, es lähmt die Endigungen der motorischen Nerven der Skelettmuskeln, ohne zunächst andere Organe zu schädigen. Ein zweites Alkaloid, das Curin, wirkt nicht lähmend auf die Körpermuskulatur, wohl aber lähmend auf das Herz.

Die Ausscheidung des Giftes durch die Nieren erfolgt verhältnismässig schneller als die Aufsaugung von der Magenschleimhaut aus. Grössere Dosen sind deshalb vom Magen aus unschädlich. Durch Lähmung der Atmungsmuskeln sistiert die Atmung, die Tiere gehen an Erstickung zugrunde. Grössere Dosen lähmen auch die Gefässe, den Vagus und die sensiblen Nerven.

Bei der Unsicherheit des Präparates ist die Anwendung eine beschränkte. Man hat das Curare beim Tetanus, der Hundswut, Epilepsie, Strychninvergiftung ohne Erfolg angewendet.

Anhang:

Serum antitetanicum. Tetanus-Heilserum.

Blutserum von Pferden, die gegen das Tetanusgift immunisiert sind. Tetanus-Heilserum darf nur in den Handel gebracht werden, nachdem es durch das Staatliche Institut für experimentelle Therapie zu Frankfurt a. M. auf seinen

Gehalt an Antitoxineinheiten (A.-E.), auf Keimfreiheit und Gehalt an Konservierungsmitteln (Phenol oder Kresol) geprüft und zum Verkauf zugelassen worden ist.

Es wird in flüssiger und in fester Form in den Handel gebracht. Das Deutsche Arzneibuch gibt Vorschriften wegen der Packung, Verschluss und Bezeichnung des Serums.

Flüssiges Tetanus-Heilserum ist gelblich; es ist klar oder enthält höchstens einen geringen Bodensatz und besitzt den Geruch des Konservierungsmittels. Flüssiges Tetanus-Heilserum mit starker, bleibender Trübung oder stärkerem Bodensatze darf nicht abgegeben werden. In 1 ccm müssen mindestens 5 A.-E. enthalten sein.

Festes Tetanus-Heilserum ist getrocknetes Tetanus-Heilserum, das in 1 g mindestens 50 A.-E. enthält und keinerlei antiseptische oder sonstige differente Zusätze erhalten hat. Es stellt gelbe, durchsichtige Blättchen oder ein gelblichweisses Pulver dar und löst sich mit 10 T. Wasser zu einer in Farbe und Aussehen dem flüssigen Tetanus-Heilserum entsprechenden Flüssigkeit.

Tetanusserum kommt in sechs Füllungen in den Handel: I, II, III, IV, I D, II D. (15—400 A.-E.). 275—3950 Pf.

Das vierfache Tetanus-Heilserum enthält 4 Antitoxin-Einheiten in 1 ccm, sechsfaches 6 Antitoxineinheiten in 1 ccm.

Bei bereits kranken Haustieren hat sich die Behandlung mit Tetanus-Heilserum bisher wenig bewährt, selbst nicht in den Fällen, wenn grosse Mengen (Pferd 100 ccm) bald nach der Erkrankung eingespritzt wurden. Das Marburger Behringwerk gibt folgende Anweisung für die therapeutische Anwendung beim Pferde: „Nach ausgebrochenem Tetanus verspricht die Behandlung mit Tetanus-Heilserum nur dann Erfolg, wenn sie sofort nach festgestellter Tetanusdiagnose eingeleitet wird. 100 A.-E. (Füllung II) sind die einfache Heildosis bei leichten Tieren und bei leicht auftretender Erkrankung. Je schwerer die Tiere sind, und je stürmischer die Erkrankung auftritt, desto grössere Dosen

Tetanus-Heilserum sind erforderlich (200 A.-E. Füllung III bis 400 A.-E. Füllung IV). Am schnellsten gelangt das Tetanus-Heilserum bei intravenöser Einspritzung zur Wirkung. Bei subkutaner Einspritzung, die bei frühzeitiger Einleitung der Behandlung in der Regel genügt, muss man damit rechnen, dass etwa 24 Stunden vergehen, bis die wirksamen Bestandteile des Heilserums (Antitoxin) vollständig in die Blutbahn hineingelangt sind. Die subkutane Einspritzung ist in allen Fällen, in denen man die Infektionsstelle kennt und es nach deren Lage möglich ist, so auszuführen, dass das Heilserum mit den infizierten Geweben in möglichst innigen Kontakt kommt; andernfalls spritze man es in die Subclaviculargegend ein, von wo aus es schnell in die Blutbahn aufgenommen wird. Die Einspritzung ist nach 12—24 Stunden zu wiederholen und so fort, bis die Krankheitserscheinungen rückläufig werden. Eine genaue Angabe darüber, in welchen bestimmten Fällen 100 A.-E. (Füllung II), 200 A.-E. (Füllung III) oder 400 A.-E. (Füllung IV) zur Verwendung gelangen sollen, lässt sich nicht machen; dies muss vom behandelnden Tierarzt von Fall zu Fall entschieden werden. Die Aussicht auf Erfolg der Behandlung wächst mit der Menge des injizierten Serums."

Diagnostische Mittel.

Tuberculinum Koch. Alt-Tuberkulin.

Nach den Angaben von R. Koch aus glycerinhaltigen Fleischbrüh-Kulturen der Tuberkelbazillen durch Eindampfen auf ein Zehntel und darauf folgendes Filtrieren gewonnene Flüssigkeit. Alt-Tuberkulin enthält neben dem wirksamen Stoffe etwa 40% Glycerin sowie Bestandteile der Fleischbrühe; ein Konservierungsmittel wird dem Alt-Tuberkulin nicht zugesetzt. Alt-Tuberkulin darf nur in den Handel gebracht werden, nachdem es durch das Staatliche Institut für experimentelle Therapie zu Frankfurt a. M. auf seinen gleichbleibenden Gehalt an spezifischem Toxin geprüft und zum Verkauf zugelassen worden ist.

Alt-Tuberkulin wird nur in Fläschchen abgegeben, deren Verschluss staatlich plombiert ist und deren Aufschrift Angaben über die Fabrikationsstätte enthält. Auf dem durch Plombenverschluss gesicherten Deckpapier tragen sie das Datum der Prüfung und die Kontrollnummer; auf der einen Seite der Plombe befindet sich ein Stempelzeichen der amtlichen Prüfungsstelle.

Alt-Tuberkulin stellt eine klare, braune, eigenartig würzig riechende Flüssigkeit dar, die in Wasser leicht löslich ist. Verdünnungen mit Alt-Tuberkulin werden mit einer 0,5 proz. Karbolsäurelösung hergestellt. Der Inhalt angebrochener Originalfläschchen von Alt-Tuberkulin muss sogleich zu einer Stammlösung (1 + 9) verarbeitet werden. Verdünnungen des Tuberkulins dürfen nur in keimfreiem Zustande und in zugeschmolzenen Glasampullen vorrätig gehalten werden.

Trockentuberkulin wird aus dem flüssigen Tuberkulin gewonnen, es unterliegt auch der staatlichen Prüfung. Es stellt ein grauweisses Pulver dar, das sich leicht in Wasser löst.

In der tierärztlichen Praxis leistet Tuberkulin als Diagnosticum zur Feststellung der Tuberkulose sehr gute Dienste. 1 ccm = 120 Pf.

Phymatin ist ein Tuberkelextrakt, das keine für das Auge reizende Stoffe enthalten soll. Zur Ophthalmoreaktion empfohlen.

Die Tuberkulinimpfung kann nach drei Methoden vorgenommen werden: 1. Die älteste ist die subkutane Probe oder die Thermoreaktion; 2. die Tuberkulin-Augenprobe (Ophthalmoreaktion, Konjunktivalreaktion); 3. die Tuberkulin-Hautprobe, die intrakutane und kutane Reaktion.

Für die Ausführung der subkutanen Tuberkulinimpfung sind Bedingung frische Tuberkulinlösungen, exakte Ausführung der Impfung, zuverlässige Thermometer.

Man injiziert Rindern 0,3—0,5, Kälbern 0,1 ccm Tuberkulin je nach der Grösse und dem Alter der Tiere am besten abends, nachdem die innere Körpertemperatur vorher durch mindestenz zwei Messungen festgestellt worden ist. Tiere, die eine Anfangstemperatur von 39,5° und mehr zeigen, sind für die Impfung nicht geeignet. Die Temperaturaufnahme erfolgt 9, 13, 15 und 18 Stunden nach der Injektion, wenn nicht zweistündlich, und dann 9 Stunden von der Impfung ab bis 20 Stunden nach dieser. Meist beobachtet man keine Störung des Allgemeinbefindens nach der Impfung. Einzelne Tiere zeigen jedoch Atemnot und Muskelzittern. Die Milchmenge wird vielfach verringert.

Diejenigen Rinder sind als reagierend und demnach als tuberkuloseverdächtig anzusehen, die vor der Injektion keine 39,5° C. überschreitende Körpertemperatur aufweisen, bei denen die Körperwärme nach Einspritzung des Tuberkulins aber über 39,5° C. steigt und die Differenz zwischen der höchsten vor und nach der Einspritzung ermittelten Temperatur mindestens 1° C. beträgt.

Als zweifelhaft reagierend sind diejenigen Rinder zu betrachten, bei denen die innere Temperatur zwar 39,5° übersteigt, die Differenz zwischen der höchsten vor und nach der Einspritzung ermittelten Temperatur aber nur 0,5 bis 0,9° C. beträgt.

Bei Kälbern bis zu 6 Monaten ist eine Steigerung der inneren Körperwärme über 40° C. als positive Reaktion aufzufassen, wenn die Temperaturdifferenz 1° C., und als zweifelhafte Reaktion, wenn die Temperaturdifferenz 0,5—0,9° C. beträgt.

Je älter und umfangreicher die tuberkulösen Veränderungen sind, um so geringer fällt in der Regel die Reaktion aus, während geringe tuberkulöse Veränderungen eine erhebliche Reaktion herbeiführen.

Wenn durch anderweitige Krankheitsprozesse im Körper (Abszesse, Echinokokken usw.) eine Reaktion hervorgerufen wird, so spricht man von einer **Fehldiagnose**. In Deutschland haben sich etwa 13% Fehldiagnosen ergeben. Demnach ist das Tuberkulin kein absolut sicheres, immerhin aber sehr wertvolles Diagnosticum, durch das das Vorhandensein der Tuberkulose mit **Wahrscheinlichkeit** festgestellt werden kann. In gerichtlichen Fällen ist deshalb der positive Ausfall der Tuberkulinprobe allein nicht beweisend für das Vorhandensein der Tuberkulose. Vorgeimpfte Tiere reagieren, wie die Erfahrung gelehrt hat, in der Regel nur dann bei einer zweiten Impfung, wenn die doppelte bis 5fache Dosis Tuberkulin injiziert wird. Die Temperaturaufnahme erfolgt bald nach der Impfung und wird alle 2 Stunden wiederholt.

Bei der **Ophthalmoreaktion** werden einige Tropfen einer 5 proz. Lösung des Trockentuberkulins oder einer 25 proz. Lösung des Bovotuberkulols in den Lidsack eingebracht. Die Reaktion beginnt nach 6—10 Stunden und ist mit 12—24 Stunden stark ausgebildet. Zuerst zeigen sich Tränenfluss, Rötung und Schwellung der Lidbindehaut, Oedem an den Augenlidern. Auf der Höhe der Reaktion bestehen schleimig-eitriger Augenausfluss und Ansammlung des eiterigen Sekretes in dem inneren Augenwinkel. Diese Erscheinungen bilden sich nach 30 Stunden langsam zurück.

Die Ophthalmoreaktion soll auch gute Resultate ergeben haben bei Rindern, die mit Tuberkulin subkutan vorgeimpft waren. Sie wird als eine einfache und zuverlässige Probe zur Feststellung der Tuberkulose beim Rinde angesehen. Auch beim Pferde soll sie brauchbar sein. Ueber ihren Wert zur Erkennung der Tuberkulose beim Hunde liegen zur Zeit widersprechende Angaben vor.

Die **Tuberkulin-Hautprobe** wird als **intrakutane** und **kutane** Impfung vorgenommen. Bei der intrakutanen

Impfung wird verdünntes Tuberkulin in die Haut oder unmittelbar unter die Haut eingespritzt, bei der kutanen Methode wird unverdünntes Alt-Tuberkulin oder eine 5 proz. Lösung des Trockentuberkulins auf die skarifizierte Haut aufgebracht. Nach 1—2 Tagen sollen sich an der Haut ödematöse Schwellung bzw. Schwellung und Entzündung der geimpften Hautstelle zeigen, falls das Tier tuberkulös ist. Wegen der zahlreichen Fehldiagnosen kann die Tuberkulin-Hautprobe weniger empfohlen werden. Man hat auch zur Erzielung von besseren Ergebnissen gleichzeitig die subkutane, die Ophthalmo- und die kutane Impfung ausgeführt.

Auch beim Pferd, Schwein, Ziege, Hund und Affen ist das Tuberkulin als Diagnosticum benutzt worden. Für Pferde wurden 0,5, Schweine 0,5—1,0, Ziegen und Schafe 0,02 bis 0,05 Tuberkulin verwendet. Für Geflügel ist die Tuberkulinprobe nicht verwendbar, da das Tuberkulin keine Reaktion hervorruft.

† **Mallein.** Das Mallein wird aus den Kulturen von Rotzbazillen in ähnlicher Weise wie das Tuberkulin gewonnen. Es enthält die in künstlichen Kulturen gebildeten Endo- und Exotoxine der Rotzbazillen in glycerinhaltiger Flüssigkeit gelöst (flüssiges Mallein, Rohmallein). Durch Ausfällen mit Alkohol erhält man aus den Bouillonkulturen der Rotzbazillen das Trockenmallein. Es wird in flüssiger Form (Preusse) sowie in trockener Form (Foth) in den Handel gebracht. Das Mallein wird als Diagnosticum zur Feststellung der Rotzkrankheit verwendet.

Zu diesem Zwecke wird das Mallein in Form der subkutanen Methode als Mallein-Augenprobe und als Mallein-Hautprobe angewendet.

1. Bei der subkutanen Methode oder Thermoreaktion wird das Mallein dem Pferde subkutan einverleibt. Die Vortemperatur soll bei den zu impfenden Pferden nicht mehr als 38,5 betragen. Fiebernde Pferde sind von der Impfung

auszuschliessen. Man injiziert 0,5 flüssiges oder 0,02 trockenes Mallein.

Pferde, die etwa 9—12 Stunden nach der Impfung eine zweimalig plötzlich und erheblich ansteigende Fieberkurve mit mindestens 2° Temperatursteigerung zeigen (typische Reaktion) sollen rotzkrank sein. Bei der subkutanen Impfung sind Fehldiagnosen in noch grösserem Umfange als bei der Tuberkulinimpfung beobachtet worden. Die Ansichten über den Wert der Malleinimpfung sind zur Zeit noch geteilt.

2. Die Mallein-Augenprobe (Ophthalmoreaktion, konjunktivale Reaktion). Einige Tropfen flüssiges Mallein oder einige Tropfen einer 5—10 proz. Lösung von Trockenmallein werden mit einer Pipette in den inneren Winkel des Bindehautsackes eingeträufelt oder mit einem Pinsel eingestrichen. Das andere Auge bleibt frei und dient zum Vergleich. Die Reaktion beginnt nach 3—6 Stunden, erreicht ihre Höhe nach 8—12 Stunden und dauert 24—36 Stunden an. Die Reaktion besteht in Schwellung der Augenlider, starker Rötung der Lidbindehaut, Absonderung eines eitrigen Sekretes. Bleibt die Reaktion aus, so soll die Probe nach 3 Wochen wiederholt werden. Nicht selten fällt dann die Probe positiv aus. In zweifelhaften Fällen hat man die Augenprobe an demselben Tage wiederholt und eine stärkere Reaktion erhalten. Die übereinstimmenden Versuche haben in den letzten Jahren ergeben, dass diese Methode grosse Vorzüge besitzt, die sie zum einfachsten, bequemsten und für Massenuntersuchungen geeignetsten und zudem sehr sicheren Rotzdiagnosticum macht. Mit dem positiven Ausfall der Ophthalmoreaktion geht nicht selten am folgenden Tage eine Temperaturerhöhung über 38,5 einher.

3. Die Mallein-Hautprobe (Kutanreaktion). Die Haut wird an einer Halsseite rasiert und mit einer Impflanzette skarifiziert. Es wird empfohlen, zwei doppelkreuzförmige (#) Skarifikationen anzulegen. Das eine Doppelkreuz wird mit

einigen Tropfen unverdünntem Mallein bestrichen, das andere Doppelkreuz dient zum Vergleich. Die Reaktion beginnt bei rotzigen Pferden ungefähr nach 6 Stunden, nimmt in den nächsten 24 Stunden zu und verschwindet dann allmählich in 3—6 Tagen. Sie gibt sich durch eine auffällige Entzündung der Haut an der Impfstelle und in der Umgebung kund. Die Hautprobe wird nicht empfohlen, da sie keine zuverlässigen und oft widersprechende Ergebnisse gebracht haben soll.

Sachregister.

A.

Abführender Tee 54.
Absinthin 152.
Absoluter Alkohol 123.
Acetanilidum 339.
Acetoform 197.
Acetophenon 362.
Acetum 215.
— aromaticum 217.
— plumbi 183.
— pyrolignosum 283.
— Sabadillae 415.
— Scillae 265.
Acetylsalicylsäure 305.
Acidum acetylosalicylicum 305.
— aceticum 215.
— — dilutum 215.
— arsenicosum 237.
— benzoïcum 299.
— boricum 310.
— camphoricum 122.
— carbolicum 284.
— — liquefactum 285.
— chromicum 218.
— citricum 218.
— diaethylbarbituricum 361.
— formicicum 202.
— gallicum 167.
— hydrochloricum 212.
— — crudum 212.
— — dilutum 212.
— hydrocyanicum 371.
— lacticum 217.
— muriaticum 212.
— nitricum 210.
— — crudum 211.
— — fumans 211.
— phenylicum 284.
— phosphoricum 214.

Acidum pyrogallicum 295.
— salicylicum 300.
— sulfuricum 209.
— — crudum 209.
— — dilutum 210.
— tannicum 162.
— tartaricum 219.
— trichloraceticum 217.
Acoïn 390.
Aconitin 412.
Aconitknollen 411.
Aconittinktur 412.
Acorin 153.
Actol 321.
Adalin 367.
Adeps benzoatus 13.
— Lanae anhydricus 13.
— suillus 13.
Adrenalin 368.
Aerugo 188.
Aether 378.
— aceticus 381.
— bromatus 382.
— chloratus 381.
— pro narcosi 379.
— sulfuricus 379.
Aetherweingeist 379.
Aethylalkohol 122.
Aethylbromid 382.
Aethylchlorid 381.
Aethylenbromid 382.
Aethylmethan 362.
Aethylhydrocuprein 338.
Aethylum bromatum 382.
— morphinum hydrochloricum 354.
Aetzammoniakflüssigkeit 94.
Aetzkalk 222.
Aetzkali 220.
Aetzpaste, Wiener 223.
Agurin 268.

Airol 319.
Akonitin 412.
Akorin 153.
Alaun 193.
Alaun, gebrannter 195.
Albumenbromat 367.
Albumosesilber 321.
Alkohol absolutus 123.
Allylsenföl 200.
Allylthioharnstoff 258.
Aloe 55.
Aloebitter 56.
Aloeextrakt 56.
Aloetinktur 56.
Aloepillen, eisenhaltige 56.
Aloetin 56.
Aloïn 56.
Alsol 196.
Altannol 167.
Alumen 193.
— ustum 195.
Aluminiumacetatlösung 196.
Aluminiumacetotartratlösung 196.
Aluminiumsulfat 195.
Aluminium sulfuricum 195.
Alypin 389.
Ameisensäure 202.
Ameisenspiritus 203.
Amidoazotoluol 308.
Amerikanische Faulbaumrinde 49.
Ammoniacum 143.
Ammoniakflüssigkeit 94.
— anisölhaltige 95.
Ammoniakgummi 143.
Ammonium aceticum 94.
— acetatlösung 94.
— bromatum 364.
— bromid 364.
— carbonat 93.
— carbonicum 93.
— causticum solutum 94.
— chloratum 92.
— chlorid 91.
— pyro-oleosum 93.
— sulfoichthyolicum 280.
Amphotropin 117.
Amygdalae amarae 370.
— dulces 10.
Amygdalin 370.
Amylenhydrat 363.
Amylenum hydratum 363.
Amylium nitrosum 367.
Amylnitrit 367.

Amyloform 330.
Amylum Oryzae 19.
— Tritici 19.
Anaesthesin 387.
Aneson 390.
Angelikawurzel 129.
Anilinfarbstoff 308.
Anis 130.
Anisöl 131.
Anthrasol 279.
Antidotum Arsenici 180.
Antifebrin 339.
Antiformin 315.
Antimon 97.
Antiphlogistin 198.
Antiphlogistine 198.
Antipyrin 342.
Apfelsaures Eisenextrakt 179.
Apfelsaure Eisentinktur 179.
Apomorphinum hydrochloricum 83.
Apomorphinhydrochlorid 83.
Aqua Amygdal. amararum 370.
— Calcariae 222.
— carbolisata 285.
— chlorata 313.
— Cinnamomi 139.
— cresolica 289.
— destillata 33.
— Foeniculi 131.
— Laurocerasi 371.
— Menthae piperitae 134.
— Picis 277.
— Plumbi 184.
— — Goulardi 184.
Arabinsäure 2.
Arabisches Gummi 2.
Arbutin 116.
Arecolinum hydrobromicum 69.
Arecovetrol 70.
Arekasamen 81.
Arekolinhydrobromid 69.
Argentamin 322.
Argentum citricum 322.
— colloïdale 320.
— lacticum 321.
— nitricum 170.
— — cum Kalio nitrico 172.
— proteïnicum 321.
Argonin 322.
Argyrie 171.
Aristol 318.
Arnikablüten 126.
Arnikatinktur 126.

Aromatische Tinktur 137.
Aromatischer Essig 217.
Arsacetin 242.
Arsenige Säure 237.
Arsengegengift 180.
Arsenikräudebäder 240.
Arsenobenzol 242.
Arzneiliche Seifen 23.
Asa foetida 129.
Asant 129.
Asanttinktur 129.
Aspidinolfilicin 78.
Aspirin 305.
Atoxyl 241.
Atropinum sulfuricum 391.
Atropinsulfat 391.
Aetzkali 220.
Aufgeschlossenes Knochenmehl 234
Autan 330.
Autoform 330.
Automors 291.
Axungia porci 13.
Azodermin 308.
Azodolen 308.

B.

Babolnaer Krebstinktur 240.
Bacillol 290.
Baldrian 127.
Baldriantinktur 128.
— ätherische 128.
Balsamum Copaivae 113.
— Nucistae 141.
— peruvianum 145.
— tolutanum 146.
Bärentraubenblätter 115.
— und Fluidextrakt 116.
Bärlappsporen 20.
Baryum chloratum 71.
Baryumchlorid 71.
Basisches Wismutgallat 319.
— Wismutnitrat 192.
— Wismutsalicylat 193.
Bassorin 4.
Baumwolle, gereinigte 32.
Belladonnablätter 390.
Belladonnaextrakt 391.
Benzoe 143.
Benzoesäure 299.
Benzoehaltige Opiumtinktur 347.
Benzoesäure-Benzylester 145.
Benzoeschmalz 13.

Benzoetinktur 144.
Beta-Lysol 290.
Beta-Naphthol 297.
Betelnuss 81.
Bibricher Scharlachrot 308.
Bier 123.
Bierhefe 159.
Bilsenkrautblätter 395.
Bilsenkrautextrakt 395.
Bilsenkrautöl 395.
Birkenholzteer 276.
Bism. dithiosalicylicum 320.
— subgallicum 319.
— — oxyjodatum 319.
— subnitricum 192.
— subsalicylicum 193.
— tribromphenylicum 320.
Bittere Mandeln 370.
Bitteres Elixir 152.
Bitterholz 151.
Bitterklee 150.
Bitterkleeextrakt 150.
Bittermandelöl 371.
Bittermandelwasser 370.
Bittersalz 42.
Blaudsche Pillen 180.
Blauholz 170.
Blausäure 371.
Blausäurevergiftung 371.
Bleiacetat 181.
Bleiessig 183.
Bleiglätte 185.
Bleijodid 185.
Bleinitrat 185.
Bleioxyd 185.
Bleipflaster 185.
Bleisalbe 184.
— gerbsäurehaltige 184.
Blei, salpetersaures 185.
Bleivergiftung 182.
Bleiwasser 184.
Bleiweiss 184.
Bleiweisspflaster 185.
Bleiweisssalbe 184.
Bleizucker 181.
Blister, roter 250.
Blutholz 170.
Bockshornsamen 6.
Bogislavrohöl 147.
Bolipixin 198, 279.
Boluphen 198, 331.
Bolusal 198.
Bolus alba 197.

Bolus rubra 197.
Borax 312.
Borneokampfer 119.
Borneol 120.
Borsäure 310.
Borsalbe 310.
Bovotuberculol 425.
Brandliniment 11.
Branntwein 123.
Brausemagnesia 44.
Brausepulver 219.
— abführendes 219.
Brechnuss 404.
Brechnussextrakt 405.
Brechnusstinktur 405.
Brechwein 86.
Brechweinstein 85.
Brechweinsteinsalbe 86.
Brechwurzel 88.
Brechwurzelsirup 89.
Brechwurzeltinktur 89.
Brennpetroleum 148.
Brillantgrün 308.
Brom 363.
Bromäther 382.
Bromäthyl 382.
Bromalbacid 367.
Bromalhydrat 367.
Bromalin 367.
Bromammonium 364.
Bromeigone 367.
Bromeiweiss 367.
Bromipin 366.
Bromismus 365.
Bromkalium 363.
Bromnatrium 364.
Bromoformium 382.
Bromokoll 367.
Bromural 367.
Brucin 405.
Brustelixir 24, 95.
Brustpulver 24.
Brusttee 5.
Buchenholzteer 276.
Bulbus Scillae 265.
Burowsche Mischung 183, 195.
Butyrum Cacao 18.

C.

Cacaobohnen 18.
Cacaobutter 18.
Calabarbohne 66.

Calabarin 66.
Calcaria carbonica 233.
— chlorata 313.
— phosphorica 233.
— saccharata 26.
— usta 222.
Calciumcarbonat 233.
Calcium carbonicum 233.
— chloratum 235.
— chloratum fusum 235.
— hypochlorosum 316.
— hypophosphorosum 234.
— lacticum 235.
— phosphat 233.
— phosphoricum 233.
— sulfuricum ustum 29.
Calomel 59.
Cambogiasäure 61.
Campecheholz 170.
Camphora 119.
Campferöl 120.
Campfersäure 122.
Campferspiritus 120.
Campferwein 120.
Camphora trita 119.
Caporit 316.
Canquoinsche Aetzpaste 191.
Canthariden 203.
Cantharidencollodium 204.
Cantharidenöl 204.
Cantharidenpflaster 204.
Cantharidensalbe 203.
Cantharidentinktur 204.
Cantharides 203.
Cantharidin 204.
Capaloë 55.
Capsicin 140.
Capsicol 140.
Carbo animalis 309.
Carbo Ligni 309.
Carbovent 309.
Carbolsäure 284.
Carbolwasser 285.
Cardamomen 137.
Cardobenediktenkraut 150.
Carlsbader Salz 40.
Carrageen 8.
Carragin 9.
Caryophylli 137.
Cascara sagrada 49.
Catechu 169.
Catechutinktur 169.
Cathartinsäure 54.

Sachregister. 433

Cautschuc 31.
Cayennepfeffer 140.
Centrifugierte Seife 23.
Cera alba 17.
Cera flava 17.
Ceratum Nucistae 141.
Ceresin 15.
Ceresinpapier 15.
Cerussa 184.
Cesol 71.
Cetaceum 18.
Cetrarin 157.
Cevadin 416.
Ceylonzimt 138.
Charta ceresinata 5.
— paraffinata 15.
— sinapisata 202.
Chilisalpeter 236.
Chinagerbsäure 333.
Chinaextrakt 333.
Chinarinde 332.
Chinasäure 333.
Chinatinktur 334.
Chinawein 334.
Chininum ferro-citricum 336.
— hydrochloricum 335.
— sulfuricum 335.
— tannicum 336.
Chinosol 307.
Chinovasäure 333.
Chloral 356.
Chloralformamid 359.
Chloralhydrat 356.
Chloralum formamidatum 359.
— hydratum 356.
Chlorammonium 92.
Chloräthyl 381.
Chlorbaryum 71.
Chlorkalk 313.
Chlormilch 314.
Chlornatrium 230.
Chlorräucherung 314.
Chloroformium 373.
Chloroformium pro narcosi 374.
Chloroform Pictet 378.
Chloroform Anschütz 378.
Chloroformöl 374.
Chlorsaures Kali 323.
Chlortorf 315.
Chlorwasser 313.
Chlorwasserstoffsäure 212.
Chlorzink 191.
Cholin 6.

Chromsäure 218.
Chrysarobinum 299.
Chrysophansäure 52, 54.
Cinchonidin 333.
Cineol 141.
Cinnameïn 145.
Citronenöl 156.
Citronenschale 156.
Citronensäure 218.
Citronensaures Silber 322.
Cnicin 150.
Cocablätter 383.
Cocaïnhydrochlorid 383.
Codeïnum phosphoricum 354.
Coffea usta 268.
Coffeïnum 266.
— -Natrium salicylicum 267.
Colanüsse 268.
Colchicin 413.
Colchicumsamen 413.
Colchicumtinktur 413.
Cold-Cream 10.
Collargol 320.
Collargolsalbe 320.
Collemplastrum Zinci 190.
— adhaesivum 32.
Collodium 28.
— cantharidatum 204.
— elasticum 28.
Colocynthin 65.
Colombowurzel 156.
Colophonium 110.
Coloquinthen 65.
Colombin 156.
Condurangin 153.
Condurangofluidextrakt 153.
Condurangorinde 152.
Condurangowein 153.
Coniin 419.
Convolvulin 64.
Copaivabalsam 113.
Cornutin 399.
Cortex Aurantii Fructus 155.
— Cascarillae 154.
— Chinae 332.
— Cinnamomi 138.
— Citri Fructus 156.
— Condurango 152.
— Frangulae 48.
— Granati 78.
— Quercus 168.
— Quillajae 100.
— Rhamni Purshianae 49.

Regenbogen, Compendium. 4. Aufl. 28

Cortex Salicis 170.
Creolinum 290.
Creosapol 291.
Cresolum crudum 288.
— liquefactum 291.
Creta alba 233.
Crocus 142.
Crotonolsäure 62.
Crotonöl 62.
Cubebae 114.
Cuprum aceticum 188.
— aluminatum 187.
— oxydatum 188.
— sulfuricum 186.
— — ammoniatum 188.
Curare 420.
Cyankalium 372.
Cyanwasserstoff 371.
Cyllin 291.

D.

Dakinsche Lösung 315.
Daturin 398.
Decoctum Althaeae 5.
— Sarsaparillae compositum 105.
— Seminis Lini 7.
— Zittmanni 105.
Defayscher Hufkitt 31, 143.
Dermatol 319.
Desinfectol 291.
Destilliertes Wasser 33.
Diaethylmethan-Disulfonaethyl 361.
Diacethylmorphinum hydrochloricum 355.
Diachylonsalbe 185.
Diaethylmorphinhydrochlorid 355.
Dialysatum fol. Digitalis 263.
Digalen 262.
Digipuratum 263.
Digistrophan 263.
Digitalein 259.
Digitalisblätter 259.
— titrierte 262.
Digitalistinktur 260.
— titrierte 262.
Digitalysatum 263.
Digitoxin 259.
— solubile 262.
Dionin 354.
Diplosal 306.
Dippels Oel 279.
Dithiosalicylsaures Wismut 319.

Diuretin 268.
Doppelsalz 41.
Doppelsoda 227.
Doppelkohlensaures Natron 227.
Doversches Pulver 89, 346.
Drachenblut 170.
Duboisin 398.
Duotal 283.
Dymal 308, 322.

E.

Eau de Javelle 315.
— de Labarraque 315.
Ecgonin 384.
Eibischblätter 5.
Eibischsirup 4.
Eibischwurzel 4.
Eichensamen 170.
Eichenrinde 168.
Eisen, apfelsaures 179.
— gepulvertes 176.
— milchsaures 179.
— reduziertes 176.
Eisenalbuminatlösung 179.
Eisenchloridlösung 175.
Eisenfeile 176.
Eisenhutknollen 411.
Eisenjodür 179.
Eisencarbonat 179.
Eisenoxydhydrat 180.
Eisenpillen 180.
Eisenpulver 176.
Eisentinktur, apfelsaure 179.
Eisenvitriol 173.
Eisenzucker 179.
Eisenzuckersirup 180.
Ekgonin 384.
Ektogan 327.
Elaeosacchara 25, 133.
Elaïdinprobe 12.
Elastisches Collodium 29.
Electuarium e Senna 54.
Elixir amarum 152.
— Aurantii compositum 155.
— e Succo Liquiritiae 24, 95.
Emetin 87.
Emodin 56.
Emplastrum adhaesivum 17, 185.
— Cantharidum 204.
— Cerussae 185.
— fuscum camphoratum 185.
— Lithargyri 185.

Emplastrum saponatum 185.
Empyroform 279, 331.
Emulsin 370.
Emulsio Olei Jecoris Aselli 162.
Engelwurzel 129.
Enzianextrakt 149.
Enziantinktur 149.
Enzianwurzel 149.
Epicarin 298.
Erdnussöl 10.
Ergotin 399.
Ergotinsäure 399.
Ergotismus 400.
Erweichende Kräuter 5.
Erythrocentaurin 150.
Eseridin 66.
Eserin 66.
Essig 215.
— aromatischer 217.
— äther 381.
— Meerzwiebel 265.
— Sabadill 415.
— säure 215.
— saure Kalilösung 114.
— saures Natron 115.
— saure Tonerdelösung 196.
Ester-Dermasan 307.
Eucaïnum hydrochloricum 387.
Eucerin 17.
Eucupin 338.
Eudermol 411.
Euguform 283, 331.
— solubile 283.
Euphorbium 207.
Euvaseline 17.
Extractum Absinthii 152.
— Aloës 56.
— Belladonnae 390.
— Calami 154.
— Cardui benedicti 150.
— Carnis 160.
— Cascarae sagradae fluidum 50.
— Cascarillae 155.
— Chinae aquosum 333.
— — fluidum 333.
— — spirituosum 333.
— Colocynthidis 65.
— Condurango fluidum 153.
— Cubebarum 114.
— Digitalis dep. 263.
— Ferri pomati 179.
— Filicis 76.
— Frangulae fluidum 49.

Extractum Gentianae 149.
— Granati fluidum 79.
— Hydrastis fluidum 402.
— Hyoscyami 395.
— Liquiritiae 24.
— Opii 346.
— Rhei 52.
— — compositum 52.
— Secalis cornuti 399.
— — — fluidum 399.
— Strychni 405.
— Taraxaci 151.
— Trifolii fibrini 150.
— Uvae Ursi fluidum 115.

F.

Faba Calabarica 66.
Farina Seminis Lini 7.
Farnextrakt 76.
Farnwurzel 76.
Faulbaumfluidextrakt 49.
Faulbaumrinde 48.
Fawestol 292.
Feldthymian 136.
Fenchel 131.
Fenchelöl 132.
Fenchelwasser 131.
Fermentum Cerevisiae 159.
Ferrolactat 179.
Ferrosulfat 173.
Ferrum carbonic. saccharatum 179.
— hydricum in Aqua 180.
— jodatum 180.
— lacticum 179.
— oxydatum hydricum in Aqua 180.
— — saccharatum 179.
— pulveratum 176.
— reductum 176.
— sulfuricum 173.
— — crudum 173.
— — siccum 173.
Fetron 17.
Fibrolysin 258.
Filicin 76.
Filixsäure 76.
Filixgerbsäure 76.
Filmaron 78.
Filmaronöl 78.
Fingerhutblätter 259.
Fingerhuttinktur 260.
Fleckschierling 419.
Fleischextrakt 160.

Flores Arnicae 126.
— Chamomillae 133.
— Cinae 73.
— Koso 79.
— Lavandulae 135.
— Malvae 5.
— Flores Sambuci 104.
— sulfuris 44.
— Tiliae 105.
— Verbasci 6.
— Zinci 190.
Flüchtiges Liniment 95.
Foenugraecum 6.
Folia Althaeae 5.
— Belladonnae 390.
— Coca 383.
— Digitalis 259.
— — titrata 262.
— Farfarae 5.
— Hyoscyami 395.
— Jaborandi 101.
— Juglandis 169.
— Malvae 5.
— Maté 269.
— Melissae 134.
— Menthae piperitae 134.
— Nicotianae 408.
— Salviae 170.
— Sennae 54.
— Stramonii 397.
— Theae 268.
— Trifolii fibrini 150.
— Uvae Ursi 115.
Fomentationen, Schmuckersche 92.
Formaldehyd 328.
— solutus 328.
Formaldehydgelatine 330.
Formalin 328.
Formalingelatine 330.
Formamint 331.
Fowlersche Lösung 238.
Frangularinde 48.
Frangulasäure 48.
Fruchtzucker 26.
Fructus Anisi 130.
— Aurantii immaturi 155.
— Capsici 140.
— Cardamomi 137.
— Carvi 132.
— Colocynthidis 65.
— Foeniculi 131.
— Juniperi 111.
— Lauri 137.

Fructus Rhamni catharticae 50.
Fumigatio chlori 314.
Fuselöl 123.

G.

Galbanum 143.
Galgantwurzel 141.
Gallae 167.
Galläpfel 167.
Galläpfeltinktur 167.
Gallerte, Isländische Moos- 157.
Gallusgerbsäure 163, 167.
Gallussäure 167.
Gebrannter Alaun 195.
— Kalk 222.
Gebrannte Knochen 233.
— Magnesia 43.
Geigenharz 110.
Gelatina alba 9.
— Lichenis Islandici 157.
— sterilisata pro injectione 9.
Gelbes Quecksilberoxyd 249.
— Wachs 17.
Gentiopicrin 149.
Gerbsäure 162.
Gewürznelken 137.
Gips, gebrannter 29.
Gitalin 259.
Glaubersalz 37.
Glutol 330.
Glycerin 27.
Glycerinsalbe 27.
Glycyrrhizin 24.
Goldschwefel 98.
Gossypium depuratum 32.
Goulardsches Wasser 184.
Granatrinde 78.
Granatrindenfluidextrakt 79.
Graue Quecksilbersalbe 247.
Grauspiessglanzerz 97.
Grüne Seife 21.
Grünspan 188.
Guajacolum carbonicum 283.
Guajakholz 105.
Guajakol 281.
Guaranapaste 269.
Gummi ammoniacum 143.
— arabicum 2.
Gummigutt 61.
Gummischleim 2.
Guttapercha 30.
Guttaperchastäbchen 31.

Guttaperchalösung 31.
Guttaperchapapier 31.
Gutti 61.

H.

Hallersches Sauer 210.
Hammeltalg 18.
Hauhechelwurzel 115.
Hausseife 23.
Harntreibender Tee 115.
Hefe 159.
Heftpflaster 31.
Helmerichsche Salbe 47.
Helmitol 117.
Hepar Sulfuris 47.
Herba Absinthii 151.
— Cardui Benedicti 150.
— Centaurei 150.
— Conii 419.
— Lobeliae 369.
— Millefolii 151.
— Serpylli 136.
— Tanaceti 75.
— Thymi 135.
— Violae tricoloris 105.
Herbstzeitlose 413.
Heroinhydrochlorid 355.
Hesperidin 155.
Hetol 140.
Hetralin 117.
Hexal 117.
Hexamethylentetramin 116.
Hippursäure 299.
Hirschhornsalz 93.
Höllenstein 170.
Hoffmannscher Lebensbalsam 146.
Hoffmannstropfen 379.
Hollunderblüten 104.
Holoponum 356.
Holzessig 273.
Holzkohle 309.
Holztee 105.
Holzteer 276.
Homatropinum hydrobromicum 396.
Honig 27.
Hufkitt 31, 143.
Huflattichblätter 5.
Huflederkitt 31.
Hydrargyrum 246.
— amidato-bichloratum 251.
— bichloratum 272.
— bijodatum 249.

Hydrargyrum chloratum 59.
— — vapore paratum 59.
— cyanatum 251.
— jodatum flavum 250.
— oxydatum 248.
— — via humida paratum 249.
— praecipitatum album 250.
— salicylicum 251.
— sulfuratum rubrum 251.
Hydrastin 402.
Hydrastininum hydrochloricum 403.
Hydrastisrhizom 401.
Hydrogenium peroxydatum 326.
Hyoscin 395.
Hyoscyamin 395.
Hyperol 328.
Hypnon 362.
Hypochlorite 315.

I.

Ibol 318.
Ichtharganum 322.
Ichthyanat 281.
Ichthyol 280.
Ichthyolsilber 322.
Ichthyolsulfonsäure 280.
Incarbon 310.
Infusum Sennae compositum 54.
Ingwer 140.
Ingwertinktur 140.
Ipecacuanhawurzel 88.
Irländisches Moos 8.
Isländisches Moos 157.
Isoform 318.
Istizin 58.
Itrol 322.
Izal 291.

J.

Jaborandiblätter 101.
Jalapenharz 64.
Jalapenpillen 64.
Jalapenseife 64.
Jalapenwurzel 63.
Jervin 415.
Jod 252.
Jodalbacid 318.
Jodblei 185.
Jodeigone 318.
Jodeisensirup 180.
Jodipin 258.

Jodismus 253.
Jodkalium 255.
Jodkaliumsalbe 255.
Jodnatrium 255.
Jodofan 318.
Jodoform 316.
Jodoformäther 317.
Jodoformin 318.
Jodoformkollodium 317.
Jodoformogen 318.
Jodolen 308, 318.
Jodparaphenolsulfosäure 318.
Jodtinktur 252.
Jodum 252.
Jodvasoliment 258.
Josorptol 258.
Juglandin 169.

K.

Kadeöl 277.
Kaffee 268.
Kaffeepulver 270.
Kaffeol 269.
Kakaobutter 1
Kalabarbohne 66.
Kali causticum fusum 220.
Kalilauge 220.
Kalisalpeter 235.
Kaliseife 21.
Kaliseifenspiritus 22.
Kaliumacetatlösung 114.
Kalium bicarbonicum 225.
— bitartaricum 36.
— bromatum 363.
— carbonicum 224.
— chloricum 323.
— cyanatum 372.
— dichromicum 198.
— hydroxyd 220.
— hypochloritlösung 315.
— jodatum 255.
— jodidsalbe 247.
— natriumtartrat 37.
— nitrat 235.
— nitricum 235.
— permanganicum 324.
— sulfat 41.
— sulfuratum 47.
— sulfuricum 41.
— tartaricum 37.
Kalk, gebrannter 222.
— kohlensaurer 233.

Kalk, phosphorsaurer 233.
Kalkmilch 223.
Kalkwasser 222.
Kalmus 153.
Kalmusextrakt und -Tinktur 154.
Kalmusöl 154.
Kalomel 59.
Kamala 80.
Kamillen 133.
Kamillenöl 133.
Kampfer 119.
Kampferliniment, flüchtiges 95.
Kampferöl 120.
Kampfersäure 122.
Kampferspiritus 120.
Kampferwein 120.
Karbolsäure 284.
Karbolsäurepastillen 288.
Karbolwasser 285.
Kardamomen 137.
Kardobenedictenkraut 150.
Karlsbader Salz 40.
Karmelitergeist 134.
Kaskarillextrakt 155.
Kastoröl 50.
Katechu 169.
Kautschuk 31.
Kautschukheftpflaster 31.
Kernseife 23.
Kinderpulver 43, 52.
Kino 170.
Kirschlorbeerwasser 371.
Knochenmehl 234.
Knochenteer 279.
Köbener Chlorzinkstifte 191.
Kochsalz 40.
Kodeinphosphat 354.
Koffein 266.
— -Natriumsalicylat 267.
Kognak 123.
Kohle 309.
Kohlensaurer Kalk 233.
Kohlensaures Ammonium 93.
— Blei 184.
— Calcium 233.
— Kalium 224.
— Lithium 229.
— Magnesium 42.
— Natrium 226.
Kokablätter 383.
Kokainhydrochlorid 383.
Kolanüsse 269.
Kollodium 28.

Kollodiumwolle 28.
Kollargol 320.
Kolloidales Silber 320.
Kolombowurzel 156.
Kolophonium 110.
Koloquinthen 65.
Koloquinthenextrakt u. -tinktur 65.
Königssalbe 110.
Kopaivabalsam 113.
Kosinum 79, 80.
Kosoblüten 79.
Kosotoxin 79.
Kreide 233.
Kreolin 290.
Kreosol 281.
Kreosot 281.
Kreosotal 283.
Kreosotum carbonicum 283.
Kreosotpillen 282.
Kresapol 290.
Kresol 288.
Kresolschwefelsäure 291.
Kresolseifenlösung 289.
Kresolwasser 289.
Kresotinsäure 298.
Kreuzdornbeeren 50.
Kreuzdornbeerensirup 50.
Krotonöl 63.
Krotonolsäure 63.
Kubeben 114.
Kubebenextrakt 114.
Kubebensäure 114.
Kümmel 132.
Kümmelöl 133.
Kupfer, essigsaures 188.
Kupferalaun 187.
Kupferammoniumsulfat 188.
Kupferoxyd 188.
Kupferstift 187.
Kupfersulfat 186.
Kupfervitriol 186.
Kurellasches Brustpulver 24.

L.

Lactophenin 341.
Lactylphenetidinum 341.
Lakritzensaft 24.
Laminaria 32.
Laminariastiele 32.
Laneps 17.
Lanolin 14.
Lapis divinus 187.

Lapis infernalis 170.
— ophthalmicus 187.
Largin 322.
Laudamin 346.
Laudanon 355.
Laurin 138.
Laurostearin 138.
Lavendelblüten 135.
Lavendelöl 135.
Lavendelspiritus 135.
Lebertran 160.
Lebertranemulsion 162.
Leim, weisser 9.
Leinöl 11.
Leinkuchen und -mehl 7.
Leinsamen 7.
Lenicet 198.
Leuchtpetroleum 148.
Lichen Irlandicus 8.
— Islandicus 157.
Liebstöckelwurzel 115.
Lignum campechianum 170.
— Guajaci 105.
— Quassiae 151.
— Sassafras 105.
Lindenblüten 105.
Linimentum ammoniatum 95.
— ammoniato-camphoratum 95, 120.
— saponato-camphoratum 95, 120.
— volatile 95.
Lipanin 162.
Liquor Aluminii acetici 196.
— — acetico-tartarici 196.
— Ammonii acetici 94.
— — anisatus 95.
— — caustici 94.
— — Cresoli saponatus 289.
— Ferri albuminati 179.
— — jodati 179.
— — oxychlorati dialysati 179.
— — sesquichlorati 175.
— Kalii acetici 114.
— — arsenicosi 238.
— — carbonici 225.
— Kali caustici 220.
— Natrii caustici 220.
— — hypochlorosi 315.
— — silicici 30.
— Plumbi subacetici 183.
Lithargyrum 185.
Lithium carbonicum 229.
— salicylicum 229.
Lobelienkraut 369.

Lobelientinktur 369.
Lobelin 369.
Loretin 318.
Losophan 318.
Lovan 17.
Löwenzahn 151.
Lorbeeren 135.
Lorbeeröl 136.
Lugolsche Lösung 254.
Luminal 362.
Lycopodium 20.
Lysol 289.
Lysoform 331.

M.

Macisöl 141.
Magisterium Bismuti 192.
Magnesia, gebrannte 43.
— usta 43.
Magnesiumcarbonat 42.
Magnesium carbonicum 42.
— citric. effervescens 44.
— oxyd 44.
— sulfat 41.
— sulfuricum 41.
— — siccum 42.
Malabarcardamomen 137.
Mallebrein 198.
Malleïn 426.
Mallotoxin 80.
Malvenblätter 5.
Malvenblüten 5.
Mandeln, bittere 370.
— süsse 10.
Mandelöl 10.
Manna 34.
Mannasirup 35.
Mannit 35.
Mariol 291.
Mastisol 29.
Maté 269.
Medinal 361.
Medizinische Seife 23.
Meerzwiebel 265.
Meerzwiebelessig 265.
Meerzwiebelhonig 27, 266.
Meerzwiebeltinktur 265.
Mekonsäure 346.
Mel 27.
— depuratum 27.
— rosatum 27.
Melissenblätter 134.

Mennige 185.
Mentholum 135.
Menyanthin 150.
Mercurialismus 246.
Mercurisalicylsäure 251.
Methylalkohol 384.
Methylenblau 308.
Methylenum coeruleum 308.
Methyl-Phenylketon 362.
Methylsulfonalum 361.
Methylviolett 308.
Migränestift 135.
Milchsäure 217.
Milchsaures Silber 321.
Milchzucker 26.
Minium 185.
Mixtura solvens 24, 93.
— oleosa-balsamica 146.
— sulfurica acida 210.
Mohnöl 11.
Mohnsamen 11.
Moos, irländisches 8.
— isländisches 157.
Morphin 349.
Morphinum hydrochloricum 349.
— aceticum 350.
Morrhuin 161.
Mucilago Cydoniae 6.
— Gummi arabici 2.
— Salep 8.
Müllersche Flüssigkeit 199.
Mull, Verband- 32.
Multannin 167.
Muskatnuss 141.
Muskatnussbalsam 141.
Muskatnussbutter 141.
Muskatnussöl 141.
Mutterkorn 398.
Mutterkornextrakt 399.
Mutterkornpflaster 185.
Myrosin 200.
Myrrha 142.
Myrrhentinktur 142.
Myrrhol 142.

N.

Nährmittel 158.
Nafalan 279, 331.
Naftalan 279, 331.
Naphthalinum 296.
Naphthol 297.

Sachregister. 441

Narceïn 346.
Narcophin 356.
Narcotin 346.
Narkoseäther 379.
Narkosechloroform 374.
Natrium acethylarsanilicum 242.
— aceticum 115.
— arsanilicum 241.
— biboracicum 312.
— biborat 312.
— bicarbonicum 227.
— bromatum 364.
— carbonicum 226.
— — crudum 226.
— — siccum 227.
— chloratum 230.
— chlorid 230.
— cinnamomicum 140.
— hypochloritlösung 315.
— jodatum 255.
— kakodylicum 243.
— nitricum 236.
— nitrit 368.
— perboricum 312, 328.
— phosphoricum 40.
— salicylicum 301.
— sulfat 37.
— sulfuricum 37.
— — crudum 38.
— — siccum 38.
Natronlauge 220.
Natronsalpeter 237.
Natronseife 23.
Natronwasserglaslösung 30.
Nelken 137.
Nelkenöl 137.
Neosalvarsan 243.
Neucesol 71.
Neuronal 367.
Nicotin 409.
Nicotinum salicylicum 411.
Nieswurz 415.
Nieswurztinktur 415.
Nirvanin 390.
Nirvanol 362.
Nitroglycerin 368.
Nosophen 318.
Noviform 319.
Novocain 388.
Novojodin 319.
Nutrose 160.
Nux Arecae 81.
— vomica 404.

O.

Oele, fette 11.
Oelzucker 25, 133.
Oleïn 11.
Oleum Absinthii 152.
— Amygdalarum 10.
— animale foetidum 76.
— Anisi 131.
— Arachidis 10.
— Aurantii 155.
— Betulinum 276.
— Cacao 18.
— cadinum 277.
— Calami 154.
— camphoratum 120.
— — forte 120.
— cantharidatum 204.
— Carvi 133.
— Caryophyllorum 137.
— Chamomillae 133.
— Chloroformii 374.
— Cinnamomi 138.
— Citri 156.
— Crotonis 63.
— Foeniculi 132.
— Hyoscyami 395.
— Jecoris Aselli 160.
— Juniperi 111.
— — empyreumaticum 277.
— Lauri 136.
— Lavandulae 135.
— Lini 11.
— Macidis 141.
— Menthae piperitae 134.
— Nucistae 141.
— Olivarum 11.
— Papaveris 11.
— Petrae 148.
— phosphoratum 245.
— Rapae 11.
— Ricini 50.
— Rosmarini 141.
— Rusci 276.
— Serpylli 136.
— Sesami 12.
— Sinapis 201.
— Tanaceti 75.
— Terebinthinae 106.
— — rectificatum 107.
— Thymi 136.
Olivenöl 11.
Oelzucker 25, 133.

Opium 345.
— gepulvertes 346.
Opiumextrakt 346.
Opiumtinktur 346.
Opodeldok 95.
Optannin 167.
Optochinum basicum 338.
— hydrochloricum 338.
Orthocresol 291.
Orthoform 390.
Ortizon 328.
Oxycratum simplex 92.
— compositum 92.
Oxymel Scillae 27, 266.
Ozonimente 17.

P.

Pankreatin 158.
Pankreon 158.
Pantopon 355.
Papain 159.
Papayotin 159.
Papaverin 346.
Paraffinsalbe 15.
Paraffinum liquidum 14.
— solidum 15.
Paraguaytee 269.
Parajodanisol 318.
Paraldehyd 362.
Pasta Airoli 320.
— caustica Viennensis 221, 223.
— Guarana 269.
— Zinci 190.
— Zinci salicylata 190.
Pastillen, Karbolsäure- 288.
Pastilli Hydrargyri bichlorati 272.
— Santonini 75.
Pelletierin 78.
Pellidol 308.
Pepsin 158.
Pepsinwein 158.
Percha in bacillis 31.
— lamellata 31.
Perhydrit 328.
Perhydrol 326.
Peronin 355.
Perubalsam 145.
Perugen 147.
Peruscabin 146.
Peruol 147.
Pfeffer, spanischer 140.
Pfefferminzblätter 134.

Pfefferminzkampfer 135.
Pfefferminzöl 134.
Pfefferminzsirup 134.
Pfefferminzspiritus 135.
Pfefferminzwasser 134.
Pfeilgift 420.
Phenacetin 340.
Phenol 284.
Phenolin 290.
Phenyform 331.
Phenylsäure 284.
Phenylsalicylsäure 306.
Phenylum salicylicum 306.
Phobrol 291.
Phosphor 244.
Phosphoröl 245.
Phosphorsäure 214.
Phosphorsaurer Kalk 233.
Phosphorsaures Natron 40.
Phymatin 423.
Physiologische Kochsalzlösung 232.
Physostigma venenosum 66.
Physostigminum sulf. 67.
— salicyl. 67.
Pickelflüssigkeit 213.
Pilocarpinum hydrochloricum 102.
Pilulae aloëticae ferratae 56.
— Blaudii 180.
— Ferri carbonici 180.
— Jalapae 64.
— Kreosoti 282.
Piper hispanicum 140.
Pittylen 279, 331.
Pixavon 279.
Pix liquida 276.
— — fagea 276.
— Lithanthracis 279.
Placenta Seminis Lini 7.
Plumbum aceticum 181.
— — crudum 181.
— carbonicum 184.
— jodatum 185.
— nitricum 185.
Podophyllinum 66.
Podophyllotoxin 66.
Polygalasäure 99.
Pomeranzen, unreife 155.
Pomeranzenelixir 155.
Pomeranzenschale 155.
Pomeranzensirup 155.
Pomeranzentinktur 155.
Potio Riverii 218.
Pottasche 225.

Praecipitat, roter 248.
— weisser 250.
Protargol 321.
Provenceröl 11.
Pseudojervin 415.
Pseudomorphin 346.
Pulpa Tamarindorum cruda 35.
— — depurata 35.
Pulvis aërophorus 219.
— — anglicus 219.
— — laxans 219.
— Doveri 89, 346.
— gummosus 3.
— Ipecacuanhae opiatus 89, 346.
— Liquiritiae compositus 24.
— Magnesiae cum Rheo 43, 52.
— salicylicus cum Talco 21.
Punicin 78.
Pyoctanin 308.
Pyramidon 344.
Pyrazolonum phenyl-dimethylic. 342
— dimethylaminophenyldimethylicum 344.
— salicylicum 343.
Pyrogallolum 295.
Pyrogallussäure 295.

Q.

Quassiaholz 151.
Quassiin 151.
Quecksilber 246.
Quecksilberchlorid 272.
Quecksilberchlorür 59.
Quecksilbercyanid 251.
Quecksilberjodid 249.
Quecksilberjodür 250.
Quecksilberoxyd 248.
— gelbes 249.
Quecksilberoxydsalbe 249.
Quecksilberpraecipitat, roter 249.
— weisser 250.
Quecksilbersalbe, graue 247.
— rote, 249.
— weisse 251.
Quecksilbersulfid, rotes 251.
Quecksilbersublimat 272.
Quecksilbervergiftung 246.
Quendel 136.
Quendelöl 136.
Quillajarinde 100.
Quillajasäure 100.
Quittensamen 6.

R.

Radix Althaeae 4.
— Angelicae 129.
— Colombo 156.
— Gentianae 149.
— Ipecacuanhae 88.
— Levistici 115.
— Liquiritiae 23.
— Ononidis 115.
— Rantanhiae 169.
— Sarsaparillae 105.
— Senegae 99.
— Taraxaci cum herba 151.
— Tormentillae 170.
— Valerianae 127.
— Veratri albi 415.
Rainfarrenkraut 75.
Rapsöl 11.
Ratanhiatinktur 169.
Ratanhiawurzel 169.
Rauchende Salpetersäure 210.
Reisstärke 19.
Resina Jalapae 64.
— Draconis 170.
Resorbin 17.
Resorcinum 294.
Restitutionsfluid 97.
Rhabarber 51.
Rhabarberextrakt 52.
— zusammengesetztes 52.
Rhabarbersirup 22.
Rhabarbertinktur 53.
Rhamnocathartin 50.
Rheumasan 307.
Rheumgerbsäure 51.
Rhizoma Calami 153.
— Galangae 141.
— Filicis 76.
— Hydrastis 401.
— Rhei 51.
— Tormentillae 170.
— Veratri 415.
— Zedoariae 141.
— Zingiberis 140.
Ricin 51.
Ricinoleïn 51.
Ricinoleïnsäure 51.
Ricinusöl 50.
Ricinus communis 50.
Rivièrescher Trank 218.
Rohe Schwefelsäure 209.
Roher Holzessig 283.

Rohkresol 288.
Rohöl 147.
Rohrzucker 25.
Rosenhonig 27.
Rosmarinöl 141.
Rosmarinsalbe 141.
Roter Ton 197.
Rottleraharz 80.
Rottlerin 80.
Rubijervin 415.
Rüböl 11.

S.

Sabadillessig 415.
Sabadillsamen 415.
Sabromin 367.
Saccharin 26.
Saccharum 25.
— Lactis 26.
— Saturni 181.
Safran 142.
Safranin 308.
Sagradafluidextrakt 50.
Sal Carolinum factitium 40.
— Cornu Cervi 93.
Salbeiblätter 170.
Salep 8.
Salepschleim 8.
Salicylidchloroform 378.
Salicylsaures Natrium 301.
Salicylstreupulver 21, 305.
Salicyltalg 18, 305.
Saliformin 117.
Salipyrin 343.
Salmiak 92.
Salmiakgeist 94.
Salol 306.
Salpeter 235.
Salpeterhaltiges Silbernitrat 172.
Salpetersäure 210.
— rauchende 211.
— rohe 211.
Salpetersaures Silber 170.
Salvarsan 243.
Salzsäure 212.
Sanatol 291.
Sanatogen 160.
Santonin 74.
Sapocarbol 291.
Sapo domesticus 23.
— Jalapinus 64.
— kalinus 21.

Sapo kalinus venalis 21.
— — medicatus 23.
— niger 21.
— oleaceus 23.
— viridis 21.
Sapones medicati 23.
Saponin 98.
Sapotoxin 99, 100.
Saprokresol 290.
Sarsaparille 105.
Sassafrasholz 105.
Saturnismus 182.
Schafgarbe 151.
Schierling 419.
Schlämmkreide 233.
Schlippesches Salz 98.
Schmierseife 21.
Schmuckersche Fomentationen 92.
Schwarze Seife 21.
Schwefel 44.
— gefällter 45.
— gereinigter 45.
Schwefeläther 379.
Schwefelantimon 97.
Schwefelblüte 44.
Schwefelkalium 47.
Schwefelleber 47.
Schwefelsalbe 47.
Schwefelsäure 209.
Schwefelspiessglanz 97.
Schweineschmalz 13.
Scillin 265.
Scillipicrin 265.
Scopolaminum hydrobromicum 395.
Sebum ovile 18.
— salicylatum 18.
Secale cornutum 398.
Seifenpflaster 185.
Seifenspiritus 22.
Seifenrinde 100.
Seignettesalz 37.
Semen Arecae 81.
— Coffeae 268.
— Colchici 413.
— Cydoniae 6.
— Foenugraeci 6.
— Kolae 269.
— Lini 7.
— Lycopodii 19.
— Myristicae 141.
— Papaveris 11.
— Physostigmatis 66.
— Quercus 170.

Semen Sabadillae 415.
— Sinapis 200.
— Strophanthi 263.
— Strychni 404.
Senegawurzel 99.
Senegin 99.
Senegasirup 99.
Senfpapier 202.
Senfsamen 200.
Senföl 201.
Senfspiritus 202.
Sennalatwerge 54.
Sennasirup 54.
Sennesblätter 54.
Septoform 331.
Serum antitetanicum 420.
Sesamöl 12.
Silbernitrat 170.
— citronensaures 322.
— eiweissverbindungen 321.
— lösliches 320.
— milchsaures 321.
— salpeterhaltiges 172.
Sinapismus 201.
Sinigrin 200.
Sirupus Althaeae 4.
— Aurantii Corticis 155.
— Cinnamomi 139.
— Ferri jodati 180.
— — oxydati 180.
— Ipecacuanhae 89.
— Liquiritiae 24.
— Mannae 35.
— Menthae piperitae 134.
— Rhamni catharticae 50.
— Rhei 52.
— Senegae 99.
— Sennae 54.
— simplex 25.
Soda 226.
Solutio arsenicalis Fowleri 238.
— Dakin 315.
— Kali hypochlorosi 315.
— Lugol 254.
— Natrii chlorati physiol. 232.
— — hypochlorosi 315.
Solutol 290.
Solveol 290.
Somatose 160.
Sozojodol 318.
Spanische Fliegen 203.
Spanische Fliegenkollodium 204.
Spanische Fliegenöl 204.

Spanische Fliegenpflaster 204.
Spanische Fliegensalbe 203.
Spanische Fliegentinktur 204.
Spanischer Pfeffer 140.
Spanische Pfeffertinktur 140.
Species aromaticae 136.
— diureticae 115.
— emollientes 5.
— laxantes 54.
— lignorum 105.
— pectorales 5.
Sphacelinsäure 399.
Spiessglanz 97.
Spinolasche Wurmkuchen 76.
Spiritus 122.
— aethereus 379.
— camphoratus 120.
— dilutus 123.
— e Vino 123.
— denaturatus 123.
— formicarum 203.
— Juniperi 111.
— Lavandulae 135.
— Melissae compositus 134.
— Menthae piperitae 135.
— saponatus 22.
— Saponis kalini 22.
— Sinapis 202.
Stahlsches Brandliniment 11.
Starkes Kampferöl 120.
Stärkemehl 19.
Stechapfelblätter 397.
Steinkohlenteer 279.
Stibium sulfuratum aurantiacum 98.
— — nigrum 97.
Stiefmütterchen 105.
Stinkasant 129.
Stinkendes Tieröl 76.
Stipites Laminariae 32.
— Tupelo 33.
Storax, roher 144.
— gereinigter 145.
Storesin 144.
Stovaïne 388.
Strophanthin 264.
Strophanthussamen 263.
Strophanthustinktur 264.
Strychnin 405.
Strychninum nitricum 406.
Sturmhut 411.
Styracin 144.
Styrax crudus 144.
— depuratus 145.

Styrol 144.
Sublamin 276.
Sublimierter Schwefel 44.
Sublimat 272.
Sublimatpastillen 272.
Sublimatseife 23.
Succus Juniperi inspissatus 112.
— Liquiritiae 24.
— depuratus 24.
Sulfonal 359.
Sulfogenol 281.
Sulfur sublimatum 44.
— depuratum 45.
— citrinum 45.
— praecipitatum 45.
Suprarenin 368.
— hydrochloricum 368.
Süssholz 23.
Süssholzsaft 24.
— gereinigter 24.
Süssholzsirup 24.

T.

Tabakblätter 408.
Talcum 20.
Talk 20.
Talleiochinreaktion 335.
Tamarindenmus 35.
Tannacetum 75.
Tannalbin 165.
Tannigen 166.
Tannin 162.
Tannismut 167.
Tannoform 166.
Tannon 165.
Tannopin 165.
Tanocol 166.
Tannyl 166.
Taraxacin 151.
Tartarus depuratus 36.
— natronatus 37.
— stibiatus 85.
Tausendgüldenkraut 150.
Tee 268.
Teer 276.
Teerwasser 277.
Tela depurata 32.
Terebinthina 109.
Terpentin 109.
Terpentinöl 106.
Terpentinsalbe 110.
Terpinhydrat 110.

Tetronal 361.
Teufelsdreck 129.
Thebain 346.
Theobrominum 267.
Theobromino-natrium salicylicum 268.
Theobrominnatrium-Natriumacetat 268.
Theocin 268.
Theophyllin 268.
Thigenol 281.
Thioform 320.
Thiol 281.
Thiosinamin 258.
Thymian 135.
Thymianöl 136.
Thymiankampfer 136.
Thymolum 136.
Tierkohle 309.
Tieröl 279.
— stinkendes 76.
Tinctura Absinthii 152.
— Aconiti 411.
— Aloes 56.
— — composita 56.
— amara 150.
— Arnicae 126.
— aromatica 137.
— Asae foetidae 129.
— Aurantii 155.
— Benzoes 144.
— Calami 154.
— Cantharidum 204.
— Capsici 140.
— Catechu 169.
— Chinae 334.
— — composita 334.
— Cinnamomi 139.
— Colchici 413.
— Colocynthidis 65.
— Digitalis 260.
— — titrata 262.
— Ferri chlorati aetherea 180.
— — pomati 179.
— Gallarum 167.
— Gentianae 149.
— Jodi 252.
— Ipecacuanhae 89.
— Lobeliae 369.
— Myrrhae 142.
— Opii benzoïca 347.
— — crocata 347.
— — simplex 346.

Tinctura Ratanhiae 169.
— Rhei aquosa 53.
— — vinosa 53.
— Scillae 265.
— Strophanthi 264.
— Strychni 405.
— Valerianae 128.
— — aetherea 128.
— Veratri 415.
— Zingiberis 140.
Tollkirsche 390.
Tolubalsam 146.
Tonerde 196.
— essigsaure 196.
Tormentillwurzel 170.
Traganth 3.
Traubenzucker 26.
Traumaticin 31.
Tribromaldehydhydrat 367.
Trichloressigsäure 217.
Trigonellin 6.
Trikresol 291.
Trional 361.
Tropacocaïnum hydrochloricum 389.
Tropasäure 392.
Tropeïne 392.
Tropin 392.
Tropon 160.
Trypaflavin 308.
Trypanblau 308.
Trypanrot 308.
Trypasafrol 308.
Tubera Aconiti 411.
— Jalapae 63.
— Salep 8.
Tuberculin 422.
Tumenol 281.
Tupelostifte 33.

U.

Uebermangansaures Kali 324.
Unguentum Acidi borici 310.
— acre 203, 250.
— Argenti colloidalis 320.
— basilicum 110.
— Cantharidum p. u. v. 203.
— cereum 17.
— Cerussae 184.
— — camphoratum 184.
— Credé 320.
— diachylon 185.
— Glycerini 27.

Unguentum Helmerich 47.
— Hydrargyri album 251.
— — cinereum 247.
— — rubrum 249.
— Kalii jodati 255.
— leniens 10.
— molle 14.
— neutrale 16, 17.
— Paraffini 15.
— Plumbi 184.
— — tannici 184.
— Rosmarini compositum 141.
— Tartari stibiati 86.
— Terebinthinae 110.
— Zinci 190.
Unreife Pomeranzen 155.
Urari 420.
Urethanum 362.
Urotropin 116.
— Neu- 117.
Urson 115.

V.

Vaselin 16.
Vaselinum oxygenatum 17.
Vasenol 17.
Vasogen 17.
Vasolimente 17.
Venetianische Seife 23.
Veratralbin 415.
Veratrinum 416.
Verbandmull 32.
Verdünnter Weingeist 123.
Veronal 361.
Veronalnatrium 361.
Vinum camphoratum 120.
— Chinae 334.
— Condurango 153.
— emeticum 86.
— Pepsini 158.
— stibiatum 86.
Vitriol, blauer 186.
— weisser 188.
Vuzin 338.

W.

Wacholderbeeren 111.
Wacholderöl 111.
Wacholderholzteer 277.
Wacholdermus 112.

Wacholderspiritus 111.
Wachs 17.
Wachspapier 15.
Wachssalbe 17.
Walnussblätter 169.
Walrat 18.
Wasserglas 30.
Wasserstoffsuperoxyd 326.
Weiche Salbe 14.
Weidenrinde 170.
Wein 123.
Weinbranntwein 122.
Weingeist 122.
— verdünnter 123.
Weinsäure 219.
Weinsaures Kali 35.
Weinstein 36.
Weisse Nieswurz 415.
— Praecipitatsalbe 251.
Weisser Praecipitat 251.
— Leim 9.
— Ton 197.
Weisses Vaselin 16.
Weizenstärke 19.
Wermut 151.
Wermutextrakt 152.
Wermuttinktur 152.
Wikersheimersche Flüssigkeit 241.
Wiener Aetzpasta 221, 223.
— Teerliniment 278.
— Trank 54.
Wintergrünöl 301.
Wismut, dithiosalicylsaures 319.
— basisch gallussaures 319.
— nitrat, basisches 192.
— — salicylsaures 193.
— — salpetersaures 192.
— salicylat, basisches 193.
Wollblumen 6.
Wollfett 13.
Woorara 420.
Wurmfarn 76.
Wurmfarnextrakt 76.
Wurmkuchen, Spinolasche 76.
Wurmsamen 73.

X.

Xanthin 267.
Xerase 159, 198.
Xeroform 320.

Y.

Yoghurt 160.
Yohimbinum hydrochloricum 403.
Yohimvetol 404.

Z.

Zeitlosensamen 413.
Zeitlosentinktur 413.
Zentrifugierte Seifen 23.
Zimt 138.
Zimtöl 139.
Zimtsaures Natrium 140.
Zimtsäure 140.
Zimtsirup 139.
Zimttinktur· 139.
Zimtwasser 139.
Zincum aceticum 189.
— chloratum 191.
— oxydatum 189.
— peroxydatum 327.
— sulfuricum 188.
Zinkblumen 189.
Zinkkautschukpflaster 31, 190.
Zinksalicylsäurepaste 190.
Zinkoxyd 189.
Zinkpaste 190.
Zinksalbe 190.
Zinkvitriol 188.
Zinkweiss 190.
Zinnober 251.
Zitronenschale 156.
Zittmannsches Dekokt 105.
Zitwerblüten 73.
Zitwerwurzel 141.
Zucker 25.
Zuckerkalk 26.
Zuckersirup 25.
Zusammengesetztes Gummipulver 3.
Zusammengesetzte Aloetinktur 56.
— Chinatinktur 334.

MIX
Papier aus verantwortungsvollen Quellen
Paper from responsible sources
FSC® C105338

If you have any concerns about our products,
you can contact us on
ProductSafety@springernature.com

In case Publisher is established outside the EU,
the EU authorized representative is:
Springer Nature Customer Service Center GmbH
Europaplatz 3, 69115 Heidelberg, Germany

Printed by Libri Plureos GmbH
in Hamburg, Germany